医学机能实验指导

主　编　晏　燕　（成都职业技术学院）

　　　　徐国标　（成都泰盟软件有限公司）

副主编　刘　莉　（成都职业技术学院）

　　　　李　旻　（成都职业技术学院）

　　　　崔香娟　（成都职业技术学院）

参　编（按姓氏汉语拼音排序）

　　　　蒋　浩　（四川省肿瘤医院）

　　　　唐鑫元　（成都市第三人民医院）

　　　　王　超　（西华大学）

　　　　谢光文　（金堂县第一人民医院）

　　　　周　莉　（中国科学院成都生物研究所）

主　审　周　琦　（成都职业技术学院）

北京理工大学出版社

BEIJING INSTITUTE OF TECHNOLOGY PRESS

内容提要

本书分生理学实验和护用药理学实验两个模块，共34个实验项目，涵盖了机能实验的主要内容。每个实验项目包括实验目标、情境导入、理论基础、实验器材、实验内容、实验流程、实验总结、知识拓展8个方面，将生理学和药理学的基本理论、基本知识和基本技能融入其中，并融入“珍爱生命、严谨求实、耐心细致”等职业素养，落实立德树人根本任务。

本书对接工作岗位，以临床任务为载体，嵌入丰富的拓展资源，图文并茂，增加可读性和观赏性，能帮助学生更好地理解生理学、护用药理学的基本概念和基本理论，为培养临床思维和解决实际问题打下坚实的基础。

图书在版编目（CIP）数据

医学机能实验指导 / 晏燕，徐国标主编 . -- 北京 ：北京理工大学出版社，2023.12

ISBN 978-7-5763-3310-7

Ⅰ . ①医… Ⅱ . ①晏… ②徐… Ⅲ . ①实验医学－高等学校－教学参考资料 Ⅳ . ① R-33

中国国家版本馆 CIP 数据核字（2024）第 017269 号

责任编辑： 阎少华　　**文案编辑：** 阎少华
责任校对： 周瑞红　　**责任印制：** 王美丽

出版发行 / 北京理工大学出版社有限责任公司
社　　址 / 北京市丰台区四合庄路 6 号
邮　　编 / 100070
电　　话 /（010）68914026（教材售后服务热线）
（010）68944437（课件资源服务热线）
网　　址 / http：//www.bitpress.com.cn

版 印 次 / 2023 年 12 月第 1 版第 1 次印刷
印　　刷 / 河北鑫彩博图印刷有限公司
开　　本 / 787 mm × 1092 mm　1/16
印　　张 / 19.5
字　　数 / 429 千字
定　　价 / 112.00 元

前言

Foreword

本书编写贯彻落实职业教育立德树人根本任务、强化实践育人环节，紧紧围绕护理专业和助产专业的人才培养目标，融入“珍爱生命、严谨求实、耐心细致”等职业素养，融合了生理学和护用药理学的基础性、综合性的机能学实验。生理学和药理学是护理专业、助产专业的基础课程，对于培养学生的临床思维和问题解决能力至关重要。生理学和药理学也是实验性科学，大部分生理学、药理学知识是通过实验获得的，因此动物实验是生理学和药理学研究的基础方法。但是开展动物实验问题突出，如实验动物资源有限、实验动物管理有风险、课时受限等。虚拟仿真实验可以通过计算机模拟实验室环境，呈现真实的实验场景；可以实现与学生的互动，通过提供实时反馈和指导，帮助学生纠正错误和加深理解；可以以其生动的视觉效果和互动性吸引学生的注意力，激发学生学习兴趣。

本书以“必需、够用、创新”为尺度，引入最新的信息技术，将虚拟实验操作的基本知识、基本理论和操作流程图文并茂地呈现出来。

本书在编写、审定和出版过程中得到各参编单位和专家的悉心指导，在此深表谢意！感谢成都泰盟软件有限公司给予的资源和技术支持！由于编写团队水平所限，书中还有不尽完善之处，敬请广大读者批评指正。

编　者

目录

Contents

模块一 生理学实验

实验项目一　蟾蜍坐骨神经兴奋传导速度的测定

实验目标	
素养目标	1. 具有严谨求实的职业态度和珍爱生命的职业素养。 2. 具有理论联系实际，用神经系统生理知识分析临床案例，发现并解决临床问题的能力。
知识目标	1. 说出神经干动作电位传导速度的测定方法以及神经兴奋性传导原理。 2. 掌握神经干动作电位的传导特点。 3. 理解神经干动作电位传导速度的影响因素。 4. 掌握离体神经干动作电位的记录方法。 5. 阐述坐骨神经干产生动作电位后其兴奋性的规律性变化。
技能目标	1. 能完成蟾蜍坐骨神经离体标本的制备。 2. 能操作 BL-420 生物机能实验系统，正确连接仪器设备，确定实验参数。 3. 能观察神经冲动传导波形并计算神经传导速度。 4. 能说出神经传导速度的影响因素。

情境导入

患者，男，42 岁，进行性肢体麻木 8 个月，无力 4 个月。初为双足麻木，走路有踩棉花感，此后陆续出现双小腿、双膝、双手麻木感和烧灼感，夜间明显；4 个月前出现双下肢无力，步态不稳，需拄杖行走；1 个月前双下肢无力加重，无法行走，双手活动不灵活。既往史无特殊，父母已故，否认有遗传病家族史。

神经科查体：神清，言语清晰，对答切题，定向力、记忆力和计算力正常，颅神经未见阳性体征，颈软，四肢肌肉未见明显萎缩，双上肢近端肌力 5 级，远端肌力 4 级，双下肢近端肌力 4 级，背屈、跖屈肌力 0 级，四肢腱反射未引出，双侧病理征阴性，双肘及双膝以下音叉振动觉、针刺觉减退。

实验室检测：神经传导测定见双腓总神经和胫神经运动、感觉传导测定波形均未引出，针极肌电图双侧胫前肌大量自发电位，提示双腓总神经和胫神经重度轴索损害。双正中神经和尺神经 CMAP 波幅和 SNAP 波幅均明显降低，针极肌电图双侧小指展肌大量自发电位，提示双正中神经、尺神经轴索损害，同时双正中神经和尺神经运动传导速度明显降低，右正中神经腋到肘节段可见传导阻滞伴波形离散，提示脱髓鞘病变。左正中神经、右尺神经 F 波未引出，右正中神经和左尺神经 F 波出现率降低，提示神经根损害。

请思考：从这个案例可以看到神经传导测定可以帮助诊断疾病，其中神经传导的速度、波形对疾病的判断尤为重要，那神经传导速度是如何测定的呢？

续表

理论基础

不同种类的神经纤维具有不同的传导速度，有髓鞘的躯体传入和传出纤维，直径为 1 ～ 22 μm，传导速度为 12 ～ 120 m/s，有髓鞘的植物性神经的节前纤维，直径为 1 ～ 3 μm，传导速度 <15 m/s，无髓鞘的躯体传入纤维和植物性神经的节后纤维，直径为 0.3 ～ 1.3 μm，传导速度 <2.3 m/s（表 1-1）。神经传导速度通常包括运动神经传导速度（Motor nerve conduction velocity，MNCV）和感觉神经传导速度（Sensory nerve conduction velocity，SNCV）。用电生理方法记录神经纤维的动作电位，可以精确地测定各类神经纤维的传导速度。

表1-1　各类神经纤维的传导速度

纤维分类	功能	纤维直径（μm）	传导速度（m/s）	相当于传入纤维的类型
A（有髓鞘）				
α	本体感觉、躯体运动	13 ～ 22	70 ～ 120	I_a、I_b
β	触 – 压觉	8 ～ 13	30 ～ 70	Ⅱ
γ	支配梭内肌（引起收缩）	4 ～ 8	15 ～ 30	
δ	痛觉、温度觉、触 – 压觉	1 ～ 4	12 ～ 30	Ⅲ
B（有髓鞘）				
	自主神经节前纤维	1 ～ 3	3 ～ 15	
C（无髓鞘）				
后根	痛觉、温度觉、触 – 压觉	0.4 ～ 1.2	0.6 ～ 2.0	Ⅳ
交感	交感节后纤维	0.3 ～ 1.3	0.7 ～ 2.3	

影响神经纤维传导速度的因素主要有神经纤维的直径大小、有无髓鞘、温度等。神经纤维的直径越大，电阻就越小，其传导速度也就越快。有髓神经纤维的传导速度与直径成正比，其大致关系：传导速度（m/s）=6× 直径（μm）。有髓神经纤维的直径是指包括轴索与髓鞘在一起的总直径，而轴索直径与总直径的比例与传导速度又有密切关系，最适宜的比例为 0.6 左右。

直径相同的恒温动物与变温动物的有髓神经纤维，其传导速度亦不相同，如猫的 A 类纤维的传导速度为 100 m/s，而蟾蜍的 A 类纤维传导速度只有 40 m/s。温度降低则传导速度减慢。经测定，人上肢正中神经的运动神经纤维和感觉神经纤维的传导速度分别为 58 m/s 和 65 m/s。

当周围神经发生病变时其传导速度减慢。因此，测定传导速度有助于诊断神经的疾患和预估神经损伤的预后。

运动神经传导速度 MNCV 测定：

①电极放置：将刺激电极置于神经干，记录电极置于肌腹，参考电极置于肌腱；导线置于刺激电极和记录电极之间。超强刺激神经干远端和近端，在该神经支配的肌肉上可记录到 2 次复合肌肉动作电位（CMAP），测定其不同的潜伏期。

② MNCV 的计算：用远端和近端之间的距离除以两点间潜伏期差，即为神经的传导速度。计算公式为：

$$\text{MNCV}\left(\frac{\text{m}}{\text{s}}\right)=\frac{\text{两点间距离（cm）}}{\text{两点间潜伏期差（ms）}\times 10}$$

波幅的测定通常取峰值。

感觉神经传导速度 SNCV 测定：

①电极放置：刺激手指或脚趾末端，在近端神经干收集（顺向法），或刺激神经干在手指或脚趾末端收集（逆向法），地线固定于刺激电极和记录电极之间，记录潜伏期和感觉神经动作电位（SNAP）。

② SNCV 计算：

$$\text{SNCV}\left(\frac{\text{m}}{\text{s}}\right)=\frac{\text{两点间距离（cm）}}{\text{潜伏期（ms）}\times 10}$$

续表

MNCV 和 SNCV 异常表现为传导速度减慢和波幅降低。传导速度减慢，主要反映髓鞘损害；波幅降低，主要反映轴索损害。神经传导速度测定用于各种原因的周围神经病的诊断和鉴别诊断，能够发现周围神经病的亚临床病灶，能区分是轴索损害还是髓鞘脱失；结合 EMG 可以鉴别前角细胞、神经根、周围神经及肌源性损害等。

【通关检测】

1. 沿单根神经纤维传导的动作电位幅度（　　）
   A. 不变　B. 不断减小　C. 不断增大　D. 先增大后减小
2. 兴奋在神经纤维上传导是依靠哪种方式实现的（　　）
   A. 局部电流　B. 动作电位　C. 神经冲动　D. 轴浆运输
3. 神经纤维传导兴奋的特点，不包括（　　）
   A. 结构和功能的完整性　B. 绝缘性　C. 单向传导　D. 不疲劳性
   E. 时间延搁
4. 神经纤维传导速度与下面哪个因素无关（　　）
   A. 神经纤维直径　B. 神经纤维长度　C. 温度　D. 髓鞘
   E. 神经纤维类型

【通关检测答案】

实验器材

BL-420 生物机能实验系统、神经屏蔽盒、蟾蜍类手术器材、蟾蜍板、蟾蜍足钉、丝线、小烧杯、滴管、任氏液。

实验内容

通过准备实验器械和药品，制备蟾蜍坐骨神经，用BL-420生物机能实验系统进行实验，测定神经兴奋传导速度。

实验流程

步骤	操作图示	文字说明
准备实验器械和药品	实验准备 选择本次实验要用到的药品器械（ ） 玻璃分针　普通剪刀　手术剪　蟾蜍心插管　金属探针　棉线 蟾蜍足钉　蟾蜍板　铁架台　张力传感器　神经屏蔽盒　生物信号采集系统 确定	【职业素养】严谨求实

续表

步骤	操作图示	文字说明
准备实验器械和药品	**提示**：实验前认真查看实验介绍，清楚做什么、怎么做，并主动思考这样做的目的。只有做好预习，熟悉实验内容，理解实验目的、实验步骤、注意事项和每个仪器的作用，才能顺利完成实验任务。 **注意点**：张力传感器，英文：tension pick-up，是张力控制过程中，用于测量张力值大小的仪器。 **操作**：正确选择实验操作需要的药品和器械，包括玻璃分针、普通剪刀、手术剪、金属探针、棉线、蟾蜍足钉、蟾蜍板、神经屏蔽盒、生物信号采集系统。	**【职业素养】** **严谨求实**
捉拿蟾蜍	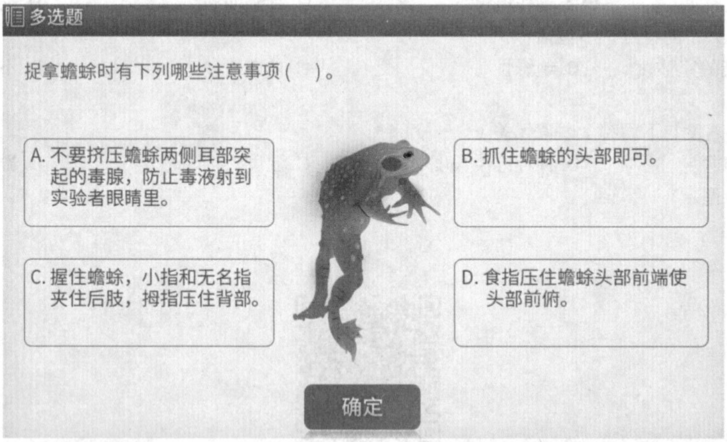 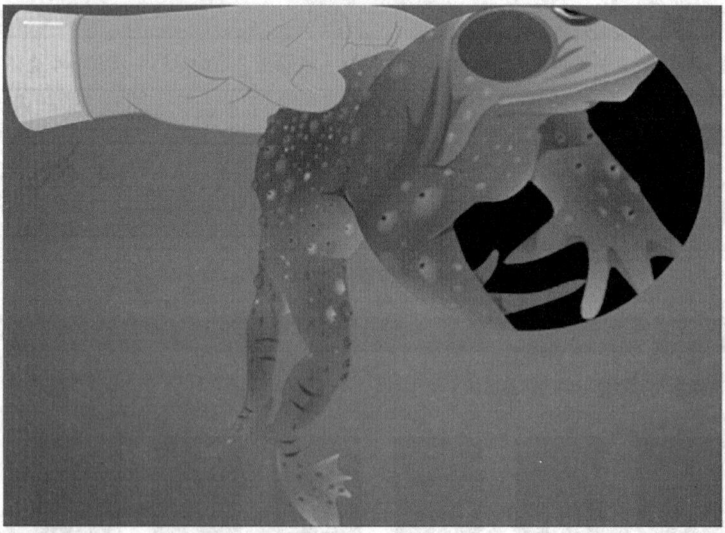 多选题 捉拿蟾蜍时有下列哪些注意事项（　）。 A. 不要挤压蟾蜍两侧耳部突起的毒腺，防止毒液射到实验者眼睛里。 B. 抓住蟾蜍的头部即可。 C. 握住蟾蜍，小指和无名指夹住后肢，拇指压住背部。 D. 食指压住蟾蜍头部前端使头部前俯。 确定 **提示**：正确的捉拿方式可以更好地暴露枕骨大孔，便于下一步操作。戴防护眼镜可以防止蟾蜍毒液误入眼睛。 **注意点**：蟾蜍毒液对人体有害，请采取正确的捉拿方式并做好防护。 **操作**：左手持蛙，使蛙背朝上，用拇指按压背部，食指下压头部前端，并以中指、无名指和小指压住其左腹和后肢。右手进行脑、脊髓破坏等操作。抓取时，禁止挤压两侧耳部的腺体，以免毒液射入眼中。	**【职业素养】** **珍爱生命**

续表

<table>
<tr><th>步骤</th><th>操作图示</th><th>文字说明</th></tr>
<tr><td rowspan="2">破坏脑和
脊髓</td><td>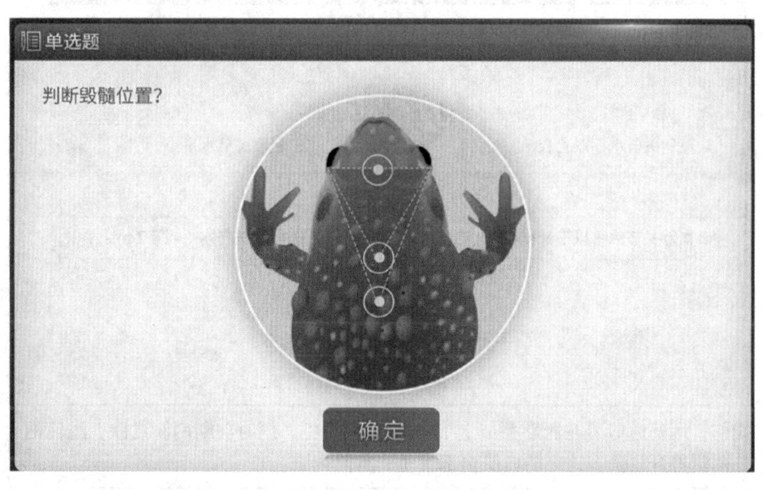

多选题
判定蟾蜍脑脊髓已被完全破坏的指标（　）
A. 四肢先强直后松软
B. 呼吸消失
C. 具有屈膝反射
D. 角膜反射消失
确定</td><td rowspan="2">【职业素养】
珍爱生命，
敬畏生命</td></tr>
<tr><td>提示：对待实验动物一定要有敬畏之心。操作时准确定位枕骨大穴，使用金属探针动作快而准。
注意点：脊休克指的是脊髓突然横断失去与高位中枢的联系，断面以下脊髓暂时丧失反射活动能力进入无反应状态，也称为脊髓休克。此处完全破坏脊髓，不是脊休克。
操作：左手握蟾蜍，用食指按压其头部使其尽量前俯，右手用金属探针自枕骨大穴垂直插入 1 ～ 2 mm，向前刺入颅腔，左右搅动，毁坏其脑组织；再将探针回撤向后刺入脊椎管，反复插毁其脊髓。如果蟾蜍四肢松软，呼吸消失，说明其脑和脊髓被破坏，可以进行下一步实验，否则继续重复上述操作。</td></tr>
</table>

续表

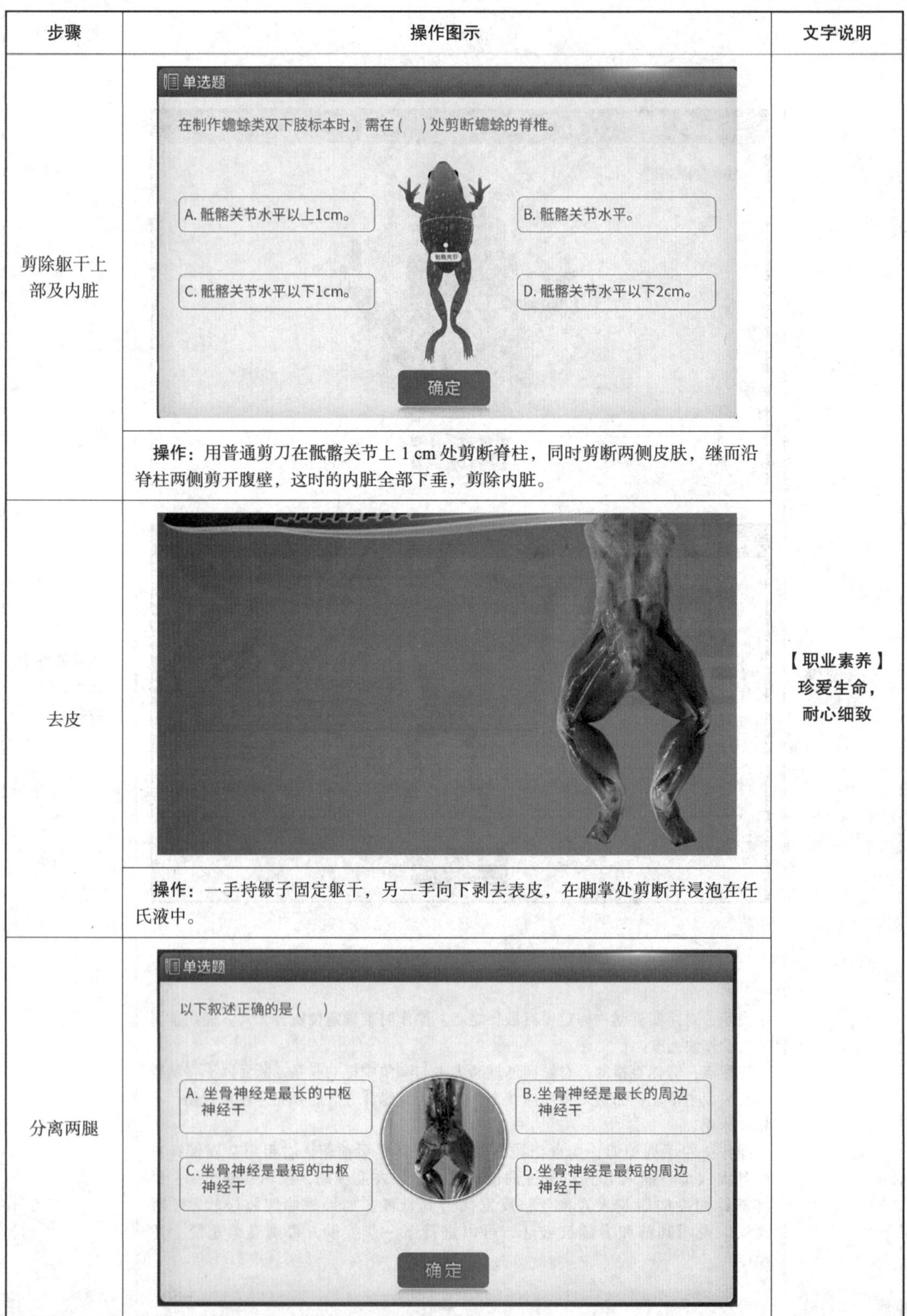

步骤	操作图示	文字说明
剪除躯干上部及内脏	**操作：**用普通剪刀在骶髂关节上 1 cm 处剪断脊柱，同时剪断两侧皮肤，继而沿脊柱两侧剪开腹壁，这时的内脏全部下垂，剪除内脏。	**【职业素养】珍爱生命，耐心细致**
去皮	**操作：**一手持镊子固定躯干，另一手向下剥去表皮，在脚掌处剪断并浸泡在任氏液中。	
分离两腿		

续表

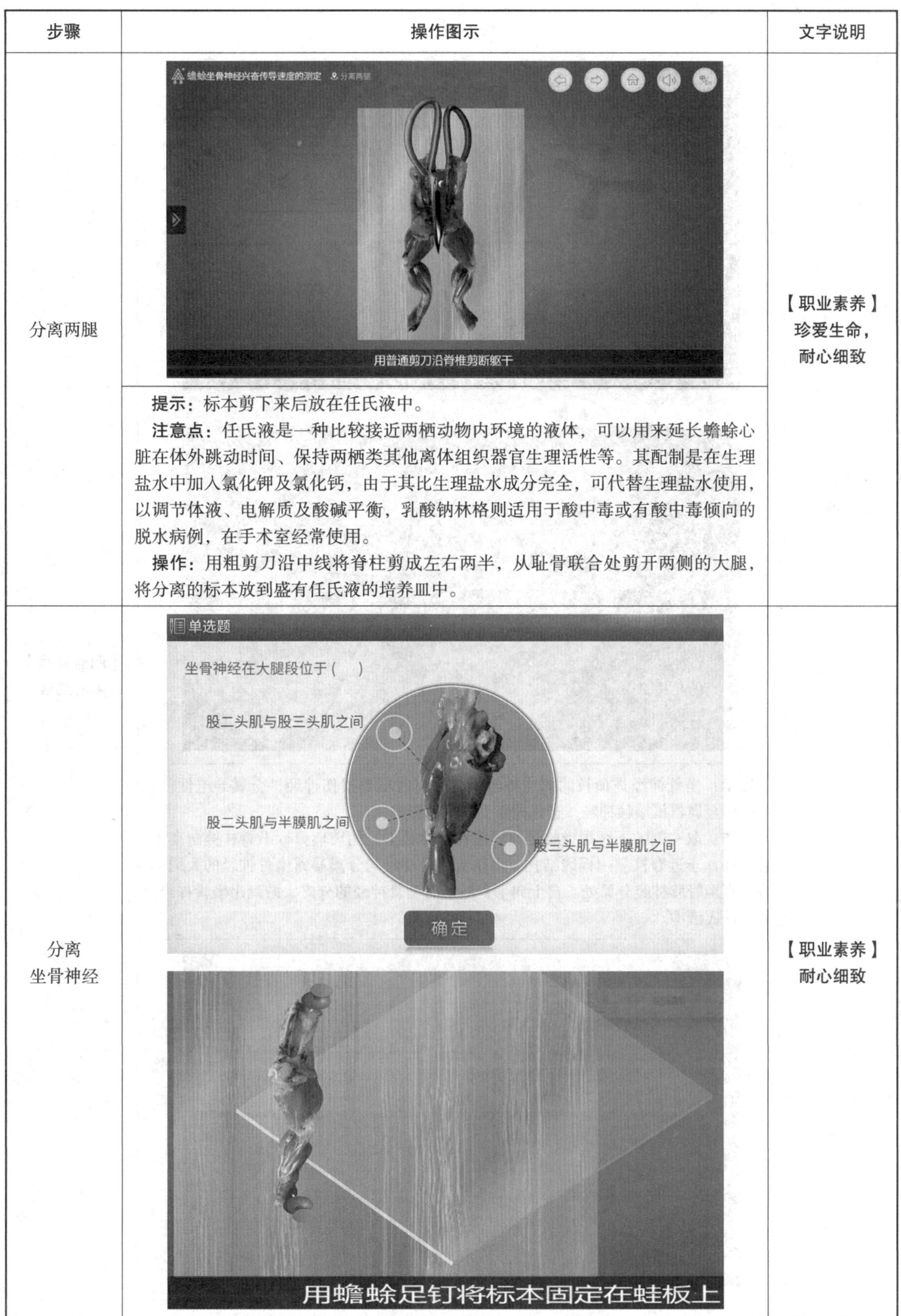

步骤	操作图示	文字说明
分离两腿	**提示：**标本剪下来后放在任氏液中。 **注意点：**任氏液是一种比较接近两栖动物内环境的液体，可以用来延长蟾蜍心脏在体外跳动时间、保持两栖类其他离体组织器官生理活性等。其配制是在生理盐水中加入氯化钾及氯化钙，由于其比生理盐水成分完全，可代替生理盐水使用，以调节体液、电解质及酸碱平衡，乳酸钠林格则适用于酸中毒或有酸中毒倾向的脱水病例，在手术室经常使用。 **操作：**用粗剪刀沿中线将脊柱剪成左右两半，从耻骨联合处剪开两侧的大腿，将分离的标本放到盛有任氏液的培养皿中。	【职业素养】 珍爱生命， 耐心细致
分离 坐骨神经		【职业素养】 耐心细致

续表

<table>
<tr><th>步骤</th><th>操作图示</th><th>文字说明</th></tr>
<tr><td rowspan="2">分离
坐骨神经</td><td>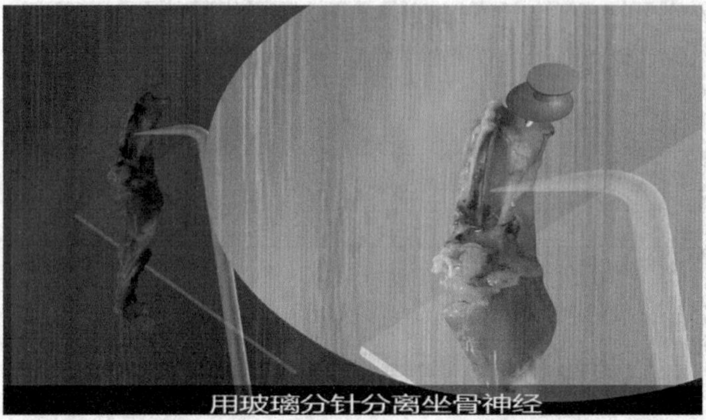

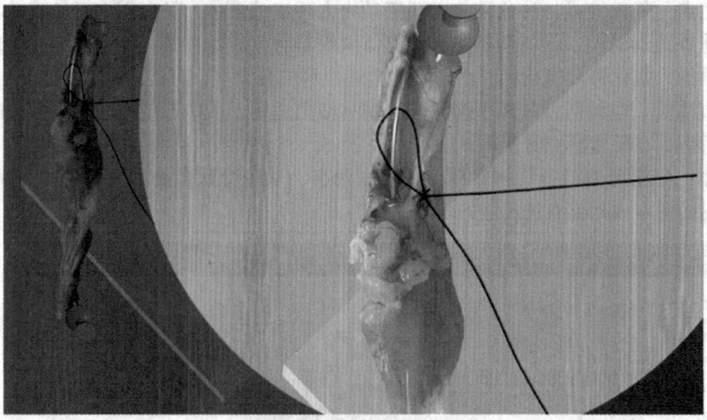</td><td rowspan="3">【职业素养】
耐心细致</td></tr>
<tr><td>提示：坐骨神经是最长的周边神经干，分离时不要损伤神经，金属导电性佳，不能用金属器械接触神经，避免神经受到电荷影响。
操作：取一侧的下肢用蟾蜍足钉固定在蟾蜍板上，用玻璃分针沿脊柱侧游离坐骨神经，于近脊柱侧用棉线结扎。再循着坐骨神经沟分离暴露坐骨神经的大腿部分，直至胫腓神经分叉处。自上向下剪断所有坐骨神经的分支，游离出坐骨神经，放入任氏液中。</td></tr>
<tr><td>标本与
电极连接</td><td>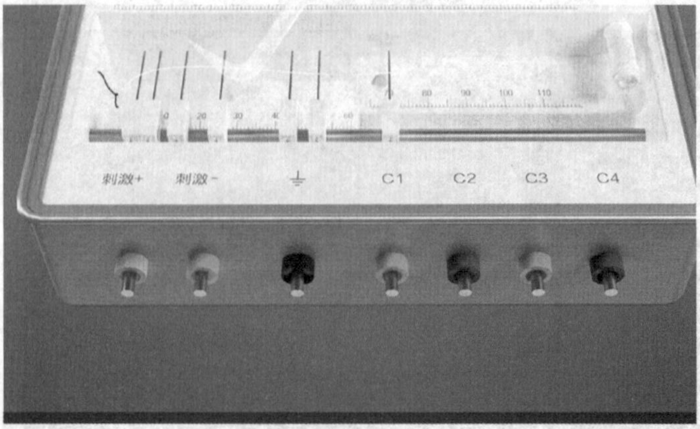
</td></tr>
</table>

续表

步骤	操作图示	文字说明
标本与 电极连接	**提示：**思考神经屏蔽盒的作用。 **操作：**将标本放在神经屏蔽盒中，用玻璃分针确保标本与电极接触良好。用刺激电极连接 BL-420 生物机能实验系统刺激输出端至神经屏蔽盒刺激输入端。用引导电极连接 BL-420 生物机能实验系统的输入端至神经屏蔽盒的输出端。	【职业素养】 耐心细致
神经干传导 速度测定	**操作：**点击打开 BL-420 生物信号采集系统，选择实验模块，打开肌肉神经系统，点击选择蟾蜍坐骨神经兴奋传导速度的测定，开始实验。点击启动刺激，出现神经传导波形图，再点击测量神经干长度得到数据，最后测量传导时间，并代入公式即可计算传导速度。	【职业素养】 严谨求实

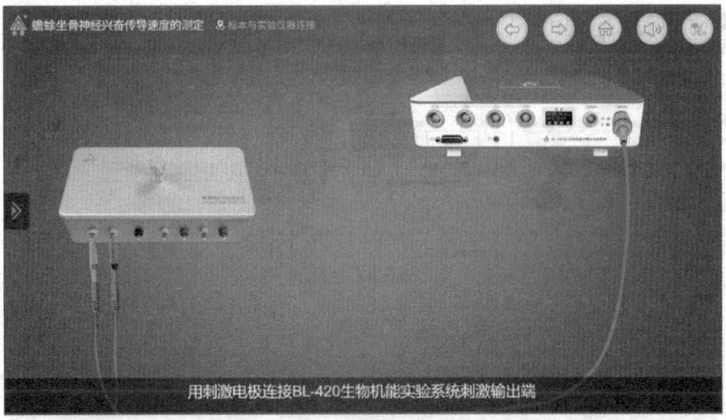

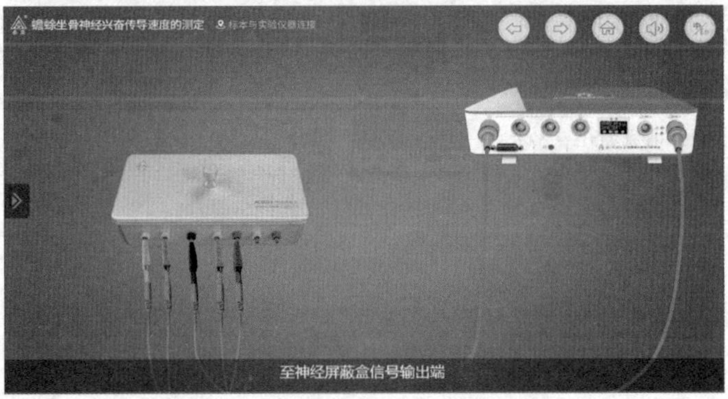

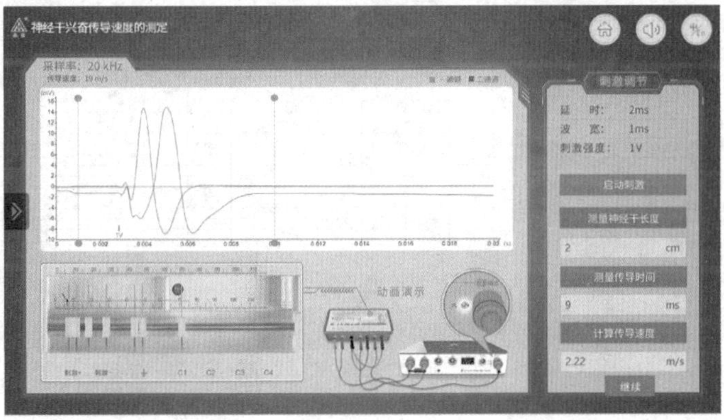

续表

步骤	操作图示	文字说明
测试报告	**提示**：通过测试报告及时知晓实验完成情况，找出不足，分析原因，努力改进。	

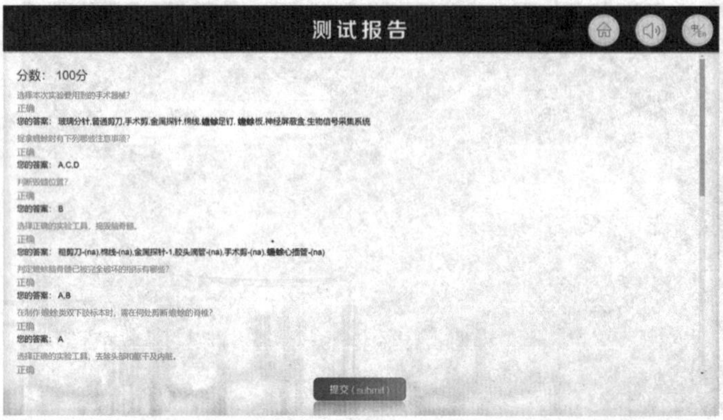

实验总结

通过实验你有哪些收获？请梳理并写下来。

1. 理论

2. 技能

3. 素质

续表

知识拓展
神经科学进化史、研究方法简要概述 古希腊医学之父希波克拉底（前 430—前 379 年）已经察觉到一侧大脑半球的损伤会引起另一侧肢体的痉挛或抽搐。他认为大脑控制了人类的感觉和运动，人类的各种情绪都基于大脑的运作。 意大利罗马医生盖伦（130—200 年）通过解剖，对大脑结构有了详细的描述，提出精神气体学说，认为生命精神存于大脑。 16 世纪，比利时法兰德斯的 Andreas Vesalius（1514—1564 年），编著《人体构造七书》，提出人与动物的差别在于脑实质，主管人类心理活动的是脑实质。 17 世纪后期，法国笛卡尔（1596—1650 年），认为人类的智慧活动，是靠大脑里的液体和组织的运作，神经回路在受到刺激后，释放液体，激活神经及肌肉活动。 17 至 18 世纪，有学者开始定位大脑的一些功能区域，如纹状体、白质等。 18 世纪，德国解剖学家 Franz Joseph Gall（1758—1828 年）认为不同心理活动是由大脑皮质的不同部位掌管，大脑内部的发展会影响颅骨的形状。 19 世纪，开始有更多的学者对于神经通路、脑的解剖提出更多的看法。法国生理学家 Pierre Flourens（1794—1867 年）认为大脑是通过整体的方式发挥作用的。 1825 年，法国医生 Jean Baptiste Bouillond 提出语言功能定位于额叶。 1836 年，法国神经学家达斯提出语言功能由左脑支配。 1861 年，法国神经学家布洛卡提出左脑额叶第三额回的后部（布洛卡区），与语言表达关系密切。 1874 年，德国神经科医生威尼克发现近颞上回右上方区域一旦损伤，就会失去理解语言的能力，而联系布洛卡区和威尼克区的弓状束被切断，也会导致语言障碍。 英国伦敦的神经学家休林斯·杰克逊提出层次理论，认为人类的神经系统至少由三个从低到高的功能层次组成。 苏联科学家鲁利亚提出三个基本功能联合区的理论。认为大脑第一基本功能联合区的脑结构包括脑干网状结构、间脑、大脑皮质内侧部等，调节大脑的觉醒水平和维持大脑皮质适当的兴奋性，使人能恰当地觉察环境的变化，完成复杂的心理活动；第二基本功能联合区位于脑半球后部，包括枕叶的视觉区、颞叶听觉区、顶叶躯体感觉区等，基本功能是接受、加工、分析外来感觉信息；第三个基本功能联合区位于中央沟前的部分，即额叶前区。此区的神经元不仅与丘脑、网状结构相互联系，而且与颞、顶、枕叶的皮质和边缘都有双向联系，对传入的信息进行二次加工。

（晏燕、王超）

实验项目二　刺激频率和骨骼肌收缩的关系

实验目标

素养目标	1. 具有严谨求实的职业态度和珍爱生命的职业素养。 2. 具有理论联系实际，用细胞生理知识分析临床案例，发现并解决临床问题的能力。 3. 具有辩证看待问题的意识和能力。
知识目标	1. 说出神经－肌肉实验的电刺激方法及肌肉收缩的记录方法。 2. 掌握骨骼肌收缩的形式及特点。 3. 了解单收缩、强直收缩和不完全强直收缩的概念和机制。 4. 理解刺激频率与骨骼肌收缩形式的关系。
技能目标	1. 能完成蟾蜍坐骨神经—腓肠肌标本的制备。 2. 能操作 BL-420 生物机能实验系统，正确连接仪器设备，确定实验参数。 3. 能观察不同刺激频率对骨骼肌收缩的影响。 4. 能解释心脏收缩和骨骼肌收缩的差异及现实意义。

情境导入

2 月 20 日晚上，医院急诊科经过连续除颤 19 次、持续心肺复苏 80 分钟，成功抢救一名急性下壁心肌梗死并发顽固性室颤的患者。

年过花甲的冯先生晚上感觉到胸骨后压榨性疼痛难忍，并持续了一个小时之久，紧急下，当晚送到医院急诊科。通过快速评估，诊断为急性下壁心肌梗死。

在紧急救治过程中，患者突然出现神志不清，浑身抽搐，口吐白沫，双侧瞳孔散大，呼吸微弱，颈动脉搏动消失，诊断心搏骤停，救治团队当即进行胸外心脏按压；此时心电监护显示心室颤动，立即行电除颤；同时给予气管插管，接呼吸机辅助呼吸。

抢救过程中，患者心电活动表现为持续顽固性室颤，考虑为交感电风暴；经过持续心肺复苏，反复电除颤 19 次，同时给予胺碘酮等抗心律失常药物，患者心律转为逸搏心律，心电活动弱；继续给予相关药物救治。一个多小时后，患者基本恢复窦性自主心律，偶有室性早搏；能睁眼、恢复动作，复苏成功。

心血管内科急救团队闻讯赶至急诊科抢救现场，结合病史、辅助检查结果及抢救过程，考虑患者此次心搏骤停是由急性下壁心肌梗死引起，有可能随时再发室颤，时间紧迫，患者危在旦夕，经过与家属商量后紧急送往导管室进行紧急血管再通治疗，手术非常成功。经过急诊科及心内科医护人员紧密合作、协同救治，次日凌晨 5 时患者意识恢复良好，已脱离呼吸机通气，病情稳定。

理论基础

可兴奋细胞和组织发生兴奋后，自身兴奋状态发生一系列的规律性变化。细胞的兴奋过程就是动作电位发生的过程。在细胞产生动作电位的过程中再次施加刺激，可检测到细胞兴奋性可复原的规律性变化。细胞的这一特性决定着细胞在接受连续刺激时，能够再次产生动作电位的最短周期。神经纤维兴奋过程中的兴奋状态可依次出现绝对不应期、相对不应期、超常期和低常期的变化（图 1）。

1. 绝对不应期

绝对不应期是细胞在一次兴奋初期，无论接受多强的刺激都不再发生兴奋的时期，此期兴奋性降低到零。绝对不应期产生的原因是此期细胞膜 Na^+ 通道处于失活状态。绝对不应期相当于整个锋电位持续的时间，所以动作电位的锋电位不会发生叠加。

2. 相对不应期

相对不应期是在绝对不应期之后，细胞对阈刺激无反应，而阈上刺激能引起细胞兴奋，产生动作电位的时期。这表明细胞的兴奋性已经有所恢复，但仍低于正常水平。在此期间，部分 Na^+ 通道已经复活，但通道数目和开启能力尚未恢复到正常水平，故需较强刺激才能引起细胞兴奋。

续表

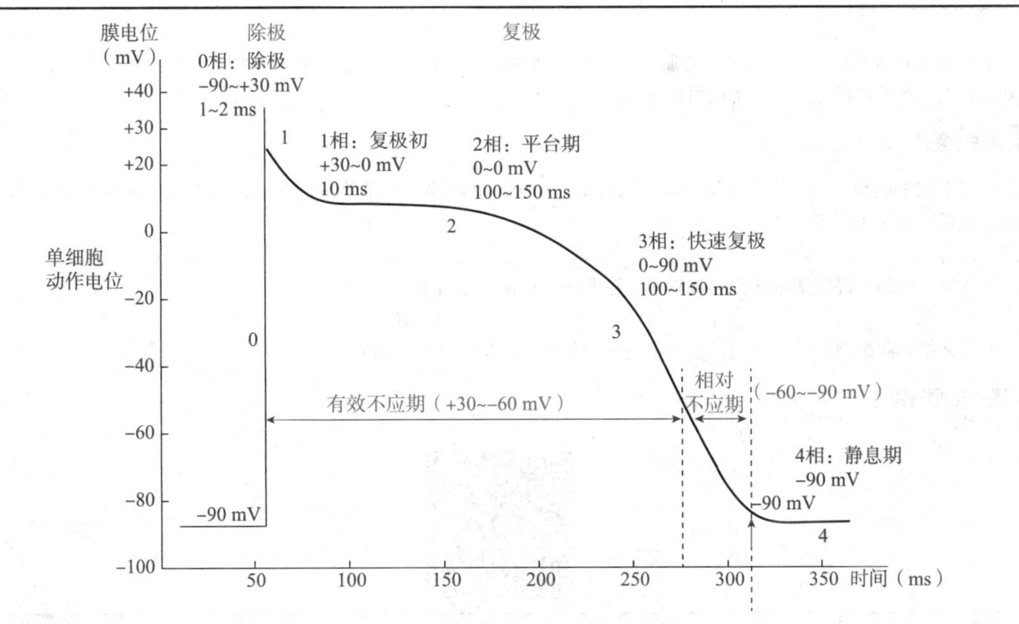

图1　动作电位期间兴奋性的变化

3. 超常期

超常期是在相对不应期之后，施加阈下刺激即可引起细胞再兴奋的时期。由于阈下刺激即可引起细胞再兴奋，表明细胞兴奋性高于兴奋前水平。此期中，膜电位处于去极化状态，较接近阈电位，Na^+ 通道也基本恢复到可被激活的备用状态。

4. 低常期

低常期指超常期后施加阈上刺激才能引起细胞再兴奋的时期。此时，Na^+ 通道虽完全恢复到兴奋前水平，但由于 Na^+ 泵活动增强，细胞膜处于超极化状态，与阈电位间距较大，兴奋性低于正常。

不同细胞兴奋性变化的各期所持续时间和过程存在很大差异，但都存在绝对不应期。绝对不应期的长短与细胞的不同功能特性密切相关，如骨骼肌可接受高频率神经冲动的兴奋作用而发生强直收缩；而心肌则因其不应期很长，成为确保其舒缩交替而不发生强直收缩的基础。

如果给肌肉施加连续刺激，则肌肉的收缩反应将随刺激的频率发生变化（图 2）。

单收缩：骨骼肌受到一次短促有效刺激时，可发生一次动作电位，随后出现一次收缩和舒张。

强直收缩：较高频率连续刺激作用于标本时，出现多个收缩反应的融合，新收缩过程与上次尚未结束的收缩过程发生总和。后一收缩发生在前一收缩的舒张期时为不完全强直收缩；后一收缩发生在前一收缩的收缩期时，各自的收缩完全融合，肌肉处于持续的收缩状态，称为完全强直收缩。完全强直收缩产生的肌张力可达单收缩的 3 ～ 4 倍。

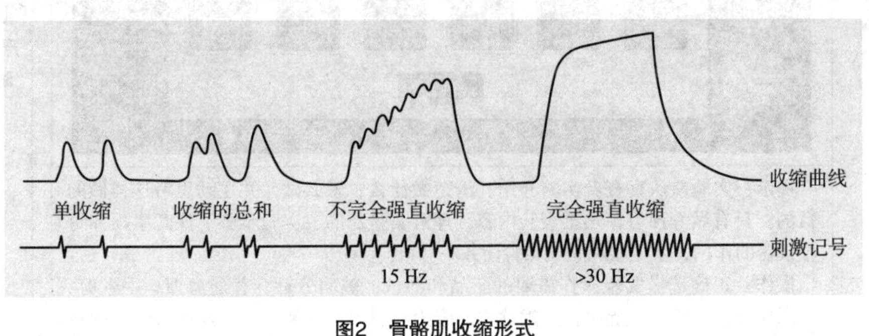

图2　骨骼肌收缩形式

续表

在生理情况下，支配骨骼肌的躯体运动神经总是发放连续的冲动，所以骨骼肌的收缩几乎都是完全强直收缩。而心肌细胞有效不应期长，相当于心肌的整个收缩期和舒张早期，因此心肌不可能发生强直收缩。心肌的收缩和舒张只能交替地进行，以保证实现射血功能。

【通关检测】

1. 两个阈上刺激，相继作用于神经－肌肉标本，如果刺激间隔大于单收缩的时程，肌肉则出现两个分离的单收缩，该说法是否正确（　　）

A. 正确　　　　B. 错误

2. 注射“两快一慢”指进针快、拔针快、注药慢，该说法是否正确？（　　）

A. 正确　　　　B. 错误

3. 什么是心肌细胞有效不应期，有效不应期很长的意义是什么？（简答题）

【通关检测答案】

实验器材

BL-420 生物机能实验系统、神经屏蔽盒、蟾蜍类手术器材、蟾蜍板、蟾蜍钉、丝线、小烧杯、滴管、任氏液。

实验内容

通过制备坐骨神经－腓肠肌标本，借助 BL-420 生物机能实验系统进行刺激频率与骨骼肌收缩关系的观察，一方面训练学生严谨的实验设计思维，另一方面学习刺激频率与骨骼肌收缩的关系和骨骼肌收缩的形式。

实验流程

步骤	操作图示	文字说明
准备实验器械和药品	**提示：** 实验前认真查看实验介绍，清楚做什么、怎么做，并主动思考这样做的目的。只有做好预习，熟悉实验内容，理解实验目的、实验步骤、注意事项和每个仪器的作用，才能顺利完成实验任务。 **操作：** 正确选择实验操作需要的药品和器械：玻璃分针、普通剪刀、手术剪、金属探针、棉线、蟾蜍足钉、蟾蜍板、张力传感器、铁架台、神经屏蔽盒、刺激输出线和生物信号采集系统。	**【职业素养】** **严谨求实，耐心细致**

续表

<table>
<tr><th>步骤</th><th>操作图示</th><th>文字说明</th></tr>
<tr><td rowspan="2">捉拿蟾蜍</td><td>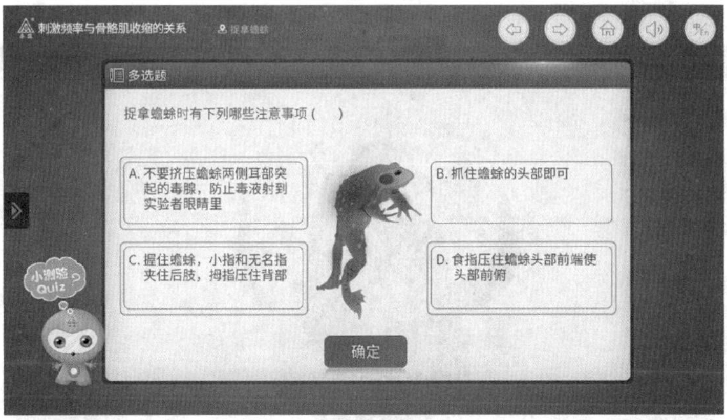

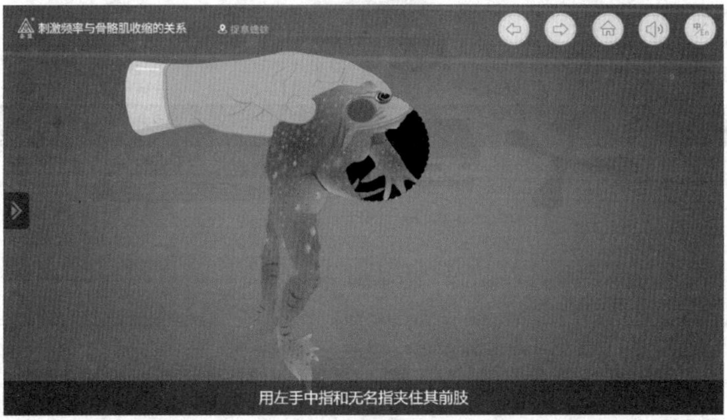

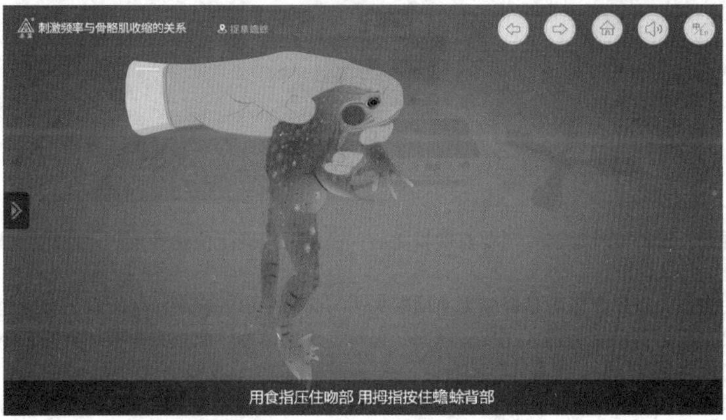
</td><td rowspan="2">【职业素养】
珍爱生命</td></tr>
<tr><td>提示：正确的捉拿方式可以更好地暴露枕骨大孔，便于下一步操作。戴防护眼镜可以防止蟾蜍毒液误入眼睛。
注意点：蟾蜍毒液对人体有害，请采取正确的捉拿方式并做好防护。
操作：左手持蛙，使蛙背朝上，用拇指按压背部，食指下压头部前端，并以中指、无名指和小指压住其左腹和后肢。右手进行脑、脊髓破坏等操作。抓取时，禁止挤压两侧耳部的腺体，以免毒液射入眼中。</td></tr>
</table>

续表

<table>
<tr><th>步骤</th><th>操作图示</th><th>文字说明</th></tr>
<tr><td rowspan="2">破坏脑和
脊髓</td><td> 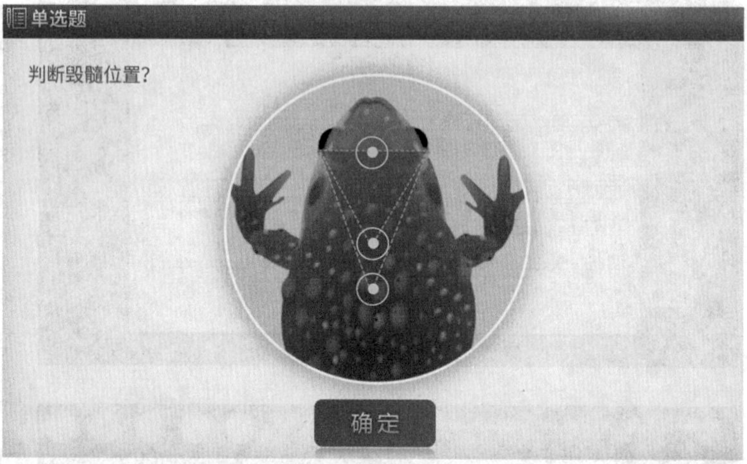单选题
判断毁髓位置?
确定 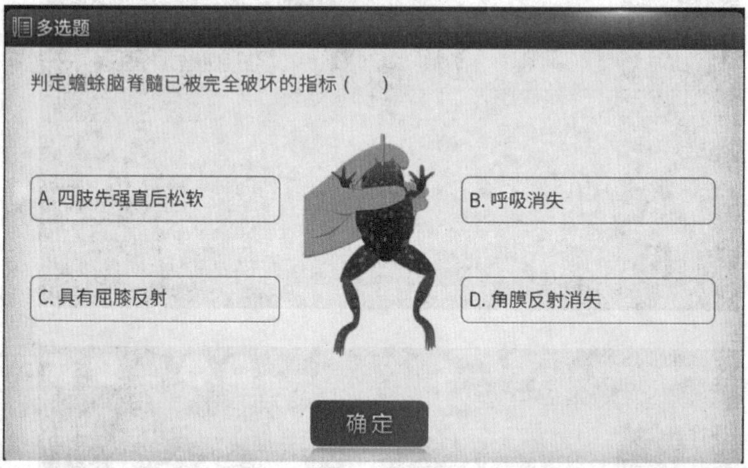

多选题
判定蟾蜍脑脊髓已被完全破坏的指标（　）
A. 四肢先强直后松软
B. 呼吸消失
C. 具有屈膝反射
D. 角膜反射消失
确定</td><td rowspan="2">【职业素养】
珍爱生命，
敬畏生命</td></tr>
<tr><td>提示：对待实验动物一定要有敬畏之心。操作时准确定位枕骨大穴，使用金属探针动作快而准。
注意点：脊休克指的是脊髓突然横断失去与高位中枢的联系，断面以下脊髓暂时丧失反射活动能力进入无反应状态，也称为脊髓休克。此处完全破坏脊髓，不是脊休克。
操作：左手握蟾蜍，用食指按压其头部使其尽量前俯，右手用金属探针自枕骨大穴垂直插入 1 ～ 2 mm，向前刺入颅腔，左右搅动，毁坏其脑组织；再将探针回撤向后刺入脊椎管，反复插毁其脊髓。如果蟾蜍四肢松软，呼吸消失，说明其脑和脊髓被破坏，可以进行下一步实验，否则继续重复上述方法。</td></tr>
</table>

续表

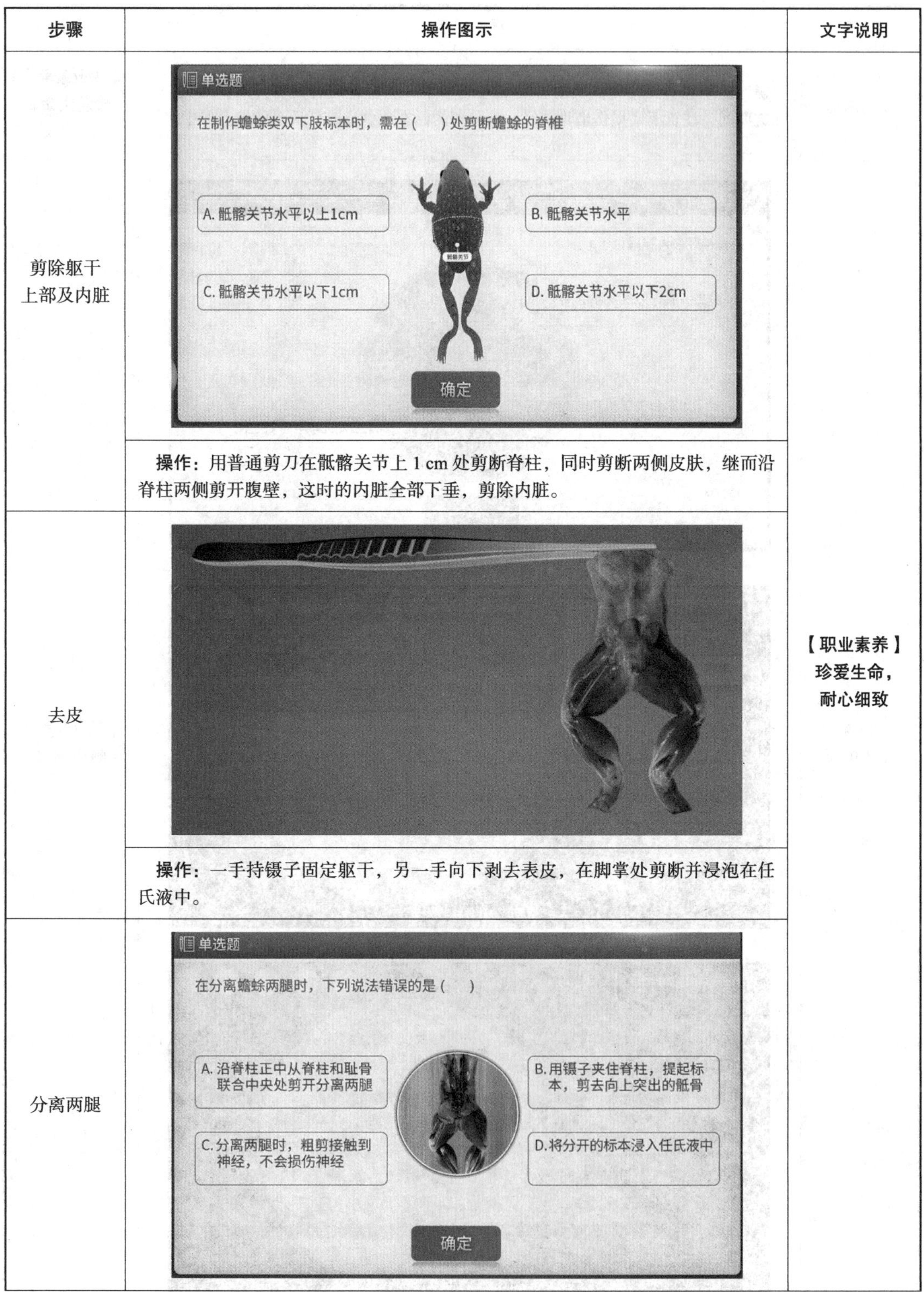

步骤	操作图示	文字说明
剪除躯干上部及内脏	**操作：**用普通剪刀在骶髂关节上 1 cm 处剪断脊柱，同时剪断两侧皮肤，继而沿脊柱两侧剪开腹壁，这时的内脏全部下垂，剪除内脏。	【职业素养】珍爱生命，耐心细致
去皮	**操作：**一手持镊子固定躯干，另一手向下剥去表皮，在脚掌处剪断并浸泡在任氏液中。	
分离两腿		

续表

步骤	操作图示	文字说明
分离两腿	**操作**：用粗剪刀沿中线将脊柱剪成左右两半，从耻骨联合处剪开两侧的大腿，在这期间，注意不要损伤坐骨神经。将分离的标本放到盛有任氏液的培养皿中。	【职业素养】 **珍爱生命，** **耐心细致**
分离 坐骨神经	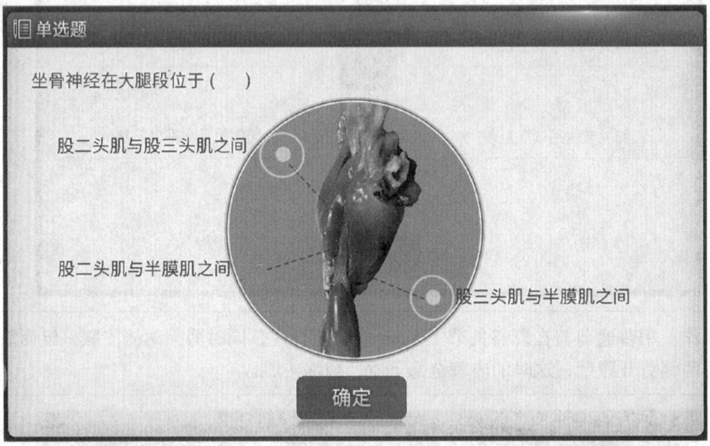单选题 坐骨神经在大腿段位于（ ） 股二头肌与股三头肌之间 股二头肌与半膜肌之间 股三头肌与半膜肌之间 确定 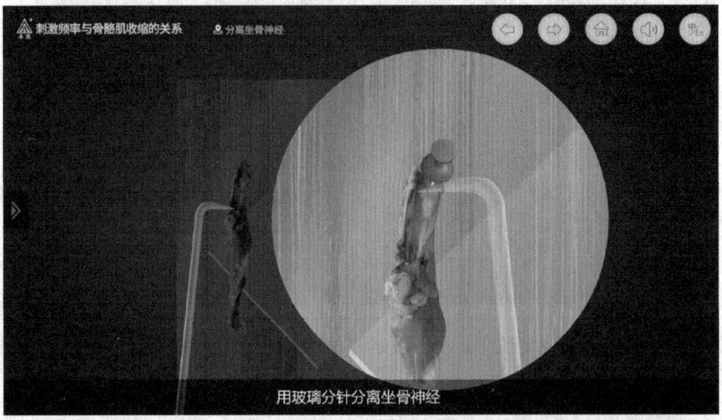刺激频率与骨骼肌收缩的关系 分离坐骨神经 用玻璃分针分离坐骨神经 刺激频率与骨骼肌收缩的关系 分离坐骨神经 用棉线结扎坐骨神经	【职业素养】 **耐心细致**

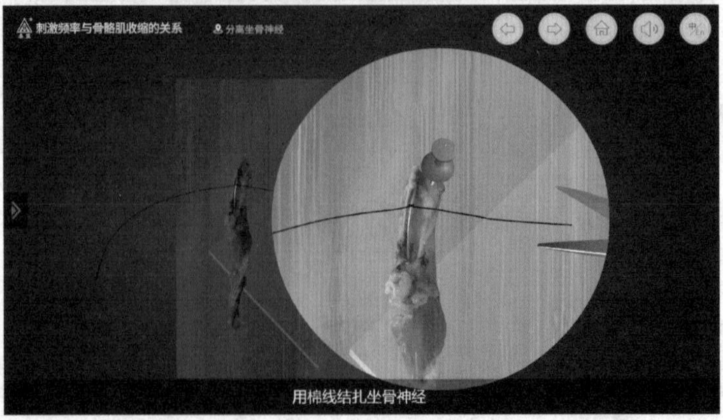

续表

步骤	操作图示	文字说明
分离坐骨神经	**提示：**坐骨神经大腿段位于股二头肌和半膜肌之间，分离坐骨神经是实验的关键步骤之一,一定要仔细认真。由于金属导电性佳，不能用金属器械接触神经，避免神经受到电荷影响。 **操作：**取一侧的下肢用大头针固定在蟾蜍板上，用玻璃分针沿脊柱侧游离坐骨神经，于近脊柱侧用棉线结扎坐骨神经。	
制备坐骨神经－腓肠肌标本	用眼科镊从腓肠肌肌腱下穿过 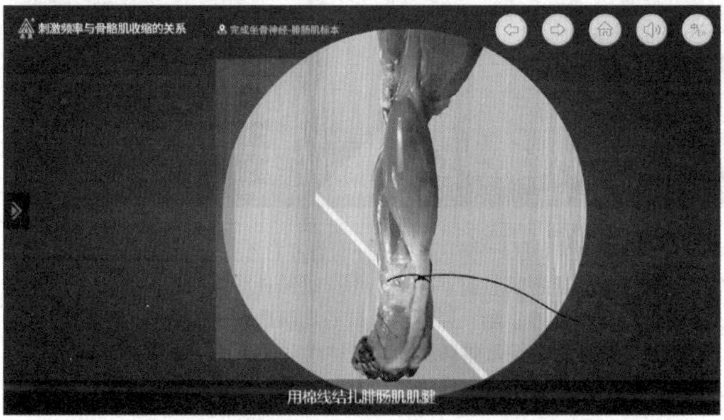 用棉线结扎腓肠肌肌腱 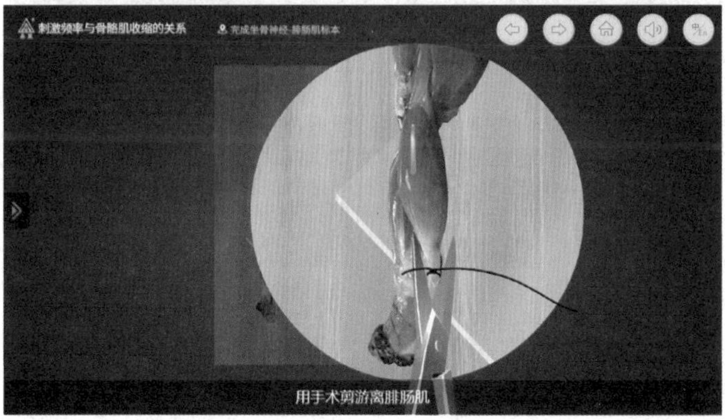 用手术剪游离腓肠肌	**【职业素养】耐心细致**

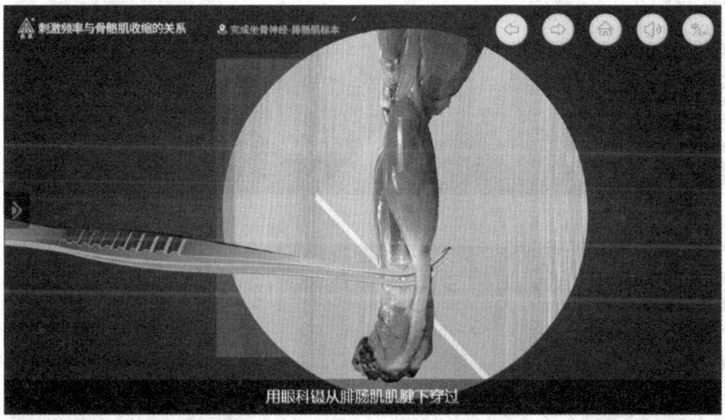

续表

步骤	操作图示	文字说明
制备坐骨神经－腓肠肌标本	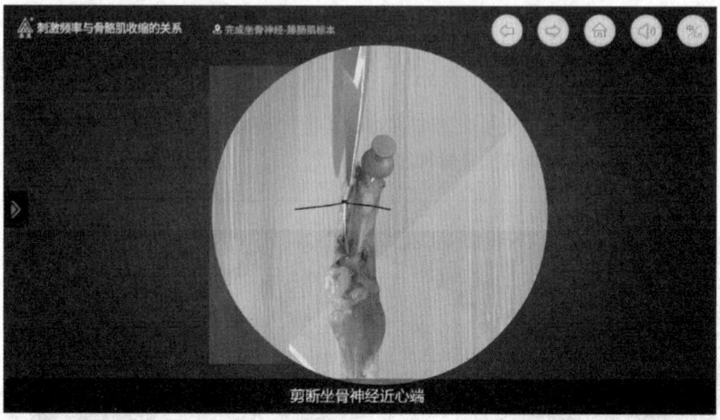 刺激频率与骨骼肌收缩的关系 剪断坐骨神经近心端 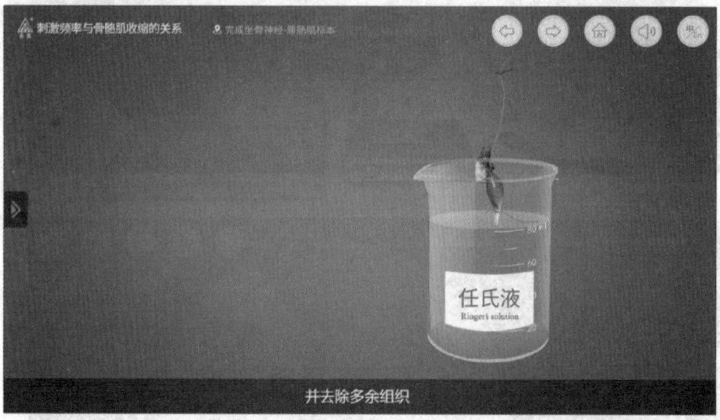 刺激频率与骨骼肌收缩的关系 任氏液 Ringer's solution 并去除多余组织 **提示**：坐骨神经和腓肠肌标本一定要完好，请注意不要剪断神经。 **操作**：用眼科镊从腓肠肌肌腱下穿过，用棉线结扎腓肠肌肌腱，用手术剪游离腓肠肌，剪断坐骨神经近心端，用玻璃分针游离肌肉内的坐骨神经，再用剪刀剪断股骨，剪除多余组织。保留腓肠肌、坐骨神经和股骨约 1 cm，将其放置在任氏液中。	**【职业素养】** **耐心细致**
测试标本兴奋性	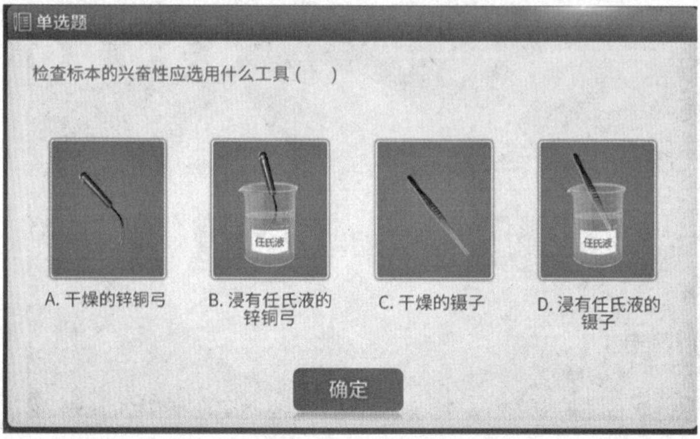 单选题 检查标本的兴奋性应选用什么工具（　） A. 干燥的锌铜弓　B. 浸有任氏液的锌铜弓　C. 干燥的镊子　D. 浸有任氏液的镊子 确定	

续表

<table>
<tr><th>步骤</th><th>操作图示</th><th>文字说明</th></tr>
<tr><td rowspan="3">测试标本兴奋性</td><td>提示：在生理学实验中，锌铜弓是检验标本机能活性最常用而简易的刺激器。其原理是锌的金属电势比铜低，形成一定的电势差（就相当于有电压），锌铜弓是把一根锌棒和一根铜棒一端焊在一起，另一端分开，当接触样本（如神经干）时，会引起样本局部去极化，引发动作电位。
操作：通过浸有任氏液的锌铜弓可以测试坐骨神经－腓肠肌的兴奋性，如果肌肉收缩说明标本制备成功。</td><td rowspan="3">【职业素养】
耐心细致</td></tr>
<tr><td>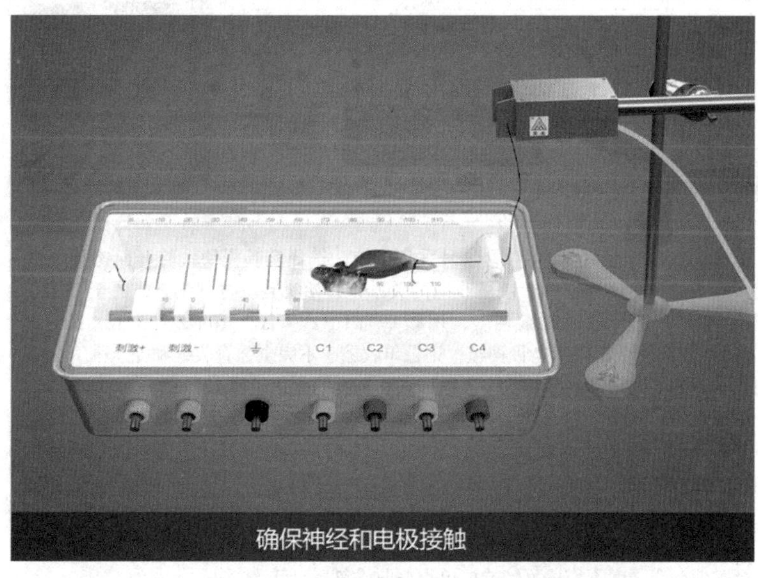

确保神经和电极接触
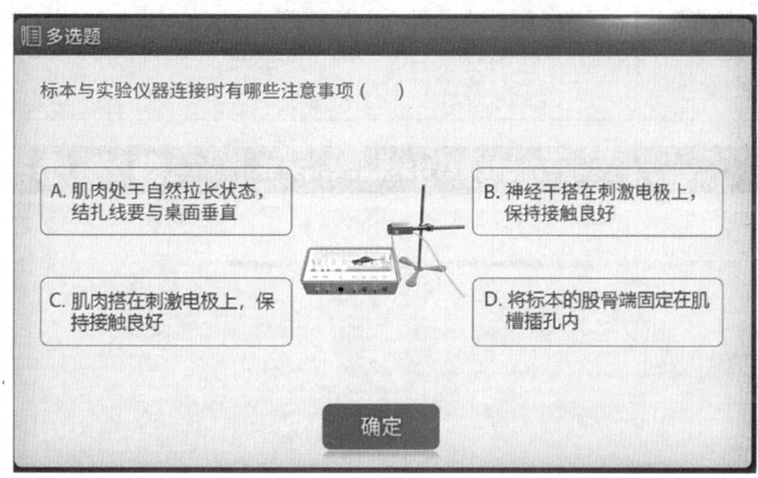
</td></tr>
<tr><td>提示：标本放在神经屏蔽盒中。
注意点：一方面限制设备内部的辐射电磁能越出某一区域，即吸收内部干扰信号；另一方面防止外部的辐射电磁能进入某一区域，即屏蔽外部干扰信号。
操作：将标本放在神经屏蔽盒中，用玻璃分针确保标本神经与电极接触良好，丝线固定在张力换能器上，再连接电极与仪器。</td></tr>
</table>

续表

步骤	操作图示	文字说明
实验测试	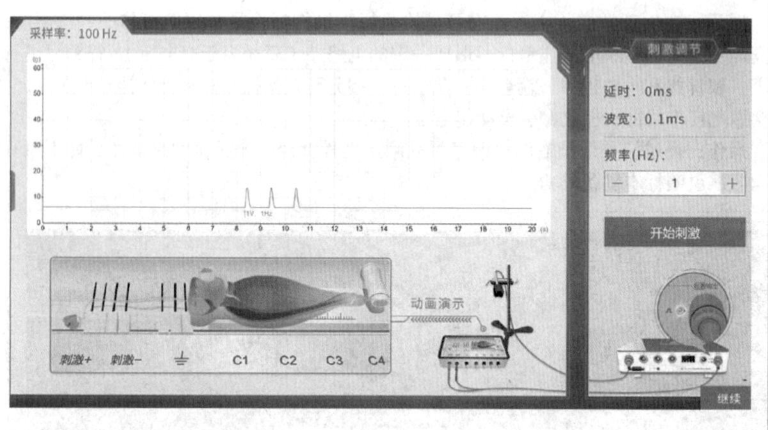	【职业素养】 耐心细致
	操作：点击打开 BL-420 生物信号采集系统，选择实验模块，打开肌肉神经系统，点击选择刺激频率和骨骼肌收缩的关系，开始实验。将刺激方式置于“连续或串刺激”，选择最适刺激强度，用频率为 1 Hz、6 Hz、10 Hz、15 Hz、20 Hz、30 Hz 的连续刺激作用于坐骨神经，记录单收缩、不完全强直收缩和完全强直收缩曲线，观测不同频率刺激对肌肉收缩形式和幅度的变化规律。 **注意点：**1. 刺激之后必须让标本休息一段时间，特别是连续刺激时，每次刺激后要休息 30 s 以免标本疲劳。实验过程中标本的兴奋性会发生改变，因此还要抓紧时间进行实验。 2. 整个实验过程中要不断给标本滴加任氏液，防止标本干燥，保持其兴奋性。 3. 标本在任氏液中浸泡的时间不够，兴奋性不稳定；肌槽上液体堆积过多，造成短路使刺激强度不稳，可能造成单收缩曲线忽高忽低。 4. 肌槽不干净，留有刺激物（如盐渍）；周围环境有干扰；仪器接地不良或人体感应带电，接触潮湿台面或支架等，可能使标本未受刺激而发生不规则收缩或痉挛。	
测试报告	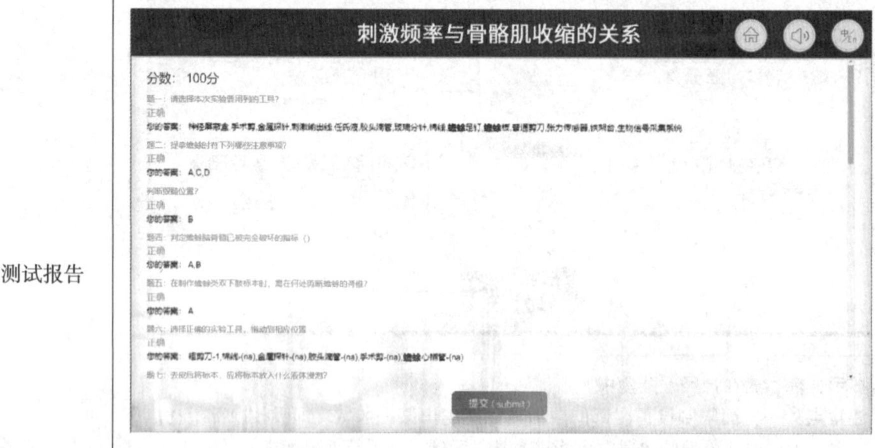	
	提示：通过测试报告及时知晓实验完成情况，找出不足，分析原因，努力改进。	

续表

实验视频
 刺激频率和骨骼肌收缩的关系
实验总结
通过实验你有哪些收获？请梳理并写下来。 1. 理论 2. 技能 3. 素质
拓展思考
临床工作中要求护士给患者做肌内注射时，要做到态度和蔼、技能娴熟，即“两快一慢”，它指进针快、拔针快、注药慢。请思考原因。

（晏燕、王超）

实验项目三　刺激强度和骨骼肌收缩的关系

实验目标

素养目标	1. 具有严谨求实的态度和珍爱生命的职业素养。 2. 具有理论联系实际，用细胞生理知识分析临床案例，发现并解决临床问题的能力。 3. 具有辩证看待问题的意识和能力。
知识目标	1. 学习神经－肌肉实验的电刺激方法和肌肉收缩记录的方法。 2. 掌握阈刺激、阈下刺激、阈上刺激、最大（最适）刺激的概念。 3. 理解刺激强度与骨骼肌收缩的关系。
技能目标	1. 能完成蟾蜍坐骨神经－腓肠肌标本的制备。 2. 能操作 BL-420 生物机能实验系统，正确连接仪器设备，确定实验参数。 3. 能观察不同刺激强度与肌肉收缩的关系。

情境导入

在一定的刺激强度范围内，为什么肌肉收缩的幅度会随刺激强度的增加而增大呢？

情境分析

理论基础

刺激强度过小，不能引起任何反应；随着刺激强度增加到某一定值，可引起少数兴奋性较高的运动单位兴奋，引起少数肌纤维收缩，表现出较小的张力变化。此后随着刺激强度的继续增加，会有较多的运动单位兴奋，肌肉收缩幅度、产生的张力也不断增加。但当刺激强度增大到某一临界值时，所有的运动单位都被兴奋，引起肌肉最大幅度的收缩，产生的张力也最大，此后再增加刺激强度，不会再引起反应的继续增加。

能引起组织细胞兴奋，即产生动作电位的最小刺激强度称阈强度，或称阈值。具有阈强度的刺激称阈刺激，达不到阈强度的刺激为阈下刺激，而高于阈强度的刺激为阈上刺激。

阈刺激作用于可兴奋细胞，可使膜去极化时的电位变化达某一临界数值（阈电位），即触发动作电位，引起细胞兴奋。阈刺激对于动作电位的形成只起到一个触发的作用，因为去极化一旦达到阈电位水平，电压门控 Na^+ 通道即大量开启，随着 Na^+ 内流引起的进一步地去极化，又将导致更多 Na^+ 通道开启，使去极化再加强，成为再生性去极化，形成 Na^+ 内流与去极化的正反馈。使膜去极化迅速发展形成动作电位上升支，直到接近 Na^+ 平衡电位值。所以，对于单细胞的兴奋，阈上刺激与阈刺激具有同样的效力。当刺激强度增大至某一数值时，肌肉出现最大的收缩效应，如再继续增加刺激强度，肌肉的收缩反应不再增大。这种能引起肌肉发生最大收缩反应的刺激称为最大刺激。在一定范围内，骨骼肌收缩反应的大小决定于刺激的强度。

阈下刺激引起的去极化程度小，激活的电压门控 Na^+ 通道数量少，Na^+ 内流引起的膜电位变化可被 K^+ 外流所对抗，达不到阈电位水平。

【通关检测】

1. 名词解释

（1）刺激

续表

（2）兴奋

（3）反应

（4）阈值

2. 选择题

（1）以蟾蜍坐骨神经－腓肠肌标本为材料，在适宜条件下进行实验。下列叙述中，正确的是（　　）

A. 电刺激坐骨神经，腓肠肌不收缩　　B. 电刺激坐骨神经，同时腓肠肌收缩

C. 电刺激腓肠肌，腓肠肌收缩　　D. 电刺激腓肠肌，肌膜上测不到动作电位

（2）衡量组织兴奋性的指标是（　　）

A. 阈上刺激　　B. 阈下刺激　　C. 静息电位　　D. 阈强度

E. 动作电位

【通关检测答案】

实验器材

BL-420 生物机能实验系统、神经屏蔽盒、蟾蜍类手术器材、蟾蜍板、蟾蜍足钉、丝线、小烧杯、滴管、任氏液。

实验内容

通过制备坐骨神经－腓肠肌标本，借助 BL-420 生物机能实验系统进行刺激强度与骨骼肌收缩关系的观察，一方面训练学生严谨的实验设计思维，另一方面学习刺激强度与骨骼肌收缩的关系，辩证地处理临床中的操作问题。

实验流程

步骤	操作图示	文字说明
准备实验器械和药品	实验准备 选择本次实验要用到的药品器械（　） 玻璃分针　普通剪刀　手术剪　蟾蜍心插管　金属探针　棉线 蟾蜍足钉　蟾蜍板　铁架台　张力传感器　神经屏蔽盒　生物信号采集系统 确定	【职业素养】 严谨求实

续表

<table>
<tr><th>步骤</th><th>操作图示</th><th>文字说明</th></tr>
<tr><td rowspan="2">准备实验器械和药品</td><td>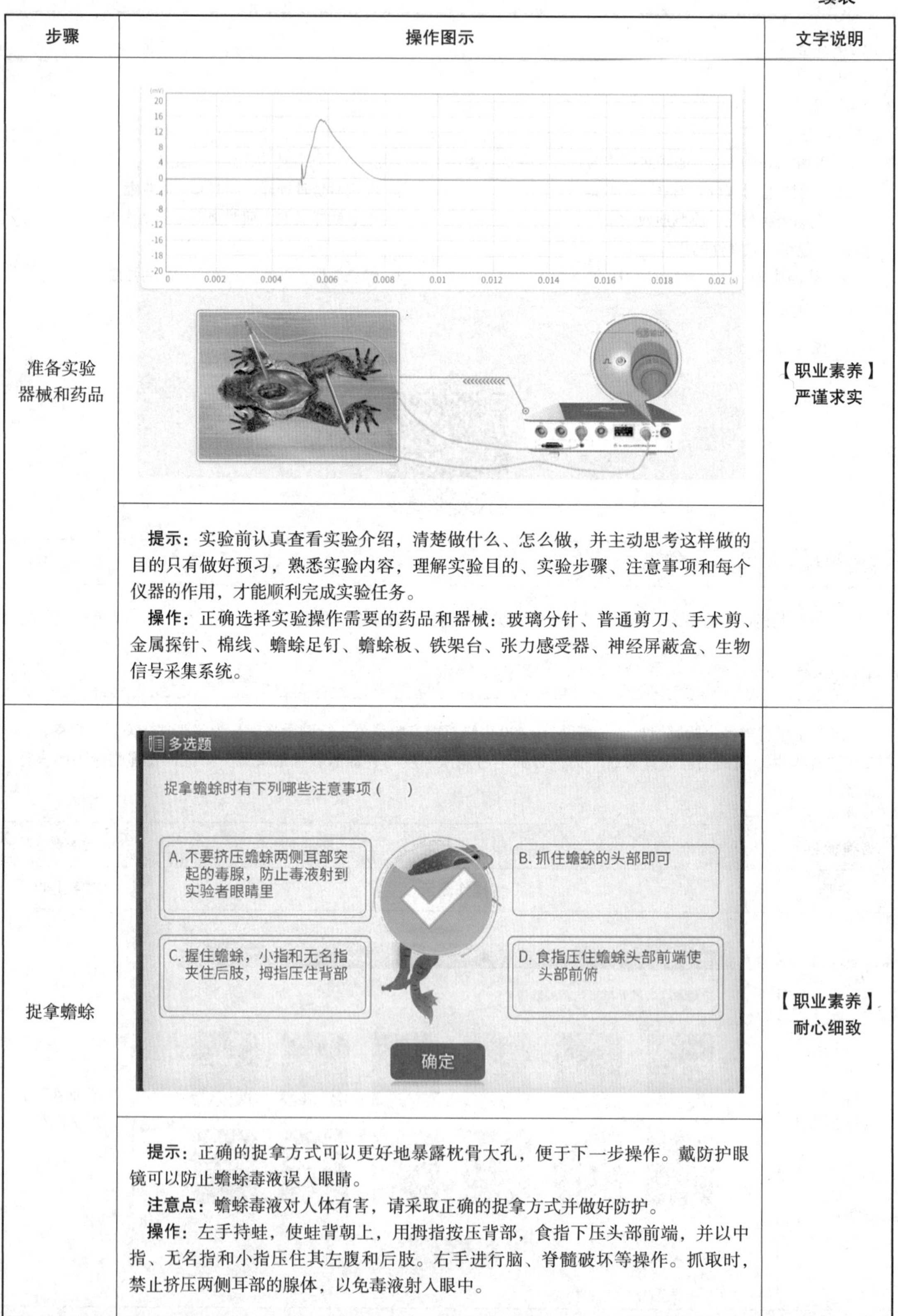
</td><td rowspan="2">【职业素养】
严谨求实</td></tr>
<tr><td>提示：实验前认真查看实验介绍，清楚做什么、怎么做，并主动思考这样做的目的只有做好预习，熟悉实验内容，理解实验目的、实验步骤、注意事项和每个仪器的作用，才能顺利完成实验任务。
操作：正确选择实验操作需要的药品和器械：玻璃分针、普通剪刀、手术剪、金属探针、棉线、蟾蜍足钉、蟾蜍板、铁架台、张力感受器、神经屏蔽盒、生物信号采集系统。</td></tr>
<tr><td rowspan="2">捉拿蟾蜍</td><td></td><td rowspan="2">【职业素养】
耐心细致</td></tr>
<tr><td>提示：正确的捉拿方式可以更好地暴露枕骨大孔，便于下一步操作。戴防护眼镜可以防止蟾蜍毒液误入眼睛。
注意点：蟾蜍毒液对人体有害，请采取正确的捉拿方式并做好防护。
操作：左手持蛙，使蛙背朝上，用拇指按压背部，食指下压头部前端，并以中指、无名指和小指压住其左腹和后肢。右手进行脑、脊髓破坏等操作。抓取时，禁止挤压两侧耳部的腺体，以免毒液射入眼中。</td></tr>
</table>

续表

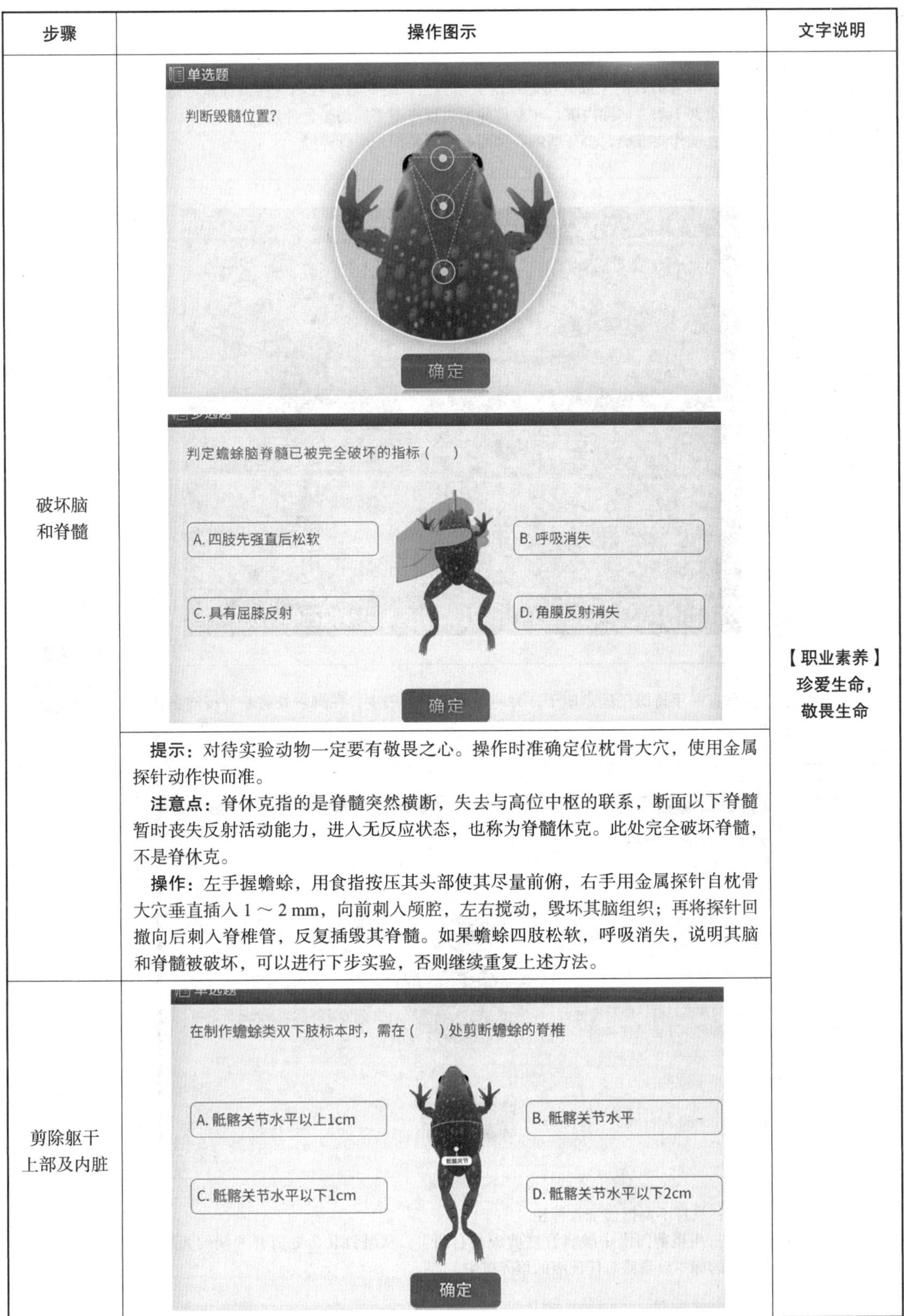

步骤	操作图示	文字说明
破坏脑和脊髓	单选题 判断毁髓位置？ 确定 判定蟾蜍脑脊髓已被完全破坏的指标（　） A. 四肢先强直后松软　B. 呼吸消失 C. 具有屈膝反射　D. 角膜反射消失 确定	【职业素养】珍爱生命，敬畏生命
	提示：对待实验动物一定要有敬畏之心。操作时准确定位枕骨大穴，使用金属探针动作快而准。 **注意点：**脊休克指的是脊髓突然横断，失去与高位中枢的联系，断面以下脊髓暂时丧失反射活动能力，进入无反应状态，也称为脊髓休克。此处完全破坏脊髓，不是脊休克。 **操作：**左手握蟾蜍，用食指按压其头部使其尽量前俯，右手用金属探针自枕骨大穴垂直插入 1～2 mm，向前刺入颅腔，左右搅动，毁坏其脑组织；再将探针回撤向后刺入脊椎管，反复插毁其脊髓。如果蟾蜍四肢松软，呼吸消失，说明其脑和脊髓被破坏，可以进行下步实验，否则继续重复上述方法。	
剪除躯干上部及内脏	在制作蟾蜍类双下肢标本时，需在（　）处剪断蟾蜍的脊椎 A. 骶髂关节水平以上1cm　B. 骶髂关节水平 C. 骶髂关节水平以下1cm　D. 骶髂关节水平以下2cm 骶髂关节 确定	

续表

<table>
<tr><th>步骤</th><th>操作图示</th><th>文字说明</th></tr>
<tr><td>剪除躯干上部及内脏</td><td>操作：沿着蟾蜍的上肢处将蟾蜍的头部剪去，继而沿脊柱两侧剪开腹壁，这时的内脏全部下垂，剪除内脏。注意剪除的过程中不要损伤坐骨神经。
提示：动作要准确，多一些细心和耐心，不要损伤坐骨神经。</td><td rowspan="5">【职业素养】
珍爱生命，
敬畏生命</td></tr>
<tr><td rowspan="2">去皮</td><td>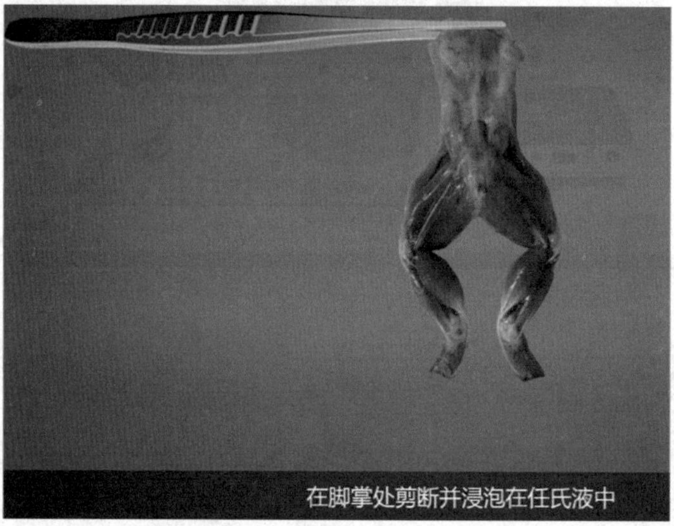
</td></tr>
<tr><td>操作：一手持镊子固定躯干，另一手向下剥去表皮，在脚掌处剪断并浸泡在任氏液中。</td></tr>
<tr><td rowspan="2">分离两腿</td><td>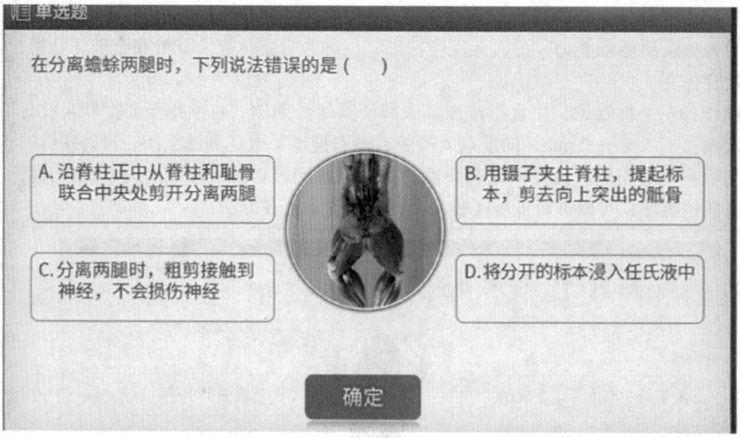
</td></tr>
<tr><td>提示：注意不要损伤坐骨神经。
操作：用粗剪刀沿中线将脊柱剪成左右两半，从耻骨联合处剪开两侧的大腿。将分离的标本放到盛有任氏液的培养皿中。</td></tr>
</table>

续表

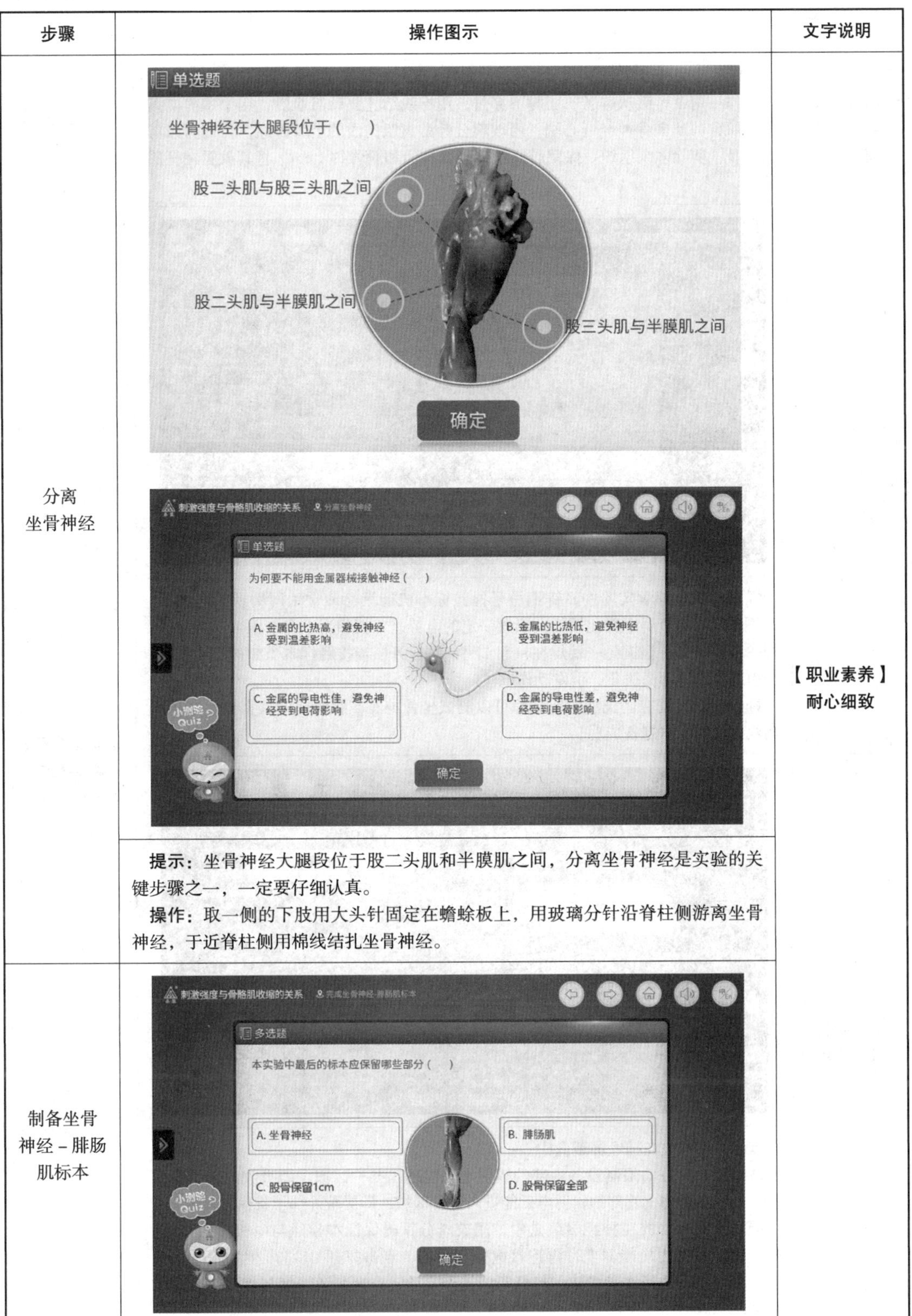

步骤	操作图示	文字说明
分离坐骨神经	**提示：**坐骨神经大腿段位于股二头肌和半膜肌之间，分离坐骨神经是实验的关键步骤之一，一定要仔细认真。 **操作：**取一侧的下肢用大头针固定在蟾蜍板上，用玻璃分针沿脊柱侧游离坐骨神经，于近脊柱侧用棉线结扎坐骨神经。	**【职业素养】** **耐心细致**
制备坐骨神经－腓肠肌标本		

续表

<table>
<tr><th>步骤</th><th>操作图示</th><th>文字说明</th></tr>
<tr><td>制备坐骨神经－腓肠肌标本</td><td>提示：坐骨神经和腓肠肌标本一定要完好，请小心不要剪断神经。
操作：用眼科镊从腓肠肌肌腱下穿过，用棉线结扎腓肠肌肌腱，用手术剪游离腓肠肌，剪断坐骨神经近心端，用玻璃分针游离肌肉内的坐骨神经，再用剪刀剪断股骨，剪除多余组织。保留腓肠肌、坐骨神经和股骨约 1 cm，将其放置在任氏液中。</td><td>【职业素养】
耐心细致</td></tr>
<tr><td rowspan="2">测试标本兴奋性</td><td>刺激强度与骨骼肌收缩的关系　测试标本兴奋性
任氏液
用浸有任氏液的锌铜弓 测试标本兴奋性</td><td rowspan="4">【职业素养】
耐心细致，
严谨求实</td></tr>
<tr><td> 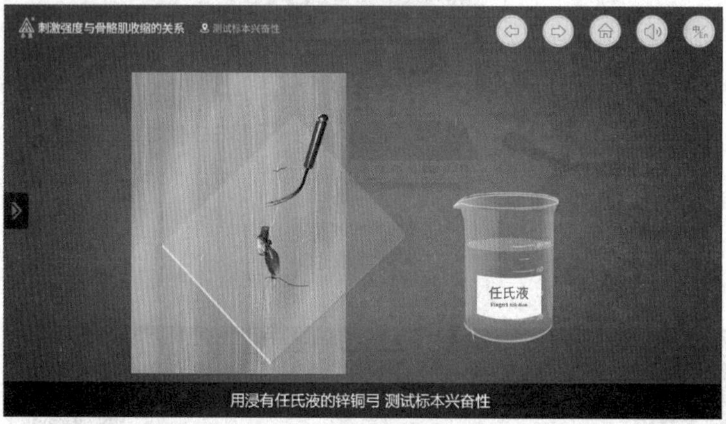提示：在生理学实验中，锌铜弓是检验标本机能活性最常用而简易的刺激器。其原理是锌的金属电势比铜低，形成一定的电势差（就相当于有电压），锌铜弓是把一根锌棒和一根铜棒一端焊在一起，另一端分开，当接触样本（如神经干）时，会引起样本局部去极化，引发动作电位。
操作：通过浸有任氏液的锌铜弓可以测试坐骨神经－腓肠肌的兴奋性，如果肌肉收缩说明标本制备成功。</td></tr>
<tr><td rowspan="2">标本与实验仪器连接</td><td>刺激强度与骨骼肌收缩的关系　标本与实验仪器连接
确保神经和电极接触</td></tr>
<tr><td> 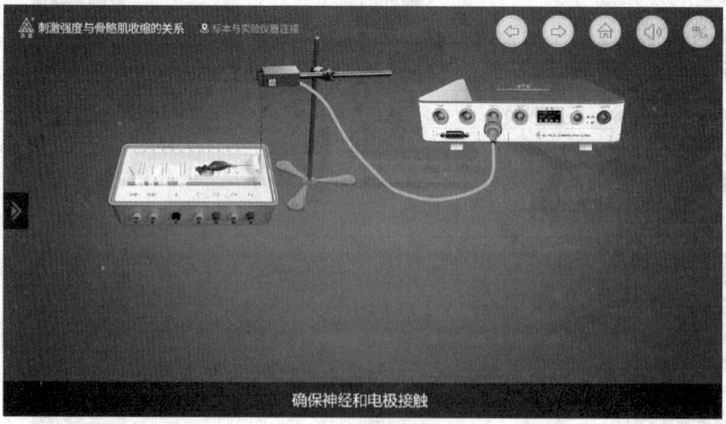提示：标本放在神经屏蔽盒中。
注意点：一方面限制设备内部的辐射电磁能越出某一区域，即吸收内部干扰信号；另一方面防止外部的辐射电磁能进入某一区域，即屏蔽外部干扰信号。
操作：将标本放在神经屏蔽盒中，用玻璃分针确保标本神经与电极接触良好，丝线固定在张力换能器上，再连接电极与仪器。点击打开 BL-420 生物信号采集与分析系统，选择实验模块，打开肌肉神经实验，点选刺激强度与骨骼肌收缩的关系。</td></tr>
</table>

续表

<table>
<tr><th>步骤</th><th>操作图示</th><th>文字说明</th></tr>
<tr><td rowspan="2">实验测试</td><td>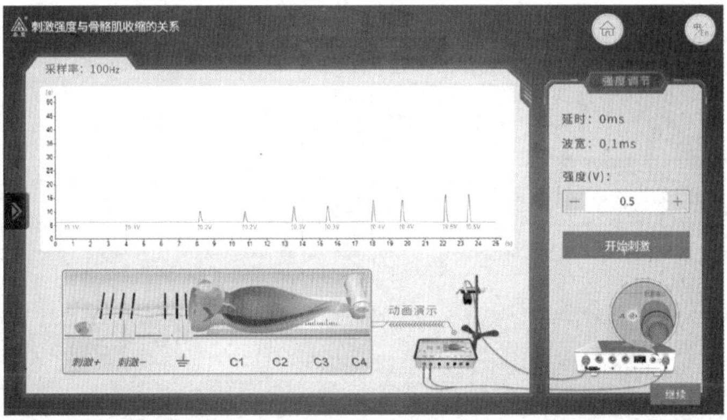
</td><td rowspan="4">【职业素养】
耐心细致，
严谨求实</td></tr>
<tr><td>操作：设置不同的刺激强度，可以看到随着刺激强度增加，肌肉收缩的幅度和力度增加，采样图谱也能反映刺激强度增加影响肌肉的收缩。
注意点：1. 刺激之后必须让标本休息一段时间，特别是连续刺激时，每次刺激后要休息 30 s 以免标本疲劳。
2. 整个实验过程中要不断给标本滴加任氏液，防止标本干燥，保持其兴奋性。
3. 标本在任氏液中浸泡的时间不够，兴奋性不稳定；肌槽上液体堆积过多，造成短路使刺激强度不稳，可能造成单收缩曲线忽高忽低。
4. 肌槽不干净，留有刺激物（如盐渍）；周围环境有干扰；仪器接地不良或人体感应带电，接触潮湿台面或支架等，可能使标本未受刺激而发生不规则收缩或痉挛。</td></tr>
<tr><td rowspan="2">测试报告</td><td>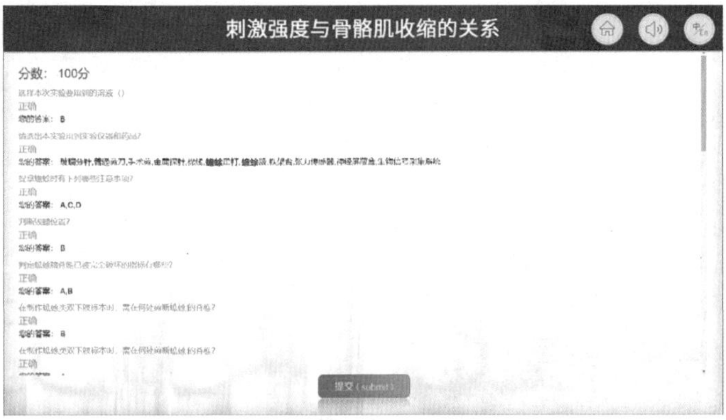
</td></tr>
<tr><td>提示：通过测试报告及时知晓实验情况，并找出不足，努力改进。</td></tr>
</table>

实验总结

通过实验你有哪些收获？请梳理并写下来。

1. 理论

续表

2. 技能   3. 素质
知识拓展
心肺复苏标准 有效的心肺复苏胸外按压在紧急状态下是可以挽救生命的。心肺复苏胸外按压对于按压频率和按压深度是有标准的。心肺复苏成年人按压的深度是5～6 cm；儿童是5 cm左右，婴儿是4 cm左右，按压的频率是100～120次/分。胸外按压的深度过浅，起不到有效的压力改变，不能有效促进心脏射血。如果按压深度过深，有可能会导致一些并发症，如肋骨骨折、心包积血或者心脏压塞、气胸、血胸、肺挫伤等。

（晏燕、王超）

实验项目四 蟾蜍背根电位

实验目标

素养目标	1. 具有严谨求实的态度和珍爱生命的职业素养。 2. 具有观察和分析问题的能力。
知识目标	1. 学习引导蟾蜍背根电位的方法。 2. 阐述蟾蜍背根电位的波形特点，理解其生理意义。 3. 掌握动作电位的形成机制及临床意义。
技能目标	1. 能完成蟾蜍坐骨神经离体标本的制备。 2. 能操作 BL-420 生物机能实验系统，正确连接仪器设备，确定实验参数。 3. 能观察背根电位波形图。

情境导入

三人中毒到医院就诊，其中重症 2 例。经流行病学调查显示，2 名重症患者均摄入河豚内脏，在患者的血液和尿液生物样本中检测出河豚毒素。

每当春季来临，河豚性腺逐渐成熟，毒性开始增强，其中卵巢和肝脏毒性最强，一旦食用致死概率较高。

河豚毒素是自然界中所发现的毒性最大的神经毒素之一，0.5 mg 即可致人死亡。河豚毒素耐热，化学性质稳定，盐渍、日晒等一般烹调手段均不能破坏。

若因误食河豚及其制品后出现头晕、呕吐、口唇及手指麻木、呼吸困难、全身无力等中毒症状，请立即前往医院救治。

请思考：河豚毒素中毒的机制是什么？

情境分析

理论基础

动作电位指可兴奋细胞受到刺激时在静息电位的基础上产生的可扩布的电位变化。动作电位由锋电位（迅速去极化上升支和迅速复极化下降支的总称）和后电位（缓慢的电位变化，包括负后电位和正后电位）组成。

细胞外 Na^+ 进入细胞是由细胞膜上的 Na^+ 通道的状态来决定的。当细胞受到刺激产生兴奋时，首先是少量兴奋性较高的 Na^+ 通道开放，很少量的 Na^+ 顺浓度差进入细胞，致使膜两侧的电位差减小，产生一定程度的去极化。当膜电位减小到一定数值（阈电位）时，就会引起细胞膜上大量的 Na^+ 通道同时开放，此时在膜两侧 Na^+ 浓度差和电位差（内负外正）的作用下，使细胞外的 Na^+ 快速、大量地内流，导致细胞内正电荷迅速增加，电位急剧上升，形成了动作电位的上升支，即去极化。当膜内侧的正电位增大到足以阻止 Na^+ 的进一步内流时，也就是 Na^+ 的平衡电位时，Na^+ 停止内流，并且 Na^+ 通道失活关闭。在 Na^+ 内流过程中，K^+ 通道被激活而开放，K^+ 顺着浓度梯度从细胞内流向细胞外，当 Na^+ 内流速度和 K^+ 外流速度平衡时，产生锋电位。随后，K^+ 外流速度大于 Na^+ 内流速度，大量的阳离子外流导致细胞膜内电位迅速下降，形成了动作电位的下降支，即复极化。此时细胞膜电位虽然基本恢复到静息电位的水平，但是由去极化流入的 Na^+ 和复极化流出 K^+ 并未各自复位，此时，通过钠钾泵（Na^+，K^+-ATP 酶）的活动将流入的 Na^+ 泵出并将流出的 K^+ 泵入，恢复动作电位之前细胞膜两侧这两种离子的不均衡分布，为下一次兴奋做好准备。总之，动作电位的去极化是由于大量的 Na^+ 通道开放引起的 Na^+ 大量、快速内流所致；复极化则是由大量 K^+ 通道开放引起 K^+ 快速外流的结果。

续表

动作电位的幅度决定于细胞内外的 Na^+ 浓度差，细胞外液 Na^+ 浓度降低动作电位幅度也相应降低，而阻断 Na^+ 通道（河豚毒素）则能阻碍动作电位的产生。

躯体的外周神经传入冲动会使脊髓初级传入末梢除极，并以电紧张的形式扩布。当以单脉冲刺激感觉传入神经时，在相应脊髓节段的背根上可记录出一系列电位变化：先是一个锋电位，其后一个持续时间较长的负向波，称为背根电位。背根电位具有电紧张性质，可随引导距离的增加而成电紧张性衰减，有时间性和空间性总和（图 1）。

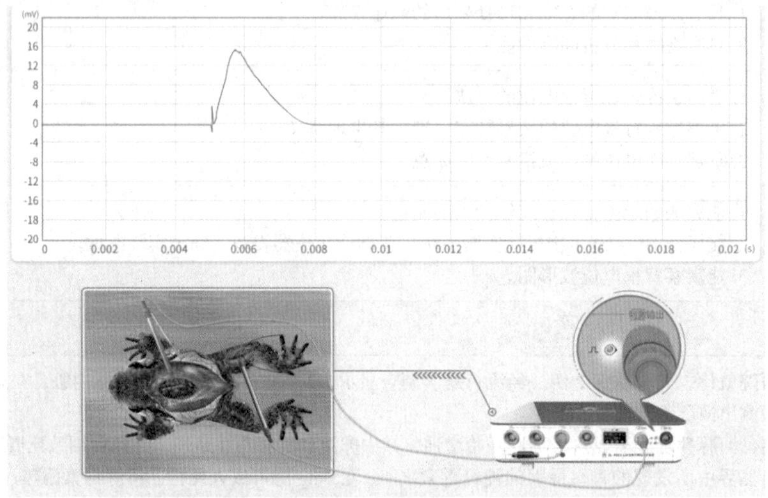

图1　背根电位

【通关检测】

1. 动作电位的上升相的形成是由于（　　）
   A. K^+ 外流　B. Cl^- 外流　C. Na^+ 内流　D. Ca^{2+} 内流
2. 动作电位的下降相的形成是由于（　　）
   A. K^+ 外流　B. Cl^- 内流　C. Na^+ 内流　D. Ca^{2+} 内流
3. 关于动作电位的描述不正确的是（　　）
   A. 可兴奋细胞的阈电位和正常静息电位相比，其绝对值要低 10 ～ 20 mV
   B. 一般说来，细胞兴奋性的高低与细胞静息电位和阈电位的差值呈反变关系，即差值越大，细胞的兴奋性越低
   C. 阈上刺激引发不同幅度的动作电位
   D. 阈下刺激不能引发动作电位
   E. 动作电位的产生就是可兴奋细胞接受有效刺激达到阈电位并引起进一步去极化的结果，它表现为“全”或“无”的特性
4. 名词解释

（1）阈电位

（2）动作电位

【通关检测答案】

续表

实验器材

生物机能实验系统、信号输入线、刺激输出线、银球引导电极、保护电极、咬骨钳、蟾蜍类手术器械、任氏液、三氯甲烷、箭毒。

实验内容

通过制备坐骨神经和脊髓背根神经，借助 BL-420 生物机能实验系统进行脊髓背根电位测定，一方面训练学生严谨的实验设计思维，另一方面学习背根电位测定方法和实验原理，熟悉背根电位波形图。

实验流程

步骤	操作图示	文字说明
准备实验器械和药品	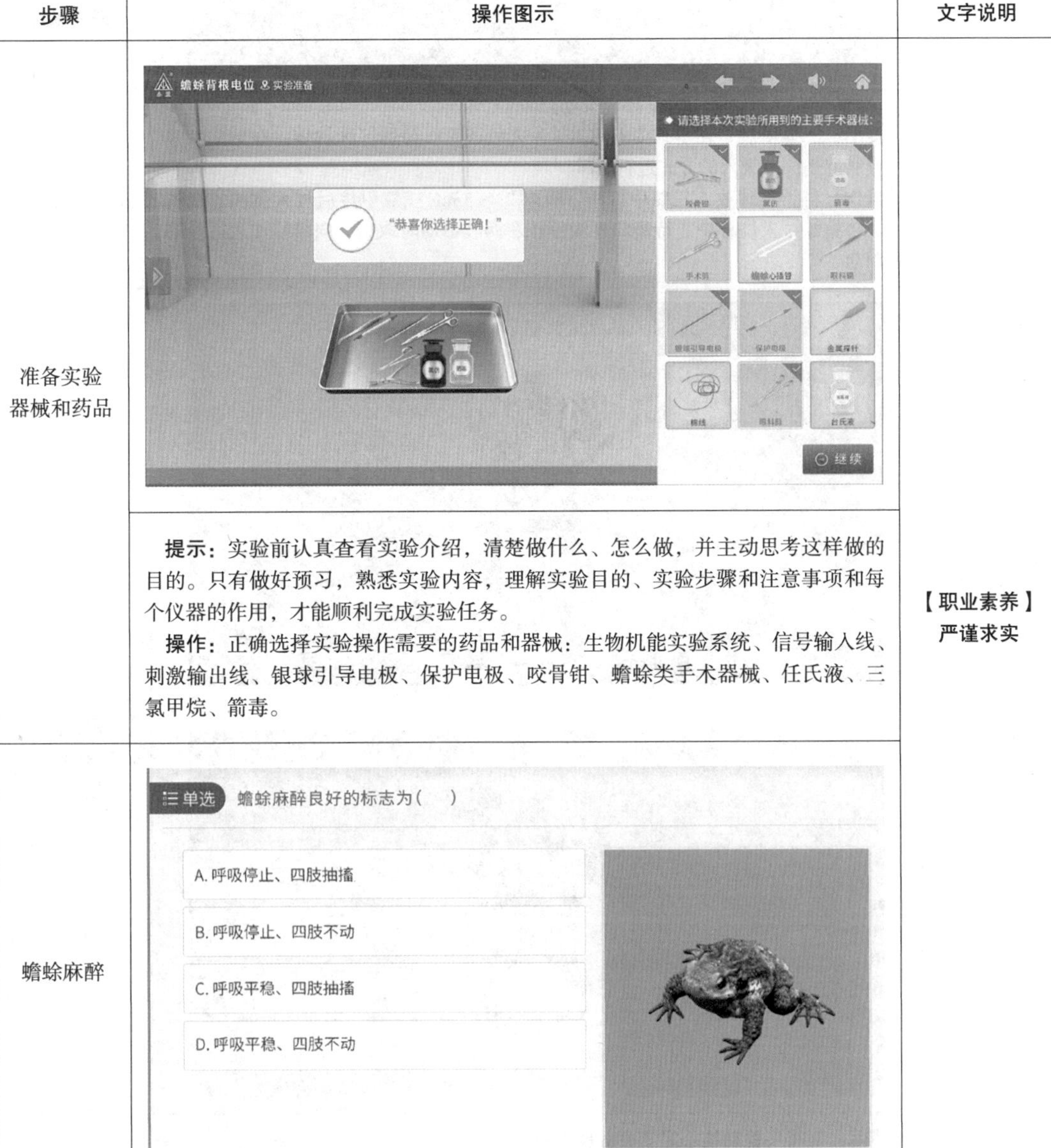 **提示：**实验前认真查看实验介绍，清楚做什么、怎么做，并主动思考这样做的目的。只有做好预习，熟悉实验内容，理解实验目的、实验步骤和注意事项和每个仪器的作用，才能顺利完成实验任务。 **操作：**正确选择实验操作需要的药品和器械：生物机能实验系统、信号输入线、刺激输出线、银球引导电极、保护电极、咬骨钳、蟾蜍类手术器械、任氏液、三氯甲烷、箭毒。	【职业素养】 严谨求实
蟾蜍麻醉		

续表

步骤	操作图示	文字说明
蟾蜍麻醉	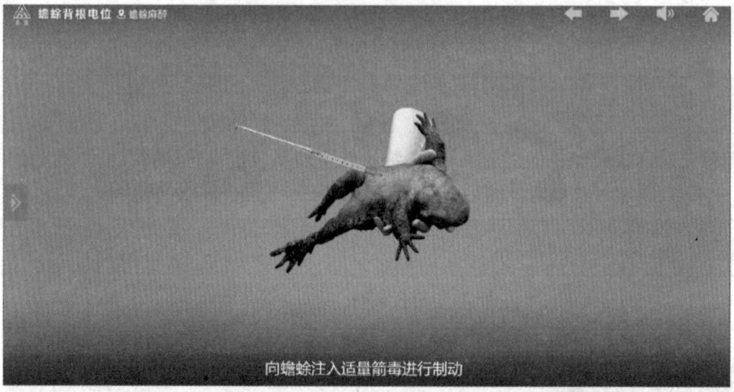 **提示：** 三氯甲烷，化学式为 $CHCl_3$，为无色透明有特殊气味液体，在医学上常用作麻醉剂，以吸入的方式进行麻醉。 **操作：** 将干棉球放入三氯甲烷中，吸取 2 ～ 3 mL 三氯甲烷后放入倒扣的烧杯中。将蟾蜍放入烧杯中，待蟾蜍呼吸停止、四肢不动时取出。向蟾蜍注入适量箭毒制动。	**【职业素养】** **严谨求实**
分离坐骨神经	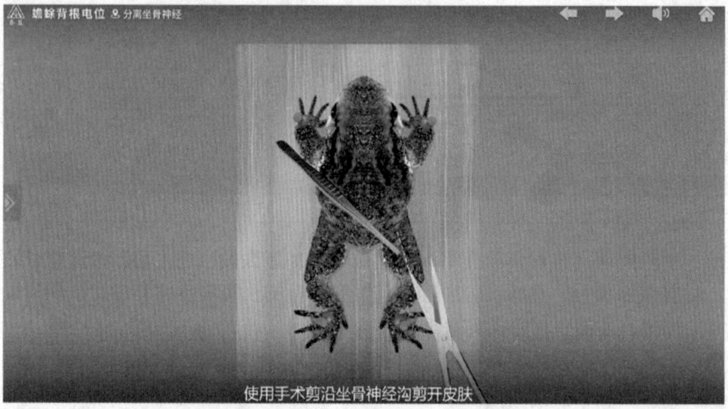 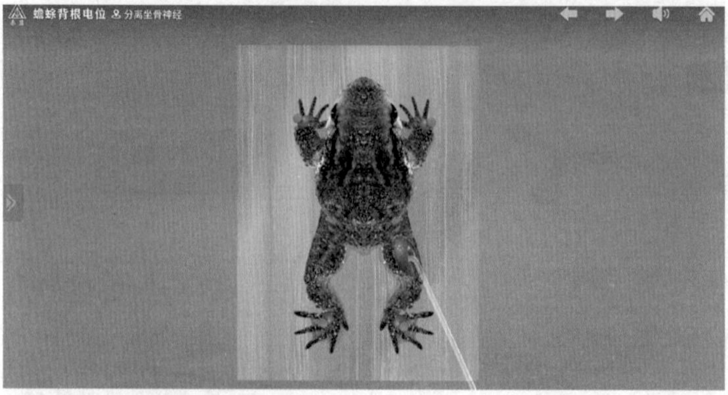 **提示：** 对待实验动物一定要有敬畏之心。 **操作：** 用手术剪沿坐骨神经沟剪开皮肤。用玻璃分针分离暴露坐骨神经，在坐骨神经下穿丝线备用。	**【职业素养】** **珍爱生命，** **敬畏生命**

续表

步骤	操作图示	文字说明
暴露背根	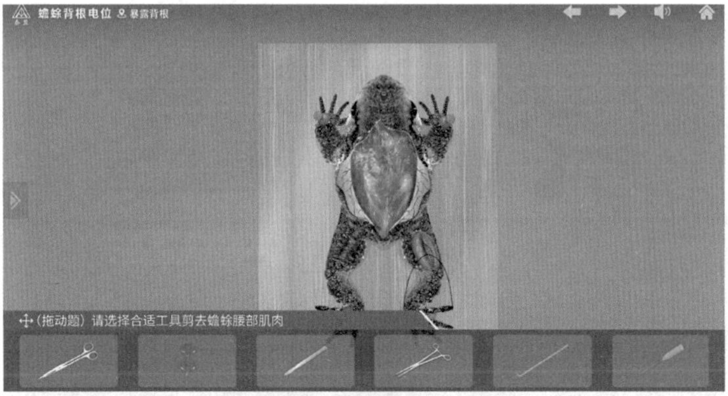 **提示：**动作要准确，不要损伤坐骨神经。 **操作：**使用手术剪在蟾蜍腰膨大部沿中线剪开皮肤暴露肌肉，并剪开肌肉暴露脊柱。	【职业素养】 珍爱生命， 耐心细致
暴露蟾蜍脊髓，分离背根神经	用咬骨钳咬开4节椎板 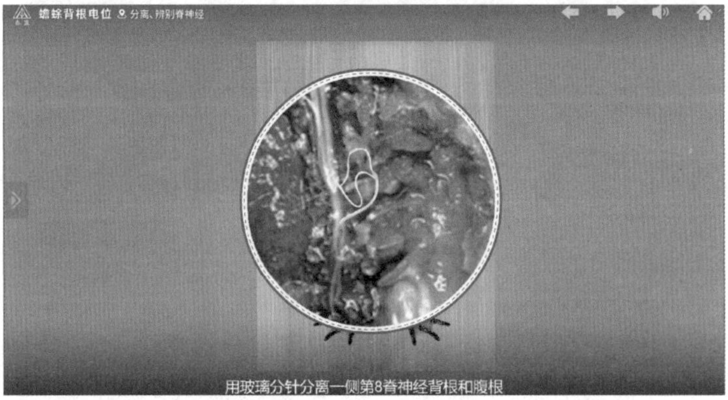 用玻璃分针分离一侧第8脊神经背根和腹根 **提示：**操作仔细耐心，不要损毁脊髓神经及周围血管。 **注意点：**椎板是椎体上连接椎弓、椎体、前后关节突、横突及神经棘之间的骨质板。 **操作：**用咬骨钳咬开四节椎板，暴露蟾蜍脊髓。用眼科镊去除脊髓表面的脊膜。用玻璃分针分离一侧第 8 脊神经背根和腹根。	【职业素养】 耐心细致

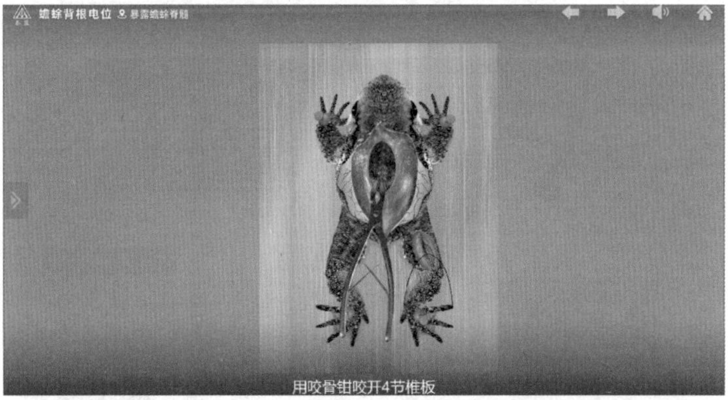

续表

<table>
<tr><th>步骤</th><th>操作图示</th><th>文字说明</th></tr>
<tr><td rowspan="2">仪器连接</td><td>蟾蜍背根电位 仪器连接
（拖动题）请选择合适工具刺激蟾蜍坐骨神经
刺激电极 压力换能器 引导电极 呼吸换能器 眼科镊 金属探针</td><td rowspan="2">【职业素养】
耐心细致</td></tr>
<tr><td> 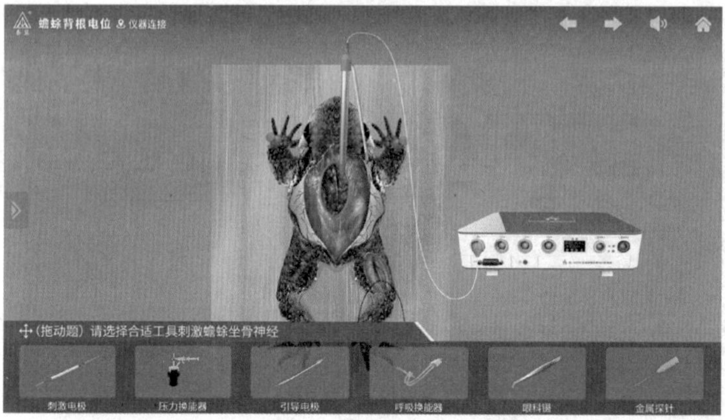操作：将引导电极与生物信号采集与处理系统1通道相连，引导电极1根放在背根即将进入脊髓处，1根放在同一背根的远心端。刺激电极插头插入刺激输出接口，将刺激保护电极放于坐骨神经上。</td></tr>
<tr><td rowspan="2">蟾蜍背根
电位</td><td>采样率：20KHz 刺激调节 延时：100 ms 波宽：0.1 ms 刺激强度(V) 0.5 开始刺激 继续
采样率：20KHz 刺激调节 延时：100 ms 波宽：0.1 ms 刺激强度(V) 1.0 开始刺激 继续</td><td rowspan="2">【职业素养】
严谨求实，
耐心细致</td></tr>
<tr><td> 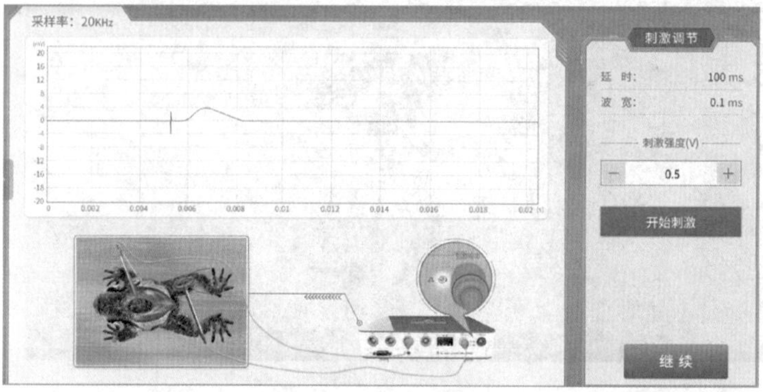 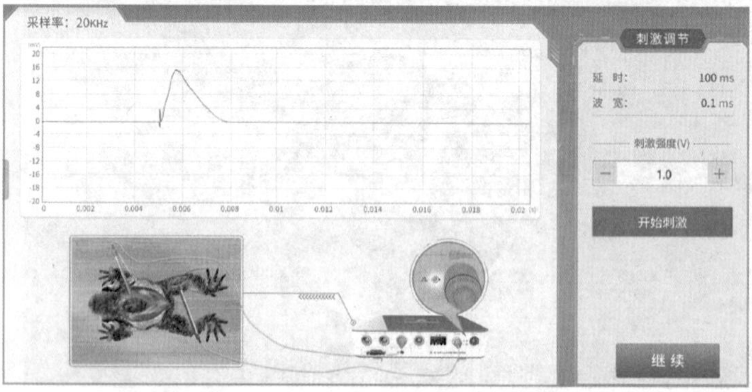提示：逐渐增大刺激强度，观察电位波形图的波峰和持续时间，或者提高刺激频率观察电位波形图的波峰。
注意点：选择刺激强度和持续时间时，应由小到大逐步增加，不宜过强太久。
操作：点击打开BL-420生物信号采集系统，选择实验模块，打开肌肉神经系统，点击选择蟾蜍背根电位测定，开始实验。</td></tr>
</table>

续表

<table>
<tr><th>步骤</th><th>操作图示</th><th>文字说明</th></tr>
<tr><td rowspan="2">测试报告</td><td>
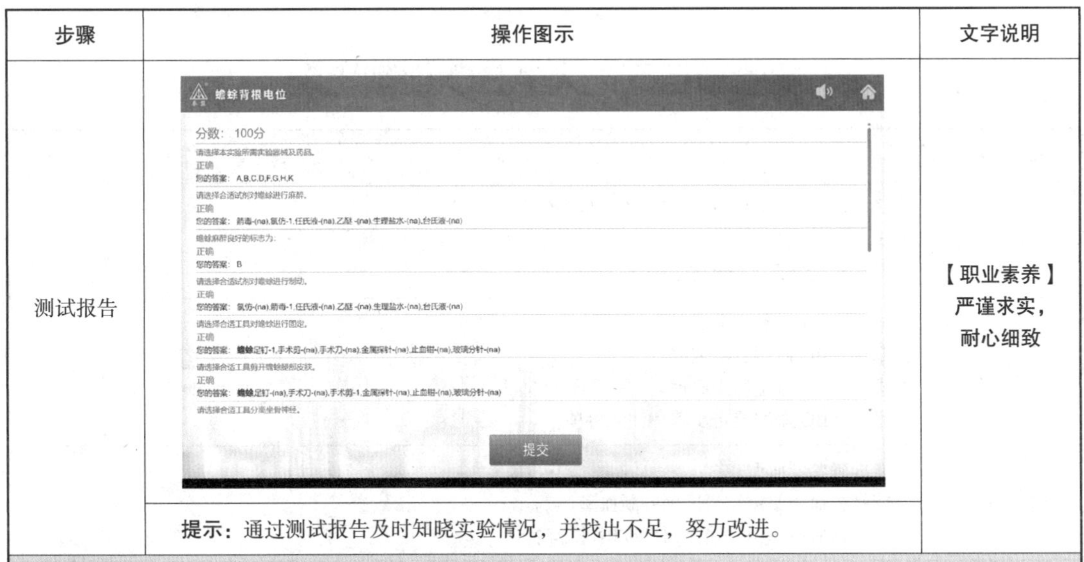

</td><td rowspan="2">【职业素养】
严谨求实，
耐心细致</td></tr>
<tr><td>提示：通过测试报告及时知晓实验情况，并找出不足，努力改进。</td></tr>
</table>

实验总结

通过实验你有哪些收获？请梳理写下来。

1. 理论

2. 技能

3. 素质

知识拓展

女王的麻醉剂——三氯甲烷

1831 年，美国、法国和德国的化学家们几乎在同一时期分别合成出了三氯甲烷。1842 年，英国医生罗伯特·格洛弗注意到它能让狗失去意识，但他并没重视其中的医学意义。然而，英国爱丁堡大学助产学教授、维多利亚女王的医生詹姆斯·杨·辛普森却意识到了。在对各种化学品进行实验的过程中，他吸入三氯甲烷，然后睡着了。辛普森开始在他的产科实践中使用三氯甲烷，在短时间内成功实施了 50 例三氯甲烷分娩镇痛。

1853 年，英国维多利亚女王在三氯甲烷麻醉下，生产了她的第八个孩子利奥波德王子，女王高兴极了，她一直没有失去知觉，她模模糊糊地知道自己分娩了，但没有感到疼痛。1857 年，在同样的麻醉下，女王分娩了第九个孩子比阿特丽斯公主。

三氯甲烷的出现带来了产科麻醉的兴起，造福了全球数以百万计的妇女。然而，三氯甲烷的毒性限制了其应用——它可引起致命的心律失常、具有肝肾毒性，而且是可疑致癌物。到 20 世纪 30 年代，三氯甲烷已经不再作为外科麻醉剂使用。

（晏燕、王超）

实验项目五　人 ABO 血型鉴定

实验目标

素养目标	1. 具有严谨求实的职业态度和珍爱生命的职业素养。 2. 具有无菌观念。 3. 具有理论联系实际的意识。
知识目标	1. 掌握人 ABO 血型分型。 2. 掌握 ABO 血型分型依据。 3. 理解 ABO 血型鉴定原理。 4. 说出 ABO 血型鉴定步骤和注意事项。
技能目标	1. 能准确鉴定血型。 2. 能结合血型鉴定结果准确判断血型。 3. 能根据血型知识和输血原则准确进行输血。

情境导入

医护人员给 B 型血的老人输入了 A 型血血浆，输血后老人高烧，出现其他各种不适，后转入 ICU 进行抢救。

问题：为什么 B 型血患者不能接受 A 型血输血？

情境分析

理论基础

一、血型发现历史

1900 年，兰德斯坦纳在维也纳病理研究所工作时，发现了甲者的血清有时会与乙者的红细胞凝结的现象。这一现象当时并没有得到医学界足够的重视。但是兰德斯坦纳对这个问题却非常感兴趣，并开始了认真、系统的研究。1900 年，他用 22 位同事的正常血液交叉混合，发现红细胞和血浆之间发生反应，也就是说，某些血浆能促使另一些人的红细胞发生凝集现象，但也有的不发生凝集现象。于是他将 22 人的血液实验结果编写在一个表格中，通过仔细观察这份表格，他终于发现了人类的血液按红细胞与血清中的不同抗原和抗体分为许多类型，于是他把表格中的血型分成 3 种：A 型、B 型、O 型。1902 年，兰德斯坦纳的两名学生又发现了较为稀少的 AB 型血。1927 年，国际上正式采纳了兰德斯坦纳原定的字母命名血型，ABO 血型系统正式确立，确定血型有 A、B、O、AB 四种类型。

红细胞膜上只含 A 抗原的为 A 型血，血清中含 B 抗体；红细胞膜上只含 B 抗原的为 B 型血，血清中含 A 抗体；红细胞膜上既有 A 抗原又有 B 抗原的为 AB 型血，血清中无抗体；红细胞膜上不含 A 抗原，也不含 B 抗原为 O 型血，血清中既有 A 抗体又有 B 抗体（图 1）。

兰德斯坦纳的这一研究成果找到了以往输血失败的主要原因，为安全输血提供了理论指导，并在 1930 年获得诺贝尔医学奖或生理学奖。1940 年兰德斯坦纳和亚历山大・所罗门・维纳发现了 Rh 因子，这项发现拯救了很多从母亲那里得到不匹配的 Rh 因子胎儿的生命。

二、ABO 血型鉴定原理

ABO 血型系统鉴定的依据是抗原 – 抗体反应原理。当 A 抗原和抗 A 抗体或 B 抗原和抗 B 抗体相遇时将发生红

续表

细胞凝集现象。常规的 ABO 血型鉴定的方法包括正向定型和反向定型两种。正向定型是利用已知的抗 A 或抗 B 抗体（标准血清）检测红细胞表面有无 A 或 B 抗原。反向定型是应用已知血型的红细胞（A 抗原或 B 抗原）检测血清中有无抗 A 或抗 B 抗体。

	A型	B型	AB型	O型
红细胞血型				
血浆抗体	抗B	抗A	无	抗A&抗B
红细胞抗原	A抗原	B抗原	A&B抗原	无

图1　人ABO血型

【通关检测】

1. 某人的红细胞与 B 型血的血清发生凝集，其血清与 B 型血的红细胞也发生凝集，此人的血型是（　　）

A. A 型　　B. B 型　　C. AB 型　　D. O 型

2. 甲、乙、丙、丁四人的血型各不相同。若用 A 型标准血清检查，乙和丁的血液可被凝集；经交叉配血试验，乙只能接受甲的血，据此推测这四个人的血型分别是（　　）

A. A、B、AB、O 型　　B. O、B、A、AB 型　　C. O、AB、A、B 型　　D. O、A、B、AB 型

3. AB 型血红细胞膜上含有的抗原是（　　）

A. A 抗原　　B. B 抗原　　C. D 抗原　　D. A 抗原和 B 抗原

E. 无 A 抗原和 B 抗原

4. Rh 阳性是指红细胞膜上含有（　　）

A. A 抗原　　B. B 抗原　　C. D 抗原　　D. C 抗原

E. E 抗原

【通关检测答案】

实验器材

消毒棉、一次性采血针、双凹玻片、抗 A 血型定型试剂、抗 B 血型定型试剂、棉签、显微镜。

实验内容

采血后与已知的抗 A 血型定型试剂和抗 B 血型定型试剂进行混匀，借助显微镜观察凝集现象，从而判断血型。一方面训练学生严谨的实验设计思维，另一方面掌握并能应用血型知识。

续表

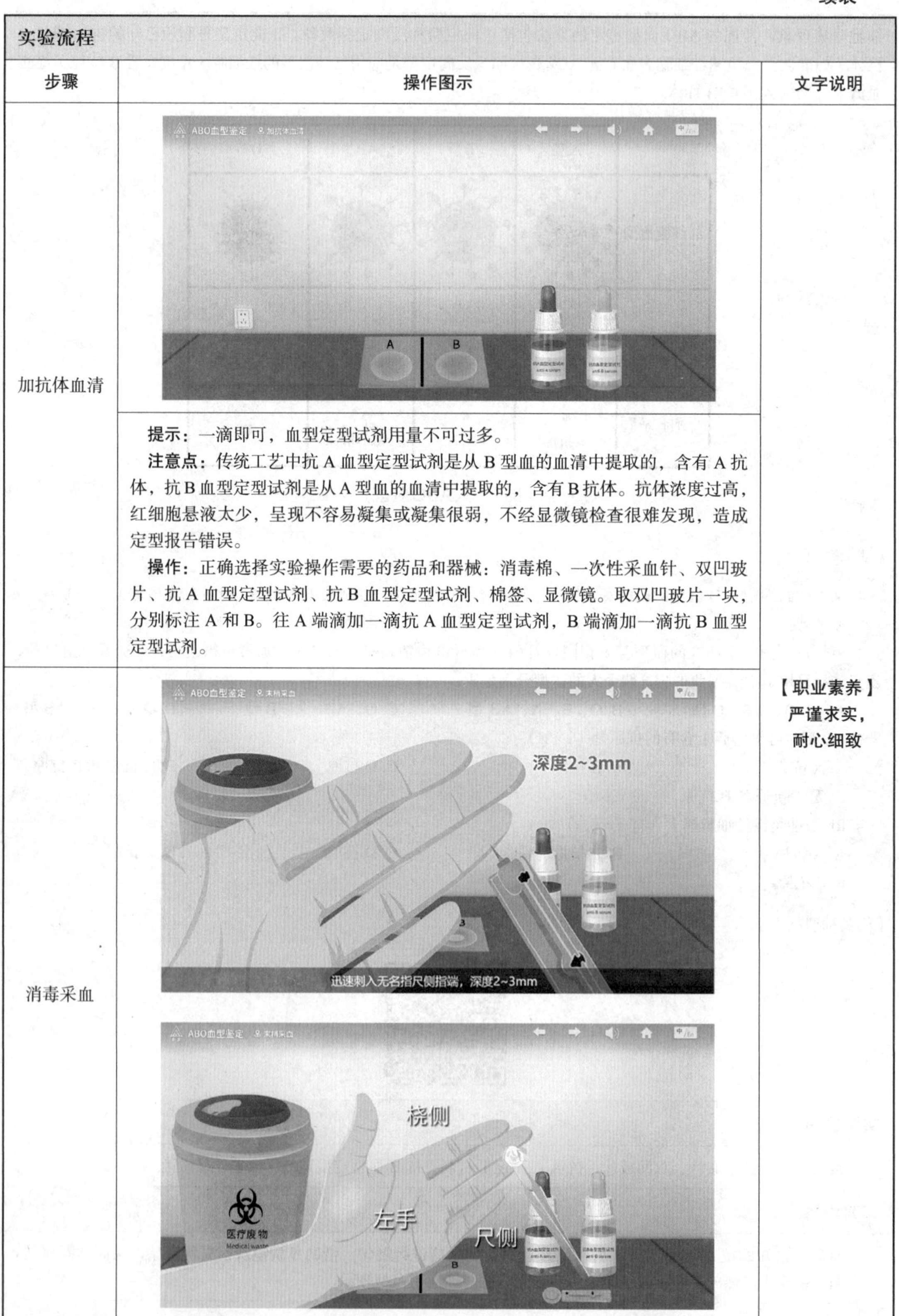

实验流程		
步骤	操作图示	文字说明
加抗体血清	**提示**：一滴即可，血型定型试剂用量不可过多。 **注意点**：传统工艺中抗 A 血型定型试剂是从 B 型血的血清中提取的，含有 A 抗体，抗 B 血型定型试剂是从 A 型血的血清中提取的，含有 B 抗体。抗体浓度过高，红细胞悬液太少，呈现不容易凝集或凝集很弱，不经显微镜检查很难发现，造成定型报告错误。 **操作**：正确选择实验操作需要的药品和器械：消毒棉、一次性采血针、双凹玻片、抗 A 血型定型试剂、抗 B 血型定型试剂、棉签、显微镜。取双凹玻片一块，分别标注 A 和 B。往 A 端滴加一滴抗 A 血型定型试剂，B 端滴加一滴抗 B 血型定型试剂。	
消毒采血		【职业素养】 严谨求实， 耐心细致

续表

步骤	操作图示	文字说明
消毒采血	**提示：** 进针以 2 ～ 3 mm 为宜。 **注意点：** 采血针和采血过程必须严格消毒，以防感染。 **操作：** 用消毒棉球消毒无名指，用一次性采血针从尺侧进针采血，擦去第一滴血，再用消毒后的尖头滴管吸取血液。	
血型鉴定	用消毒后的尖头滴管吸取少量血液 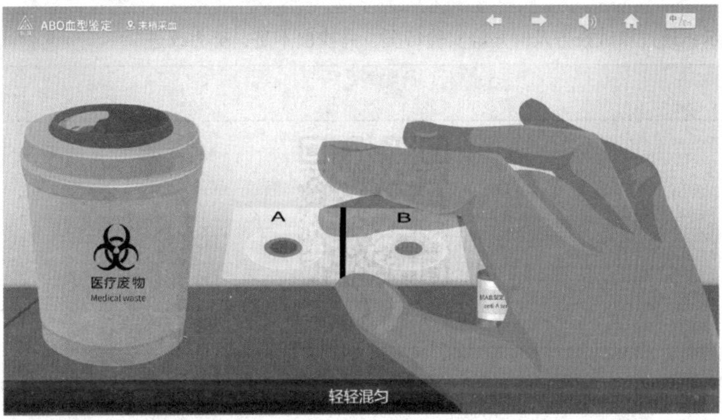 轻轻混匀 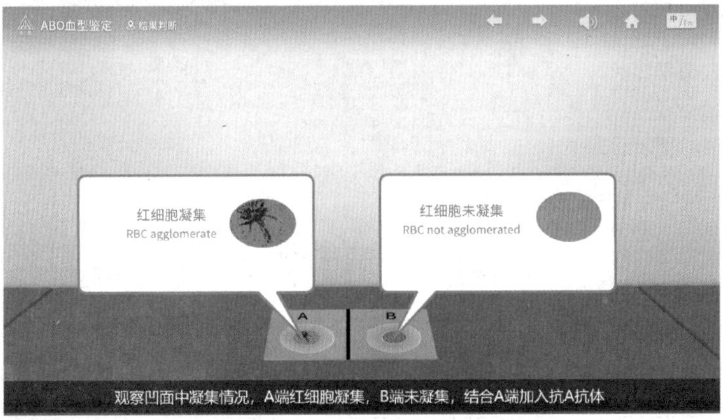 观察凹面中凝集情况，A端红细胞凝集，B端未凝集，结合A端加入抗A抗体	【职业素颜】 严谨求实， 耐心细致

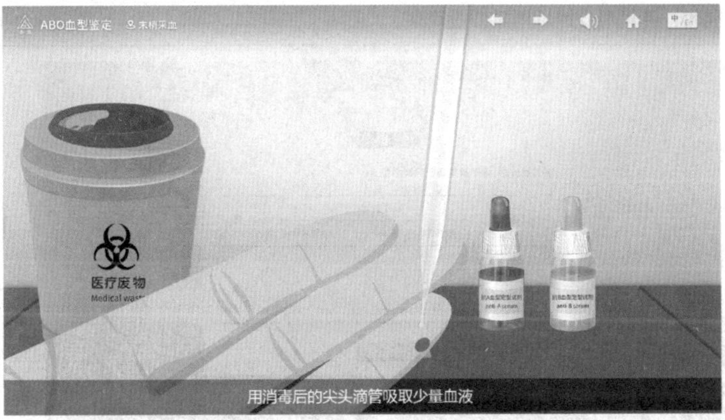

续表

步骤	操作图示	文字说明
血型鉴定	**注意点:** 1. A及B标准血清绝对不能相混，滴标准血清的滴管和混匀用的竹签各2根（必须专用），滴管和红细胞悬液滴管头不能接触标准血清液面。 2. 区别凝集现象与红细胞叠连现象。发生红细胞凝集时，肉眼观察呈朱红色颗粒且液体变得清亮。未发生红细胞凝集时，肉眼观察呈云雾状且液体略显浑浊。 **操作:** 用消毒后的尖头滴管吸取血液，并往双凹玻片的A、B端各滴加一滴血液，混匀，静置两分钟后用显微镜观察。	
测试报告	ABO血型鉴定 结果判断 提示 放置反应后，根据凝集现象判断血型。 受试者血型 / 标准血清+受检者红细胞: B型血清(抗A抗体) / A型血清(抗B抗体) A型 + - B型 - + AB型 + + O型 - - 知道了 **提示:** 通过测试报告及时知晓实验情况，并找出不足，努力改进	**【职业素养】严谨求实，耐心细致**

实验视频

人 ABO 血型鉴定

实验总结

通过实验你有哪些收获？请梳理写下来。

1. 理论

2. 技能

续表

3. 素质
知识拓展
全球罕见！发现一例黄金血型 一说起稀有血型，大家都会想到 Rh 阴性“熊猫血”。但是还有一种血型比熊猫血更稀有，那就是 cisAB 血型。 什么是 cisAB 血型？ cisAB 血型又称顺式 AB，是 ABO 血型系统的一个亚型。它的特征在遗传学方面表现是同一侧染色体上既存在部分 A 基因又存在部分 B 基因，为新顺式 AB 基因。 Rh 阴性血在中国汉族人群中的概率为 3‰ ～ 4‰。而 cisAB 血型并不为人所熟知，它的存在概率只有 1/58 万～ 1/17 万，是名副其实的稀有血型。我们把它称之为“黄金血型”。 值得注意的是，为避免输血反应，cisAB 型的个体作为受血者在用血时，不能输常规 AB 型的血液，而应该输 O 型或 A 型的洗涤红细胞，或者考虑自体输血。血型与输血安全息息相关，血站必须对献血者的 ABO 血型和 Rh 血型进行严格的检测。

（晏燕、王超）

实验项目六　红细胞渗透脆性

实验目标

素养目标	1. 具有严谨求实的职业态度和珍爱生命的职业素养。 2. 具有观察和分析问题的能力。 3. 具有理论联系实际的能力。
知识目标	1. 掌握晶体渗透的生理作用及临床应用。 2. 了解红细胞渗透脆性的测定方法。 3. 观察兔红细胞对低渗压的抵抗能力。 4. 加深对红细胞外液渗透力对维持细胞形态和功能方面的重要意义。
技能目标	1. 能制备标准红细胞悬浮液。 2. 能观察细胞形态变化。 3. 能判断电解质溶液对细胞形态的影响。

情境导入

患者，四岁，因感冒发热医生在患者的左臀部位注射了青霉素和苯甲醇。当天患者回家后脚麻、痛，且行走不便，中心医院查明患者左侧腓总神经传导障碍，诊断为外伤性神经炎。经治疗后，患者行走成“跨阈步态”，左足呈“尖足状”，左足肌力三级，左小腿肌肉萎缩，对其运动功能有严重影响。经鉴定，患者的损伤程度为重伤，伤残等级为八级。

理论基础

渗透压指溶质分子通过半透膜的一种吸水力量，其大小取决于溶质颗粒数目的多少，而与溶质的分子量、半径等特性无关。血渗透压一般指血浆渗透压。血浆渗透压由大分子血浆蛋白组成的胶体渗透压和由无机盐、葡萄糖等小分子物质组成的晶体渗透压两部分构成。

正常红细胞在渗透压逐渐减低的溶液（如氯化钠溶液）中表现有一定抵抗低渗（或低张）溶液的能力，也即抗张力强度，它与脆性相对。换言之，红细胞抗张力越低就愈易溶血，即脆性越大。因此，红细胞在低渗盐溶液中出现溶血的特性，叫做“红细胞渗透脆性”（图 1）。

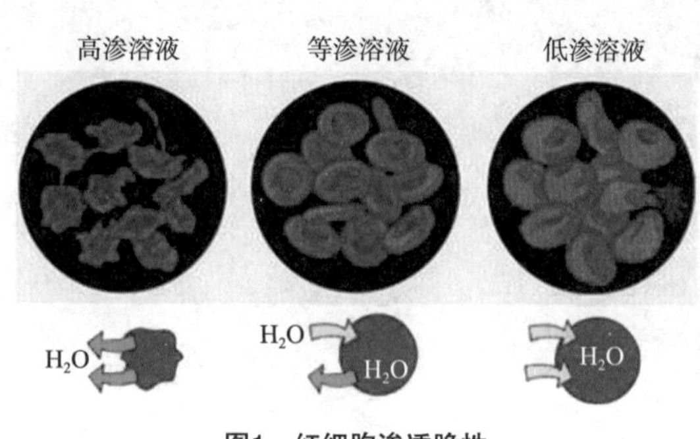

图1　红细胞渗透脆性

正常红细胞一般于 0.45% 氯化钠溶液中开始出现溶血，并于 0.35% 氯化钠溶液中完全溶血，故以 0.35% ～ 0.45% 氯化钠溶液代表正常红细胞的渗透脆性范围，与成熟红细胞作对比，网织红细胞与初成熟红细胞的脆性较小。衰老红细胞的脆性较大，地中海贫血的患者红细胞渗透脆性也增大。临床上红细胞脆性特别增大的见于遗传性球形红细胞增多症，球形红细胞与双凹盘形的正常红细胞相比，其红细胞表面积 / 容积的比值显著变小。

【通关检测】

1. 维持血细胞正常形态的因素是（　　）

A. 细胞内液 K^+ 的浓度　B. 血浆晶体渗透压　C. 血浆 Na^+ 的浓度　D. 血浆胶体渗透压

E. 血浆 Cl^- 的浓度

续表

2. 血浆渗透压包括（　　）和（　　）（填空题）

3. 血浆晶体渗透压的作用包括（　　）（多选题）

A. 维持细胞膜内、外水的平衡　　B. 维持细胞的正常形态和功能

C. 维持血管内、外水的平衡　　D. 维持血容量稳定

4. 临床常用的等渗溶液有（　　）和（　　）（填空题）

【通关检测答案】

实验器材

哺乳动物手术器械，气管插管、动脉夹、动脉插管、恒温兔台、清洁小试管 10 支、试管架、烧杯、2 mL 吸管、3% 戊巴比妥钠、1% 肝素、1% 氯化钠注射液、蒸馏水。

实验内容

采集新鲜血液，制备红细胞混悬液，往其中滴加不同浓度的氯化钠溶液，观察红细胞破裂情况，一方面训练学生严谨的实验设计思维，另一方面学习红细胞渗透原理。

实验流程

步骤	操作图示	文字说明
捉拿称重		【职业素养】 严谨求实

续表

步骤	操作图示	文字说明
捉拿称重	**提示：** 实验前认真查看实验介绍，清楚做什么、怎么做，并主动思考这样做的目的。 **操作：** 一手抓兔颈部皮毛提起，另一手托起臀部，使兔呈坐位，重量放在臀部，再放在婴儿秤上称重。	【职业素养】 严谨求实
麻醉家兔	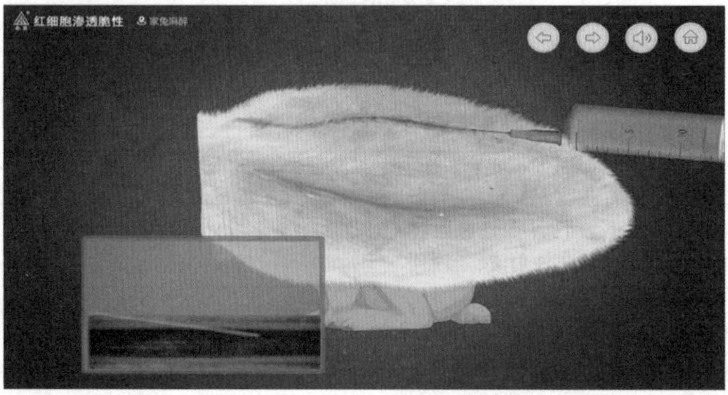 **提示：** 家兔耳缘静脉麻醉时一定要先快后慢。前 1/3 快速注射，后 2/3 缓慢注射。 **注意点：** 计算公式为 [体重 ×1 g/kg]/20% **操作：** 兔重 2.5 kg，按照 1 000 mg/kg 的标准进行麻醉。首先拔去耳毛，暴露耳缘静脉，消毒后抽取 20% 乌拉坦 12.5 mL 进行麻醉，从家兔的呼吸频率和深度、角膜反射、对疼痛的刺激反应及骨骼肌张力变化来判断家兔的麻醉情况。	【职业素养】 耐心细致
固定消毒	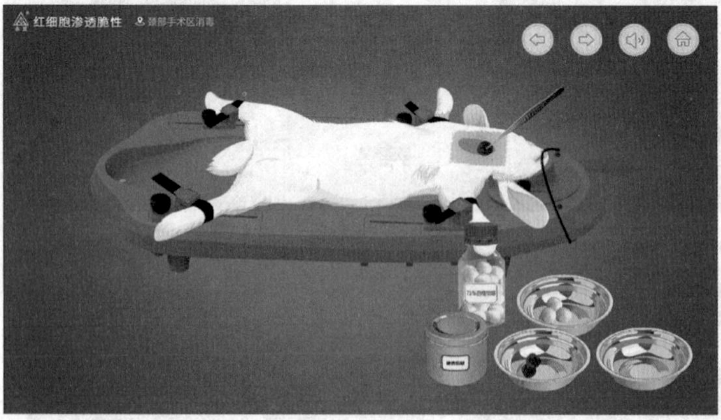 **提示：** 对待实验动物一定要有敬畏之心。 **操作：** 待家兔麻醉后，将家兔仰卧位固定于恒温兔台上。并用剃毛刀剃除颈部皮毛，用酒精棉球和碘伏消毒。	【职业素养】 敬畏生命， 耐心细致

续表

步骤	操作图示	文字说明
气管插管	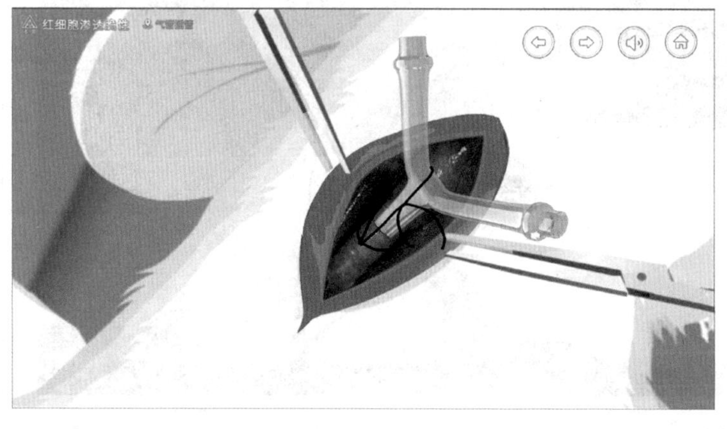 **提示：**准确分离气管，并进行插管。 **操作：**将家兔皮肤消毒后，距胸骨上 1 cm 处的正中线剪开皮肤 5 ～ 7 cm，用止血钳分离结缔组织，将皮肤向外侧牵拉。气管位于颈腹正中位，全部被胸骨舌骨肌和胸骨甲状肌所覆盖，用玻璃分针或止血钳插入左右两侧胸骨舌骨肌之间，作钝性分离，将两条肌肉向两外侧缘牵拉并固定，再在喉头以下分离气管两侧及其与食管之间的结缔组织，使气管游离开来，并在气管下穿 2 根较粗结扎线。提起结扎线，用手术刀或手术剪在甲状软骨下缘 1 ～ 2 cm 处的气管两软骨环之间横向切开气管前壁（气管口径的一半），用剪刀向气管的头端做一小的 0.5 cm 纵向切口，切口呈“T”形，如气管内有血液或分泌物，应先用棉签揩净，将气管插管由切口处向胸腔方向插入气管腔内，用一结扎线结扎导管，结扎线绕插管分叉处一圈，打结固定，另一结扎线将头端的气管切口结扎，以免气管切口处渗血。	**【职业素养】** **敬畏生命，** **耐心细致**
颈总动脉插管	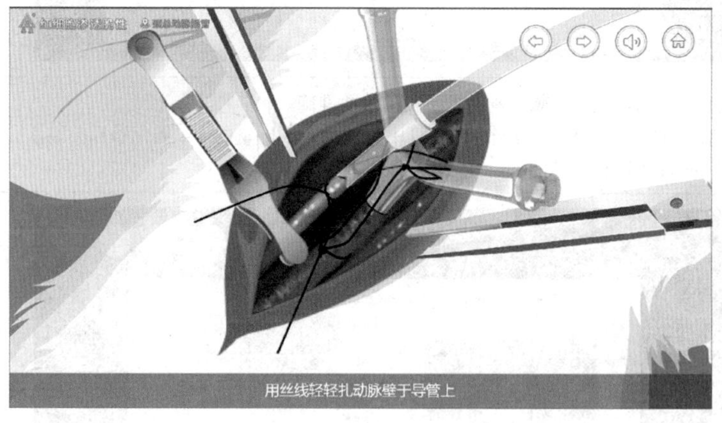 **提示：**分离颈总动脉，动作轻柔，细致耐心。 **操作：**暴露颈总动脉，用眼科镊分离颈总动脉，并在底下穿两条丝线备用，丝线结扎左侧颈总动脉远心端，再用动脉夹夹住近心端，用眼科剪在左侧颈总动脉剪“V”字形口，插入动脉插管，并用丝线固定。	

续表

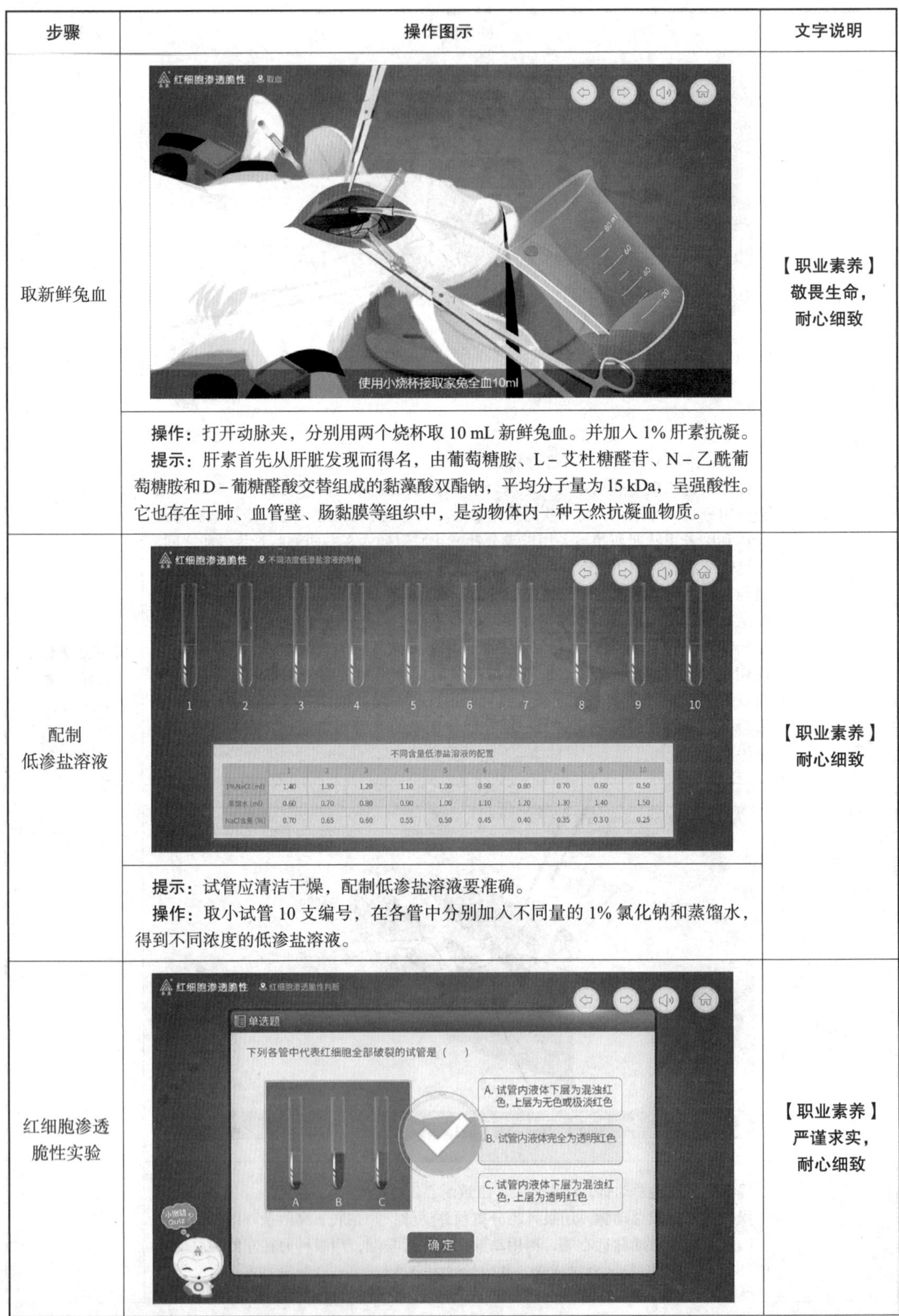

不同含量低渗盐溶液的配置

	1	2	3	4	5	6	7	8	9	10
1%NaCl (ml)	1.40	1.30	1.20	1.10	1.00	0.90	0.80	0.70	0.60	0.50
蒸馏水 (ml)	0.60	0.70	0.80	0.90	1.00	1.10	1.20	1.30	1.40	1.50
NaCl含量 (%)	0.70	0.65	0.60	0.55	0.50	0.45	0.40	0.35	0.30	0.25

步骤	操作图示	文字说明
取新鲜兔血	**操作：**打开动脉夹，分别用两个烧杯取 10 mL 新鲜兔血。并加入 1% 肝素抗凝。 **提示：**肝素首先从肝脏发现而得名，由葡萄糖胺、L－艾杜糖醛苷、N－乙酰葡萄糖胺和D－葡糖醛酸交替组成的黏藻酸双酯钠，平均分子量为15 kDa，呈强酸性。它也存在于肺、血管壁、肠黏膜等组织中，是动物体内一种天然抗凝血物质。	**【职业素养】** **敬畏生命，** **耐心细致**
配制 低渗盐溶液	**提示：**试管应清洁干燥，配制低渗盐溶液要准确。 **操作：**取小试管 10 支编号，在各管中分别加入不同量的 1% 氯化钠和蒸馏水，得到不同浓度的低渗盐溶液。	**【职业素养】** **耐心细致**
红细胞渗透 脆性实验		**【职业素养】** **严谨求实，** **耐心细致**

续表

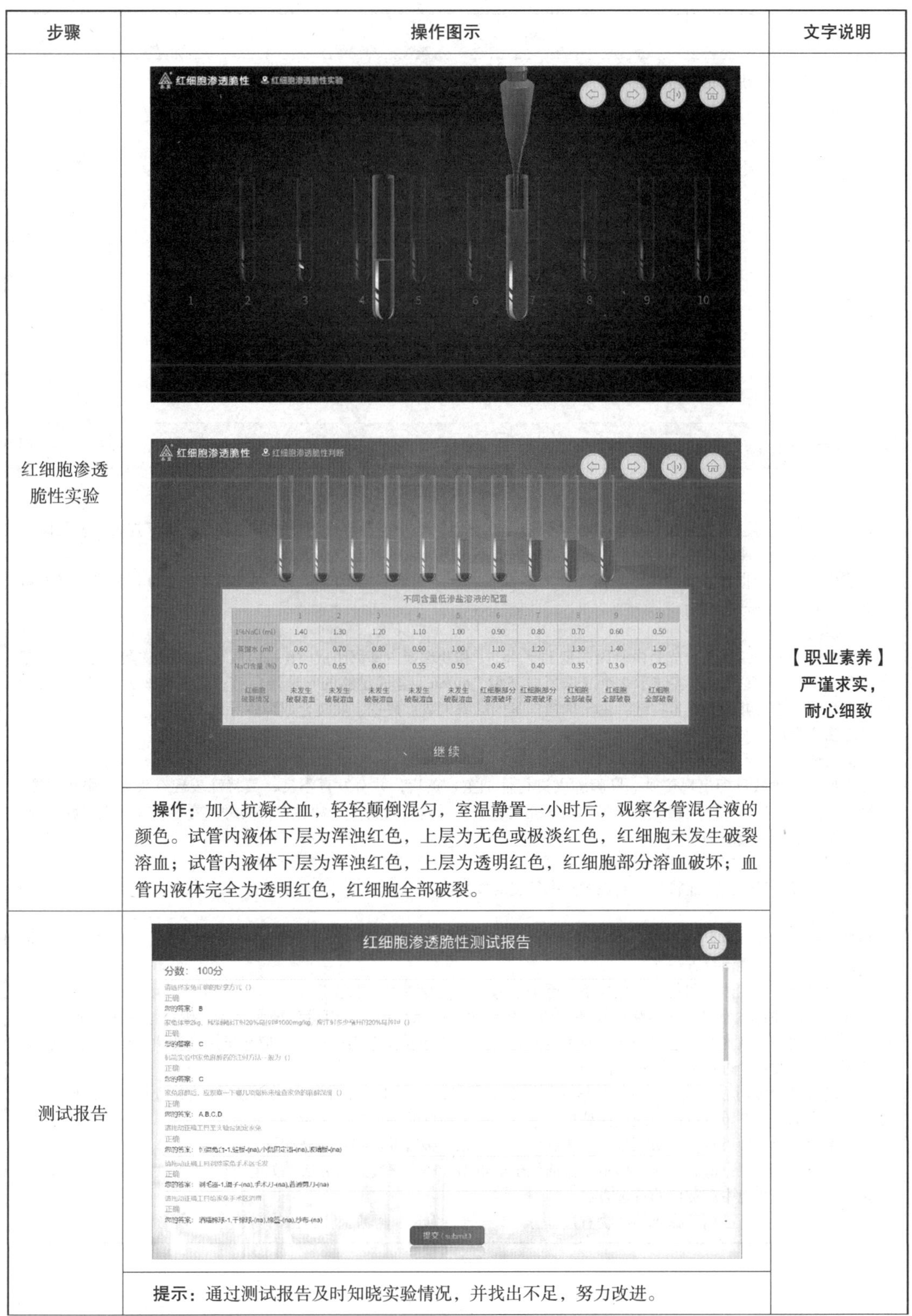

步骤	操作图示	文字说明
红细胞渗透脆性实验	**操作：** 加入抗凝全血，轻轻颠倒混匀，室温静置一小时后，观察各管混合液的颜色。试管内液体下层为浑浊红色，上层为无色或极淡红色，红细胞未发生破裂溶血；试管内液体下层为浑浊红色，上层为透明红色，红细胞部分溶血破坏；血管内液体完全为透明红色，红细胞全部破裂。	**【职业素养】** **严谨求实，** **耐心细致**
测试报告	**提示：** 通过测试报告及时知晓实验情况，并找出不足，努力改进。	

续表

实验总结
通过实验你有哪些收获？请梳理写下来。 1. 理论 2. 技能 3. 素质

知识拓展
地中海贫血 珠蛋白生成障碍性贫血原名地中海贫血又称海洋性贫血，是一组遗传性溶血性贫血疾病。由于遗传的基因缺陷致使血红蛋白中一种或一种以上珠蛋白链合成缺失或不足所导致的贫血或病理状态。 本病广泛分布于世界许多地区，东南亚即为高发区之一。我国多见于广东、广西、四川，长江以南各省区有散发病例，北方则少见。 **一、病因** 珠蛋白链的分子结构及合成是由基因决定的 γ、δ、ε 和 β 珠蛋白基因组成“β 基因族”，ζ 和 α 珠蛋白组成“α 基因族”。正常人自父母双方各继承 2 个 α 珠蛋白基因（αα/αα）合成足够的 α 珠蛋白链；自父母双方各继承 1 个 β 珠蛋白基因合成足够的 β 珠蛋白链。由于珠蛋白基因的缺失或点突变，肽链合成障碍导致发病。 **二、临床表现** 根据病情轻重的不同，分为以下 3 型。 1. 重型：出生数日即出现贫血、肝脾肿大进行性加重、黄疸，并有发育不良，其特殊表现有头大、眼距增宽、马鞍鼻、前额突出、两颊突出，其典型的表现是臀状头，长骨可骨折。少数患者在肋骨及脊椎之间发生胸腔肿块，亦可见胆石症、下肢溃疡。 2. 中间型：轻度至中度贫血，患者大多可存活至成年。 3. 轻型：轻度贫血或无症状，一般在调查家族史时发现。 **三、治疗** 轻型地中海贫血无需特殊治疗。中间型和重型地中海贫血应采取下列一种或数种方法给予治疗。输血和去铁治疗，在目前仍是重要治疗方法之一。 1. 一般治疗：注意休息和营养，积极预防感染。适当补充叶酸和维生素 B_{12}。 2. 红细胞输注：输血是治疗本病的主要措施，最好输入洗涤红细胞，以避免输血反应。少量输注法仅适用于中间型 α 和 β 地中海贫血，不主张用于重型 β 地中海贫血。对于重型 β 地中海贫血应从早期开始给予中、高量输血，以使患儿生长发育接近正常和防止骨骼病变。 3. 铁螯合剂：常用去铁胺，可以增加铁从尿液和粪便排出，但不能阻止胃肠道对铁的吸收。通常在规则输注红细胞 1 年或 10 ～ 20 单位后进行铁负荷评估，如有铁超负荷则开始应用铁螯合剂。 4. 脾切除：脾切除可致免疫功能减弱，应在 5 ～ 6 岁以后施行并严格掌握适应证。 5. 造血干细胞移植：造血干细胞移植是目前能根治重型 β 地中海贫血的方法。如有 HLA 相配的造血干细胞供者，应作为治疗重型 β 地中海贫血的首选方法。 6. 基因活化治疗：已用于临床的药物有羟基脲、5－氮杂胞苷、阿糖胞苷、白消安、异烟肼等。

（晏燕、王超）

实验项目七 血液凝固及其影响因素

实验目标	
素养目标	1. 具有严谨求实的职业态度和珍爱生命的职业素养。 2. 具有观察和分析问题的能力。 3. 具有理论联系实际的能力。
知识目标	1. 说出血液凝固过程。 2. 通过测试不同条件下的血液凝固时间，加深影响血液凝固因素的理解。 3. 掌握加快凝血和延迟凝血的措施。
技能目标	1. 能进行家兔气管插管操作。 2. 能制备新鲜血液。 3. 能辩证设计血液凝固影响因素实验，并观察实验现象。 4. 能用理论知识解释血液凝固影响因素。 5. 能在现实生活中应用理论知识处理出血问题。 6. 能对身边人进行健康宣教，避免血栓形成。

情境导入

患者因器质性精神障碍、垂体瘤并瘤卒中，拟行蝶鞍区颅内占位切除术。术中发现导尿管引流出淡红色尿液；窥鼻器见鼻腔黏膜渗血较多，止血困难，出血量约 1 000 mL，血压下降；立即复查凝血功能提示凝血功能异常，予以交叉配血。给予输浓缩红细胞 3U、血浆 400 mL，请耳鼻喉医师会诊后以射频电离子刀消融止血处理后好转。

患者家属无意中说出患者入院当天自行服用老鼠药，具体不详。积极纠正凝血功能障碍，给予“维生素 K_1”纠正凝血功能并输注血浆、悬浮去白细胞红细胞等。经治疗后患者症状好转，鼻腔、口腔无流血，全身多处瘀青较前消退。

本病例患者围术期凝血功能异常的原因是由老鼠药导致凝血功能异常。老鼠药属于抗凝血药，可干扰维生素 K_1 参与谷氨酸 γ－羟基形成 γ－羟基谷氨酸，从而引起维生素 K_1 依赖性凝血因子Ⅱ、Ⅶ、Ⅸ、Ⅹ的活性降低，影响凝血酶原合成，导致凝血酶原时间（PT）延长，引起出血。故误食该类鼠药者，维生素 K_1 为其特效解毒药。

理论基础

血液凝固是由凝血因子按一定顺序逐渐激活而生成凝血酶最终使纤维蛋白原变为纤维蛋白的过程，可分为凝血酶原激活物的形成、凝血酶形成和纤维蛋白形成三个基本步骤。

1. 凝血酶原激活物的形成

凝血酶原激活物为因子Ⅹa、因子Ⅴ、Ca^{2+} 和 PF_3（血小板第 3 因子，为血小板膜上的磷脂）复合物，它的形成首先需要因子Ⅹ的激活。根据凝血酶原激活物形成始动途径和参与因子的不同，可将凝血分为内源性凝血和外源性凝血两条途径。

（1）内源性凝血途径：由因子Ⅻ活化而启动。当血管受损，内膜下胶原纤维暴露时，可激活因子Ⅻ为Ⅻa，进而激活因子Ⅺ为Ⅺa。Ⅺa 在 Ca^{2+} 存在时激活因子Ⅸa，Ⅸa 再与激活的因子Ⅷa、PF_3、Ca^{2+} 形成复合物进一步激活因子Ⅹ。上述过程参与凝血的因子均存在于血管内的血浆中，故取名为内源性凝血途径。由于因子Ⅷa 的存在，可使因子Ⅸa 激活Ⅹ的速度加快 20 万倍，故因子Ⅷ缺乏使内源性凝血途径障碍，轻微的损伤可致出血不止，临床上称甲型血友病。

（2）外源性凝血途径：由损伤组织暴露的因子Ⅲ与血液接触而启动。当组织损伤血管破裂时，暴露的因子Ⅲ与血浆中的 Ca^{2+}、因子Ⅶ共同形成复合物进而激活因子Ⅹ。因启动该过程的因子Ⅲ来自血管外的组织，故称为外源性凝血途径。

2. 凝血酶形成

在凝血酶原激活物的作用下，血浆中无活性的因子Ⅱ（凝血酶原）被激活为有活性的因子Ⅱa（凝血酶）。

3. 纤维蛋白的形成

在凝血酶的作用下，溶于血浆中的纤维蛋白原转变为纤维蛋白单体；同时，凝血酶激活因子ⅩⅢ为因子ⅩⅢa，使纤维蛋白单体相互连接形成不溶于水的纤维蛋白多聚体，并彼此交织成网，将血细胞网罗在内，形成血凝块，完成血凝过程。

续表

血液凝固是一系列酶促生化反应过程，多处存在正反馈作用，一旦启动就会迅速连续进行，以保证在较短时间内出现凝血止血效应。

患者出现凝血功能差可能是由于血小板减少、凝血因子缺乏、血管功能异常等原因所致，如果患者的凝血功能异常较为严重，可以采用药物进行治疗。

【通关检测】

1. 凝血功能检测中，抗凝剂与血液的比例为（　　）

A. 1∶5　　B. 1∶9　　C. 1∶10　　D. 1∶8

2. 凝血功能检测常用抗凝剂为（　　）

A. EDTA　　B. 肝素　　C. 枸橼酸钠　　D. 草酸钠

3. 肝硬化患者容易发生凝血障碍，主要是由于（　　）

A. 血小板减少　　B. 某些凝血因子合成减少　　C. 维生素 K 减少　　D. 抗凝血酶Ⅲ减少

4. 肝素抗凝机制主要是通过（　　）而发挥作用（填空题）

【通关检测答案】

实验器材

哺乳动物手术器械一套，兔台、动脉夹、秒表、恒温水浴槽、动脉插管、清洁小试管 11 支、试管架、滴管、小烧杯 2 个、竹签、棉花、1.5% 戊巴比妥钠、富血小板血浆、少血小板血浆、肝素（8 单位）、草酸钾（1 ～ 8 mg），兔脑粉悬液、0.025% 氯化钙溶液、0.9% 氯化钠注射液、冰块若干、液体石蜡、凝血酶稀释液。

实验内容

通过制备新鲜血液，并测定不同条件下血液凝固所需的时间来梳理影响血液凝固的因素，一方面训练学生严谨的实验设计思维，另一方面加深对血液凝固过程的理解和理论知识的迁移能力。

实验流程

步骤	操作图示	文字说明
捉拿称重家兔		【职业素养】严谨求实

续表

步骤	操作图示	文字说明
捉拿称重家兔	**提示：** 实验前认真查看实验介绍，清楚做什么、怎么做，并主动思考这样做的目的。 **操作：** 正确选择实验操作需要的药品和器械：哺乳动物手术器械，气管插管、动脉夹、动脉插管、恒温兔台、清洁小试管 10 支、试管架、烧杯 2 mL，吸管、3% 戊巴比妥钠、1% 肝素、1% 氯化钠注射液，蒸馏水。一手抓兔颈部皮毛提起，另一手托起臀部，使兔呈坐位，重量放在臀部，再放在婴儿秤上称重。	**【职业素养】** **严谨求实**
麻醉家兔	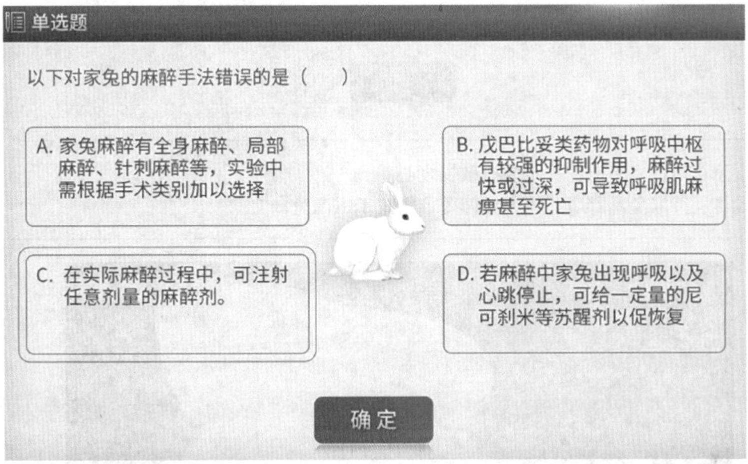 单选题 以下对家兔的麻醉手法错误的是（　　） A. 家兔麻醉有全身麻醉、局部麻醉、针刺麻醉等，实验中需根据手术类别加以选择 B. 戊巴比妥类药物对呼吸中枢有较强的抑制作用，麻醉过快或过深，可导致呼吸肌麻痹甚至死亡 C. 在实际麻醉过程中，可注射任意剂量的麻醉剂。 D. 若麻醉中家兔出现呼吸以及心跳停止，可给一定量的尼可刹米等苏醒剂以促恢复 确定 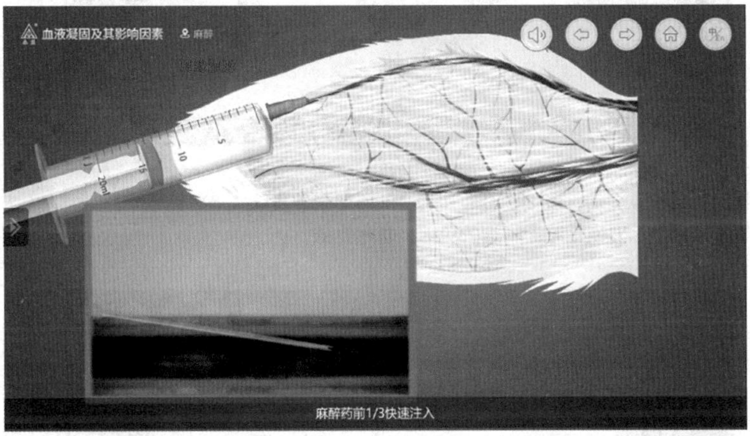 血液凝固及其影响因素 麻醉药前1/3快速注入 **提示：** 家兔耳缘静脉麻醉时一定要先快后慢。前 2/3 快速注射，后 1/3 缓慢注射。 **注意点：** 计算公式为 [体重 ×1 g/kg]/20% **操作：** 兔重 2.5 kg，按照 1 g/kg 的标准进行麻醉。首先拔去耳毛，暴露耳缘静脉，消毒后抽取 20% 乌拉坦 12.5 mL 进行麻醉，从家兔的呼吸频率和深度、角膜反射、对疼痛的刺激反应及骨骼肌张力变化来判断家兔的麻醉情况。	**【职业素养】** **耐心细致**

续表

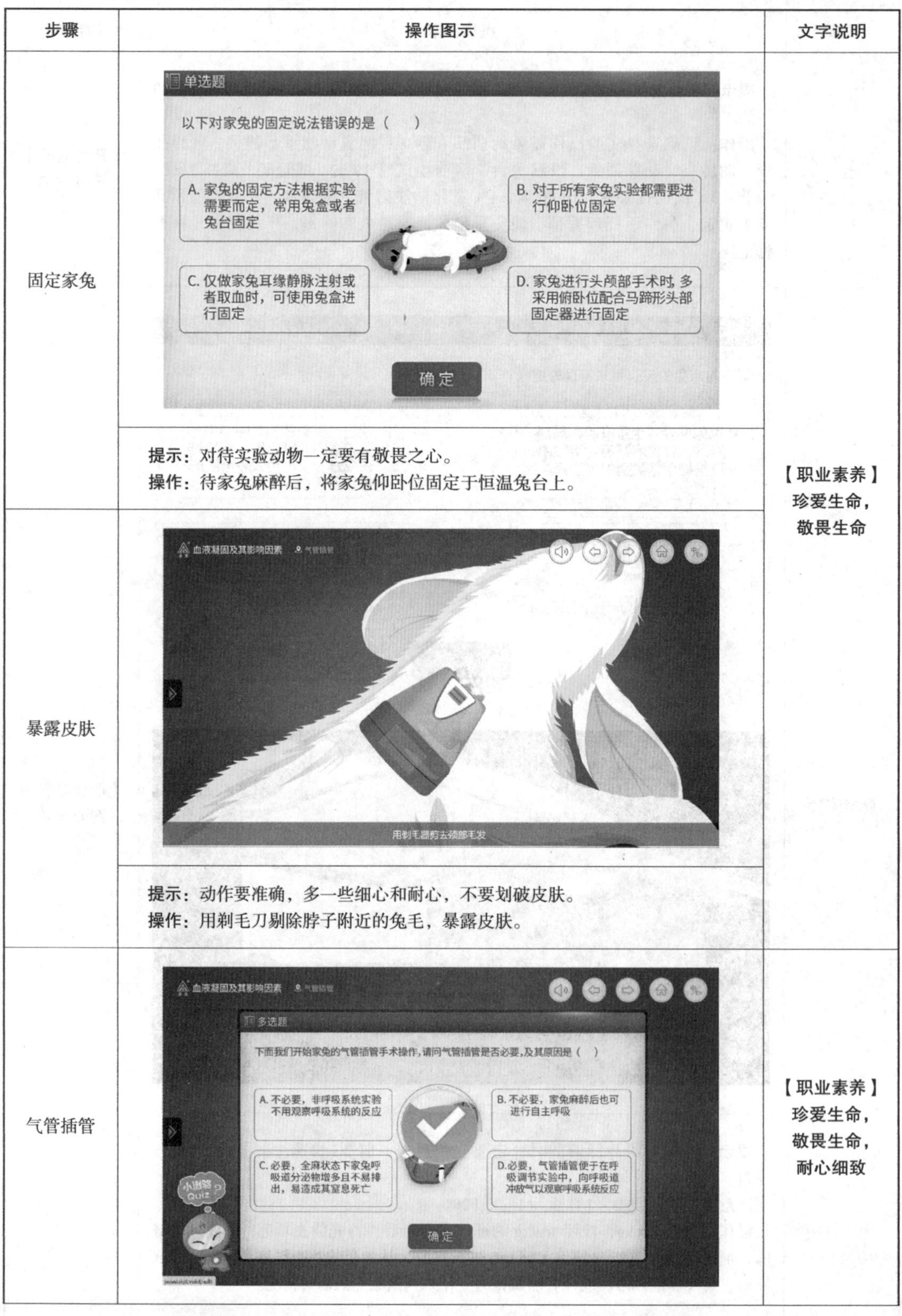

步骤	操作图示	文字说明
固定家兔	提示：对待实验动物一定要有敬畏之心。 操作：待家兔麻醉后，将家兔仰卧位固定于恒温兔台上。	【职业素养】 珍爱生命， 敬畏生命
暴露皮肤	提示：动作要准确，多一些细心和耐心，不要划破皮肤。 操作：用剃毛刀剔除脖子附近的兔毛，暴露皮肤。	
气管插管		【职业素养】 珍爱生命， 敬畏生命， 耐心细致

续表

<table>
<tr><th>步骤</th><th>操作图示</th><th>文字说明</th></tr>
<tr><td>气管插管</td><td>提示：准确分离气管，并进行插管。
操作：家兔皮肤消毒后，距胸骨上 1 cm 处的正中线剪开皮肤 5 ～ 7 cm，用止血钳分离结缔组织，将皮肤向外侧牵拉。气管位于颈腹正中位，全部被胸骨舌骨肌和胸骨甲状肌所覆盖，用玻璃分针或止血钳插入左右两侧胸骨舌骨肌之间，作钝性分离，将两条肌肉向两外侧缘牵拉并固定，再在喉头以下分离气管两侧及其与食管之间的结缔组织，使气管游离开来，并在气管下穿二根较粗结扎线。提起结扎线，用手术刀或手术剪在甲状软骨下缘 1 ～ 2 cm 处的气管两软骨环之间横向切开气管前壁（气管口径的一半），用剪刀向气管的头端做一小的 0.5 cm 纵向切口，切口呈 T 形，如气管内有血液或分泌物，应先用棉签揩净，将气管插管由切口处向胸腔方向插入气管腔内，用一结扎线结扎导管，结扎线绕插管分叉处一圈打结固定，另一结扎线将头端的气管切口结扎，以免气管切口处渗血。</td><td rowspan="2">【职业素养】
珍爱生命，
敬畏生命，
耐心细致</td></tr>
<tr><td>颈总动脉插管</td><td> 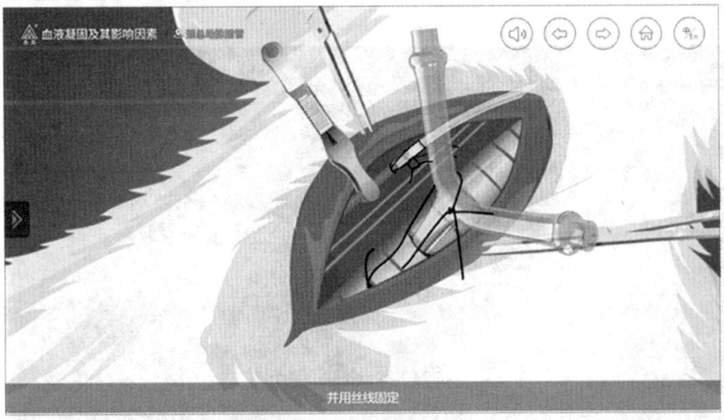提示：分离颈总动脉，动作轻柔，细致耐心。
操作：暴露颈总动脉，用眼科镊分离颈总动脉，并在底下穿两条丝线备用，丝线结扎左侧颈总动脉远心端，再用动脉夹夹住近心端，用眼科剪在左侧颈总动脉剪 V 形口，插入动脉插管，并用丝线固定。</td></tr>
<tr><td>取新鲜兔血</td><td> 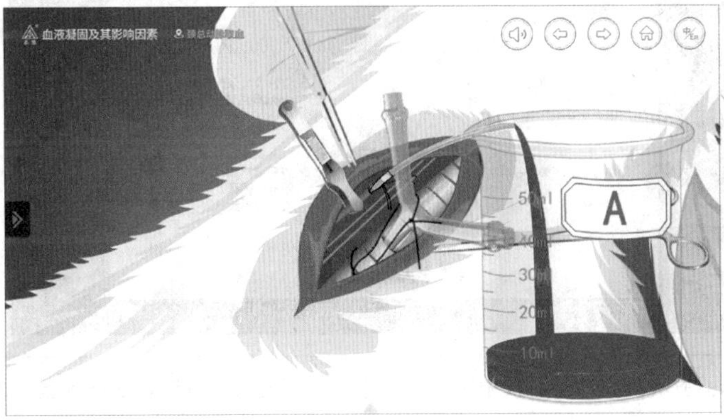提示：玻璃杯保持干燥清洁。
操作：打开动脉夹，分别用两个烧杯取 20 mL 新鲜兔血。</td><td>【职业素养】
耐心细致</td></tr>
</table>

续表

<table>
<tr><th>步骤</th><th>操作图示</th><th>文字说明</th></tr>
<tr><td rowspan="2">血液凝固
因素的探究
（一）</td><td>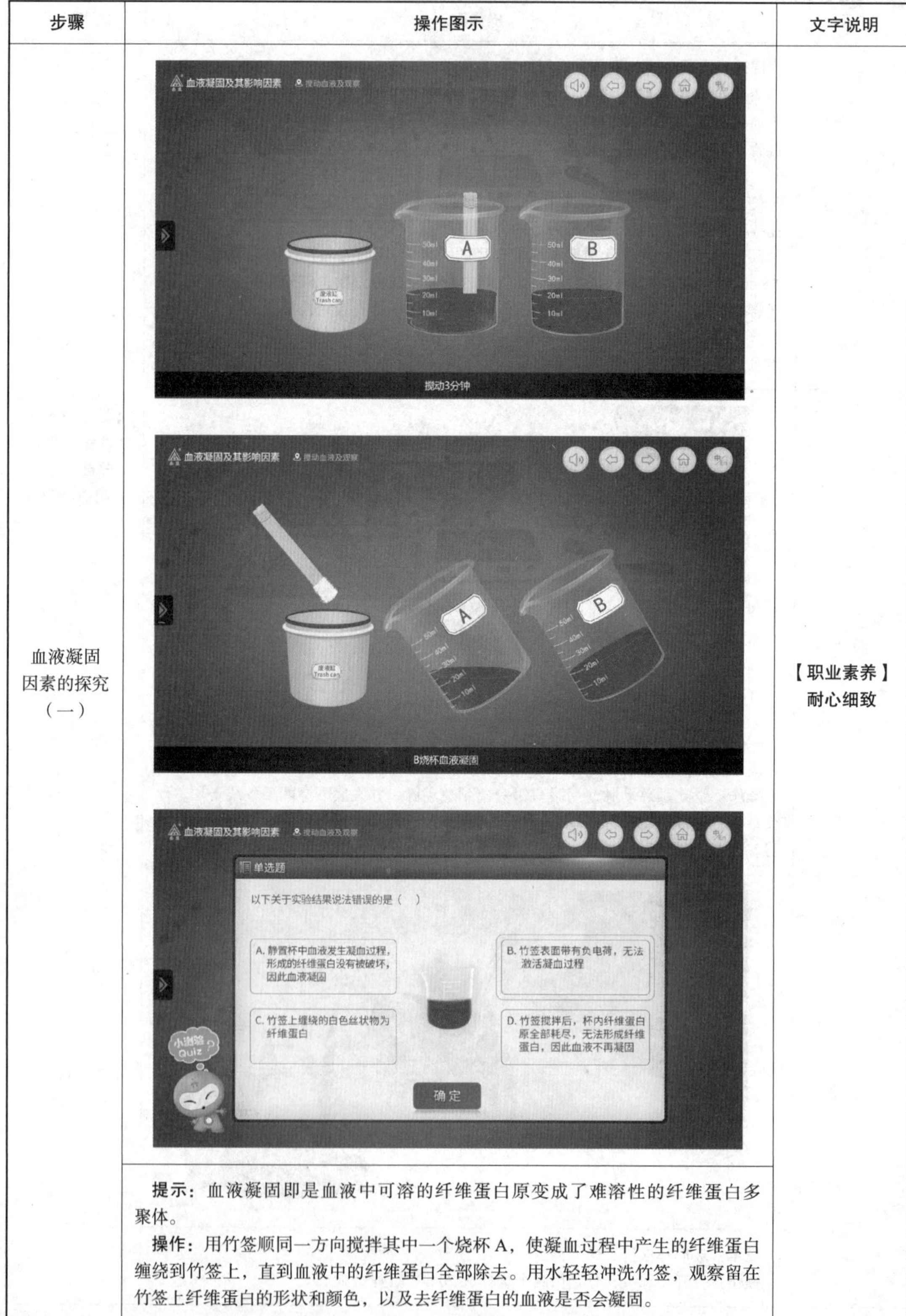
</td><td rowspan="2">【职业素养】
耐心细致</td></tr>
<tr><td>提示：血液凝固即是血液中可溶的纤维蛋白原变成了难溶性的纤维蛋白多聚体。
操作：用竹签顺同一方向搅拌其中一个烧杯A，使凝血过程中产生的纤维蛋白缠绕到竹签上，直到血液中的纤维蛋白全部除去。用水轻轻冲洗竹签，观察留在竹签上纤维蛋白的形状和颜色，以及去纤维蛋白的血液是否会凝固。</td></tr>
</table>

续表

步骤	操作图示	文字说明
血液凝固因素的探究（二）	**操作：**另取干净清洁的小试管 8 支并编号 1、2、3、4、5、6、7、8，按表格内容准备各种不同的实验条件。向各小试管中加新鲜兔血各 2 mL。每 30 s 倾斜试管 1 次，直到血液凝固不再流动为止，记录血液凝固时间。 **注意点：** （1）准确记录凝血时间。 （2）每隔 30 秒将试管倾斜观察，以试管内血液不再流动为凝血的标准，避免过于频繁地摇动试管。 （3）每管滴加试剂的量要一致。	**【职业素养】** **耐心细致**
血液凝固因素的探究（三）	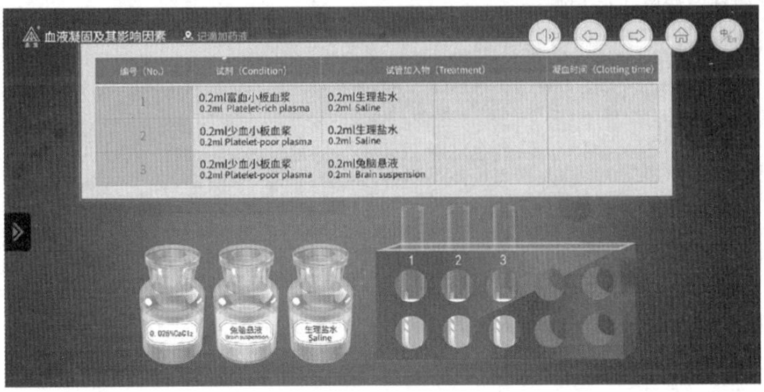	**【职业素养】** **严谨求实，** **耐心细致**

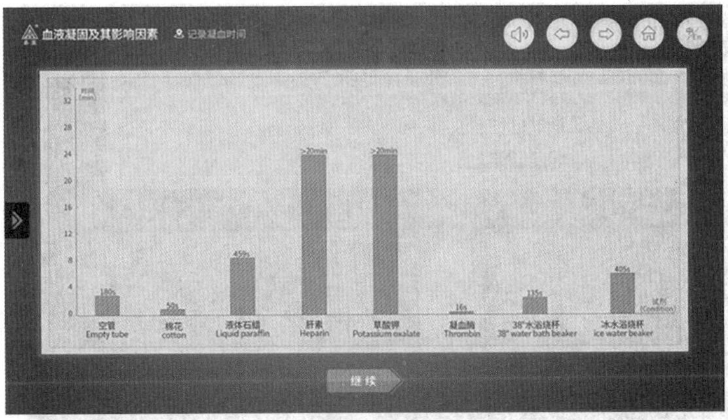

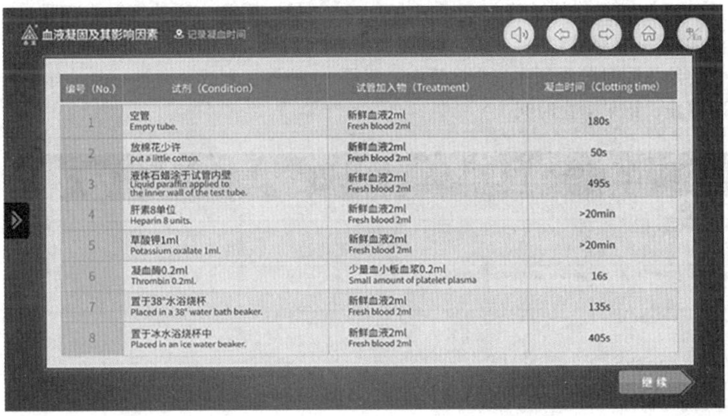

续表

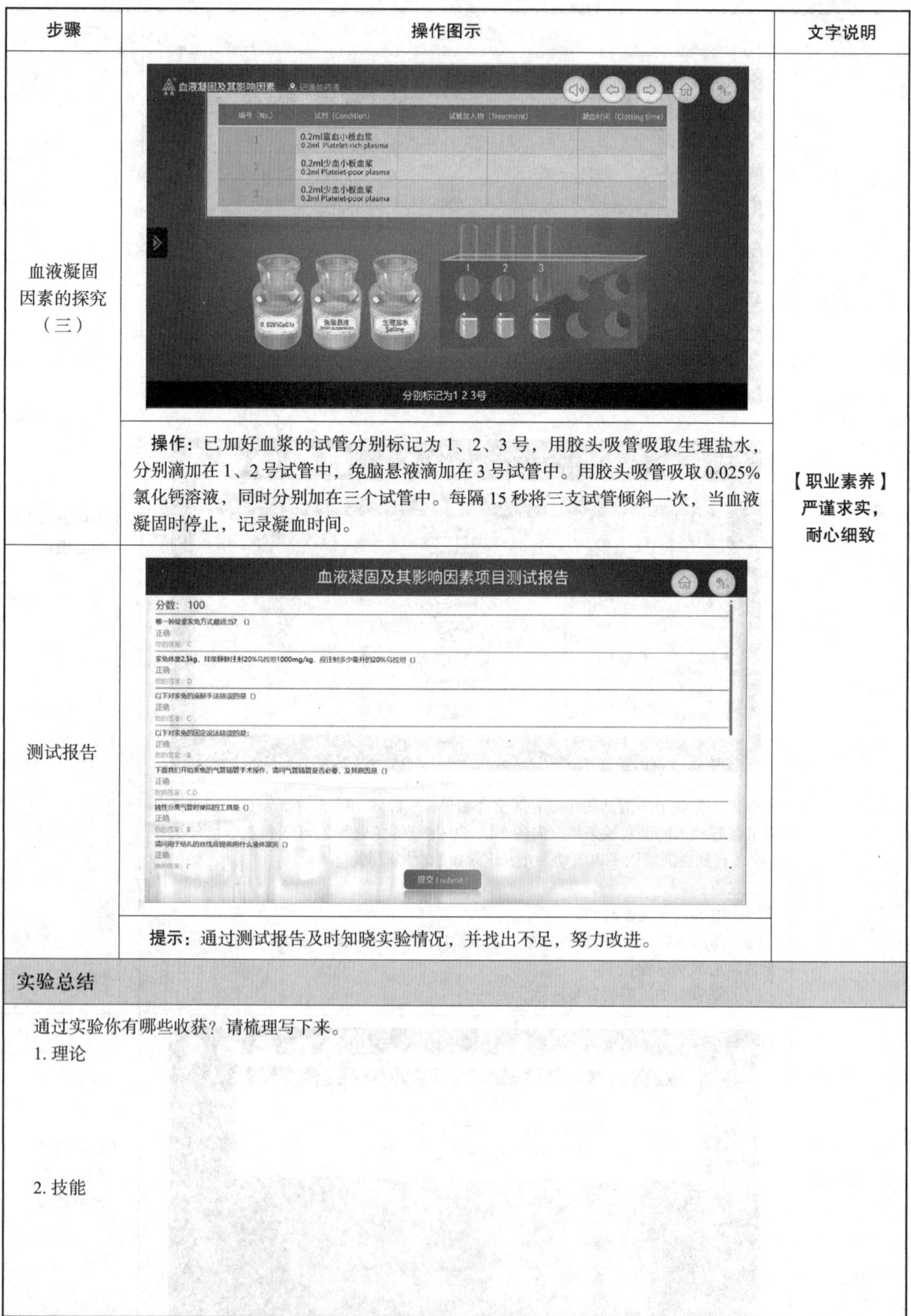

步骤	操作图示	文字说明
血液凝固因素的探究（三）	（图）	【职业素养】严谨求实，耐心细致
	操作：已加好血浆的试管分别标记为1、2、3号，用胶头吸管吸取生理盐水，分别滴加在1、2号试管中，兔脑悬液滴加在3号试管中。用胶头吸管吸取0.025%氯化钙溶液，同时分别加在三个试管中。每隔15秒将三支试管倾斜一次，当血液凝固时停止，记录凝血时间。	
测试报告	（图）	
	提示：通过测试报告及时知晓实验情况，并找出不足，努力改进。	

实验总结

通过实验你有哪些收获？请梳理写下来。

1. 理论

2. 技能

续表

3. 素质
知识拓展

凝血七项的意义

凝血七项分别为血浆凝血酶原时间（PT）、活化部分凝血活酶时间（APTT）、凝血酶时间（TT）、纤维蛋白原（FIB）、纤维蛋白（原）降解产物（FDP）、D- 二聚体（D-Dimer）、抗凝血酶Ⅲ（AT- Ⅲ）。

一、凝血酶原时间

正常参考值：10 ～ 14 秒，建议建立各个实验室的参考范围。

延长：>3 秒有临床意义。

1. 广泛而严重的肝脏实质性损伤，如急性重症肝炎及肝硬化。
2. 先天外源性凝血因子Ⅱ、Ⅴ、Ⅶ、Ⅹ减少及纤维蛋白原的缺乏。
3. 获得性凝血因子缺乏，如急性 DIC 消耗性低凝期，原发性纤溶亢进，阻塞性黄疸，维生素 K 缺乏。
4. 血循环中有抗凝物质存在，如服用口服抗凝剂、肝素、FDP 和香豆素等抗凝剂。

缩短：

1. DIC 早期呈高凝状态。
2. 血栓栓塞性疾病和其他血栓前状态（凝血因子和血小板活性增高及血管损伤等）。
3. 口服避孕药。
4. 先天性凝血因子Ⅴ增多。

二、活化部分凝血活酶时间

正常参考值：20 ～ 40 秒，建议建立各个实验室的参考范围。

延长：>10 秒

1. 凝血因子Ⅷ、Ⅺ、Ⅻ缺乏症。
2. 血友病甲、血友病乙（Ⅸ）部分血管性假血友病患者。
3. 严重的凝血酶原（因子Ⅱ）及凝血因子Ⅴ、Ⅹ减少和纤维蛋白原缺乏，如肝脏疾病、阻塞性黄疸、新生儿出血症、肠道灭菌综合征、吸收不良综合征、口服抗凝剂及低（无）纤维蛋白血症等。
4. 血循环中有抗凝药物存在，如抗凝因子Ⅷ或因子Ⅸ抗体等。
5. 系统性红斑狼疮及一些免疫性疾病。

缩短：

1. 凝血因子Ⅷ、Ⅹ活性增高。
2. 血小板增多症。
3. 高凝状态，如促凝物质进入血液及凝血因子的活性增高等情况，DIC 高凝期、不稳定型心绞痛、脑血管病变、糖尿病血管病变、脑梗死。
4. 妊娠高血压综合征和肾炎综合征，静脉穿刺不顺利混入组织液。
5. 血栓前状态和血栓性疾病，如心肌梗死、不稳定型心绞痛、脑血管病变、糖尿病伴血管病变、肺梗死、深静脉血栓形成。

三、凝血酶时间

正常参考值：11 ～ 14 秒。

延长：>3 秒

1. 纤维增多或肝素、类肝素抗凝物质存在（SLE、肝素、肾病）以及 AT- Ⅲ显著提高。
2. 纤维蛋白原降解物（FDP）的增加（如 DIC 纤溶期）。
3. 纤维蛋白原减少。
4. 纤维蛋白原机能障碍。

续表

5. 纤维蛋白原分子异常。
6. 尿毒症。

缩短：
1. 高纤维蛋白血症。
2. 离子存在时或标本有微小凝结块及 pH 呈酸性。

四、纤维蛋白原

正常参考值：2 ～ 4 g/L。

增加：
1. 机体感染，如毒血症、肝炎、轻度肝炎、胆囊炎及长期局部炎症。
2. 无菌性炎症，如糖尿病、肾病综合征、尿毒症、风湿热、恶性肿瘤、风湿性关节炎。
3. 糖尿病酮症酸中毒。
4. 心血管疾病，如动脉硬化症、脑血栓、血栓静脉炎、心肌梗死、放射治疗。
5. 妇女经期、妊娠晚期、妊高征及剧烈运动后。
6. 放疗后、灼伤、休克、外科大手术后、恶性肿瘤等。

减少：
1. 肝脏疾病：慢性肝炎、肝硬化、急性肝萎缩。
2. 砷、三氯甲烷、四氯化碳中毒均可使纤维蛋白原减少。
3. DIC：因纤维蛋白原消耗及继发性纤溶活性亢进纤维蛋白原呈进行性下降。
4. 原发性纤维蛋白原缺乏症。
5. 原发性纤溶活性亢进。
6. 恶性贫血及肺、甲状腺、子宫、前列腺手术。

五、纤维蛋白（原）降解产物

正常参考值：0 ～ 5 mg/L（0 ～ 5 μg/mL）

六、D－二聚体

正常参考值（日本 Sysmex 系列血凝仪）：0 ～ 0.55 mg/L FEU（60 岁以下人群）。随年龄增高，D－二聚体有增高趋势。

七、抗凝血酶Ⅲ

正常参考值（活性）：80% ～ 120%

（晏燕、唐鑫元）

实验项目八　犬失血性休克治疗策略探讨

实验目标	
素养目标	1. 具有严谨求实的职业态度和珍爱生命的职业素养。 2. 具有观察和分析问题的能力。 3. 具有理论联系实际的能力。
知识目标	1. 掌握用放血的方法复制犬失血性休克疾病模型。 2. 说出失血前和失血性休克后血流动力学改变和微循环的变化。 3. 探讨失血性休克的发病机制。 4. 说出失血性休克的处理措施。
技能目标	1. 能进行犬称重、麻醉、固定、气管插管、动静脉血管分离、微循环观察、肛温测量等操作。 2. 能够设计实验，探讨不同治疗方案对失血性休克的作用。 3. 能在现实生活中应用理论知识处理失血性休克问题。

情境导入

40岁患者谭女士（化名），无明显诱因出现下腹部疼痛且进行性加剧，逐渐出现心慌、乏力等不适，后经检查诊断为异位妊娠、失血性休克。行腹腔镜探查术，发现右侧输卵管峡部妊娠破裂，腹腔内有血及血凝块约2 000 mL，盆腔粘连、肠粘连。情况危急，遂马上进行腹腔镜下右侧输卵管切除术＋盆腔粘连松解术＋肠粘连松解术，同时行自体血回输处理。术中出血仅10 mL，自体血回输1 200 mL，患者生命危险解除，体征平稳，安全送回病房。

自体血回输系统具有健康、快捷、安全、有效、节约等优点。紧急情况下，可启动全血回收功能，进血泵与清空泵同时工作，保留血浆成分可实现15秒紧急回输，为抢救患者节约时间。

理论基础

休克是机体在严重失血失液、感染、创伤等强烈致病因素作用下，有效循环血量急剧减少、组织血液灌流量严重不足，以致各重要生命器官和细胞功能代谢障碍及结构损害的全身性病理过程。休克主要临床表现有血压下降、面色苍白、皮肤湿冷、出冷汗（本实验动物犬体表皮肤无汗腺，故不会出现此表现）、脉搏频弱、呼吸困难、尿量减少、烦躁不安或神情淡漠等，代偿期（休克Ⅰ期）如果得不到及时治疗，则血压会进行性下降、昏迷、皮肤发绀、花斑、无尿（休克Ⅱ期），最后可导致弥散性血管内凝血（DIC）或多器官功能障碍综合征（MODS），甚至死亡。

休克可分为低血容量性休克、血管源性休克和心源性休克三种。

低血容量性休克指大量体液丧失造成血容量下降，静脉回流减少，心排出量严重不足，血压降低反射性引起交感神经兴奋，导致外周血管收缩，组织灌流量急剧减少，引起休克，常见于失血性、失液性、烧伤性以及创伤性休克等。

血管源性休克指由于血管活性物质的作用，使小血管舒张血管床容积扩大，血液淤积使有效循环血量减少引起的休克，常见于感染性、过敏性和神经源性休克。

心源性休克指心脏泵功能衰竭，心排出量急剧减少，有限循环血量下降引起的休克，常见于心肌梗死、心外科手术以及心肌缺血再灌注损伤等。

失血性休克的治疗主要包括以下四个方面：（1）严密观察，防止失血；（2）保证气道通畅和止血有效；（3）大量快速补液：随输液通道的建立，立即给予大量快速补液。对严重休克，应该迅速输入1～2 L的等渗平衡盐溶液，随后补充经交叉配血并吻合的血液。为了抢救，可以输同型的或O型的浓缩红细胞；（4）针对大量失血进行复苏之后，还应该再补给一定量的晶体液和胶体液，以便适应体液分离之需。

【通关检测】

1. 休克指机体受到强烈的致病因素侵袭后，导致（　　）锐减，组织灌流量不足所引起的以微循环障碍、代谢障碍和细胞受损为特征的病理性症候群，是严重的全身性应急反应。

A. 有效循环血量　　B. 水和电解质　　C. 细胞外液　　D. 细胞内液

续表

2. 休克早期的症状包括（　　）
   A. 吸氧难以纠正的呼吸困难　　B. 全身皮肤黏膜明显发干
   C. 水、电解质和酸碱平衡紊乱　　D. 面色、皮肤苍白，四肢湿冷
3. 治疗休克最基本和首要的措施是（　　）
   A. 合理使用抗生素　　B. 准确记录出入量　　C. 补充血容量　　D. 积极处理原发病
4. 患者发生失血性休克，现测得中心静脉压低、血压低，应（　　）
   A. 适当补液　　B. 给予强心药　　C. 补液试验　　D. 充分补液
5. 低血容量休克最容易引起哪个器官衰竭（　　）
   A. 心脏　　B. 肝脏　　C. 肾　　D. 脑

【通关检测答案】

实验器材

注射器、手术刀、止血钳、动脉 / 静脉插管、棉线、压力换能器、剃毛器、手术剪、气管插管、动脉夹、微循环观察分析系统（显微镜、恒温灌流盒）、BL-420I 生物信号采集分析系统、静脉输液装置、储血瓶、肛温计、眼科剪、磅秤、铁架台。

实验内容

通过复制犬失血性休克模型，并尝试输注各种药物后观察微循环、体温、血压和尿量变化，总结出失血性休克的处理措施，一方面训练学生严谨的实验设计思维，另一方面加深对失血性休克理论知识的掌握和应用。

实验流程

步骤	操作图示	文字说明
准备实验器械和药品	01 实验仪器 注射器、手术刀、止血钳、动脉 / 静脉插管、棉线、压力换能器、剃毛器、手术剪、气管插管、动脉夹、微循环观察分析系统（显微镜、恒温灌流盒）、BL-420i 生物信号采集分析系统、静脉输液装置、储血瓶、肛温计、眼科剪、磅秤、铁架台 注射器　手术刀　微循环观察分析系统(显微镜、恒温灌流盒)　BL-420i 生物信号采集分析系统　剃毛器 实验仪器与药品 02 实验药品 3% 戊巴比妥钠　肝素　生理盐水　7.5% 氯化钠溶液　6 % 低分子右旋糖苷　高晶高胶液 间羟胺　多巴胺　酚妥拉明　山莨菪碱　纳洛酮　维生素 C	【职业素养】 严谨求实

续表

步骤	操作图示	文字说明
准备实验器械和药品	**提示：**实验前认真查看实验介绍，清楚做什么、怎么做，并主动思考这样做的目的。 **操作：**正确选择实验操作需要的药品和器械，注射器、手术刀、止血钳、微循环观察分析系统、压力换能器、剃毛器、动脉夹、动脉插管、静脉插管、BL-420I 生物信号采集分析系统、静脉输液装置、肛温计、储血瓶、眼科剪、磅秤、铁架台、3% 戊巴比妥钠、1% 肝素、生理盐水、7.5% 氯化钠注射液、6% 低分子右旋糖酐、高晶高胶液、间羟胺、多巴胺、酚妥拉明、山莨菪碱、纳洛酮、维生素 C。	【职业素养】 严谨求实
称重、麻醉、固定犬	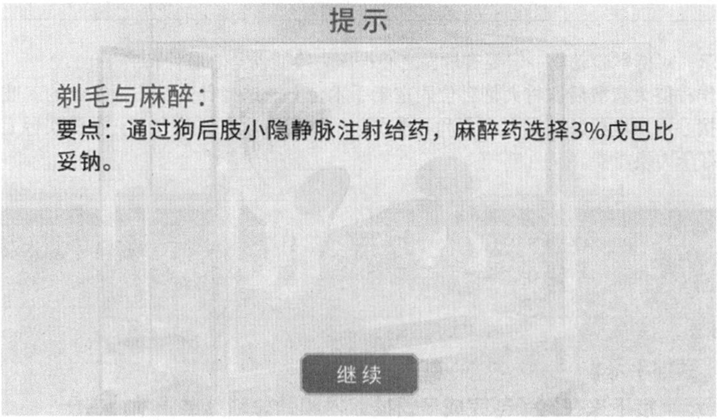 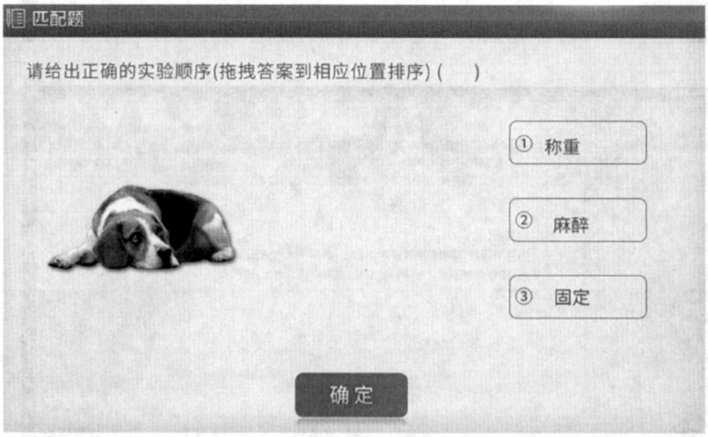 匹配题 请给出正确的实验顺序(拖拽答案到相应位置排序)(　　) ① 称重 ② 麻醉 ③ 固定 确定 提示 剃毛与麻醉： 要点：通过狗后肢小隐静脉注射给药，麻醉药选择3%戊巴比妥钠。 继续 **提示：**犬称重和固定时要小心被咬伤。 **注意点：**麻醉剂量 = 体重 ×1 mL/kg。 **操作：**取犬一只，连同笼子一起称重，扣除笼子重量后记录犬的重量；用剃毛刀剔除犬后肢的皮毛，并通过后肢小隐静脉注射 3% 的戊巴比妥钠液进行麻醉，用药量根据体重计算，每千克用量 1 mL。	【职业素养】 耐心细致

续表

步骤	操作图示	文字说明
连接仪器	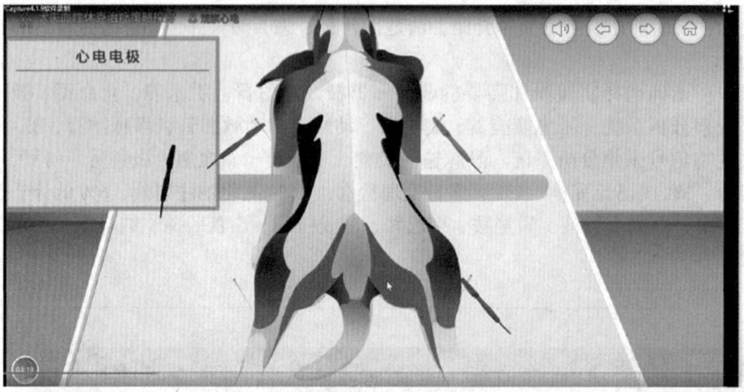 心电电极 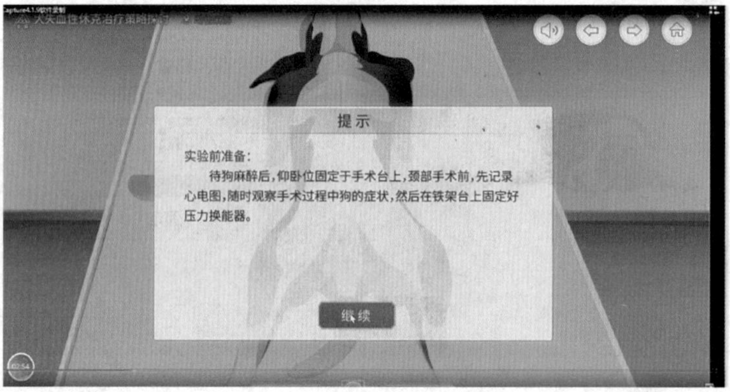 提示 实验前准备： 待狗麻醉后，仰卧位固定于手术台上，颈部手术前，先记录心电图，随时观察手术过程中狗的症状，然后在铁架台上固定好压力换能器。 继续 **提示**：对待实验动物一定要有敬畏之心；压力换能器与心脏保持齐平。 **操作**：待犬麻醉后，将犬仰卧位固定于手术台上。选择针灸针安插在犬的四肢并连接心电图电极，观察犬心率和心电图。将铁架台放在实验台上，在铁架台上固定好压力换能器。	【职业素养】 珍爱生命， 敬畏生命
颈部手术	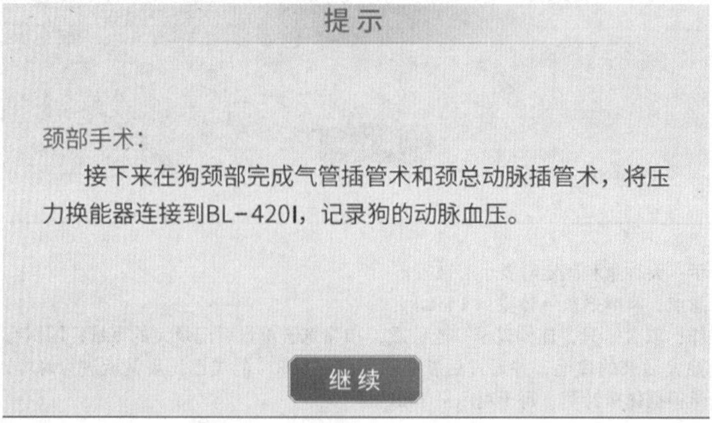 提示 颈部手术： 接下来在狗颈部完成气管插管术和颈总动脉插管术，将压力换能器连接到BL-420I，记录狗的动脉血压。 继续	【职业素养】 珍爱生命， 敬畏生命， 耐心细致

续表

<table>
<tr><th>步骤</th><th>操作图示</th><th>文字说明</th></tr>
<tr><td rowspan="2">颈部手术</td><td>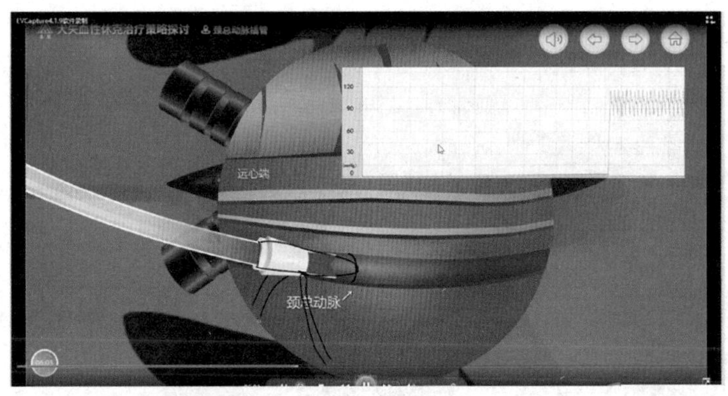

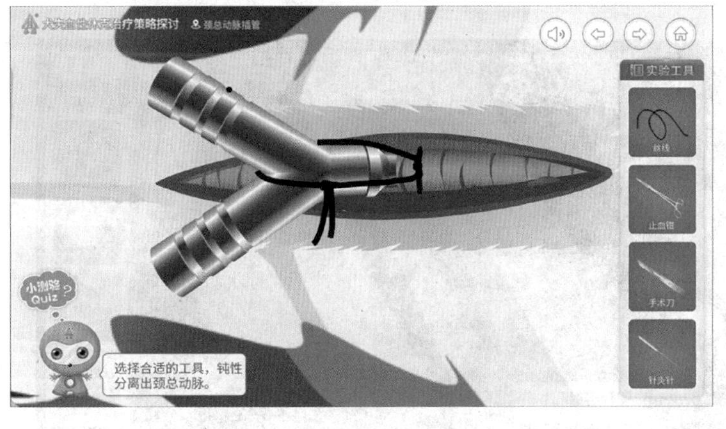
</td><td rowspan="2">【职业素养】
珍爱生命，
敬畏生命，
耐心细致</td></tr>
<tr><td>提示：动作要准，多一些细心和耐心，不要破坏气管和颈总动脉血管。
注意点：如气管内有血液或分泌物，应先用棉签揩净。
操作：用剃毛刀剔除犬颈部皮毛，暴露皮肤。皮肤消毒后，距胸骨上 1 cm 处的正中线剪开皮肤 5 ～ 7 cm，用止血钳分离结缔组织，将皮肤向外侧牵拉。气管位于颈腹正中位，全部被胸骨舌骨肌和胸骨甲状肌所覆盖，用玻璃分针或止血钳插入左右两侧胸骨舌骨肌之间，作钝性分离，将两条肌肉向两外侧缘牵拉并固定，再在喉头以下分离气管两侧及其与食管之间的结缔组织，使气管游离开来，并在气管下穿两根较粗结扎线。提起结扎线，用手术剪在甲状软骨下缘 1 ～ 2 cm 处的气管两软骨环之间横向切开气管前壁（气管口径的一半），用剪刀向气管的头端做一小的 0.5 cm 纵向切口，切口呈 T 形，如气管内有血液或分泌物，应先用棉签揩净，将气管插管由切口处向胸腔方向插入气管腔内，用一结扎线结扎导管，结扎线绕插管分叉处一圈打结固定，另一结扎线将头端的气管切口结扎，以免气管切口处渗血。暴露颈总动脉，分离颈总动脉，结扎远心端，用动脉夹夹闭近心端，做动脉插管，固定插管。打开动脉夹，记录动脉血压。</td></tr>
</table>

续表

<table>
<tr><th>步骤</th><th>操作图示</th><th>文字说明</th></tr>
<tr><td rowspan="2">左侧股手术</td><td>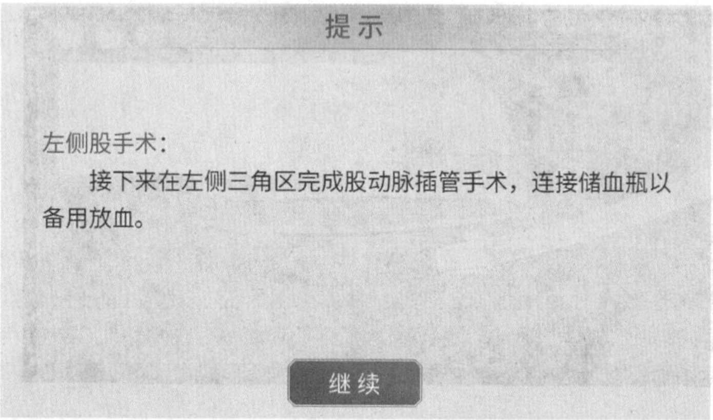

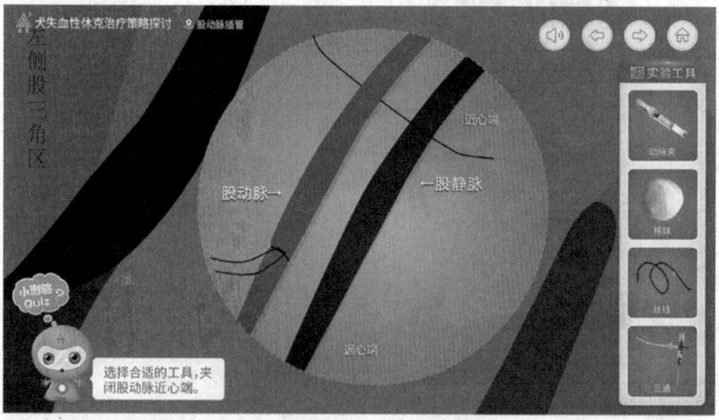

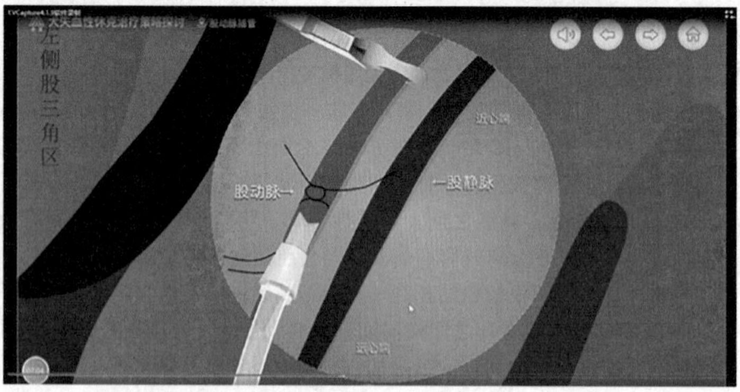
</td><td rowspan="2">【职业素养】
珍爱生命，
敬畏生命，
耐心细致</td></tr>
<tr><td>提示：区分左侧股动脉和股静脉。
操作：用剃毛刀剃除犬左侧三角区皮毛，露出皮肤。用手术刀沿中线切开，暴露股动脉和股静脉，钝性分离股动脉。远心端结扎股动脉，用动脉夹夹闭近心端股动脉，做动脉插管，固定插管，并连接储血瓶。</td></tr>
</table>

续表

步骤	操作图示	文字说明
右侧股手术	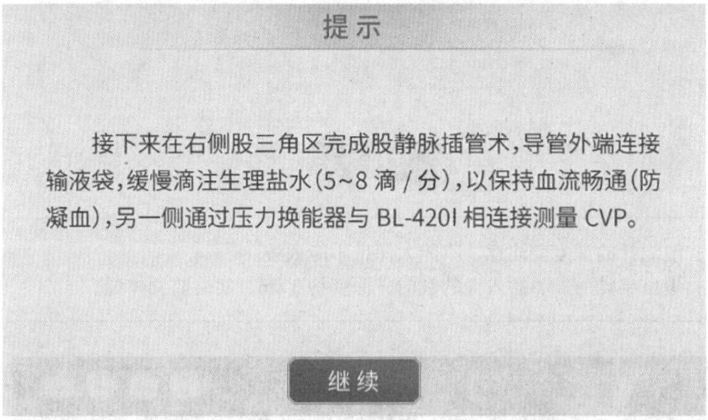 提示 接下来在右侧股三角区完成股静脉插管术，导管外端连接输液袋，缓慢滴注生理盐水（5~8 滴 / 分），以保持血流畅通（防凝血），另一侧通过压力换能器与 BL-420I 相连接测量 CVP。 继续 **注意点：** 1. 牵拉肠袢动作要轻，以免引起严重低血压，影响休克实验。 2. 尽量减少手术出血，分离血管及肌层时，应钝性分离，切勿使用手术刀或手术剪，若出血应设法止血。 3. 所有动脉导管、静脉导管及压力传感器内均应充盈肝素或生理盐水，并排尽气泡。 4. 压力传感器高度均应与犬心脏水平一致。 **操作：**用剃毛刀剃除犬右侧三角区皮毛，露出皮肤。用手术刀沿中线切开，暴露股动脉和股静脉，钝性分离右侧股静脉。远心端结扎股静脉，做静脉插管，固定插管，导管外端接三通管，一侧同输液瓶连接，缓慢输入生理盐水（5 ～ 8 滴 / 分），以保持通畅（防凝血），另一侧通过压力换能器与 BL-420I 生物信息系统相连测 CVP。	**【职业素养】** **珍爱生命，** **敬畏生命，** **耐心细致**

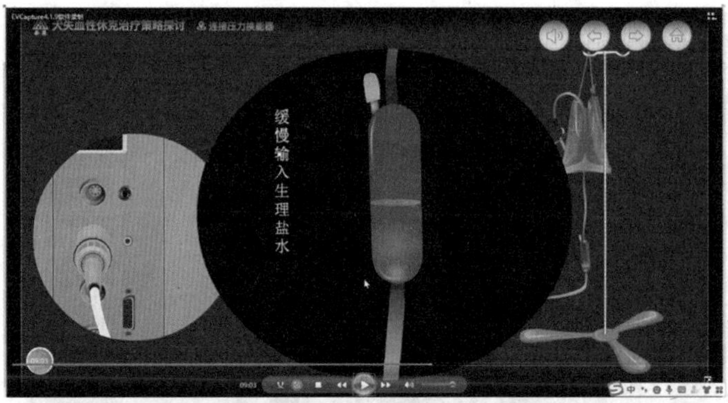

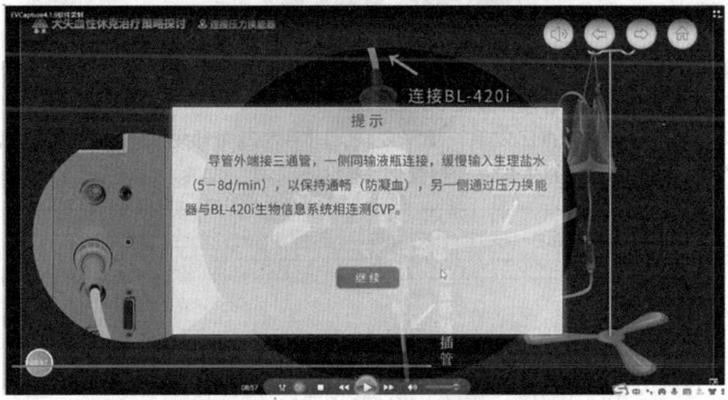

续表

犬失血性休克治疗
实验工具
手术刀
注射器
丝线
选择合适的工具，对拉出的小肠袢肠系膜进行观察。
提示
接下来开始测量犬的肛温，请注意观察和记录。
继续
连接储血瓶
缓慢放血，在10分钟左右使平均动脉压降至40mmHg。维持40mmHg血压20分钟。记录休克指标。观察记录均动脉压（MAP）、脉压（Ps-d）、心率（HR）。

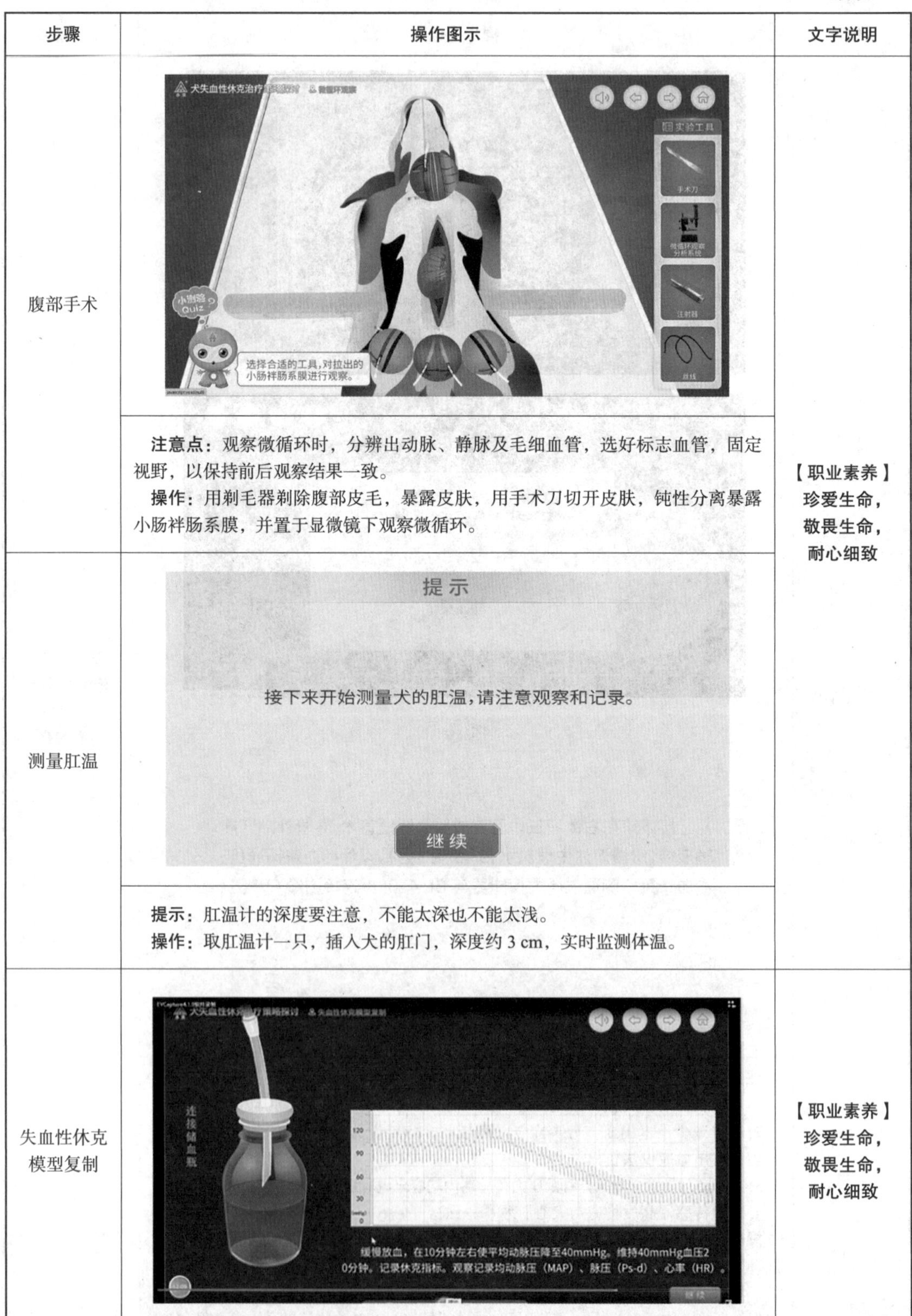

步骤	操作图示	文字说明
腹部手术	（操作图示）	【职业素养】 珍爱生命， 敬畏生命， 耐心细致
	注意点：观察微循环时，分辨出动脉、静脉及毛细血管，选好标志血管，固定视野，以保持前后观察结果一致。 **操作**：用剃毛器剃除腹部皮毛，暴露皮肤，用手术刀切开皮肤，钝性分离暴露小肠袢肠系膜，并置于显微镜下观察微循环。	
测量肛温	（操作图示）	
	提示：肛温计的深度要注意，不能太深也不能太浅。 **操作**：取肛温计一只，插入犬的肛门，深度约 3 cm，实时监测体温。	
失血性休克模型复制	（操作图示）	【职业素养】 珍爱生命， 敬畏生命， 耐心细致

续表

<table>
<tr><th>步骤</th><th>操作图示</th><th>文字说明</th></tr>
<tr><td rowspan="2">失血性休克模型复制</td><td> 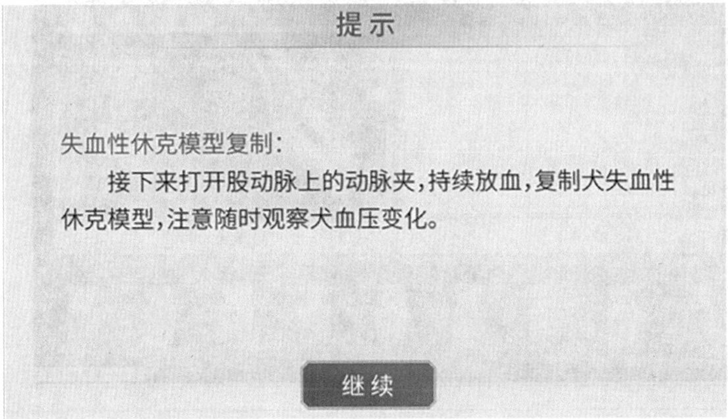提示

失血性休克模型复制：
接下来打开股动脉上的动脉夹，持续放血，复制犬失血性休克模型，注意随时观察犬血压变化。

继续</td><td rowspan="3">【职业素养】
珍爱生命，
敬畏生命，
耐心细致</td></tr>
<tr><td>提示：放血速度要慢，并时刻观察犬的生命体征，做好记录。
操作：打开左侧股动脉的动脉夹，缓慢放血，在 10 分钟左右使平均动脉压降至 40 mmHg。维持 40 mmHg 血压 20 分钟。观察平均动脉压（MAP）、脉压（Ps-d）、心率（HR），记录休克指标。</td></tr>
<tr><td>治疗策略探讨</td><td> 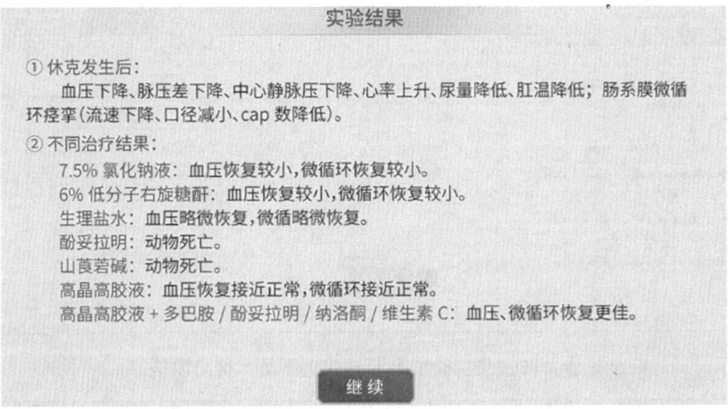实验结果

① 休克发生后：
血压下降、脉压差下降、中心静脉压下降、心率上升、尿量降低、肛温降低；肠系膜微循环痉挛(流速下降、口径减小、cap 数降低)。
② 不同治疗结果：
7.5% 氯化钠液：血压恢复较小，微循环恢复较小。
6% 低分子右旋糖酐：血压恢复较小，微循环恢复较小。
生理盐水：血压略微恢复，微循略微恢复。
酚妥拉明：动物死亡。
山莨菪碱：动物死亡。
高晶高胶液：血压恢复接近正常，微循环接近正常。
高晶高胶液 + 多巴胺 / 酚妥拉明 / 纳洛酮 / 维生素 C：血压、微循环恢复更佳。

继续 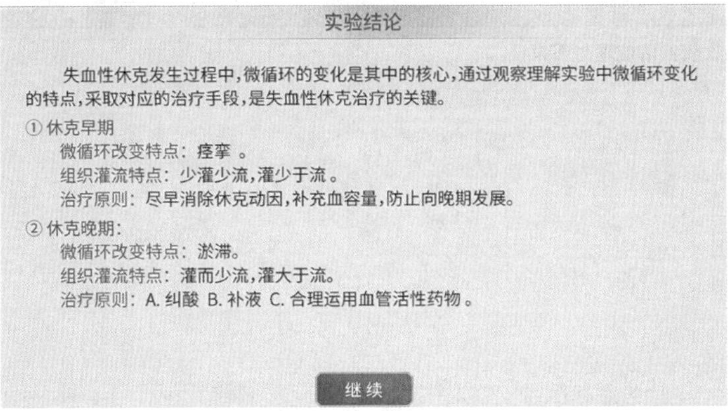

实验结论

失血性休克发生过程中，微循环的变化是其中的核心，通过观察理解实验中微循环变化的特点，采取对应的治疗手段，是失血性休克治疗的关键。
① 休克早期
微循环改变特点：痉挛 。
组织灌流特点：少灌少流，灌少于流 。
治疗原则：尽早消除休克动因，补充血容量，防止向晚期发展。
② 休克晚期：
微循环改变特点：淤滞。
组织灌流特点：灌而少流，灌大于流。
治疗原则：A. 纠酸 B. 补液 C. 合理运用血管活性药物 。

继续</td></tr>
</table>

续表

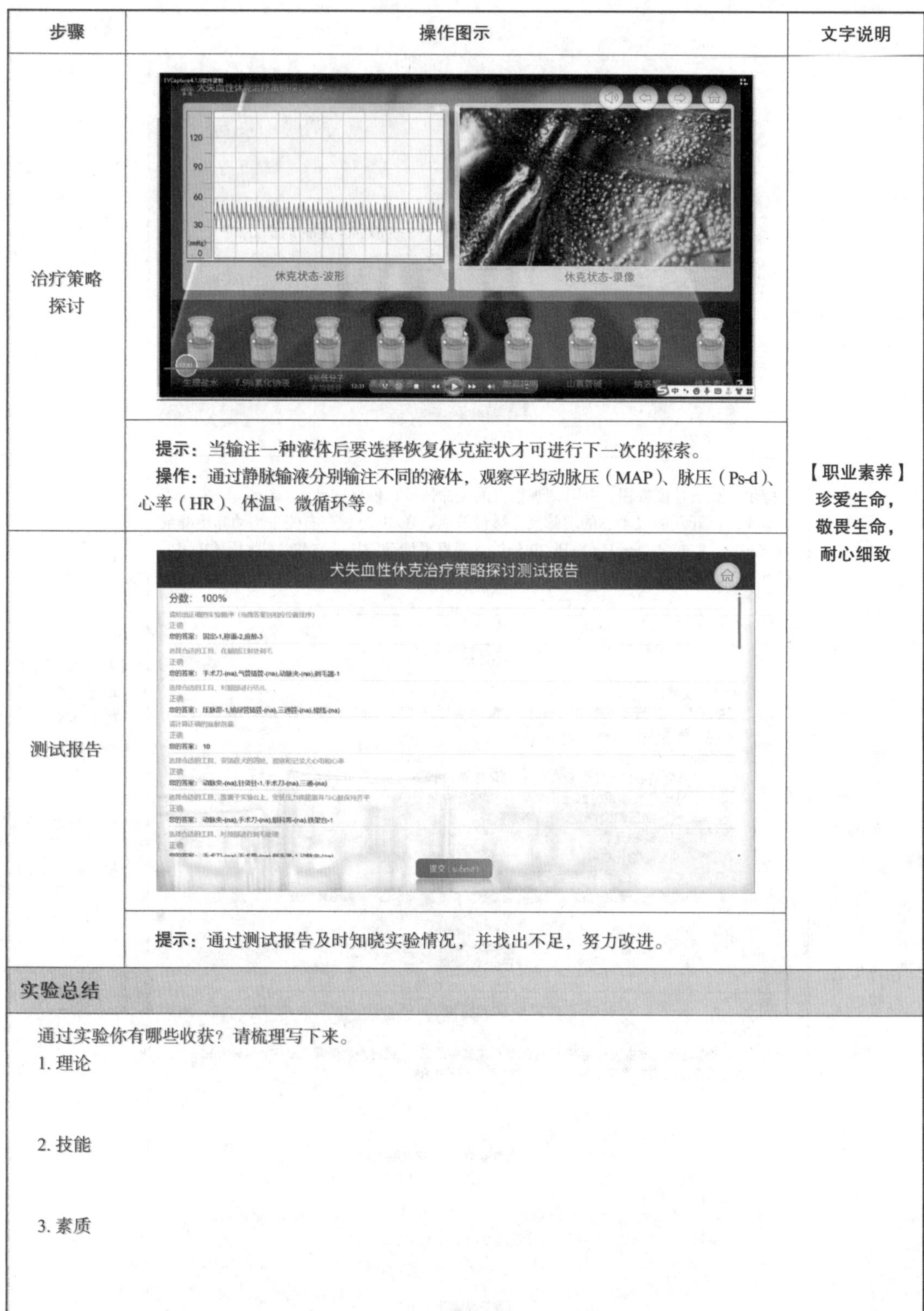

步骤	操作图示	文字说明
治疗策略探讨	**提示：**当输注一种液体后要选择恢复休克症状才可进行下一次的探索。 **操作：**通过静脉输液分别输注不同的液体，观察平均动脉压（MAP）、脉压（Ps-d）、心率（HR）、体温、微循环等。	**【职业素养】** **珍爱生命，** **敬畏生命，** **耐心细致**
测试报告	**提示：**通过测试报告及时知晓实验情况，并找出不足，努力改进。	

实验总结

通过实验你有哪些收获？请梳理写下来。

1. 理论

2. 技能

3. 素质

续表

知识拓展
无偿献血　关爱他人 2023 年 6 月 14 日是第 20 个世界献血者日，衷心感谢每一位无偿献血者的热忱奉献！今年我国世界献血者日的活动口号是“捐献血液，分享生命”。那么，无偿献血需要注意什么呢？ 献血的基本要求 1. 年龄：国家提倡年龄 18 周岁～ 55 周岁的公民参与献血；既往无献血反应、符合健康检查要求的多次献血者主动要求再次献血的，年龄可延长至 60 周岁； 2. 全血捐献体重：男性≥ 50 kg，女性≥ 45 kg； 3. 血压：90 mmHg ≤收缩压 <140 mmHg，60 mmHg ≤舒张压 <90 mmHg，脉压：≥ 30 mmHg； 4. 脉搏：60 ～ 100 次 / 分，高度耐力的运动员≥ 50 次 / 分。 献血前注意事项 1. 献血前一天要保证充足睡眠，保持日常生活习惯，不宜做长时间的剧烈运动； 2. 献血当天携带本人身份证或其他有效身份证件； 3. 捐献全血当天不要空腹，宜清淡饮食，献血前两餐不要吃高脂肪、高蛋白食品，如肥肉、油炸食品、豆浆等，不服用药物，不要饮酒。 献血过程中注意事项 1. 献血前须填写一份《献血者健康情况征询表》，进行献血前健康征询，如实反映自己的身体健康情况； 2. 献血前须测量血压、脉搏、体重，并采集血样初检，检测项目包括血型、血比重、乙肝表面抗原及丙氨酸氨基转移酶； 3. 献血时伸直胳膊，献血侧手臂根据医护人员的指导做松攥拳动作，放松心情，有问题及时与医护人员沟通。 献血后注意事项 1. 献血完毕后，三指并拢按压针眼 15 分钟，或用专业的弹力绷带绑扎 25 ～ 30 分钟，在献血现场休息至少 15 分钟； 2. 献血后 2 小时内献血一侧手臂不要提重物，4 小时后可去掉创可贴，24 小时内针眼处不要着水，不要做剧烈运动或重体力劳动； 3. 献血后保证充足休息，合理饮食，血容量在适当饮水补充体液后经 1 ～ 2 小时可恢复，捐献全血后 7 ～ 10 天，红细胞、血红蛋白可恢复至献血前水平。

（晏燕、唐鑫元）

实验项目九　离体蟾蜍心灌流

实验目标

素养目标	1. 具有严谨求实的职业态度和珍爱生命的职业素养。 2. 具有观察现象和分析内在机制的意识。
知识目标	1. 学习离体蟾蜍心灌流的方法。 2. 了解心脏的兴奋性、传导性、自律性和收缩性。 3. 观察内环境中某些因素变化对心脏活动的影响。 4. 说出心脏的结构及血流过程。
技能目标	1. 能完成离体蟾蜍心的制备。 2. 能区别不同因素对蟾蜍心跳动的影响。

情境导入

2月2日，中山大学孙逸仙纪念医院里，一名女子扶着自己接受“人工心脏”手术后21天的父亲——59岁的梁叔散步，神情甚是惊喜。

据了解，这次手术为患者植入的是新一代仿生型“人工心脏”，这也是在广东的首例应用。这是我国的原研产品，一款可终身使用的“人工心脏”，目前已挽救70多名严重心脏衰竭患者的生命。

理论基础

心脏是循环系统中一个主要器官，主要功能是为血液流动提供压力，把血液运行至身体各个部分。

人的心脏外形像桃子，位于横膈之上，两肺间而偏左，体积约相当于一个人的拳头大小，重量约250克。心脏主要功能是为血液流动提供动力，把血液运行至身体各个部分。心脏主要由心肌构成，有左心房、左心室、右心房、右心室四个腔。左右心房之间和左右心室之间均由间隔隔开，故互不相通，心房与心室之间有瓣膜（房室瓣），这些瓣膜使血液只能由心房流入心室而不能倒流（图1）。

血液在心脏中是按单方向流动，经心房流向心室，由心室射入动脉。在心脏的射血过程中，心室舒缩活动所引起的心室内压力的变化是促进血液流动的动力，而瓣膜的开放和关闭则决定着血流的方向。心房开始收缩之前，整个心脏处于舒张状态，心房、心室内压力都比较低，这时半月瓣（动脉瓣）关闭。由于静脉血不断流入心房，心房内压力相对高于心室，房室瓣处于开的状态，血液由心房流入心室，使心室充盈。当心房收缩时，心房容积减小，内压升高，再将其中的血液挤入心室，使心室充盈血量进一步增加。心房收缩持续时间约为0.1秒，随后进入舒张期。

心房进入舒张期后不久，心室开始收缩，心室内压逐渐升高，首先心室内血液推动房室瓣关闭，进一步则推开半月瓣而射入动脉，当心室舒张，心室内压下降，主动脉内血液向心室方向反流，推动半月瓣，使之关闭，当心室内压继续下降到低于心房内压时，心房中血液推开房室瓣，快速流入心室，心室容积迅速增加，此后，进入下一个心动周期，心房又开始收缩，再把其中少量血液挤入心室。可见在一般情况下，血液进入心室主要不是靠心房收缩所产生的挤压作用，而是靠心室舒张时心室内压下降所形成的“抽吸”作用。

续表

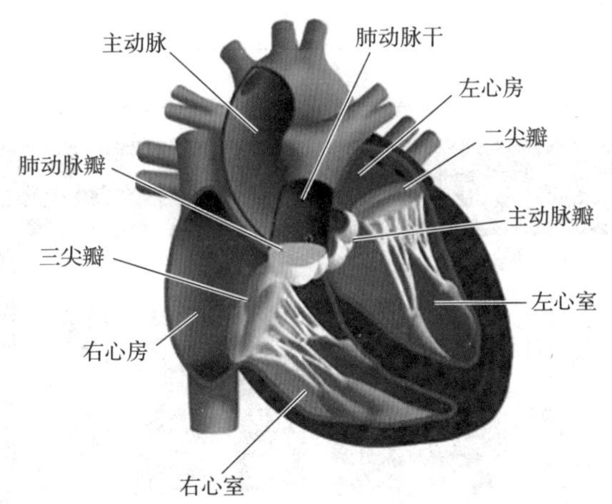

图1　心脏结构

心脏的正常节律性活动必须在适宜的理化环境里才能维持，一旦适宜的理化环境被干扰或破坏，心脏活动就会受到影响。心脏受自主神经的双重支配，交感神经兴奋时，其末梢释放去甲肾上腺素，使心肌收缩力加强，传导增快，心率加快；而迷走神经兴奋时，其末梢释放乙酰胆碱，使心肌收缩力减弱，心率减慢。

【通关检测】

1. 心室肌细胞出现相对不应期，原因是（　　）
   A. 钠离子通道的开放能力尚未恢复正常　　B. 钠离子通道已失活
   C. 钾离子通道已逐渐激活　　D. 钙离子通道已逐渐复活
2. 房室延搁的生理意义是（　　）
   A. 使心室肌不会产生完全强直收缩　　B. 增强心肌收缩力
   C. 使心室肌有效不应期延长　　D. 使心房、心室不会同时收缩
3. 不影响心肌收缩强度的是（　　）
   A. 心室舒张末期容积　　B. 心肌收缩能力
   C. 细胞外钙离子浓度　　D. 参加收缩的肌纤维数目

【通关检测答案】

实验器材

BL-420I 生物机能实验系统、蟾蜍类手术器材、蟾蜍板、蟾蜍足钉、丝线、小烧杯、滴管、任氏液。

实验内容

通过制备离体蟾蜍心，并给予不同的刺激，观察蟾蜍心的跳动频率和力度。一方面训练学生严谨的实验设计思维，另一方面学习心脏泵血功能及其影响因素。

续表

实验流程		
步骤	操作图示	文字说明
准备实验器械和药品	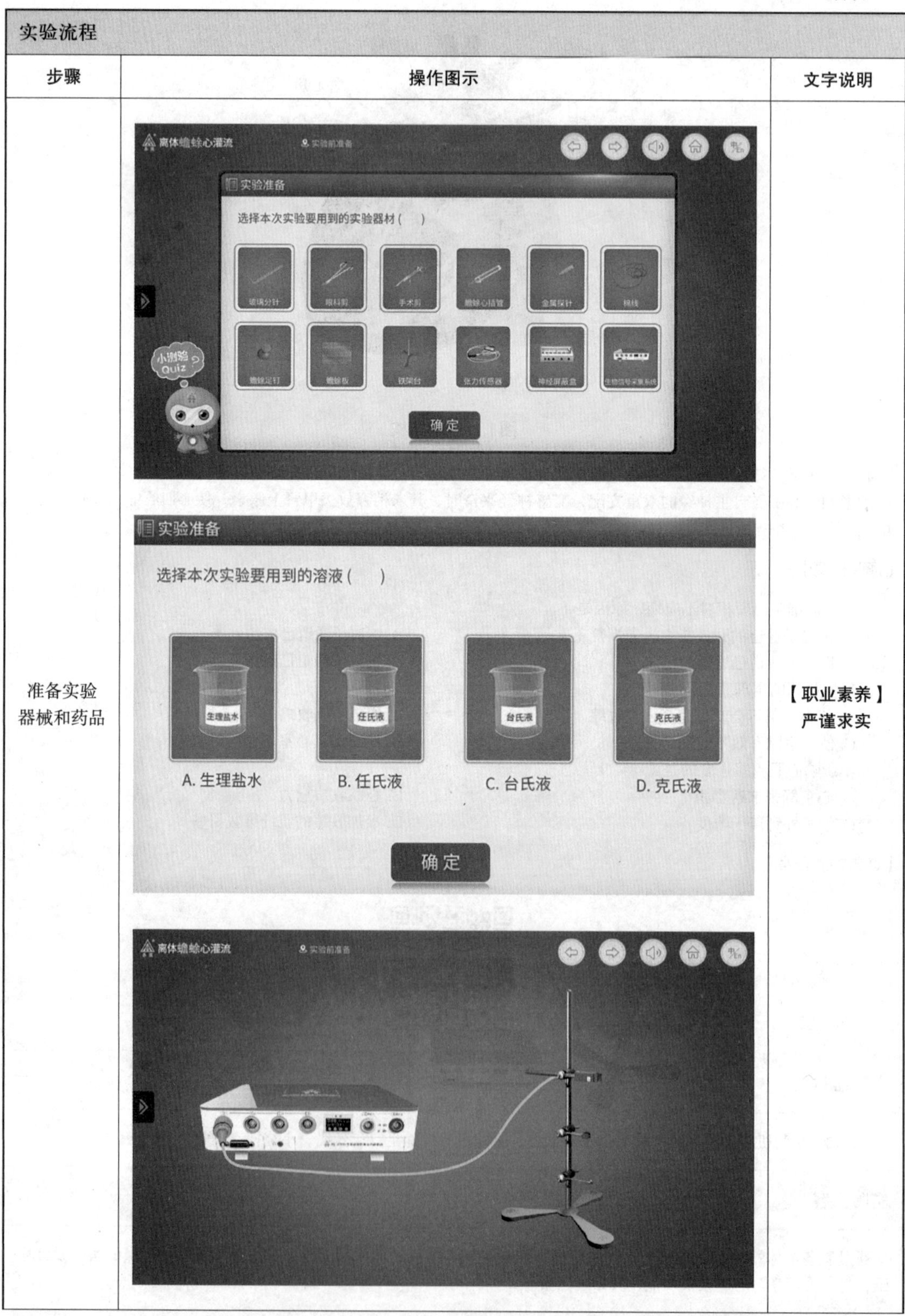	【职业素养】严谨求实

续表

步骤	操作图示	文字说明
准备实验器械和药品	**提示：**实验前认真查看实验介绍，清楚做什么、怎么做，并主动思考这样做的目的。只有做好预习，熟悉实验内容，理解实验目的、实验步骤和注意事项和每个仪器的作用，才能顺利完成实验任务。 **操作：**正确选择实验操作需要的药品和器械：玻璃分针、普通剪刀、手术剪、金属探针、棉线、蟾蜍足钉、蟾蜍板、神经屏蔽盒、生物信号采集系统，并进行连接。	**【职业素养】严谨求实**
捉拿蟾蜍	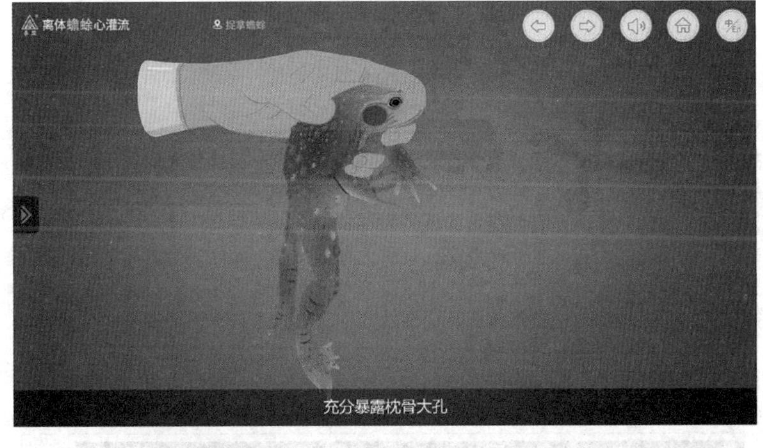 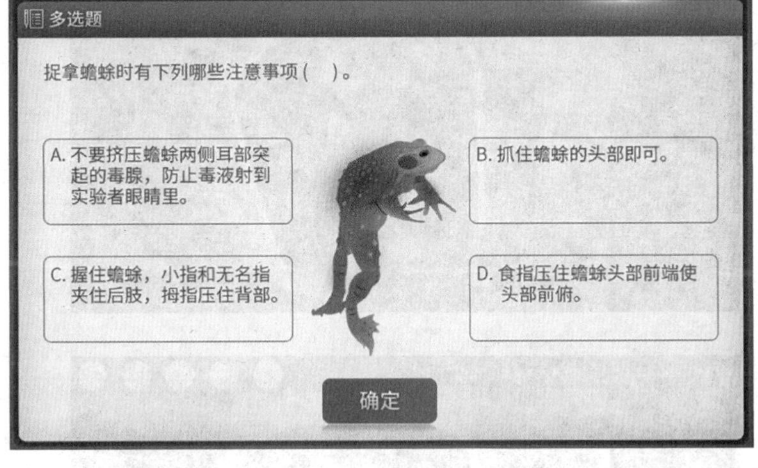 **提示：**正确的捉拿方式可以更好地暴露枕骨大孔，便于下一步操作。戴防护眼镜可以防止蟾蜍毒液误入眼睛。 **注意点：**蟾蜍毒液对人体有害，请采取正确的捉拿方式并做好防护。 **操作：**左手持蛙，使蛙背朝上，用拇指按压背部，食指下压头部前端，并以中指、无名指和小指压住其左腹和后肢。右手进行脑、脊髓破坏等操作。抓取时，禁止挤压两侧耳部的腺体，以免毒液射入眼中。	**【职业素养】珍爱生命，耐心细致**

续表

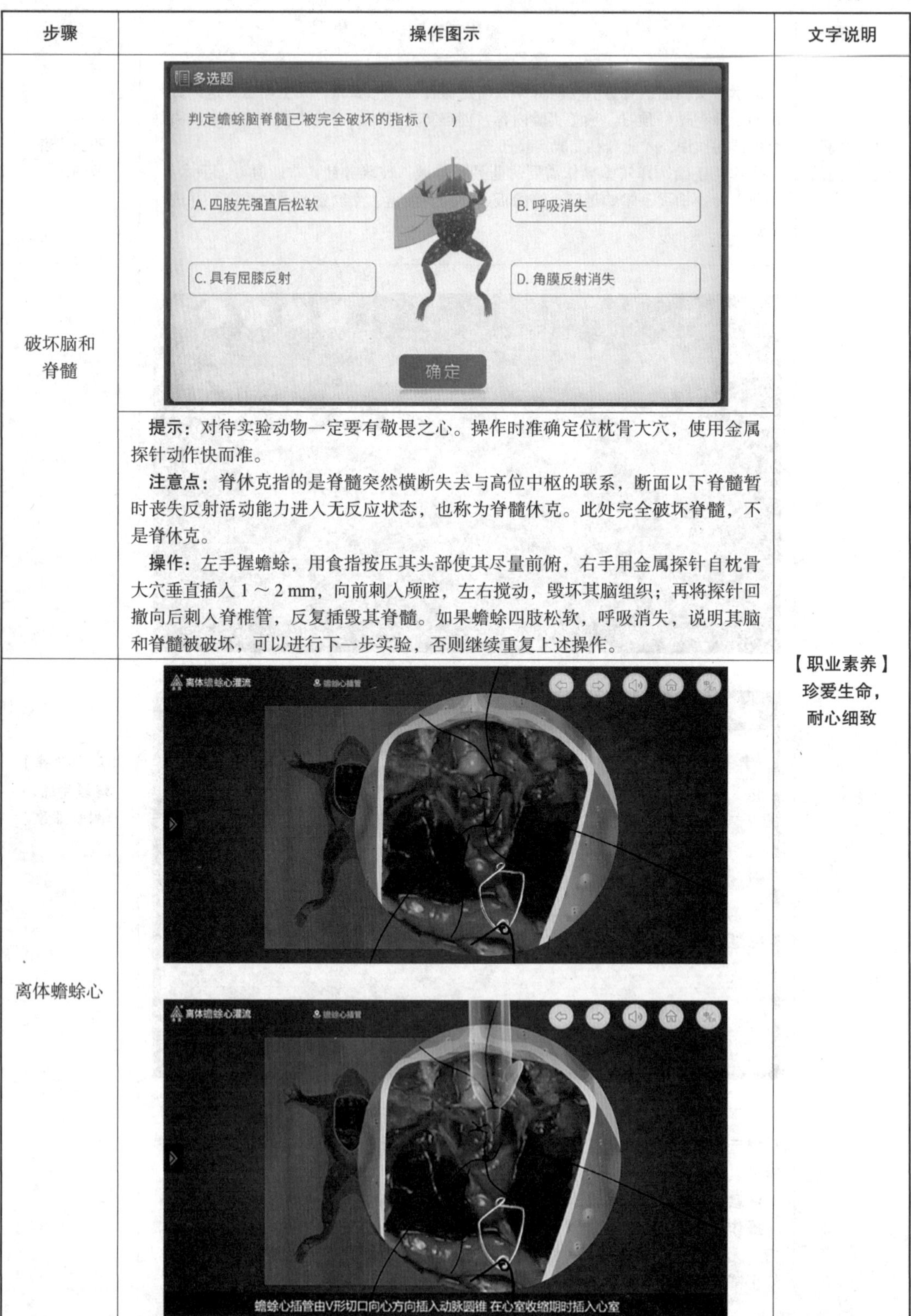

步骤	操作图示	文字说明
破坏脑和脊髓	**提示：**对待实验动物一定要有敬畏之心。操作时准确定位枕骨大穴，使用金属探针动作快而准。 **注意点：**脊休克指的是脊髓突然横断失去与高位中枢的联系，断面以下脊髓暂时丧失反射活动能力进入无反应状态，也称为脊髓休克。此处完全破坏脊髓，不是脊休克。 **操作：**左手握蟾蜍，用食指按压其头部使其尽量前俯，右手用金属探针自枕骨大穴垂直插入 1 ~ 2 mm，向前刺入颅腔，左右搅动，毁坏其脑组织；再将探针回撤向后刺入脊椎管，反复插毁其脊髓。如果蟾蜍四肢松软，呼吸消失，说明其脑和脊髓被破坏，可以进行下一步实验，否则继续重复上述操作。	**【职业素养】** **珍爱生命，** **耐心细致**
离体蟾蜍心		

续表

步骤	操作图示	文字说明
离体蟾蜍心	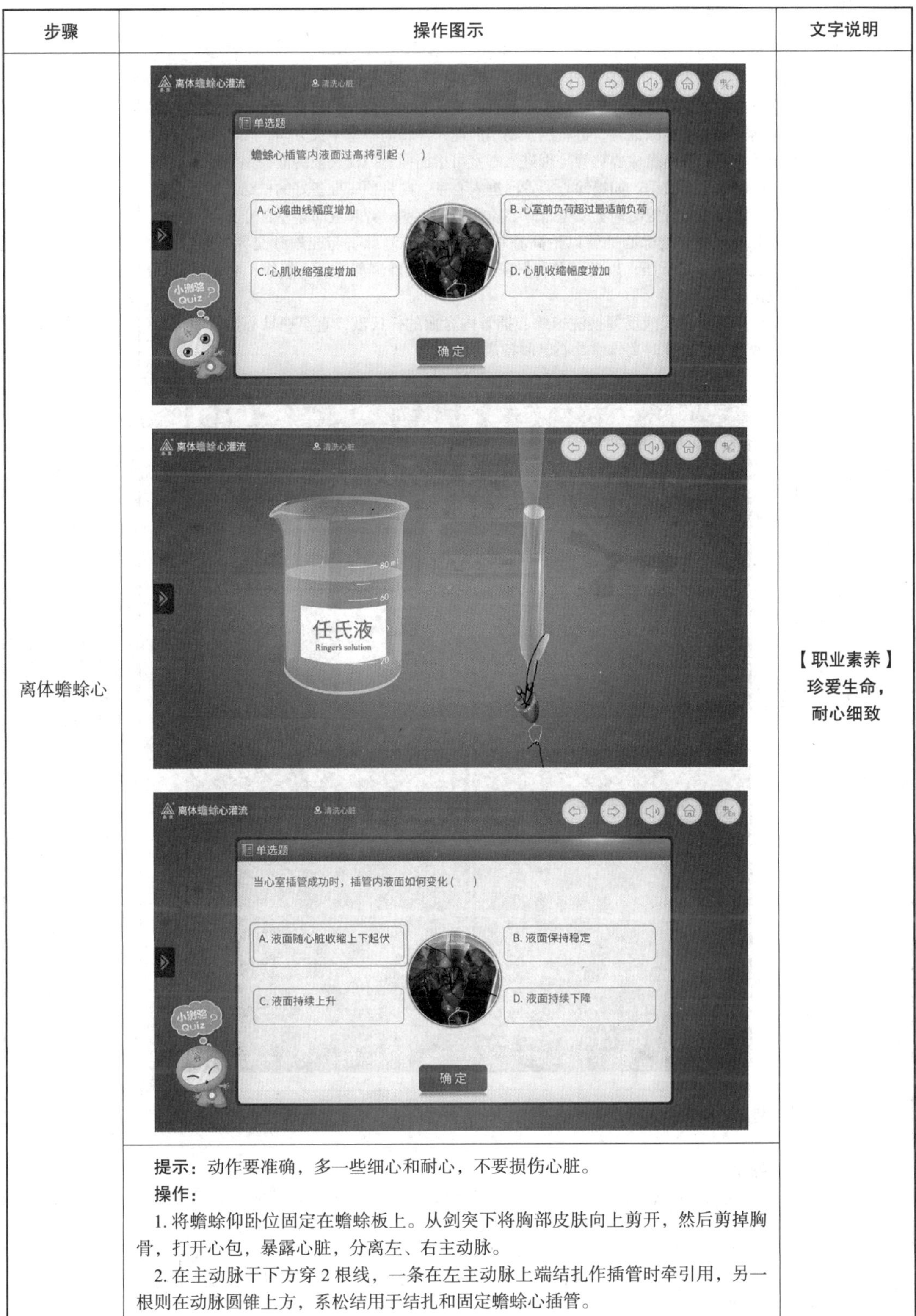 **提示：**动作要准确，多一些细心和耐心，不要损伤心脏。 **操作：** 1. 将蟾蜍仰卧位固定在蟾蜍板上。从剑突下将胸部皮肤向上剪开，然后剪掉胸骨，打开心包，暴露心脏，分离左、右主动脉。 2. 在主动脉干下方穿 2 根线，一条在左主动脉上端结扎作插管时牵引用，另一根则在动脉圆锥上方，系松结用于结扎和固定蟾蜍心插管。	**【职业素养】** **珍爱生命，** **耐心细致**

续表

步骤	操作图示	文字说明
	3. 左手持左主动脉上方的结扎线，用眼科剪在松结上方左主动脉根部剪一小斜口，右手将盛有少许任氏液的大小适宜的蟾蜍心插管由此剪口处插入动脉圆锥。当插管头到达动脉圆锥时，再将插管稍稍后退，并转向心室中央方向，在心室舒张期插入心室。判断蟾蜍心插管是否进入心室可根据插管内任氏液的液面是否能随心室的收舒而上下波动。如蟾蜍心插管已进入心室，则将预先准备好的松结扎紧，并固定在蟾蜍心插管的侧钩上以免蟾蜍心插管滑出心室。剪断主动脉左右分支。 4. 轻轻提起蟾蜍心插管以抬高心脏，用一线在静脉窦与腔静脉交界处做结扎，结扎线应尽量下压，以免伤及静脉窦，在结扎线外侧剪断所有组织，将蟾蜍心游离出来。 5. 用新鲜任氏液反复换洗蟾蜍心插管内含血的任氏液，直至蟾蜍心插管内无血液残留为止。此时离体蟾蜍心已制备成功。	
离体蟾蜍心	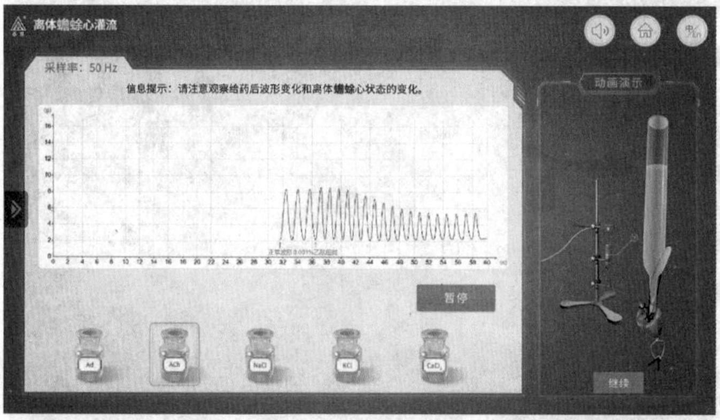 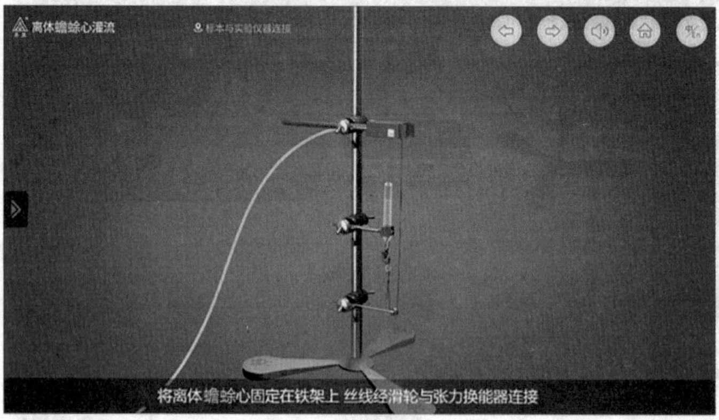	【职业素养】 珍爱生命， 耐心细致
	提示：每次换新试剂时都要先用任氏液进行清洗，待波形图恢复正常再测试新试剂。 **操作**： 1. 将蟾蜍心插管固定在铁支架上，用蟾蜍心夹在心室舒张期夹住心尖，并将蟾蜍心夹的线头通过滑轮连至张力换能器的应变梁上，此线应有一定的紧张度。 2. 张力换能器输出线接第一通道。 3. 打开计算机，启动 BL-420I 生物信号采集处理系统。点击菜单“实验 / 常用生理学实验”，选择“离体蟾蜍心灌流”。	

续表

步骤	操作图示	文字说明
离体蟾蜍心	4. 把蟾蜍心插管内的任氏液全部更换为等量的 0.65%NaCl 溶液，观察心脏活动及曲线变化。当效应明显时应及时吸出灌流液，用新鲜任氏液反复换洗数次，待曲线恢复正常后再进行下一项目。 5. 滴入 2%$CaCl_2$ 溶液 1 ～ 2 滴，观察及换液方法同步骤（4）。 6. 滴入 1%KCl 溶液 1 ～ 2 滴，观察及换液方法同步骤（4）。 7. 滴入 0.01% 的肾上腺素溶液 1 ～ 2 滴，观察曲线的变化。待效应明显后，用新鲜任氏液反复换洗数次，直至曲线恢复正常。加入 1% 普萘洛尔溶液 1 ～ 2 滴，观察此时曲线变化。然后，再加入 0.01% 的肾上腺素溶液 1 ～ 2 滴，观察与刚才的肾上腺素曲线有何不同。待效应出现后，用新鲜任氏液反复换洗数次，直至曲线恢复正常。 8. 滴入 0.01% 的乙酰胆碱溶液 1 ～ 2 滴，观察曲线的变化。待效应明显后，用新鲜任氏液反复换洗数次，直至曲线恢复正常。加入 1% 阿托品溶液 1 ～ 2 滴，观察此时曲线变化。然后，再加入 0.01% 的乙酰胆碱溶液 1 ～ 2 滴，观察与刚才的乙酰胆碱曲线有何不同。待效应出现后，用新鲜任氏液反复换洗数次，直至曲线恢复正常。 **注意点：**肾上腺素、乙酰胆碱是受体激动剂，酚妥拉明和阿托品是受体阻断剂。	**【职业素养】** **珍爱生命，** **耐心细致**
测试报告	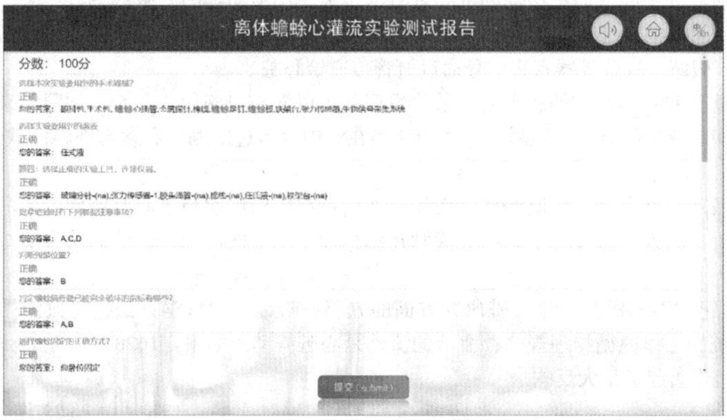 离体蟾蜍心灌流实验测试报告 分数：100分 **提示：**通过测试报告及时知晓实验情况，并找出不足，努力改进。	

实验总结

通过实验你有哪些收获？请梳理写下来。

1. 理论

2. 技能

续表

3. 素质

知识拓展

心血管系统研究历史（节选）

关于心脏的古籍可以追溯到公元前 1555 年前后，有些现代翻译版本指出古埃及医生或许已经对有些心脏疾病有了颇为深入的认识，比如心肌梗死，甚至包括动脉瘤。

希波克拉底（前 460—前 377）常被人称作医学之父，他认定气管属于动脉，这也就是为什么气管最早在希腊语里被称为“arteria aspera”——意为粗糙的动脉。

“心本位主义者”中最著名的一位就是亚里士多德（前 384—前 322）。亚里士多德仔细观察过几百种动植物，并对许多物种进行过解剖，利用观察到的动植物特征开创了一个系统，让所有生物都可以被分类研究。亚里士多德观察过小鸡胚胎的心脏活动，发现心脏是第一个发育的器官。他提出假设，认为大型动物（如人类）的心脏都有三个腔室，即左腔、右腔和中腔，而中型动物的心脏有两个腔，小型动物的心脏就只有一个腔了。亚里士多德还认为心脏是人体最重要的器官，是智力、情绪和灵魂的居所。他对神经系统全无认知，因此指出心脏是所有外来感觉信息的处理中心，眼睛、耳朵等器官将信号通过血管传递给心脏。

治疗过大量划伤、砍伤和外伤截肢的患者后，盖伦发现他可以向伤口施用收敛剂（如醋）来抑制出血。收敛剂能让血管收缩，减少伤口流出的血量。同时，他还会使用在酒中浸泡过的绷带和含有香料的软膏来促进伤口愈合，防止感染。

在解剖实践中，赫罗菲拉斯发现了心脏瓣膜，而埃拉西斯特拉图斯则解释了心脏瓣膜的单向通过性。后者还发现心脏是一个泵。此外，二人一起发现了动脉和静脉在结构和功能上的区别，但他们均未能纠正当时认为动脉中充满空气的错误观点。

威廉·哈维是 17 世纪的英国医生，是心脏研究方面的先驱。哈维利用科学方法，将血液循环解释成一种自然现象，他发现循环系统的工作遵循物理规律，血液的流动是心脏搏动的结果。1628 年，哈维发表了他的经典著作《心血运动论》。这部著作引起了很大反响。

原文作者 /[美] 比尔·舒特

（徐国标、唐鑫元）

实验项目十　蟾蜍心起搏及起源分析

实验目标	
素养目标	1. 具有严谨求实的职业态度和珍爱生命的职业素养。 2. 具有观察现象、分析问题、总结规律的能力。
知识目标	1. 掌握心脏的传导系统。 2. 理解心脏传导通路。 3. 说出心脏起搏的影响因素。
技能目标	1. 能完成离体蟾蜍心制备。 2. 能操作 BL-420I 生物机能实验系统，正确连接仪器设备，确定实验参数。 3. 能观察心脏张力曲线变化。 4. 能用理论知识解释临床心脏停搏问题。

情境导入

1名学生在运动时突发心搏骤停，昏迷不醒。事发后，学校第一时间启动安全事故应急处理机制，拨打120求助，班主任、校医及校领导临危不乱，科学处置，先后采取 AED 除颤、心肺复苏等抢救措施，为学生赢回了宝贵的黄金抢救时间。

理论基础

心脏的特殊传导系统具有自动节律性，但各部分的自动节律性不同。正常情况下，窦房结的自律性最高，它自动产生的兴奋向外扩散，依次激动心房肌、房室交界、房室束、心室内传导组织和心室肌，引起整个心脏兴奋和收缩。由于窦房结是主导整个心脏兴奋和跳动的正常部分，故称之为主导起搏点；其他部位自律组织受窦房结的“抢先占领或超速驱动压抑”控制，并不表现出它们自身的自动节律性，只是起着兴奋传导作用，故称之为潜在起搏点。两栖类动物心脏的正常起搏点是静脉窦，在正常情况下，其心房和心室在静脉窦冲动作用下依序搏动，只有当正常起搏点的冲动受阻时，“超速驱动压抑”解除，心脏的自律性次之的部位才可能显示其自律性。

正常生理条件下发现静脉窦、心房、心室三者跳动频率一致。当用盛有热水（35～40℃）的小试管接触静脉窦时会使静脉窦、心房、心室三者的频率同时加快。用盛有冰水（0℃）的小试管接触静脉窦会使静脉窦、心房、心室三者的频率同时减慢。由此可见，两栖类动物心脏的正常起搏点是静脉窦，在正常情况下，其心房和心室在静脉窦冲动作用下依序搏动。

若在静脉窦和心房交界处的半月形白线（即窦房沟）处穿线作一结扎（即斯氏第一结扎）以阻断静脉窦和心房之间的传导，结果可见静脉窦以原有的频率继续搏动，心房、心室暂时性的停止收缩。在心房收缩一段时间之后，心室才开始收缩。最后心房和心室同步收缩，但比静脉窦的节律性低。由此可见，心房中也存在自律组织，且在一段时间之后才表现出来，但心房的收缩期明显慢于静脉窦。

当斯氏第一结扎完成，心房、心室恢复跳动后，再在心房与心室交界处即房室沟用线作第二结扎。结扎后，心室停止跳动，而静脉窦和心房继续跳动，可见静脉窦和心房的收缩不同，而心室的收缩节律明显慢于前二者，由此可以说明心室收到收缩信号要晚于心房，心室中也存在自律组织，但明显慢于心房。

【通关检测】

1. 属于心脏的潜在起搏点的是（　　）

A. 窦房结　　B. 左心房肌　　C. 房室交界　　D. 心室肌

2. 下列属于心脏的正常起搏点的是（　　）

A. 窦房结　　B. 房室交界　　C. 心室肌　　D. 左心房肌

续表

3. 当用盛有热水（35 ～ 40℃）的小试管接触静脉窦时，静脉窦、心房、心室三者的频率（　　），用盛有冰水（0℃）的小试管接触静脉窦时，静脉窦、心房、心室三者的频率（　　）。（填空题）

【通关检测答案】

实验器材

BL-420I 生物机能实验系统、张力传感器、蟾蜍类手术器材、蟾蜍板、蟾蜍钉、丝线、小烧杯、滴管、温热水、冰水。

实验内容

借助 BL-420I 生物机能实验系统进行在体蟾蜍心起搏点观察和分析，一方面训练学生严谨的实验设计思维，另一方面学习心脏起搏点和传导顺序及其影响因素。

实验流程

步骤	操作图示	文字说明
准备实验器械和药品	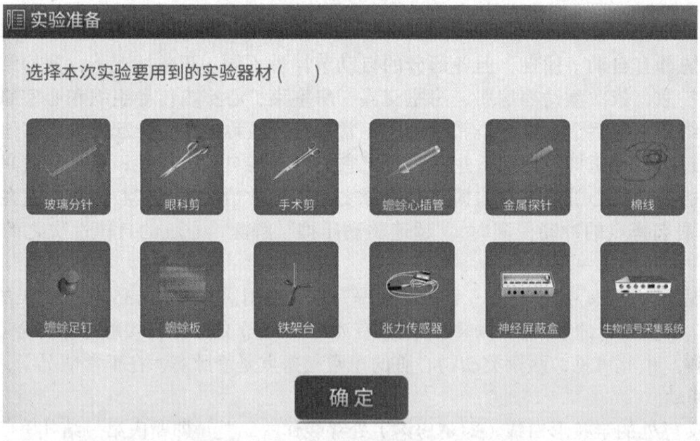 实验准备 选择本次实验要用到的实验器材（　） 玻璃分针 眼科剪 手术剪 蟾蜍心插管 金属探针 棉线 蟾蜍足钉 蟾蜍板 铁架台 张力传感器 神经屏蔽盒 生物信号采集系统 确定 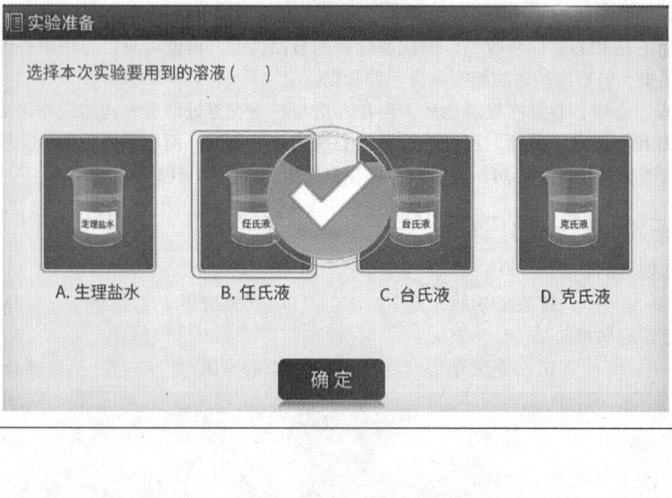 实验准备 选择本次实验要用到的溶液（　） 生理盐水 任氏液 台氏液 克氏液 A. 生理盐水 B. 任氏液 C. 台氏液 D. 克氏液 确定	【职业素养】 严谨求实

续表

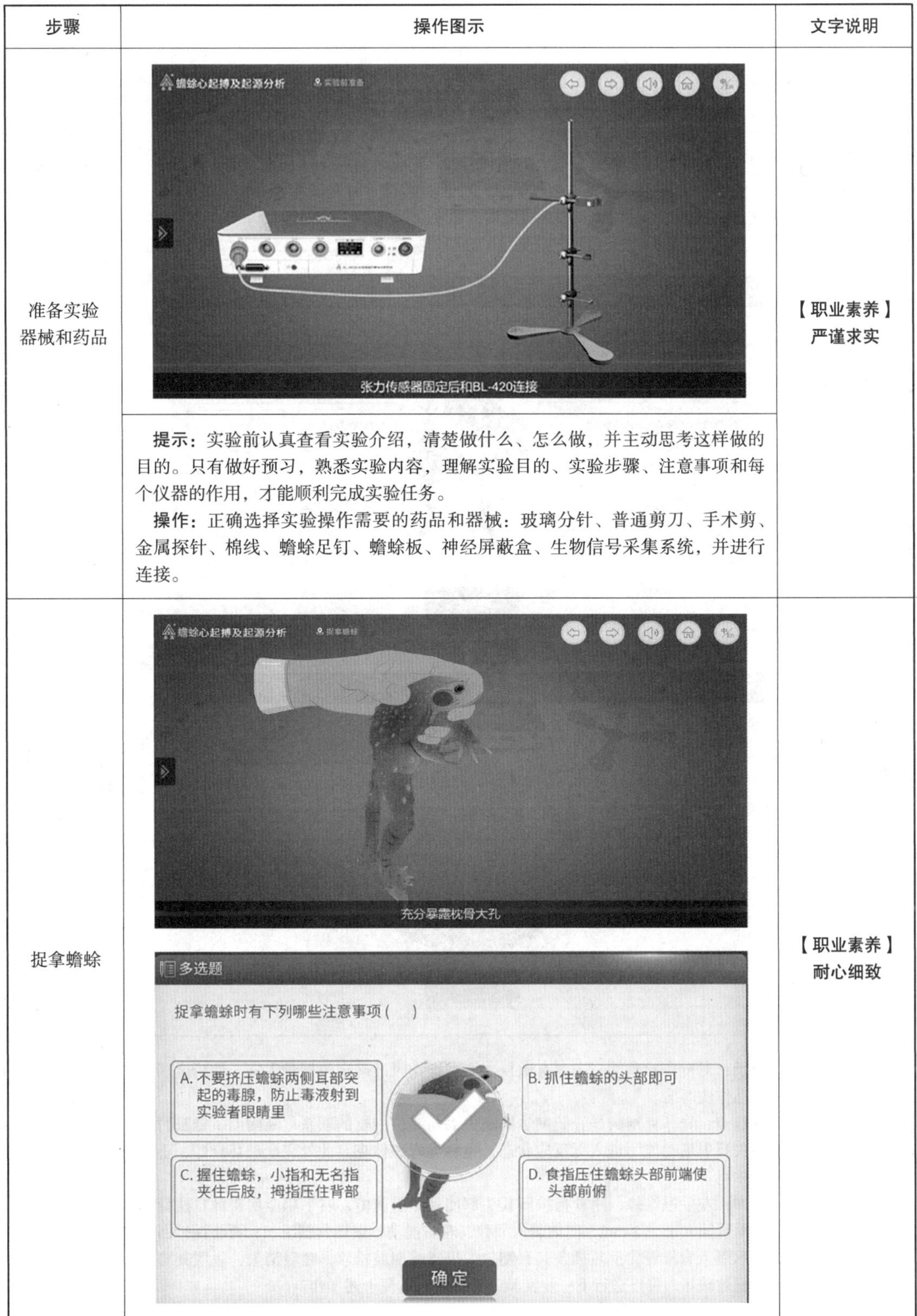

步骤	操作图示	文字说明
准备实验器械和药品	（操作截图） **提示：** 实验前认真查看实验介绍，清楚做什么、怎么做，并主动思考这样做的目的。只有做好预习，熟悉实验内容，理解实验目的、实验步骤、注意事项和每个仪器的作用，才能顺利完成实验任务。 **操作：** 正确选择实验操作需要的药品和器械：玻璃分针、普通剪刀、手术剪、金属探针、棉线、蟾蜍足钉、蟾蜍板、神经屏蔽盒、生物信号采集系统，并进行连接。	**【职业素养】** **严谨求实**
捉拿蟾蜍	（操作截图）	**【职业素养】** **耐心细致**

续表

步骤	操作图示	文字说明
捉拿蟾蜍	**提示：**正确的捉拿方式可以更好地暴露枕骨大孔，便于下一步操作。戴防护眼镜可以防止蟾蜍毒液误入眼睛。 **注意点：**蟾蜍毒液对人体有害，请采取正确的捉拿方式并做好防护。 **操作：**左手持蛙，使蛙背朝上，用拇指按压背部，食指下压头部前端，并以中指、无名指和小指压住其左腹和后肢。右手进行脑、脊髓破坏等操作。抓取时，禁止挤压两侧耳部的腺体，以免毒液射入眼中。	【职业素养】 耐心细致
破坏脑和脊髓	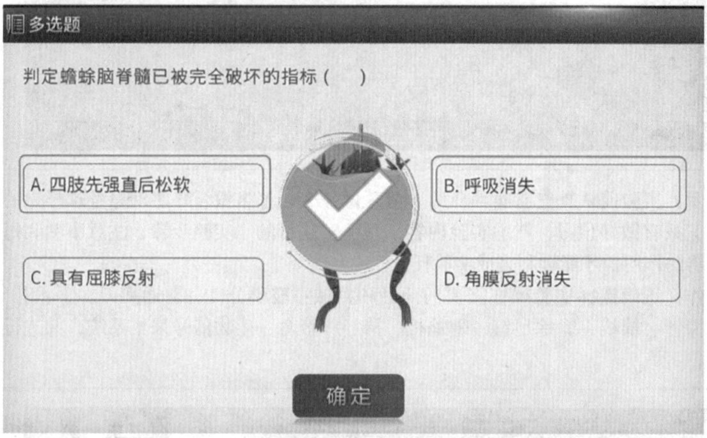 多选题 判定蟾蜍脑脊髓已被完全破坏的指标（ ） A. 四肢先强直后松软 B. 呼吸消失 C. 具有屈膝反射 D. 角膜反射消失 确定 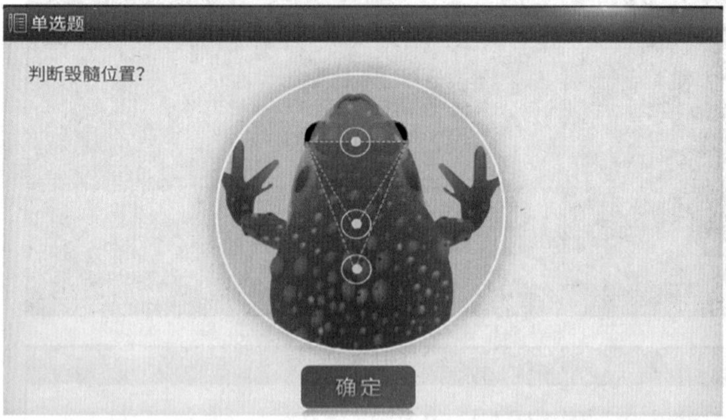 单选题 判断毁髓位置？ 确定 **提示：**对待实验动物一定要有敬畏之心。操作时准确定位枕骨大穴，使用金属探针动作快而准。 **注意点：**脊休克指的是脊髓突然横断失去与高位中枢的联系，断面以下脊髓暂时丧失反射活动能力进入无反应状态，也称为脊髓休克。此处完全破坏脊髓，不是脊休克。 **操作：**左手握蟾蜍，用食指按压其头部使其尽量前俯，右手用金属探针自枕骨大穴垂直插入 1 ~ 2 mm，向前刺入颅腔，左右搅动，毁坏其脑组织；再将探针回撤向后刺入脊椎管，反复插毁其脊髓。如果蟾蜍四肢松软，呼吸消失，说明其脑和脊髓被破坏，可以进行下一步实验，否则继续重复上述操作。	【职业素养】 珍爱生命， 敬畏生命

续表

步骤	操作图示	文字说明
离体蟾蜍心	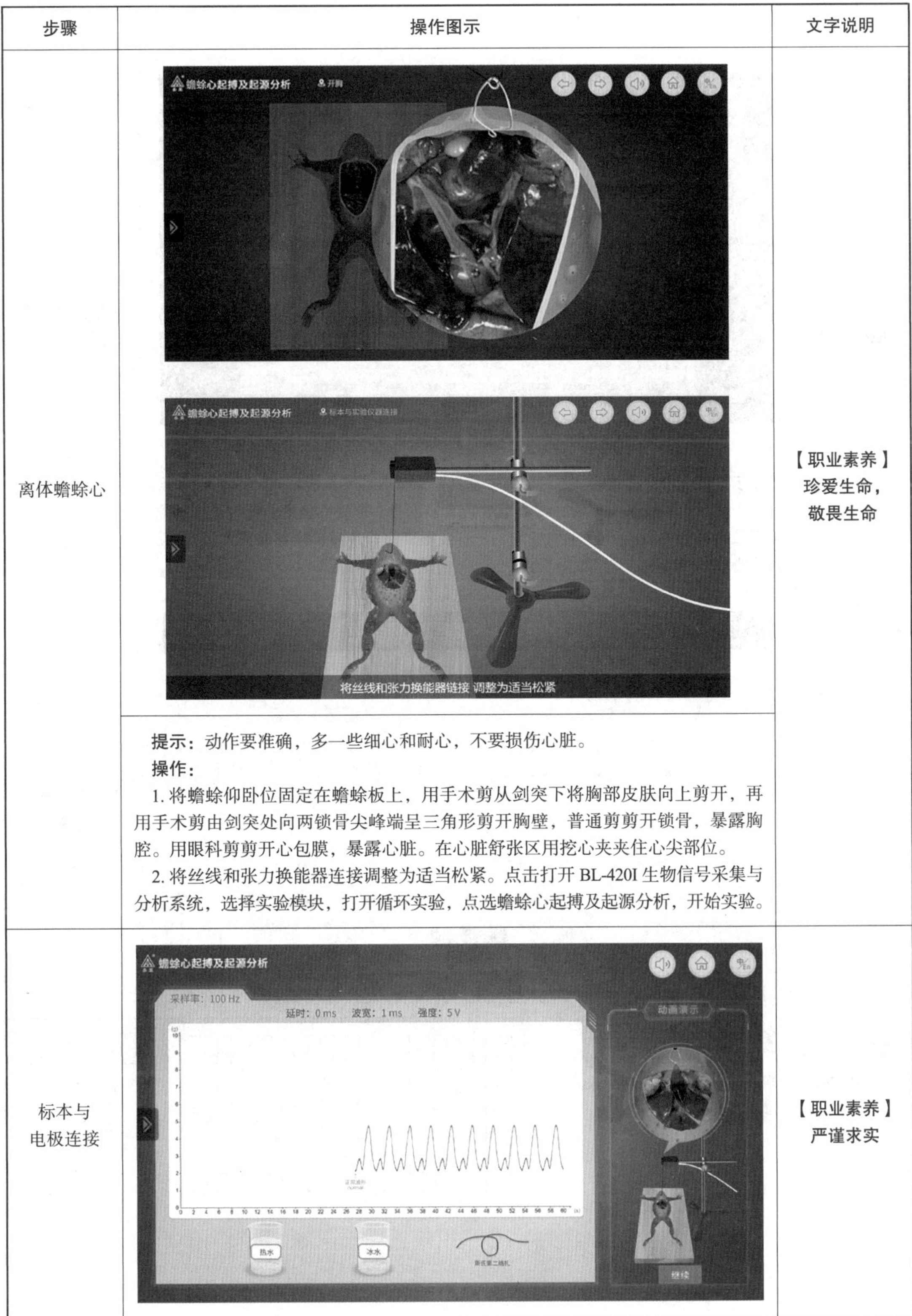 **提示：**动作要准确，多一些细心和耐心，不要损伤心脏。 **操作：** 1. 将蟾蜍仰卧位固定在蟾蜍板上，用手术剪从剑突下将胸部皮肤向上剪开，再用手术剪由剑突处向两锁骨尖峰端呈三角形剪开胸壁，普通剪剪开锁骨，暴露胸腔。用眼科剪剪开心包膜，暴露心脏。在心脏舒张区用挖心夹夹住心尖部位。 2. 将丝线和张力换能器连接调整为适当松紧。点击打开 BL-420I 生物信号采集与分析系统，选择实验模块，打开循环实验，点选蟾蜍心起搏及起源分析，开始实验。	【职业素养】 珍爱生命， 敬畏生命
标本与 电极连接		【职业素养】 严谨求实

续表

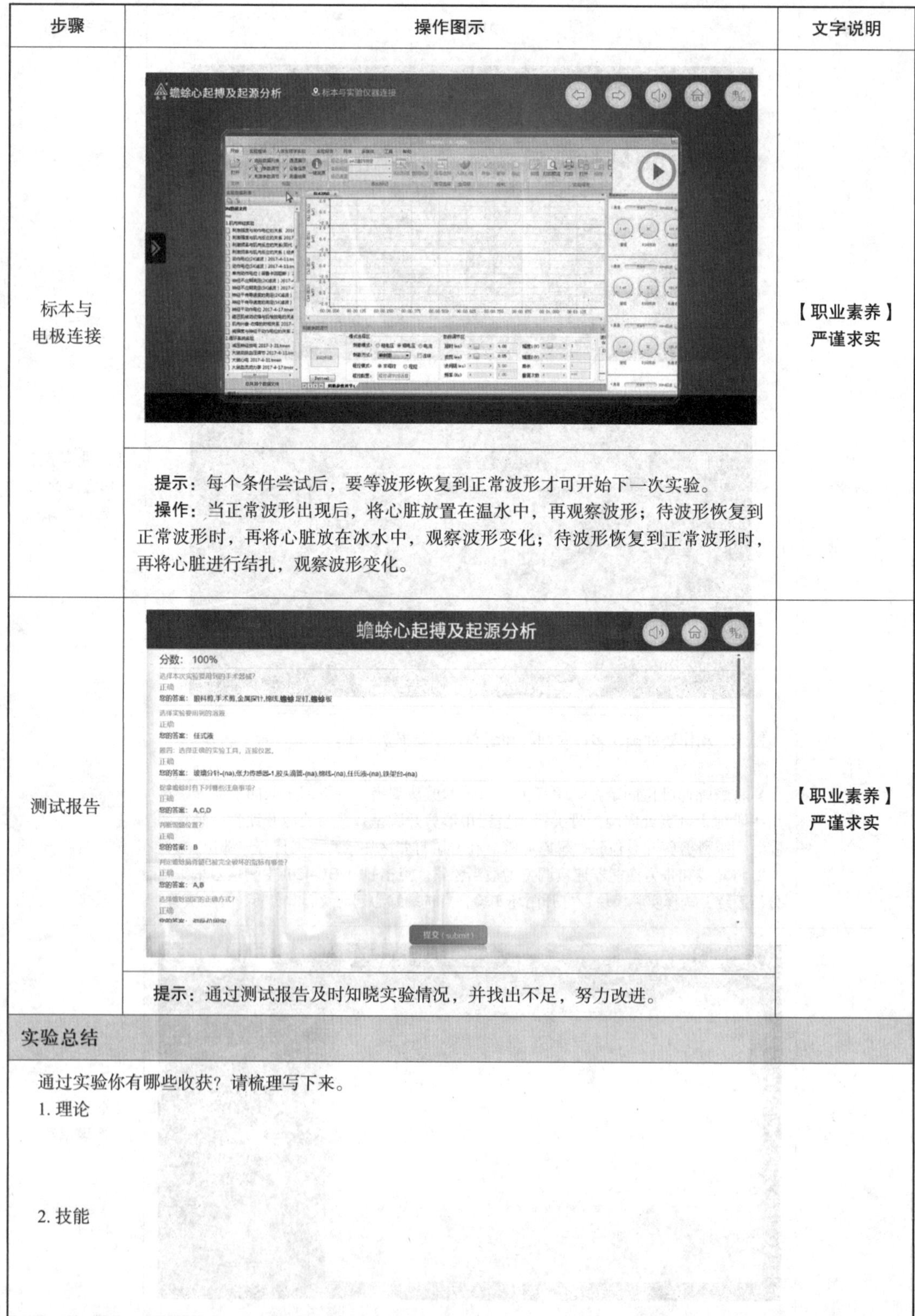

步骤	操作图示	文字说明
标本与电极连接	**提示：**每个条件尝试后，要等波形恢复到正常波形才可开始下一次实验。 **操作：**当正常波形出现后，将心脏放置在温水中，再观察波形；待波形恢复到正常波形时，再将心脏放在冰水中，观察波形变化；待波形恢复到正常波形时，再将心脏进行结扎，观察波形变化。	【职业素养】 严谨求实
测试报告	**提示：**通过测试报告及时知晓实验情况，并找出不足，努力改进。	【职业素养】 严谨求实

实验总结

通过实验你有哪些收获？请梳理写下来。

1. 理论

2. 技能

续表

3. 素质
知识拓展
心脏的电信号使心脏跳动。当运动时，心脏跳动加速；当睡眠时，心脏跳动减慢。如果心电系统异常，心脏跳得很慢，甚至可能完全停止。人工心脏起搏器发出有规律的电脉冲，能使心脏保持跳动，简而言之是能让心脏跳动的机器。 最初，人工心脏起搏器的电池部分装在身体的外部，导线从体外通过静脉到达心脏。它们只能在医院内短期使用。后来，鲁内·埃尔姆奎斯特在1958年制作了一个放在体内的起搏器，将锌－汞电池埋在皮下。1960年，瑞典医生奥克·森宁为一位患者植入了这种起搏器。电池一直使用了2～3年才更换。在20世纪80年代，起搏器上增加了微处理器，只有在感觉需要起搏器时，患者才启动它。21世纪的起搏器就更复杂了，起搏器可根据血液的湿度来调节心跳。1988年，一位患者安装了一个核动力起搏器。这个起搏器使用了微量的钚，它可以持续应用20年。起搏系统由起搏器、起搏电极导线及程控仪组成，其中起搏器和起搏电极导线植入人体。起搏器由安装在金属盒中的电路和电池组成，起搏器在需要的时候向心脏发出微小的电脉冲；起搏电极导线由绝缘导线组成，负责向心脏传送微小电脉冲，刺激心脏跳动。迄今为止，心脏起搏器是治疗心动过缓的唯一手段。这一伟大的技术已使超过200万人在过去的50年中受益。正是有了起搏器，患有心动过缓的患者可以像正常人一样地生活。

（徐国标、唐鑫元）

实验项目十一　家兔血压调节

实验目标	
素养目标	1. 具有严谨求实的职业态度和珍爱生命的职业素养。 2. 具有理论联系实际，辩证看待问题的意识。
知识目标	1. 观察神经体液因素及药物对心血管活动的影响。 2. 学习哺乳动物动脉血压的直接测量方法。 3. 说出机体血压调节过程和机制。 4. 掌握调节血压的活性物质及其作用靶点。
技能目标	1. 能进行家兔气管插管并监测动脉血压。 2. 能操作 BL-420N 生物机能实验系统，正确连接仪器设备，确定实验参数。 3. 能观察不同试剂对血压的影响。

情境导入

董女士，高血压 7 年，平时血压 180/110 mmHg，未有效的控制，65 岁时因突发急性脑梗死致偏瘫半身不遂，在医院住院 30 天，出院的时候一瘸一拐。

请思考：正常人体如何调节血压？

理论基础

血压经常保持相对恒定和在这些基础上各组织器官根据需要对血流量的调整，是心血管系统保护各器官组织得到足够血液供应的两个必要条件。维持正常血压的调节主要依靠神经反射性调节，并辅以体液性调节。神经反射性调节最重要的是减压反射和加压反射。

在颈动脉窦和主动脉弓处存在有压力感受器，正常情况下，血压对血管壁的牵张刺激力引起感受器兴奋，并以一定的频率经迷走神经和窦神经向位于延脑中的加减压中枢发放冲动，使这两个中枢的兴奋性维持在一定的水平，由迷走神经和心交感神经传到心脏和血管，从而使血压保持相对恒定。

当某种原因使血压升高时，感受器沿减压神经和主动脉神经向中枢发放的冲动增多，这时心抑制中枢兴奋增强，心加速中枢因交互抑制而减弱；缩血管中枢兴奋降低，使心率减慢，心率减小，血管紧张性降低，结果血压下降。

相反，血压降低时，感受器向中枢发放的冲动减小，使心抑制中枢兴奋降低，而心加速中枢兴奋增强，缩血管中枢兴奋亦增强，使心率变快，心排出量增加，外周阻力增大，结果血压上升。

由于心加速中枢与缩血管中枢的兴奋有使血压上升，故又合称加压区。调节血压还有颈动脉体和主动脉体化学感受器相连反射弧的反射，分布于各部的疼痛、冷热等刺激的感受器传入冲动引起的反射以及眼－心反射等（图 1）。

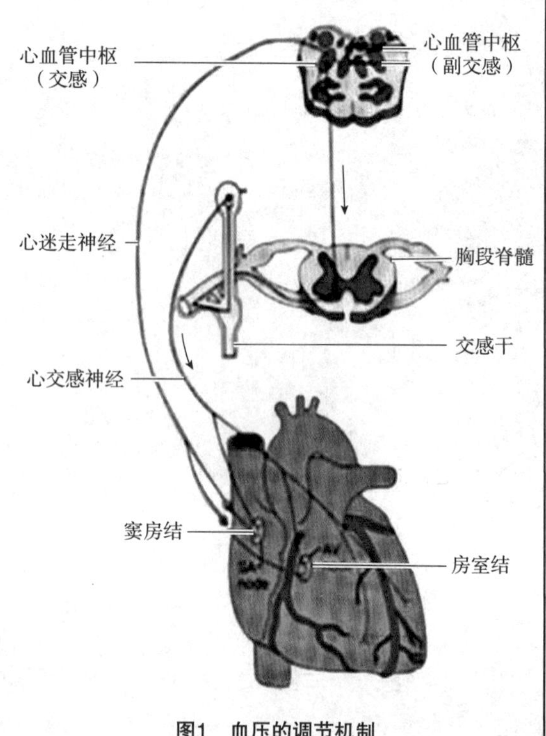

图1　血压的调节机制

续表

理论基础
血压的体液性调节，如在应激状态时，肾上腺髓质分泌的去甲肾上腺素与肾上腺素均可加强心脏和外周小动脉收缩，从而使血压上升，呼吸加强。 存在于血浆中的血管紧张素原，在缺血刺激肾的球旁细胞而分泌的肾素催化下，转变为血管紧张素Ⅰ，在肺转换酶作用下，生成血管紧张素Ⅱ，从而引起小动脉的收缩，也能使血压升高。 【通关检测】 1. 关于心血管活动的调节描述不正确的是（　　） A. 心肌和血管平滑肌接受自主神经支配 B. 机体对心血管活动的神经调节是通过各种心血管反射实现的 C. 心脏接受心交感神经和心迷走神经的双重支配 D. 心交感节后神经末梢释放的神经递质是乙酰胆碱 2. 心迷走神经节后纤维末梢释放的神经递质是乙酰胆碱，其效应包括（　　）（多选题） A. 心率减慢 B. 心房肌收缩力减弱 C. 心房肌不应期缩短 D. 房室传导阻滞 3. 心交感节后神经末梢释放的神经递质是去甲肾上腺素，其效应包括（　　）（多选题） A. 心率加快 B. 心肌收缩力加强 C. 房室交界传导加快 D. 房室传导阻滞 4. 名词解释 （1）降压反射 （2）心血管中枢 【通关检测答案】 
实验器材
BL-420N 生物机能实验系统、压力换能器、双凹夹、铁支架、照明灯、哺乳动物手术器械、动脉插管、动脉夹、气管插管、兔手术台、丝线、纱布、棉球、注射器、生理盐水、1.5% 戊巴比妥钠溶液、0.01% 乙酰胆碱、0.01% 去甲肾上腺素、0.01% 肾上腺素溶液。
实验内容
将动脉导管插入颈总动脉的近心端，可以测得动脉血压，该压力的变化经血压换能器转换成电信号再输入 BL-420 N 生物信号采集处理系统，在计算机屏幕上显示动脉血压的曲线，通过尝试不同的试剂，形成血压调节的直观认识。实验一方面训练学生严谨的实验设计思维，另一方面学习家兔血压的神经体液调节。

续表

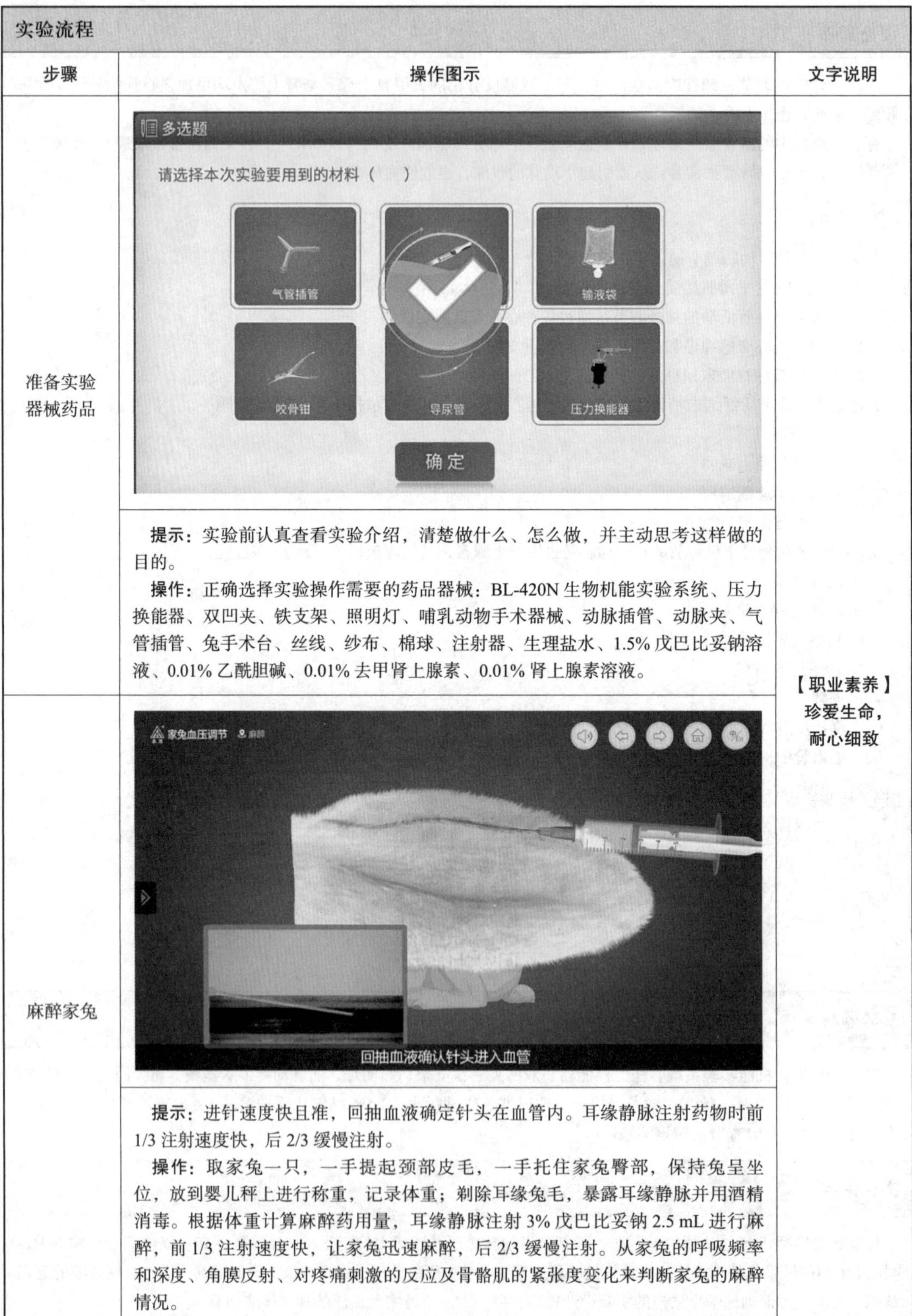

实验流程		
步骤	操作图示	文字说明
准备实验器械药品	**提示：**实验前认真查看实验介绍，清楚做什么、怎么做，并主动思考这样做的目的。 **操作：**正确选择实验操作需要的药品器械：BL-420N 生物机能实验系统、压力换能器、双凹夹、铁支架、照明灯、哺乳动物手术器械、动脉插管、动脉夹、气管插管、兔手术台、丝线、纱布、棉球、注射器、生理盐水、1.5% 戊巴比妥钠溶液、0.01% 乙酰胆碱、0.01% 去甲肾上腺素、0.01% 肾上腺素溶液。	【职业素养】 珍爱生命， 耐心细致
麻醉家兔	**提示：**进针速度快且准，回抽血液确定针头在血管内。耳缘静脉注射药物时前 1/3 注射速度快，后 2/3 缓慢注射。 **操作：**取家兔一只，一手提起颈部皮毛，一手托住家兔臀部，保持兔呈坐位，放到婴儿秤上进行称重，记录体重；剃除耳缘兔毛，暴露耳缘静脉并用酒精消毒。根据体重计算麻醉药用量，耳缘静脉注射 3% 戊巴比妥钠 2.5 mL 进行麻醉，前 1/3 注射速度快，让家兔迅速麻醉，后 2/3 缓慢注射。从家兔的呼吸频率和深度、角膜反射、对疼痛刺激的反应及骨骼肌的紧张度变化来判断家兔的麻醉情况。	

续表

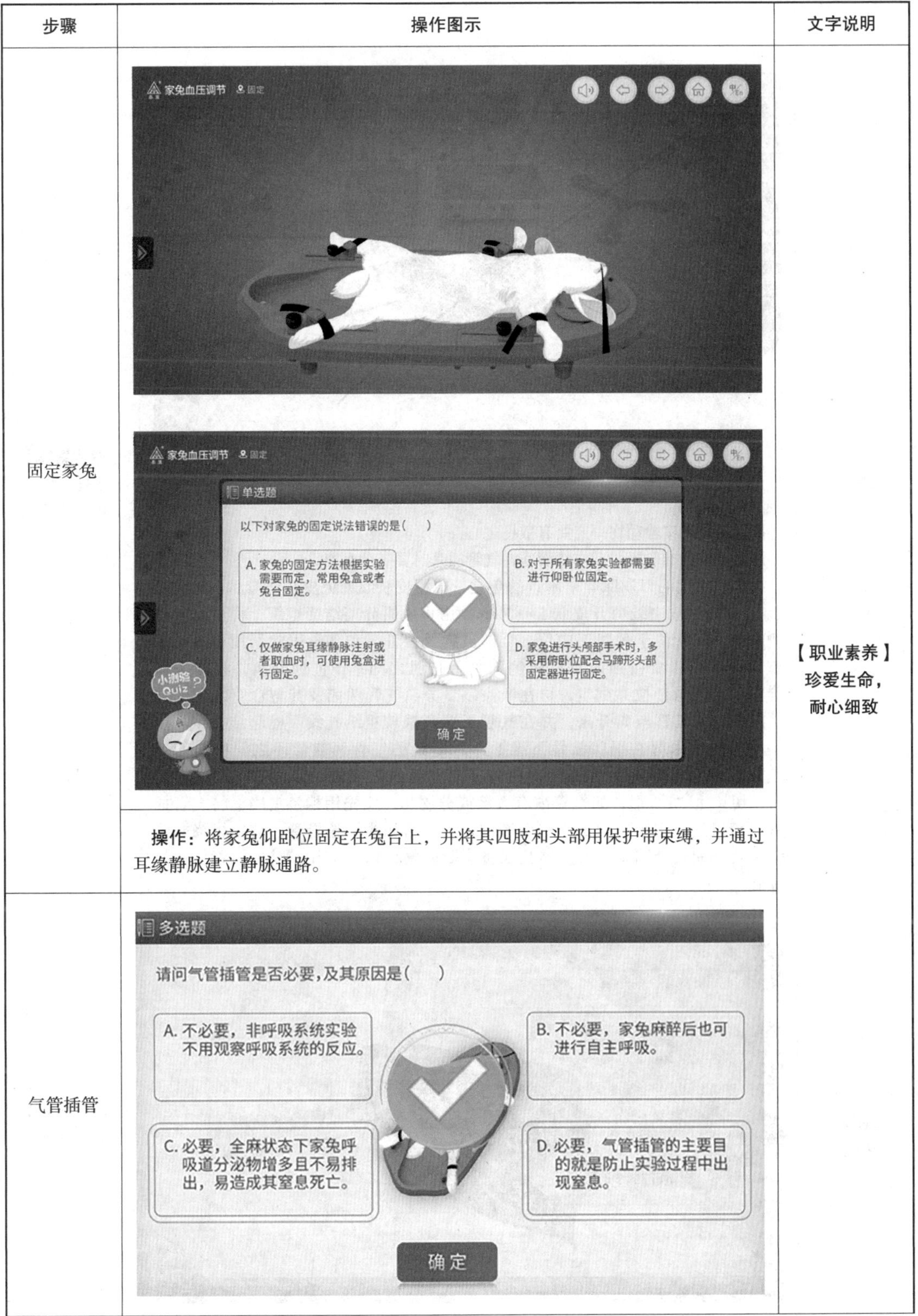

步骤	操作图示	文字说明
固定家兔	**操作：**将家兔仰卧位固定在兔台上，并将其四肢和头部用保护带束缚，并通过耳缘静脉建立静脉通路。	【职业素养】珍爱生命，耐心细致
气管插管		

续表

<table>
<tr><th>步骤</th><th>操作图示</th><th>文字说明</th></tr>
<tr><td rowspan="2">气管插管</td><td></td><td rowspan="2">【职业素养】
珍爱生命，
耐心细致</td></tr>
<tr><td> 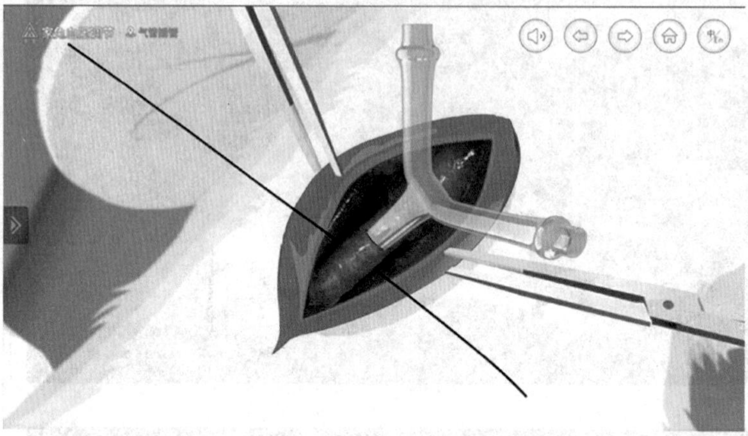提示：对待实验动物一定要有敬畏之心。
注意点：找准位置，动作快而准，气管插管时要揩净血液。
操作：用剃毛刀剃除脖子附近的兔毛，暴露皮肤。家兔皮肤消毒后，距胸骨上 1 cm 处的正中线剪开皮肤 5 ～ 7 cm，用止血钳分离结缔组织，将皮肤向外侧牵拉。气管位于颈腹正中位，全部被胸骨舌骨肌和胸骨甲状肌所覆盖，用玻璃分针或止血钳插入左右两侧胸骨舌骨肌之间，作钝性分离，将两条肌肉向两外侧缘牵拉并固定，再在喉头以下分离气管两侧及其与食管之间的结缔组织，使气管游离开来，并在气管下穿两根较粗结扎线。提起结扎线，用手术刀或手术剪在甲状软骨下缘 1 ～ 2 cm 处的气管两软骨环之间横向切开气管前壁（气管口径的一半），用剪刀向气管的头端做一小的 0.5 cm 纵向切口，切口呈“T”形，如气管内有血液或分泌物，应先用棉签揩净，将气管插管由切口处向胸腔方向插入气管腔内，用一结扎线结扎导管，结扎线绕插管分叉处一圈打结固定，另一结扎线将头断的气管切口结扎，以免气管切口处渗血。</td></tr>
<tr><td>分离神经、颈总动脉插管</td><td> 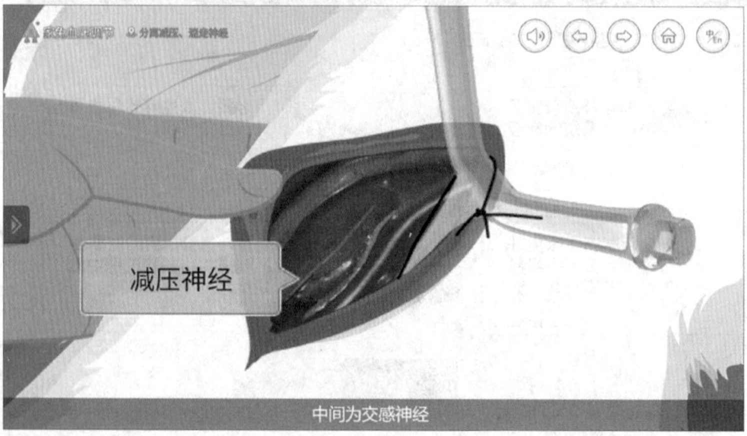减压神经
中间为交感神经</td><td>【职业素养】
耐心细致</td></tr>
</table>

续表

<table>
<tr><th>步骤</th><th>操作图示</th><th>文字说明</th></tr>
<tr><td rowspan="2">分离神经、颈总动脉插管</td><td>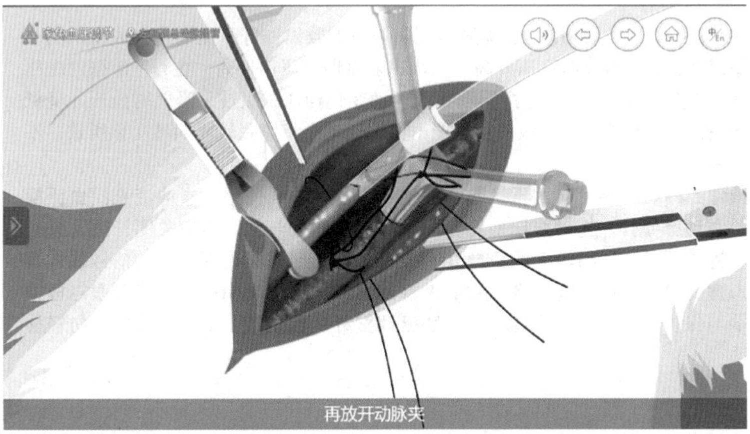
</td><td rowspan="2">【职业素养】耐心细致</td></tr>
<tr><td>提示：迷走神经最粗，减压神经最细，中间的是交感神经。
操作：钝性分离迷走神经、减压神经和交感神经，分别在下面穿插丝线备用。暴露颈总动脉，分离颈总动脉，结扎远心端，用动脉夹夹闭近心端，做动脉插管，固定插管。</td></tr>
<tr><td>连接仪器</td><td>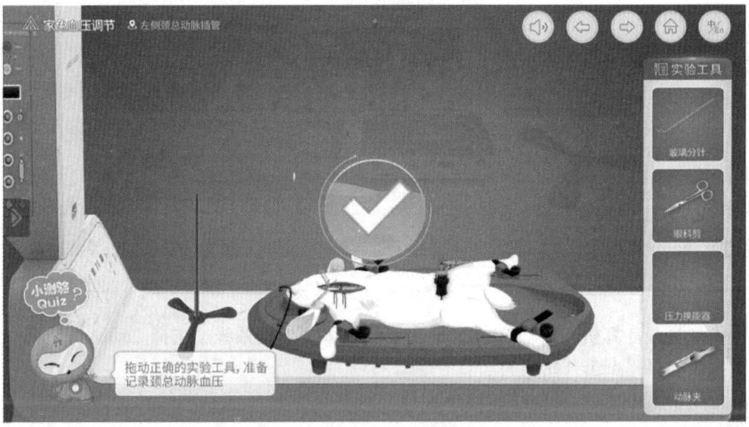

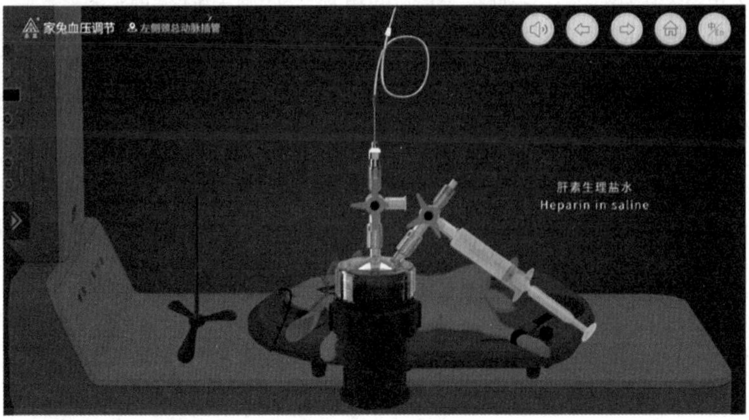
</td><td>【职业素养】严谨求实</td></tr>
</table>

续表

步骤	操作图示	文字说明
连接仪器	**提示：**一级波（心搏波）：动脉血压随心室的收缩和舒张而变化构成血压曲线的一级波，心室收缩时血压升高，在快速射血期血压达最高，在心室舒张时血压下降。二级波（呼吸波）：血压随呼吸运动变化构成二级波，吸气时血压先降低后升高，呼气时相反。三级波：可能由血管运动中枢紧张性周期性变化所致，不常出现。 **操作：**将动脉导管与血压换能器相连，通过三通开关用肝素溶液充灌血压换能器和动脉导管，排尽血压换能器与动脉导管中的气泡，然后关闭三通开关备用。将血压换能器的输入插头与 BL-420N 生物信号采集处理系统的信号放大器输入盒的第 2 通道相连。将刺激电极输入端与刺激输出端相连，将刺激电极输出端与保护电极相连。实验前，一般已调整好测量系统，实验过程中，勿轻易改动。	**【职业素养】** **严谨求实**
血压调节实验	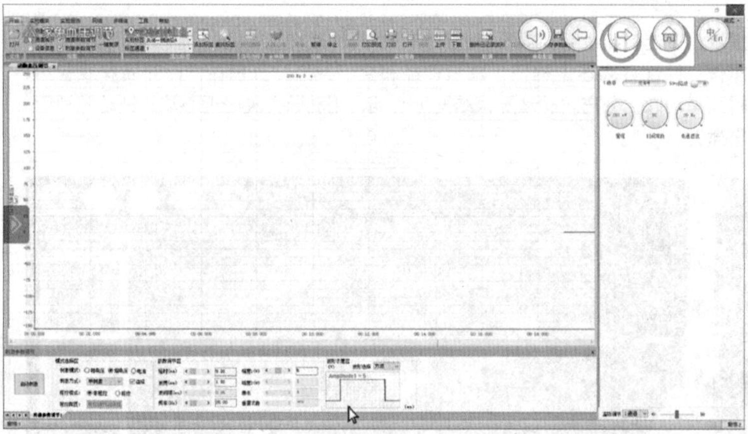 **操作：**打开计算机，启动 BL-420N 生物信号采集处理系统。选择“动脉血压调节”实验项目，点击开始实验。 1. 记录静息状态下家兔动脉血压曲线，观察正常血压波动曲线及心率、血压参数。 2. 用动脉夹夹闭右侧颈总动脉，阻断血流 10 秒，观察血压和心率的变化。 3. 将右侧减压神经置于保护电极上，点击刺激按钮，观察刺激完整减压神经时血压和心率的变化。然后用两根丝线分别结扎减压神经中部的两处，并在两结扎间将神经剪断，分别电刺激切断后的减压神经中枢端和外周端，观察血压和心率的变化。 4. 结扎右侧迷走神经，在结扎处头端剪断该神经，然后用保护电极电刺激迷走神经的外周端，观察血压和心率的变化。 5. 于耳缘静脉以 0.1 mL/kg 的剂量注射 0.01% 肾上腺素溶液，观察血压和心率的变化。 6. 于耳缘静脉以 0.1 mL/kg 的剂量注射 0.01% 去甲肾上腺素溶液，观察血压和心率的变化。 7. 于耳缘静脉以 0.1 mL/kg 的剂量注射 0.01% 乙酰胆碱溶液，观察血压和心率的变化。	**【职业素养】** **严谨求实，** **耐心细致**

续表

<table>
<tr><th>步骤</th><th>操作图示</th><th>文字说明</th></tr>
<tr><td rowspan="2">测试报告</td><td>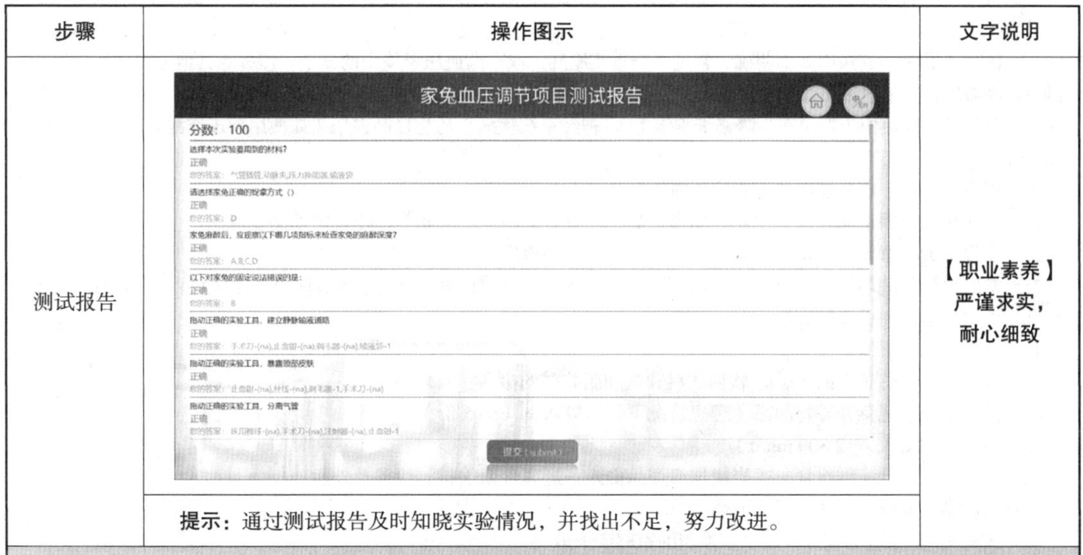</td><td rowspan="2">【职业素养】
严谨求实，
耐心细致</td></tr>
<tr><td>提示：通过测试报告及时知晓实验情况，并找出不足，努力改进。</td></tr>
</table>

实验视频

家兔血压调节

实验总结

通过实验你有哪些收获？请梳理写下来。

1. 理论

2. 技能

3. 素质

知识拓展

儿童青少年高血压

一说起高血压，很多人都会觉得，只有老年人会得，其实这一观点是错误的，现在的高血压已经越来越年轻化了，甚至已经把魔爪伸向了青少年儿童。

国内外研究显示，儿童和青少年高血压（HTN）总体发病率为 1% ～ 3%。不同地区、不同民族高血压发病率有显著差别。

儿童时期高血压存在"轨迹现象"，即儿童期患高血压的患儿到成年期患高血压的风险是儿童期非高血压人群的 4.6 倍！

续表

儿童青少年高血压分为原发性高血压和继发性高血压。原发性高血压多见于学龄期（6～12 岁）及青春期（12～18 岁）儿童，其病因尚不明确，常见于超重或肥胖，或有高血压家族史的孩子，需排除其他原因后才能诊断。继发性高血压在儿童中比在青少年和成人中更常见，它可以由一种或多种原因引起如肾源性高血压、心血管源性高血压、内分泌源性高血压（如甲亢、嗜铬细胞瘤等）、神经系统疾病、药物性高血压（如使用糖皮质激素、环孢素等药物）等。 出现以下情况，一定要监测儿童青少年血压。 1. 有高血压高危因素的儿童青少年，如患肾病、心脏病、内分泌疾病等，建议定期测量血压。 2. 三岁以上的儿童青少年每年健康体检时，至少测一次血压。 3. 经常出现头晕、头痛、鼻出血、食欲下降、恶心、呕吐、视物模糊等早期临床表现的儿童青少年，随时监测血压。 儿童青少年远离高血压的方法： 1. 体重控制和健康饮食 （1）减少糖（≤总热量的 5%）、软糖饮料和饱和脂肪酸的摄入。 （2）多吃水果、蔬菜和谷物制品（理想情况下每天摄入≥ 4 ～ 5 份）。 （3）限制钠的摄入（<2 300 mg/d）。 （4）低热量高膳食纤维饮食，适当增加海产品摄入；远离含糖饮料、快餐及外卖。 2. 培养健康兴趣爱好、加强运动锻炼 （1）鼓励父母 / 家庭参与，开展全家参与的家庭亲子运动。 （2）每天至少 60 分钟中等强度运动（慢跑、骑自行车或游泳）。 （3）以有氧运动为主，辅以抗阻力训练（3 次 / 周）。 （4）每天久坐时间不超过 2 小时。 （5）若为 2 级高血压，应避免竞技运动。 3. 充足的睡眠和良好的情绪管理 儿童青少年可能存在学习压力大的情况，此时家庭成员间应互相沟通、鼓励，排除不良情绪，让家成为儿童青少年的温暖港湾。 4. 提供教育支持 学校、家庭和社会等通过健康知识宣教、健康生活习惯引导等方面加强对儿童的关爱和呵护、从小培养儿童的健康生活方式，远离疾病困扰。

（徐国标、唐鑫元）

实验项目十二　反射弧分析

实验目标	
素养目标	1. 具有严谨求实的职业态度和珍爱生命的职业素养。 2. 具有理论联系实际，辩证看待问题的意识。
知识目标	1. 通过对蟾蜍的屈肌反射的分析，探讨反射弧的完整性与反射活动的关系。 2. 掌握反射测定方法，了解刺激强度和反射时的关系。 3. 以蟾蜍的屈肌反射为指标，掌握脊髓反射弧的组成。
技能目标	1. 能完成蟾蜍的制备。 2. 能观察屈肌反射，分析反射弧损坏部位。 3. 能由机体运动状态解释病发机制。

情境导入

李某，男，36 岁。近日自觉乏力、低热，右下腹不适。于 6 小时前出现恶心、呕吐、腹痛，近 2 小时右下腹持续剧烈疼痛。查体：右下腹压痛（+），反跳痛（+）。实验室检查：中性粒细胞明显增高。B 超提示阑尾炎急性改变。诊断：急性阑尾炎。选用利多卡因在硬膜外麻醉下行阑尾切除术。

理论基础

在中枢神经系统的参与下，机体对刺激所产生的适应反应过程称为反射。较复杂的反射需要由中枢神经系统较高级的部位整合才能完成，较简单的反射只需通过中枢神经系统较低级的部位就能完成。将动物的高位中枢切除，仅保留脊髓的动物称为脊动物。此时动物产生的各种反射活动为单纯的脊髓反射。由于脊髓已失去了高级中枢的正常调控，所以反射活动比较简单，便于观察和分析反射过程的某些特征。

反射活动的结构基础是反射弧。典型的反射弧由感受器、传入神经、神经中枢、传出神经和效应器 5 个部分组成（图 1）。引起反射的首要条件是反射弧必须保持完整性。反射弧任何一个环节的解剖结构或生理完整性一旦受到破坏，反射活动就无法实现。

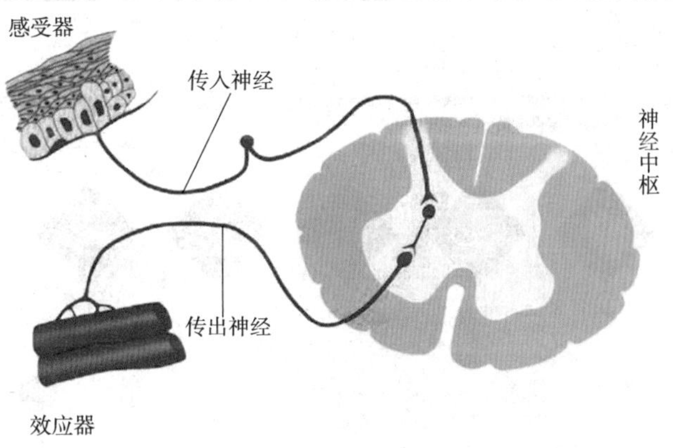

图1　反射弧

【通关检测】

1. 反射弧的组成包括（　　）（多选题）
   A. 感受器　　B. 传入神经　　C. 神经中枢　　D. 传出神经

续表

E. 效应器

2. 下面哪些是非条件反射（　　）（多选题）

A. 吸吮反射　　B. 逃避反射　　C. 眨眼反射　　D. 减压反射

3. 神经调节的特点是（　　）（多选题）

A. 迅速　　B. 准确　　C. 作用时间短暂　　D. 作用范围局限

4. 名词解释

反射

【通关检测答案】

实验器材

BL-420 生物机能实验系统、蟾蜍类手术器材（蟾蜍板、玻璃板、普通剪刀、手术剪、眼科镊、金属探针、玻璃分针、蟾蜍足钉、丝线、滴管）、铁支架、肌夹、玻璃皿、烧杯、秒表、纱布、0.5% 硫酸溶液。

实验内容

通过依次损坏蟾蜍的皮肤、传入神经、脊髓等，观察不同反射弧结构破坏后对 0.5% 硫酸刺激的反应，一方面训练学生严谨认真的科学思维，另一方面促进学生对反射理论知识的理解与应用。

实验流程

步骤	操作图示	文字说明
准备实验器械和药品	反射弧分析 实验器械与药品 生物机能实验系统、蟾蜍类手术器材(蟾蜍板、玻璃板、普通剪刀、手术剪、手术镊、金属探针、玻璃分针、蟾蜍足钉、丝线、滴管)、铁支铁支架肌夹，玻璃皿，烧杯，秒表，纱布；0.5% 硫酸溶液。 纱布　蟾蜍板　玻璃板　普通剪刀　手术剪 **提示：**实验前认真查看实验介绍，清楚做什么、怎么做，并主动思考这样做的目的。 **操作：**正确选择实验操作需要的药品和器械：BL-420 生物机能实验系统、蟾蜍类手术器材（蟾蜍板、玻璃板、普通剪刀、手术剪、手术镊、金属探针、玻璃分针、蟾蜍足钉、丝线、滴管）、铁支架、肌夹、玻璃皿、烧杯、秒表、纱布、0.5% 硫酸溶液。	【职业素养】严谨求实

续表

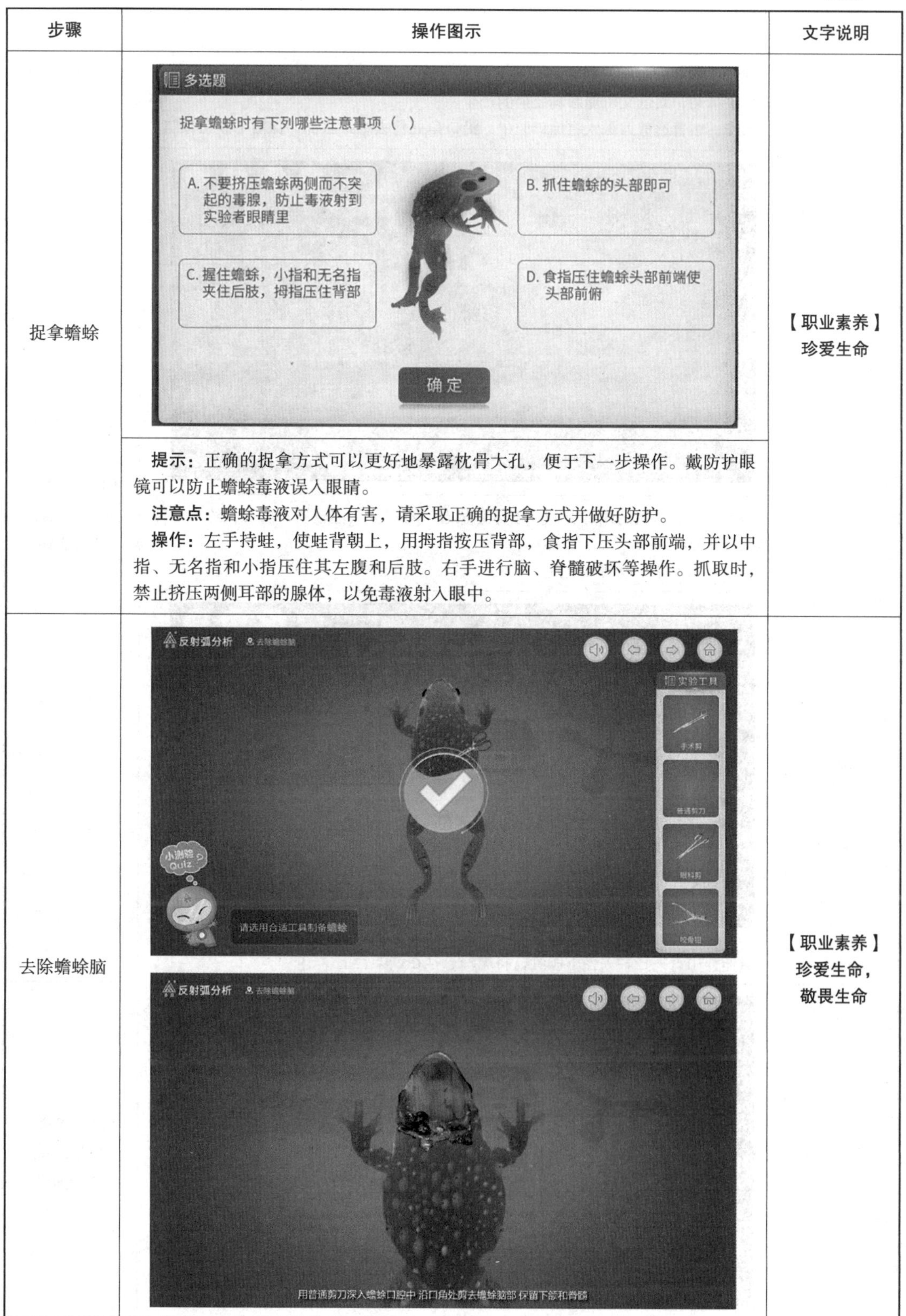

步骤	操作图示	文字说明
捉拿蟾蜍	**提示：**正确的捉拿方式可以更好地暴露枕骨大孔，便于下一步操作。戴防护眼镜可以防止蟾蜍毒液误入眼睛。 **注意点：**蟾蜍毒液对人体有害，请采取正确的捉拿方式并做好防护。 **操作：**左手持蛙，使蛙背朝上，用拇指按压背部，食指下压头部前端，并以中指、无名指和小指压住其左腹和后肢。右手进行脑、脊髓破坏等操作。抓取时，禁止挤压两侧耳部的腺体，以免毒液射入眼中。	【职业素养】 珍爱生命
去除蟾蜍脑		【职业素养】 珍爱生命， 敬畏生命

续表

步骤	操作图示	文字说明
去除蟾蜍脑	**提示**：制备蟾蜍时，颅脑离断的部位要适当，太高因保留部分脑组织而可能出现自主活动，太低又可能影响反射的产生。 **操作**：用普通剪刀深入蟾蜍口腔中，沿口角处剪去蟾蜍脑部，保留下颌和脊髓。	
压迫止血	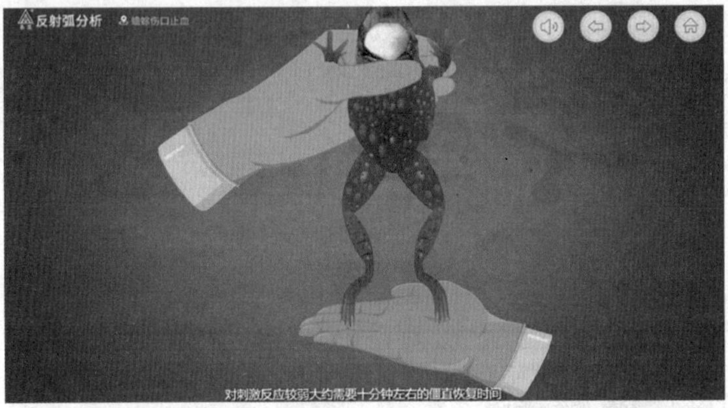 **提示**：刚破坏后的蟾蜍脊髓处于休克状态。对刺激反应较弱，需要大约十分钟的僵直恢复时间。 **操作**：用棉球压迫创口止血。	**【职业素养】** **珍爱生命，** **敬畏生命**
固定蟾蜍	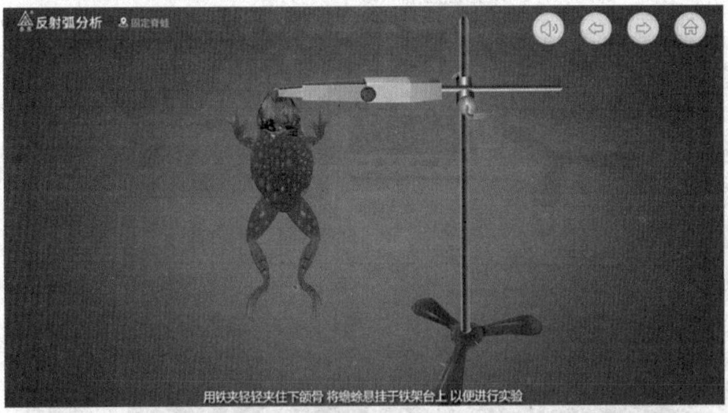 **操作**：用铁夹轻轻夹住下颌骨，将蟾蜍悬挂在铁架台上。	
反射弧分析	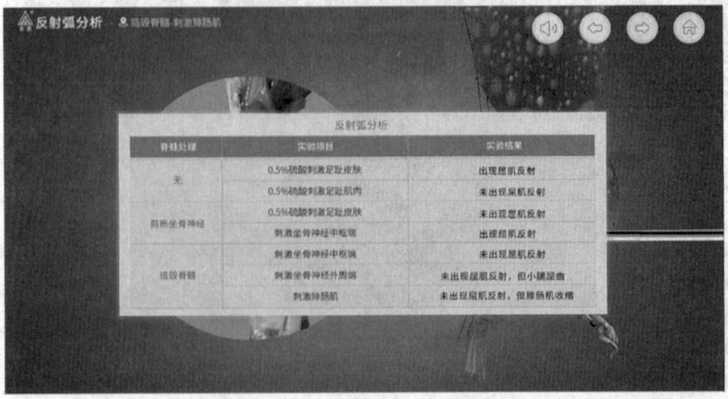	**【职业素养】** **严谨求实，** **耐心细致**

续表

<table>
<tr><th>步骤</th><th>操作图示</th><th>文字说明</th></tr>
<tr><td>反射弧分析</td><td> 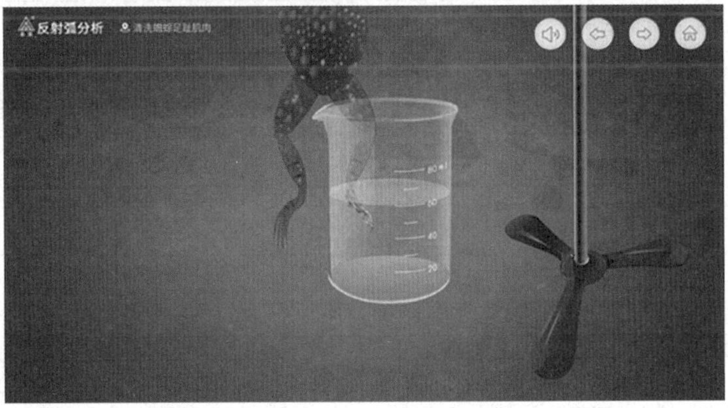 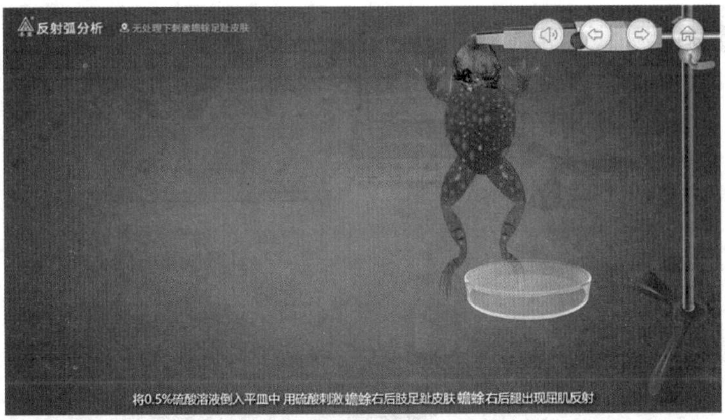提示：
1. 用硫酸溶液处理蟾蜍的皮肤后，应迅速用自来水清洗，以清除皮肤上残存的硫酸，并用纱布擦干，以保护皮肤并去除残留硫酸溶液。
2. 浸入硫酸溶液的部位应限于一个趾尖，每次浸泡范围也应一致，切勿浸入太多。
操作：
1. 取 0.5% 硫酸溶液倒入平皿中，用硫酸刺激蟾蜍右后肢足趾皮肤，蟾蜍右后腿出现屈肌反射。当蟾蜍出现屈肌反射后，用清水洗去皮肤上的硫酸，以免皮肤受损，并用纸擦干水。
2. 在右后肢趾关节上作 1 个环形皮肤切口，将切口以下的皮肤全部剥除（趾尖皮肤一定要剥除干净），再用 0.5% 硫酸溶液浸泡该趾尖，观察该侧后肢的反应。实验完后，将动物浸于盛有清水的烧杯内洗掉滤纸片和硫酸，用纱布擦干皮肤。
3. 将浸有 0.5% 硫酸溶液的小滤纸片贴在蟾蜍的左后肢的皮肤上。观察后肢有何反应。待出现反应后，将动物浸于盛有清水的烧杯内洗掉滤纸片和硫酸，用纱布擦干皮肤。
4. 分离左侧肢坐骨神经，提起穿在左侧坐骨神经下的细线，剪断坐骨神经，用连续阈上刺激，刺激左后肢趾，观察有无反应。
5. 分别以连续刺激，刺激右侧坐骨神经的中枢端和外周端，观察该后肢的反应。
6. 以探针捣毁蟾蜍的脊髓后再重复以上步骤，观察有何反应。</td><td>【职业素养】
严谨求实，
耐心细致</td></tr>
</table>

续表

<table>
<tr><th>步骤</th><th>操作图示</th><th>文字说明</th></tr>
<tr><td rowspan="2">测试报告</td><td>反射弧分析项目测试报告
分数：100
捉拿蟾蜍时有下列哪些注意事项 ()
正确
您的答案：A,C,D
请选用合适工具制备蟾蜍
正确
您的答案：手术剪-(na),普通剪刀-1,眼科剪-(na),咬骨钳-(na)
请选择合适工具按压伤口
正确
您的答案：干棉球-1,纳伏棉球-(na),酒精棉球-(na),止血钳-(na)
请选择合适工具固定蟾蜍
正确
您的答案：蛙蛙足钉-(na),铁架台-1,蛙蛙板-(na),神经屏蔽盒-(na)
请选择合适试剂刺激蟾蜍足趾皮肤以观察蟾蜍反射情况 ()
正确
您的答案：A
请选择合适工具对蟾蜍足趾进行清洗 () 蟾蜍
正确
您的答案：C
选择合适工具暴露蟾蜍腿部肌肉
正确
您的答案：眼科剪-1,手术剪-(na),手术刀-(na),普通剪刀-(na)
提交（submit）</td><td rowspan="2">【职业素养】
严谨求实，
耐心细致</td></tr>
<tr><td> 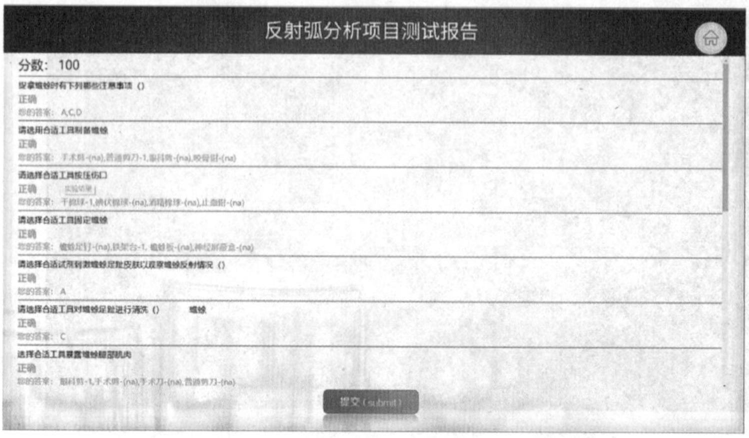提示：通过测试报告及时知晓实验情况，并找出不足，努力改进。</td></tr>
</table>

实验视频

反射弧分析

实验总结

通过实验有哪些收获？请梳理写下来。

1. 理论

2. 技能

3. 素质

续表

知识拓展
巴甫洛夫与条件反射实验 伊凡·彼德罗维奇·巴甫洛夫（1849 年 9 月 26 日至 1936 年 2 月 27 日），苏联生理学家、心理学家、医师、高级神经活动学说的创始人，高级神经活动生理学的奠基人，条件反射理论的建构者，也是传统心理学领域之外而对心理学发展影响最大的人物之一。 21 岁时他和弟弟一起考入圣彼得堡大学，巴甫洛夫在大学的前两年表现平凡，在大学三年级时上了齐昂教授所开授的生理学，对生理学和实验产生了浓厚兴趣，找到了所要主修的学科，从此投入生理学的研究。为了使实验做得得心应手，他不断练习用双手操作，渐渐地，相当精细的手术他也能迅速完成。齐昂老师很欣赏他的才学，常常叫他做自己的助手。在齐昂的指导下，1874 年，他和同学阿法纳西耶夫完成了第一篇科学论文《论支配胰腺的神经》，获得了研究金质奖章。 1878 年至 1890 年，巴甫洛夫重点研究血液循环和神经系统作用的问题，当时，神经系统对于许多器官的支配作用和调节作用还没有被人们清楚地认识。他发现了胰腺的分泌神经。不久，他又发现了温血动物的心脏有一种特殊的营养性神经，这种神经只能控制心跳的强弱，而不影响心跳的快慢。科学界人士把这种神经就称为“巴甫洛夫神经”。巴甫洛夫自此开辟了生理学的一个新分支——神经营养学。1883 年写成“心脏的传出神经支配”的博士论文。 从 1888 年开始，巴甫洛夫对消化生理进行研究。他发明了新的实验方法，不是用被麻醉的动物做急性实验（每次实验完了，动物也就死掉了），而是用健康的动物做慢性实验，从而能够长期观察动物的正常生理过程。他还创造了多种外科手术，把外科手术引向整个消化系统，彻底搞清了神经系统在调节整个消化过程中的主导作用。他还发现分布在胃壁上的第十对脑神经与胃液的分泌有关。切断迷走神经，就不再分泌胃液；刺激迷走神经，分泌胃液。是什么东西对迷走神经产生了刺激？原来味觉器官感受到了食物刺激，便会通过神经传给大脑，通过大脑传给迷走神经让胃液分泌，这就是条件反射学说。为此他获得了“诺贝尔奖”的生理学或医学奖。

（晏燕、蒋浩）

实验项目十三　蟾蜍坐骨神经兴奋传导不应期的测定

实验目标

素养目标	1. 具有严谨求实的职业态度和珍爱生命的职业素养。 2. 具有理论联系实际，用神经系统生理知识分析临床案例，发现并解决临床问题的能力。
知识目标	1. 掌握离体神经干动作电位的记录方法。 2. 阐述坐骨神经干产生动作电位后其兴奋性的规律性变化。 3. 掌握神经兴奋传导不应期的意义。
技能目标	1. 能完成蟾蜍坐骨神经离体标本的制备。 2. 能操作 BL-420 生物机能实验系统，正确连接仪器设备，确定实验参数。 3. 能解释神经兴奋传导不应期与骨骼肌收缩的关系。

情境导入

我们知道正常情况下心脏总是规律地跳动，每分钟跳动 60 ～ 100 次，心肌兴奋过程中兴奋性的周期性变化具有如下规律。

1. 有效不应期：从 0 期去极化开始到 3 期膜内电位复极化达 –60 mV 这段时间内，即使给以超过阈值的刺激，也不能再次引发动作电位产生。

2. 相对不应期：膜电位 3 期复极从 –60 ～ –80 mV 期间内，兴奋性有所恢复但仍低于正常，须用阈上刺激才可引发动作电位再次产生。

3. 超常期：膜电位由 –80 mV 恢复到 –90 mV 之前的时间内，兴奋性高于正常，用阈下刺激也能引发动作电位再次产生。

这是为什么呢？原来心肌兴奋性的周期性变化与钠通道的状态有关。由于心肌的有效不应期特别长，一直持续到心室机械收缩的舒张早期，在此期内，任何刺激都不能使心肌再次发生兴奋和收缩，因此心肌不会像骨骼肌那样发生强直收缩，从而保证心脏收缩和舒张交替进行，以实现其持久的泵血功能。

理论基础

神经是可兴奋组织，当接受一次刺激而被兴奋之后，其兴奋性将会发生规律性的时期变化，依次经过绝对不应期、相对不应期、超常期和低常期，然后再恢复到正常的兴奋性水平。

为了测定神经一次兴奋后兴奋性的变化，可先给予一定强度的刺激（条件性刺激），在神经兴奋后，按不同时间间隔给予第二个刺激（检验性刺激），根据标本对检验性刺激反应的兴奋阈，来判定神经组织当时的兴奋性。在本次实验中，第一个（条件性）和第二个（检测性）刺激采用参数完全相同，在不同时间间隔内检查第二个刺激所引起动作电位幅值大小，作为反映部分神经纤维兴奋性变化规律的指标。

在生物对某一刺激发生反应后，在一定时间内，即使再给予刺激也不发生反应，一般称此期间为不应期。在一次兴奋后出现兴奋性消失或降低的有序变化，分绝对不应期与相对不应期。例如，给神经肌肉等应激性器官或部位以刺激，刚产生兴奋之后，再给予第二次刺激则无效。该时期被认为是该器官或部位处于兴奋状态的恢复时期。

1. 绝对不应期

可兴奋组织在接受第一个有效刺激而兴奋后的一个较短时期内，兴奋性下降至零，阈强度成为无限大，无论再用多么强大的刺激都不能再产生兴奋，即在这一时期内施加的第二个有效刺激归于无效，这一段时期称绝对不应期。

如果给予足够强的刺激，膜可发生局部兴奋，但仍不能引起动作电位，称此期为局部反应期，将绝对不应期与局部反应期合为一起，称为有效不应期。

续表

2. 相对不应期

相对不应期可兴奋细胞在受到刺激产生兴奋，在绝对不应期之后，细胞的兴奋性较低，阈刺激不能引起兴奋，但较强的刺激可引起其兴奋，产生低于正常的动作电位，这一时期称为相对不应期。

绝对不应期和相对不应期是反映组织细胞在一次兴奋时所经历的兴奋性变化的主要过程，它们的出现，在细胞或组织接受连续刺激时，有可能影响它们对后来刺激的反应能力，因而是一个重要的生理现象。

【通关检测】

1. 神经纤维中相邻两个锋电位的时间间隔至少应大于其（　　）

A. 相对不应期　　B. 绝对不应期　　C. 超常期　　D. 低常期

E. 绝对不应期加相对不应期

2. 为什么心肌细胞有效不应期长？（简答题）

【通关检测答案】

实验器材

BL-420 生物机能实验系统、神经屏蔽盒、蟾蜍类手术器材、蟾蜍板、蟾蜍足钉、丝线、小烧杯、滴管、任氏液。

实验内容

通过制备坐骨神经，借助 BL-420 生物机能实验系统进行神经兴奋传导不应期测定，观察间隔时长与骨骼肌收缩的关系。一方面训练学生严谨的实验设计思维，另一方面学习神经兴奋传导不应期测定方法和实验原理。

实验流程

步骤	操作图示	文字说明
准备实验器械和药品	实验准备 选择本次实验要用到的药品器械（　） 玻璃分针　普通剪刀　手术剪　蟾蜍心插管　金属探针　棉线 蟾蜍足钉　蟾蜍板　铁架台　张力传感器　神经屏蔽盒　生物信号采集系统 确定	【职业素养】 严谨求实

续表

步骤	操作图示	文字说明
准备实验器械药品	**提示：**实验前认真查看实验介绍，清楚做什么、怎么做，并主动思考为什么这样做。只有做好预习，熟悉实验内容，理解实验目的、实验步骤和注意事项和每个仪器的作用，才能顺利完成实验任务。 **注意点：**张力传感器，英文：tension pick-up，是张力控制过程中，用于测量张力值大小的仪器。 **操作：**正确选择实验操作需要的药品器械，包括玻璃分针、普通剪刀、手术剪、金属探针、棉线、蟾蜍足钉、蟾蜍板、神经屏蔽盒、生物信号采集系统。	**【职业素养】严谨求实**
捉拿蟾蜍	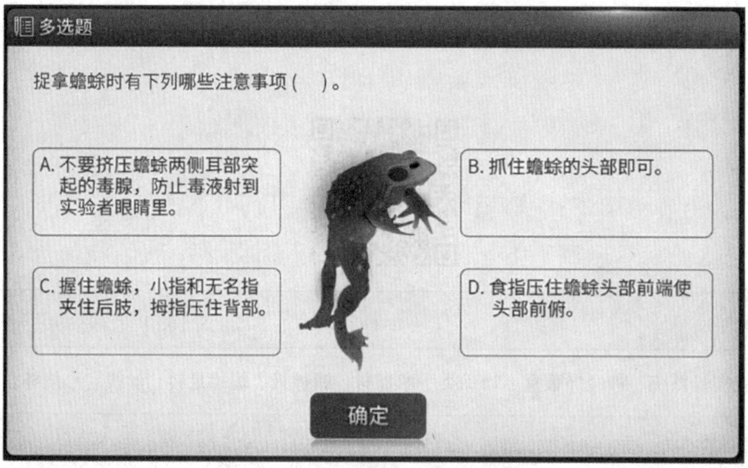 多选题 捉拿蟾蜍时有下列哪些注意事项（　）。 A. 不要挤压蟾蜍两侧耳部突起的毒腺，防止毒液射到实验者眼睛里。 B. 抓住蟾蜍的头部即可。 C. 握住蟾蜍，小指和无名指夹住后肢，拇指压住背部。 D. 食指压住蟾蜍头部前端使头部前俯。 确定	
	提示：正确的捉拿方式可以更好地暴露枕骨大孔，便于下一步操作。戴防护眼镜可以防止蟾蜍毒液误入眼睛。大家想想还有什么办法呢？ **注意点：**蟾蜍毒液对人体有害，请采取正确的捉拿方式并做好防护。 **操作：**用左手将动物握紧在手掌中，左手中指、无名指分别压住其左、右前肢，并以小指压住其左腹和后肢，右手进行脑、脊髓破坏等操作。抓取时，禁止挤压两侧耳部的腺体，以免毒液射入眼中。	**【职业素养】珍爱生命，敬畏生命，耐心细致**
破坏脑和脊髓	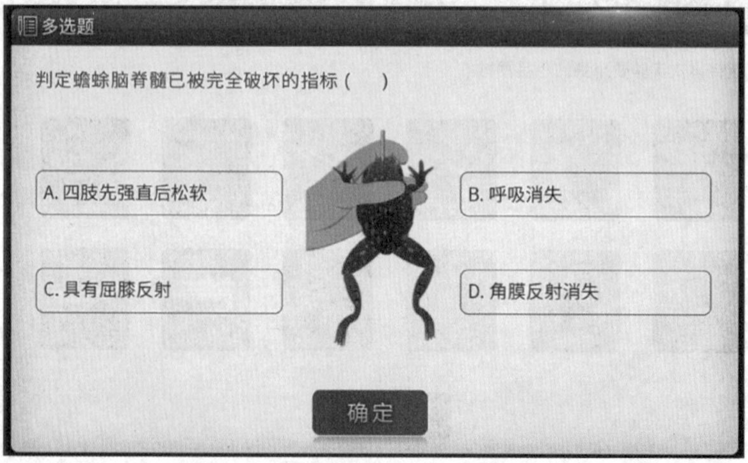 多选题 判定蟾蜍脑脊髓已被完全破坏的指标（　） A. 四肢先强直后松软 B. 呼吸消失 C. 具有屈膝反射 D. 角膜反射消失 确定	

续表

步骤	操作图示	文字说明
破坏脑和脊髓	**提示：**对待实验动物一定要有敬畏之心。操作时准确定位枕骨大穴，使用金属探针动作快而准。 **注意点：**脊休克指的是脊髓突然横断失去与高位中枢的联系，断面以下脊髓暂时丧失反射活动能力进入无反应状态，也称为脊髓休克。此处完全破坏脊髓，不是脊休克。 **操作：**左手握蟾蜍，用食指按压其头部使其尽量前俯，右手用金属探针自枕骨大穴垂直插入 1 ～ 2 mm，向前刺入颅腔，左右搅动，毁坏其脑组织；再将探针回撤向后刺入脊椎管，反复插毁其脊髓。如果蟾蜍四肢松软，呼吸消失，说明其脑和脊髓被破坏，可以进行下一步实验，否则继续重复上述操作。	**【职业素养】** **珍爱生命，** **敬畏生命，** **耐心细致**
剪除躯干上部及内脏	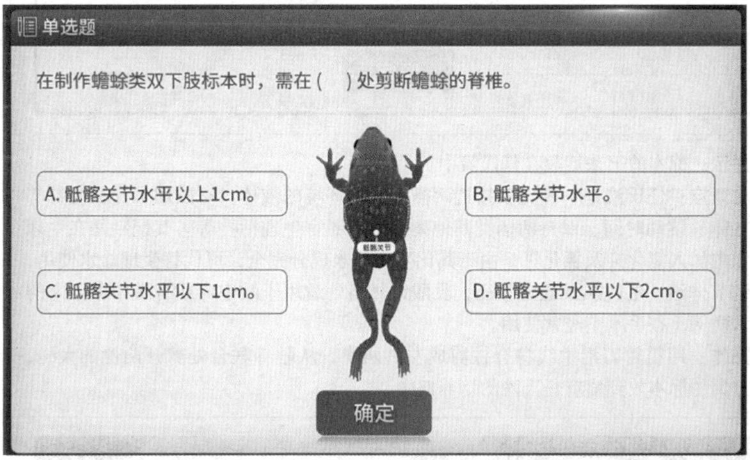 单选题 在制作蟾蜍类双下肢标本时，需在（　）处剪断蟾蜍的脊椎。 A. 骶髂关节水平以上1cm。 B. 骶髂关节水平。 C. 骶髂关节水平以下1cm。 D. 骶髂关节水平以下2cm。 确定 **操作：**用普通剪刀在骶髂关节上 1 cm 处剪断脊柱，同时剪断两侧皮肤，继而沿脊柱两侧剪开腹壁，这时的内脏全部下垂，剪除内脏。	**【职业素养】** **耐心细致**
去皮	**操作：**一手持镊子固定躯干，另一手向下剥去表皮，在脚掌处剪断并浸泡在任氏液中。	**【职业素养】** **耐心细致**

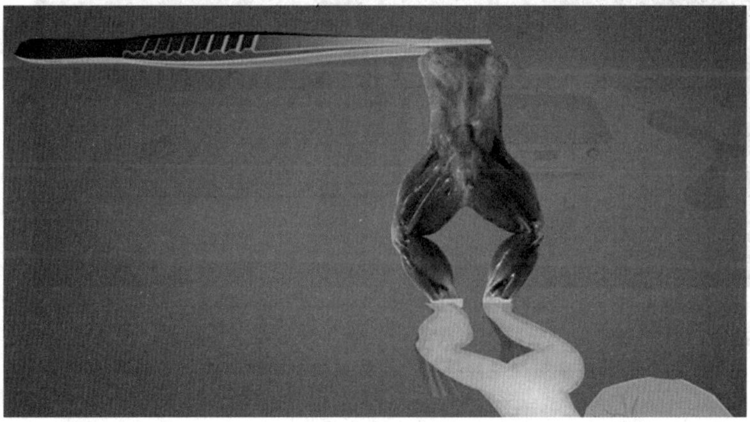

续表

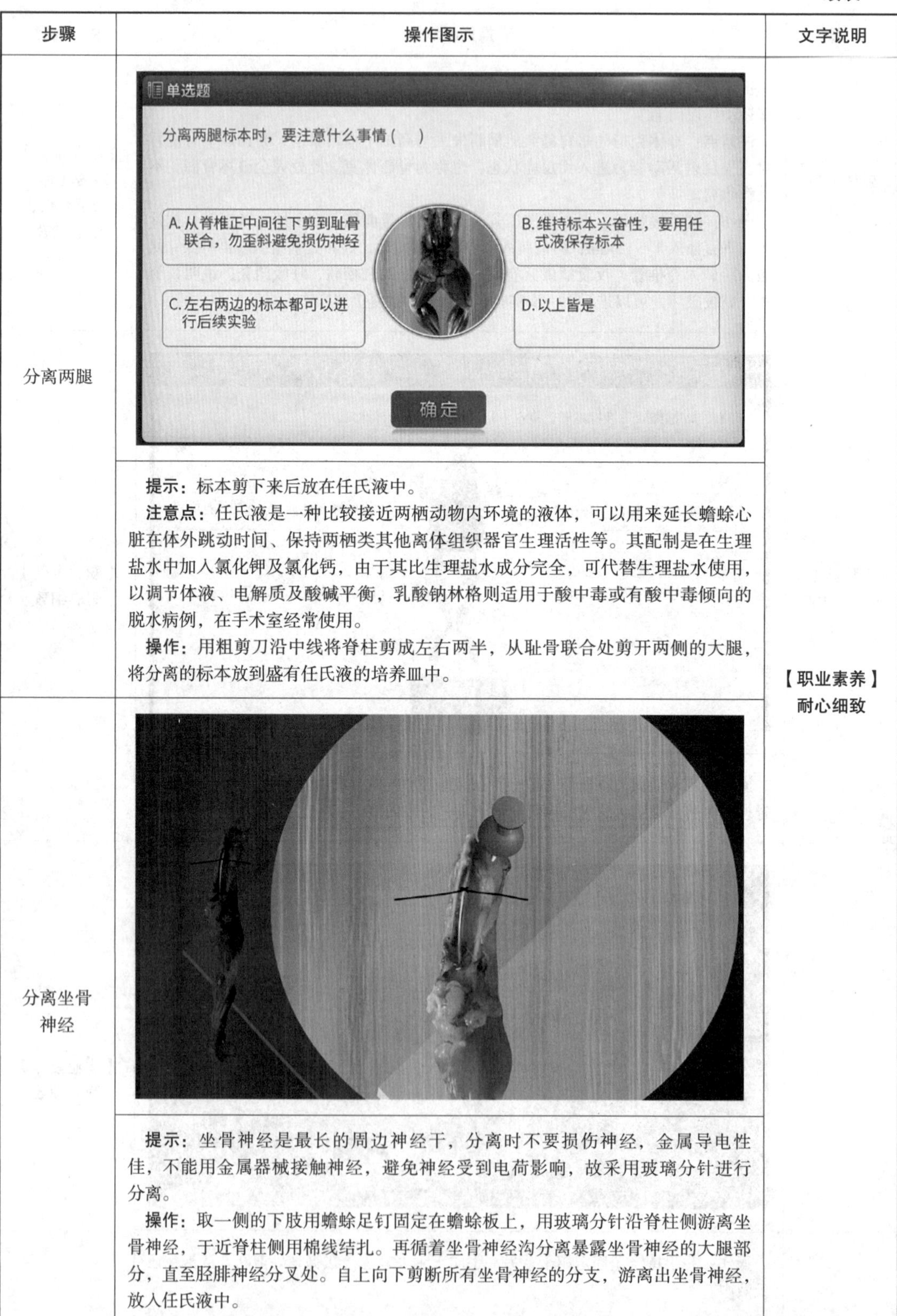

步骤	操作图示	文字说明
分离两腿	**提示**：标本剪下来后放在任氏液中。 **注意点**：任氏液是一种比较接近两栖动物内环境的液体，可以用来延长蟾蜍心脏在体外跳动时间、保持两栖类其他离体组织器官生理活性等。其配制是在生理盐水中加入氯化钾及氯化钙，由于其比生理盐水成分完全，可代替生理盐水使用，以调节体液、电解质及酸碱平衡，乳酸钠林格则适用于酸中毒或有酸中毒倾向的脱水病例，在手术室经常使用。 **操作**：用粗剪刀沿中线将脊柱剪成左右两半，从耻骨联合处剪开两侧的大腿，将分离的标本放到盛有任氏液的培养皿中。	【职业素养】 耐心细致
分离坐骨神经	**提示**：坐骨神经是最长的周边神经干，分离时不要损伤神经，金属导电性佳，不能用金属器械接触神经，避免神经受到电荷影响，故采用玻璃分针进行分离。 **操作**：取一侧的下肢用蟾蜍足钉固定在蟾蜍板上，用玻璃分针沿脊柱侧游离坐骨神经，于近脊柱侧用棉线结扎。再循着坐骨神经沟分离暴露坐骨神经的大腿部分，直至胫腓神经分叉处。自上向下剪断所有坐骨神经的分支，游离出坐骨神经，放入任氏液中。	

续表

<table>
<tr><th>步骤</th><th>操作图示</th><th>文字说明</th></tr>
<tr><td>标本与
电极连接</td><td>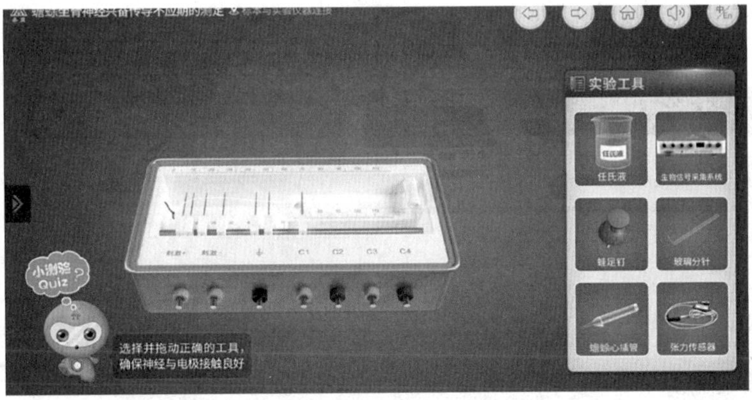

提示：思考神经屏蔽盒的作用。
操作：将标本放在神经屏蔽盒中，用玻璃分针确保标本与电极接触良好。</td><td rowspan="3">【职业素养】
严谨求实，
耐心细致</td></tr>
<tr><td>标本与实验
仪器连接</td><td>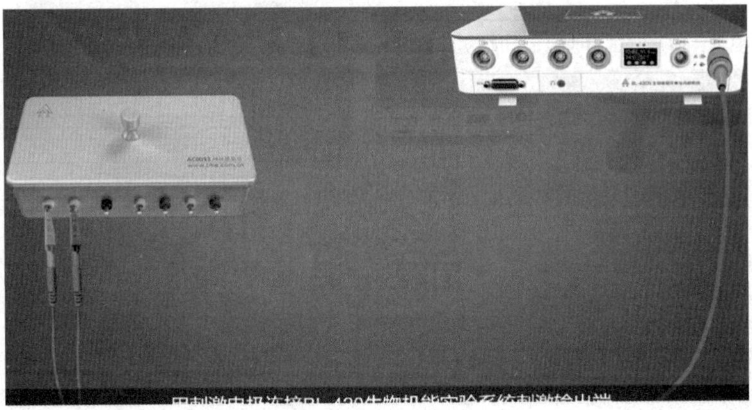
提示：思考神经屏蔽盒的作用。
操作：用刺激电极连接 BL-420 生物机能实验系统刺激输出端至神经屏蔽盒刺激输入端。用引导电极连接 BL-420 生物机能实验系统的输入端至神经屏蔽盒的输出端。</td></tr>
<tr><td>神经干传导
速度测定</td><td>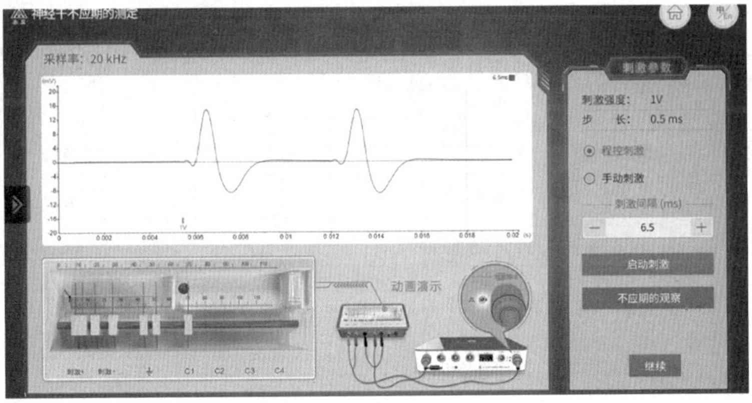
</td></tr>
</table>

续表

步骤	操作图示	文字说明
神经干传导速度测定	**操作：**点击打开 BL-420 生物信号采集系统，选择实验模块，打开肌肉神经系统，点选蟾蜍坐骨神经兴奋不应期的测定，开始实验。	
测试报告	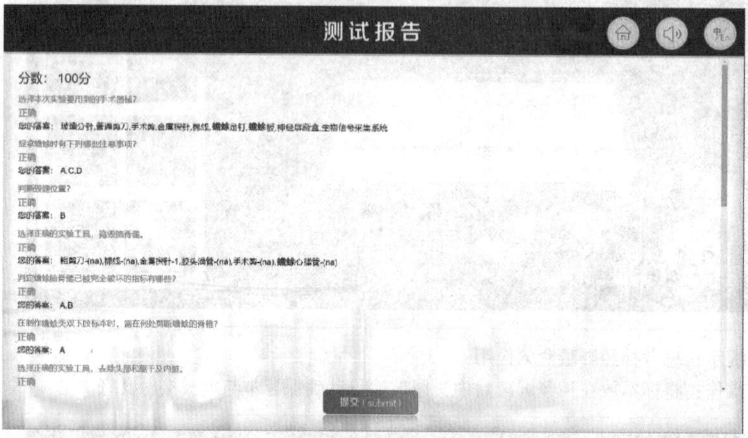 测试报告 分数：100分 选择本次实验要用到的手术器械？ 正确 您的答案：玻璃分针,普通剪刀,手术剪,金属探针,棉线,蟾蜍出钉,蟾蜍板,神经屏蔽盒,生物信号采集系统 捉拿蟾蜍时有下列哪些注意事项？ 正确 您的答案：A,C,D 判断毁髓位置？ 正确 您的答案：B 选择正确的实验工具，捣毁脑脊髓。 正确 您的答案：粗剪刀-(na),棉线-(na),金属探针-1,胶头滴管-(na),手术剪-(na),蟾蜍心插管-(na) 判定蟾蜍脑脊髓已被完全破坏的指标有哪些？ 正确 您的答案：A,B 在制作蟾蜍类双下肢标本时，需在何处剪断蟾蜍的脊柱？ 正确 您的答案：A 选择正确的实验工具，去除头部和躯干及内脏。 正确 提交（submit） **提示：**通过测试报告及时知晓实验情况，并找出不足，努力改进。	**【职业素养】严谨求实，耐心细致**

实验视频

蟾蜍坐骨神经兴奋传导不应期的测定

实验总结

1. 理论

2. 技能

3. 素质

续表

知识拓展
胺碘酮，真叫人爱恨交加！ 胺碘酮是一种含碘的苯呋喃类化合物，在抗心律失常药物分类中属于Ⅲ类，进口制剂商品名“可达龙”。该药物对心肌细胞多种离子通道均具有阻断作用，如钾通道、钠通道及钙通道，此外还是α和β肾上腺素能受体的非竞争性拮抗剂。胺碘酮通过减慢窦性心律、延长心肌细胞动作电位时程和有效不应期等机制发挥抗心律失常作用，还因能扩张冠状动脉而显现出一定的抗心绞痛效果。其实，说到胺碘酮的历史，20 世纪 60 年代它首先是作为抗心绞痛药物被发现的，其后才被发现具有抗心律失常作用。 胺碘酮属于广谱抗心律失常药物，对房颤、心房扑动及室性心律失常均有效果。其具有高度脂溶性，应用后可广泛分布于脂肪、肝、肺及皮肤等多种组织，在人体内半衰期长，最长可达 100 余日（个体差异较大），起效及清除均非常缓慢。因此，给药时多采用先给予较大的负荷剂量，再减量至较小的维持剂量的方式以利其尽快起效。以口服药物为例，一般第 1 周每日需要服用 600 mg，第 2 周 400 mg/ 日，第 3 周起则减量为维持剂量 200 mg/ 日。 治疗房颤时，胺碘酮的静脉注射制剂可用于急诊房颤复律和控制心室率，口服制剂则主要用于长期治疗，可以协助复律后窦性心律的维持、减少房颤的发作和减慢持续性房颤的心室率。 胺碘酮与其他抗心律失常药物相比，其促心律失常副作用最小，甚至可用于肥厚型心肌病、心力衰竭、冠心病等其他抗心律失常药物的“禁区”。 胺碘酮的效果优于其他抗心律失常药物，心脏方面也相对安全。其在心脏方面的副作用主要为心动过缓，也可以使 QT 间期延长，但发生危险的尖端扭转型室性心动过速却相对少见。 然而，胺碘酮也很“危险”——其心脏外副作用远远多于其他抗心律失常药物，可以累及甲状腺、肝脏、肺、眼部等多个组织器官。①甲状腺：因含有碘而干扰甲状腺的代谢。服用胺碘酮既可以导致甲状腺功能亢进，也可以导致甲状腺功能减退，发生率分别为 2% 和 1% ～ 4%，一般停药后数月才能缓解，期间有时需要抗甲亢或补充甲状腺素治疗。②肺：可以导致肺间质纤维化，是副作用中最危重的，多见于长期大量用药者。患者可以出现咳嗽、气促、胸痛等表现，严重者可以致命。③肝脏：可以引起转氨酶升高，静脉制剂发生率高于口服，需要停药并给予保肝治疗。④胃肠道：可引起便秘、恶心、呕吐、食欲下降等，给予负荷量时明显，分次服药并与食物同服有助于减轻。⑤眼部：可导致角膜色素沉着，一般不会影响视力。⑥皮肤：可以导致光过敏和色素沉着，沉着的色素停药后 1 ～ 2 年才能消退。 此外，胺碘酮主要经肝脏代谢，几乎不从肾脏排泄，因而肾功能不全者一般不需要调整剂量，但其会对其他多种肝脏代谢的药物产生影响，比如对于房颤患者最为重要的华法林、地高辛及他汀类药物等。胺碘酮可以增强华法林的作用，使国际标准化比值升高，但程度因人而异。联合用药时需要加强监测，这就可能为患者带来不便和潜在出血风险。同样地，胺碘酮也会增加地高辛和他汀类药物的血药浓度。地高辛治疗窗较窄，过量容易中毒，因此尽量不要联合用药，必须联合用药时地高辛也需要减量并监测血药浓度，这又会给患者带来风险和不便。他汀与之联用时也需要减量，辛伐他汀剂量不能超过 20 mg/ 日，否则会显著增加他汀类的肌溶解副作用。 胺碘酮的禁忌证主要包括：①严重窦房结功能异常。②二或三度房室传导阻滞。③心动过缓引起晕厥者。④各种原因引起肺间质纤维化者。⑤对本品过敏者。对于本身心率较慢、QT 间期偏长、血压偏低、存在肝或肺功能异常及严重心力衰竭患者应慎用。 胺碘酮很有效，心脏方面相对安全，但副作用多，有些甚至会导致严重的后果，且与其他药物的相互作用复杂。因此，房颤指南在长期节律控制方面对胺碘酮并非一线推荐，尤其是年轻患者，而将其作为其他药物无效或禁忌时的备选。对于合并其他结构性心脏病而不得不选择胺碘酮的患者，必须加强对其副作用的监测。 胺碘酮可以通过胎盘和乳汁，因此对于胎儿和婴儿是不安全的。 我们不否认胺碘酮的效果，也曾目睹其副作用给患者带来的伤害和不便。我们的观点与指南一致，不推荐胺碘酮长期治疗，必须应用时请加强监测。如此胺碘酮，的确让人爱恨交加！

（晏燕、蒋浩）

实验项目十四　β受体激动剂肾上腺素对心脏功能的影响

实验目标	
素养目标	1. 具有严谨求实的职业态度和珍爱生命的职业素养。 2. 具有理论联系实际，发现并分析临床问题的能力。
知识目标	1. 掌握心脏活动的内在机制。 2. 掌握动脉血压的形成和影响因素。 3. 理解β－受体激动剂的信号传导通路的原理。 4. 结合实验现象解释激动剂与受体结合的效应。
技能目标	1. 能准确对大鼠进行气管插管、颈动脉插管。 2. 能准确连接实验仪器。 3. 能进行不同剂量给药并观察大鼠心率、血压变化差异。

情境导入

双肺大面积栓塞，心搏骤停10分钟，用了30支肾上腺素，紧急启用人工肺，历经39个小时的生死博弈，教科书式的救治过程，终让41岁的熊涛（化名）起死回生。

目前熊涛病情稳定，即将康复出院。

理论基础

1. β肾上腺素能受体

β肾上腺素能受体，简称β受体，分为β_1、β_2、β_3受体亚型。

β_1受体主要位于心脏、脂肪组织及肾血管床、血小板、唾液腺和胃肠道、肠系膜动脉，主要由去甲肾上腺素和肾上腺素所激动，β_1受体激活时使传导加速，心率加快，心脏收缩力增加，肾素分泌增加，血管收缩，外周阻力增加，血压升高。

β_2受体主要分布于支气管平滑肌、血管平滑肌、胃肠道、骨骼肌等。在心脏传导系统、窦房结、心房内、房室结、希氏束和心室内传导系统均有β_2受体分布。β_2受体兴奋时表现为支气管扩张、血管舒张、胰岛素分泌增加、胃肠道松弛、肝糖原分解增强、骨骼肌震颤等。

β_3受体在人类和啮齿类动物的肌肉、脑、心脏、血管等都可检出β_3受体。由于β_3受体负性变力作用，心衰时β_3受体含量明显增加，使心脏功能进一步恶化。

2. 肾上腺素

本品为白色或类白色结晶性粉末，无臭，味苦，与空气接触或受日光照射，易氧化变质，在中性或碱性水溶液中不稳定，饱和水溶液显弱碱性反应。本品在水中极微溶解，在乙醇、三氯甲烷、乙醚、脂肪油或挥发油中不溶，在无机酸或氢氧化钠溶液中易溶，在氨溶液或碳酸钠溶液中不溶。

3. 动脉血压

动脉血压是指血液在动脉内流动时对单位面积动脉管壁的侧压力。收缩压（SBP）：心室收缩期动脉血压的最高值，反映心脏每搏输出量的多少。舒张压（DBP）：心室舒张末期动脉血压的最低值，反映外周阻力的大小。平均动脉压（MAP）：为心动周期中每一个瞬间动脉血压的平均值。

4. 动脉血压的形成和影响因素

动脉血压的形成：动脉血压是动脉中血液对单位面积血管壁的侧压力，其形成因素是心脏射血和心血管系统的充盈。心室收缩射血时，动脉血压急速上升，在收缩期达到最高值，形成收缩压；随着心室射血停止，动脉压开始下降，在舒张期末达到最低值，形成舒张压。通常将收缩压与舒张压之间的差称为脉压。

影响动脉血压形成的因素：心排血量、心率、循环血量、动脉管壁弹性、外周阻力。

续表

【通关检测】

1. 健康成年人在安静状态下的心输出量为（　　）
   A. 2 ～ 3 L/min　　B. 4 ～ 6 L/min　　C. 10 ～ 15 L/min　　D. 20 ～ 25 L/min
   E. 30 ～ 35 L/min
2. 心室血液充盈主要靠（　　）
   A. 心房收缩的挤压作用　　B. 心室舒张的抽吸作用
   C. 骨骼肌收缩促进静脉回流作用　　D. 吸气时胸内负压作用
   E. 地心引力的作用
3. 心室肌的后负荷主要是指（　　）
   A. 心房压力　　B. 快速射血期心室内压　　C. 大动脉血压　　D. 减慢射血期心室内压
4. 心室功能曲线反映下述哪两者的关系（　　）
   A. 搏出量和心排血量　　B. 搏功和心率　　C. 搏功和心室舒张末期压　　D. 心排血量和搏功
5. 在心动周期中，左冠脉血流量达最高峰是在（　　）
   A. 等容收缩期　　B. 射血期　　C. 等容舒张期　　D. 舒张期的早期

【通关检测答案】

实验器材

恒温鼠台、剃毛刀、手术刀、玻璃分针、止血钳、动脉夹、气管插管、丝线、肝素生理盐水、电机、苦味酸、水合氯醛、肾上腺素、压力换能器、BL-420 生物机能实验系统。

实验内容

对实验动物进行称重、标记、分组，麻醉后再进行气管插管、颈动脉插管、建立静脉通路，再对各组实验对象进行不同试剂滴注，记录心率、血压波形图，观察动物呼吸变化，总结β受体激动剂肾上腺素对实验大鼠心脏功能的影响。

实验流程

步骤	操作图示	文字说明
实验准备		**【职业素养】** **严谨求实**

续表

<table>
<tr><th>步骤</th><th>操作图示</th><th>文字说明</th></tr>
<tr><td>实验准备</td><td>操作：进入更衣室，穿戴防护服、口罩、手套、鞋套，完成实验防护后，进入用于基础教学研究的一级动物安全生物实验室。</td><td>【职业素养】
严谨求实</td></tr>
<tr><td rowspan="2">大鼠捉拿</td><td>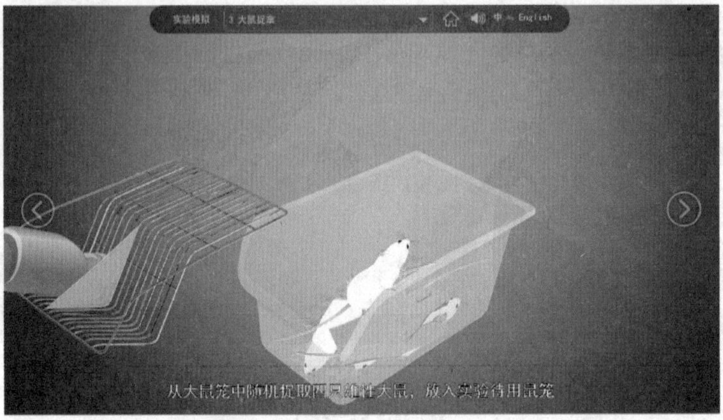
</td><td rowspan="5">【职业素养】
耐心细致</td></tr>
<tr><td>操作：为防止抓咬，戴上防护手套，从大鼠笼中随机捉取四只雄性大鼠，放入实验待用鼠笼。</td></tr>
<tr><td rowspan="2">大鼠标记</td><td>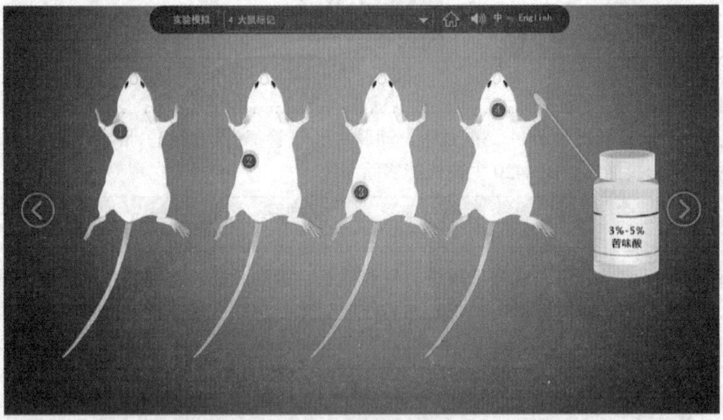
</td></tr>
<tr><td>操作：用棉签蘸取苦味酸，对四只大鼠依次标记编号。</td></tr>
<tr><td>大鼠称重</td><td>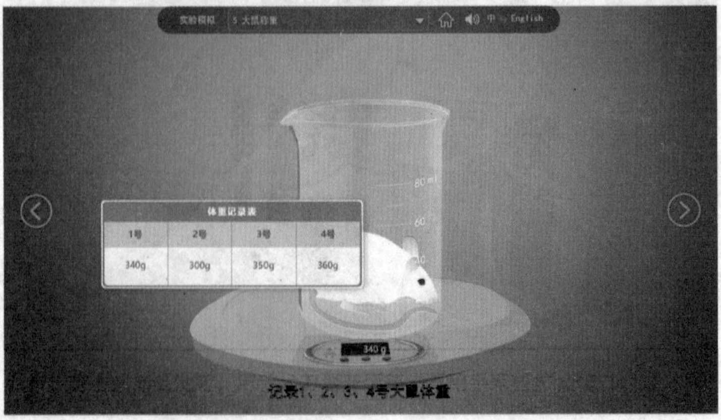
</td></tr>
</table>

续表

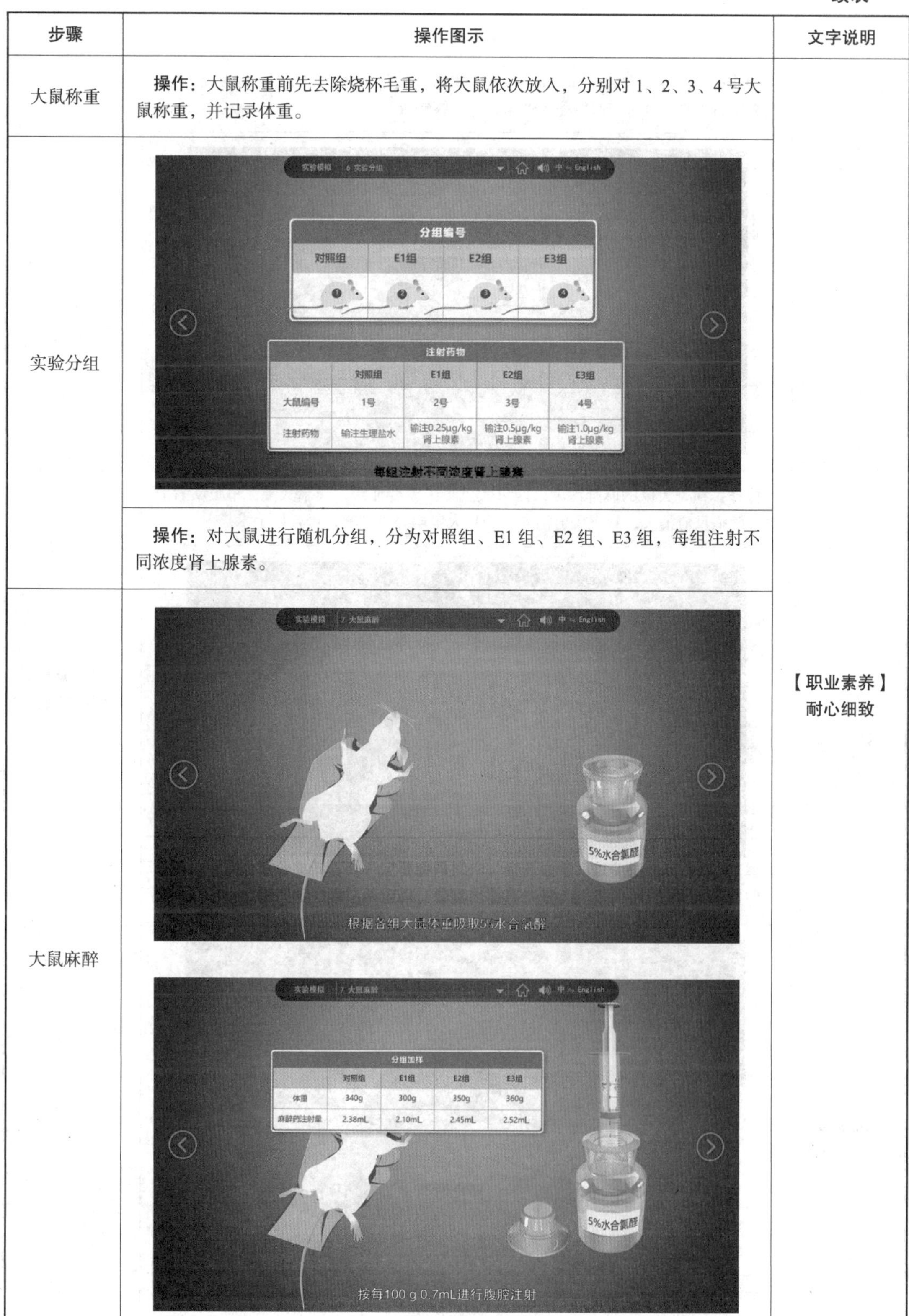

步骤	操作图示	文字说明
大鼠称重	**操作：**大鼠称重前先去除烧杯毛重，将大鼠依次放入，分别对 1、2、3、4 号大鼠称重，并记录体重。	【职业素养】 耐心细致
实验分组	**操作：**对大鼠进行随机分组，分为对照组、E1 组、E2 组、E3 组，每组注射不同浓度肾上腺素。	
大鼠麻醉		

续表

步骤	操作图示	文字说明
大鼠麻醉	**操作**：根据各组大鼠体重吸取 5% 水合氯醛，按每 100 g 0.7 mL 进行腹腔注射。在大鼠右下腹时针头与腹壁呈 45° 角进针，缓慢推注。	
麻醉深度检查	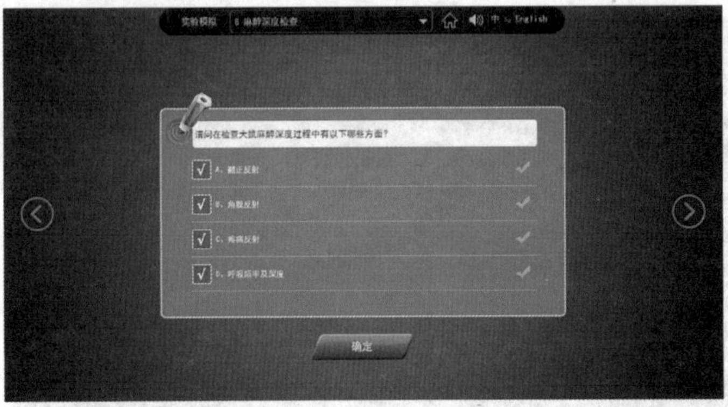	
	操作：检查大鼠的麻醉深度，四只大鼠呼吸深度加深，频率减慢，角膜反射消失，疼痛反应消失，翻正反射消失。四只大鼠均完成麻醉，可开始手术。	
大鼠固定	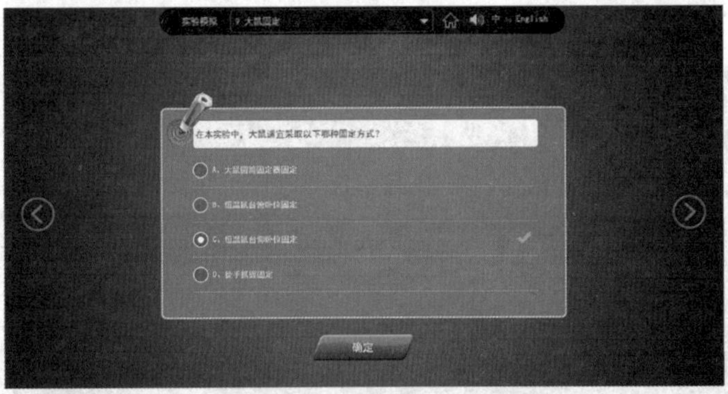	【职业素养】耐心细致
	操作：将大鼠固定于恒温鼠台上。	
颈部备皮	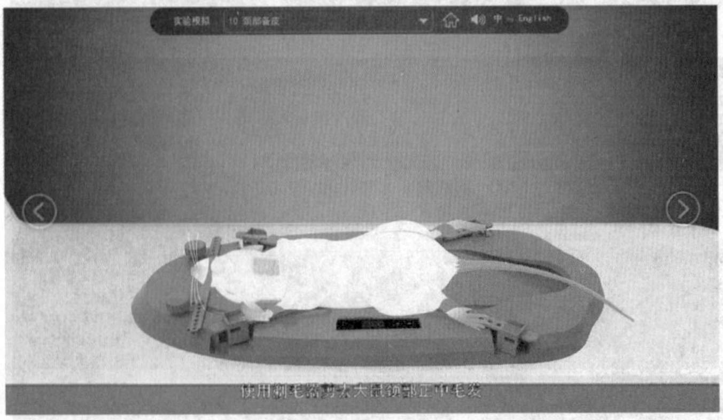	
	操作：使用剃毛器剪去大鼠颈部正中毛发，将剪去的毛发放入盛水烧杯。	

续表

<table>
<tr><th>步骤</th><th>操作图示</th><th>文字说明</th></tr>
<tr><td rowspan="2">暴露气管</td><td>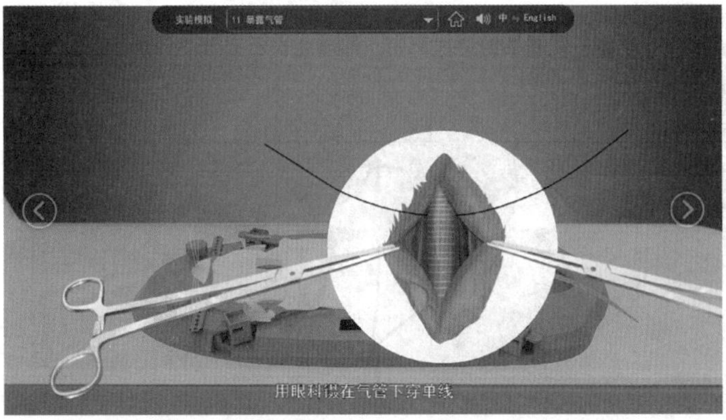
</td><td rowspan="6">【职业素养】
珍爱生命，
敬畏生命，
耐心细致</td></tr>
<tr><td>操作：用手术刀切开颈部正中皮肤，用止血钳夹持切口两侧，并用手术刀扩大切口，用止血钳钝性分离肌肉，暴露气管，用眼科镊在气管下穿单线。</td></tr>
<tr><td rowspan="2">气管插管</td><td>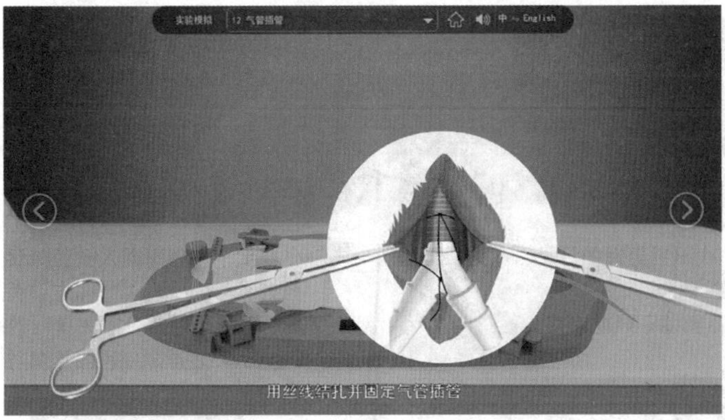
</td></tr>
<tr><td>操作：用眼科剪在气管上做倒 T 形切口，将大鼠专用气管插管朝心脏方向插入气管，用丝线结扎并固定气管插管。</td></tr>
<tr><td rowspan="2">压力换能器准备</td><td>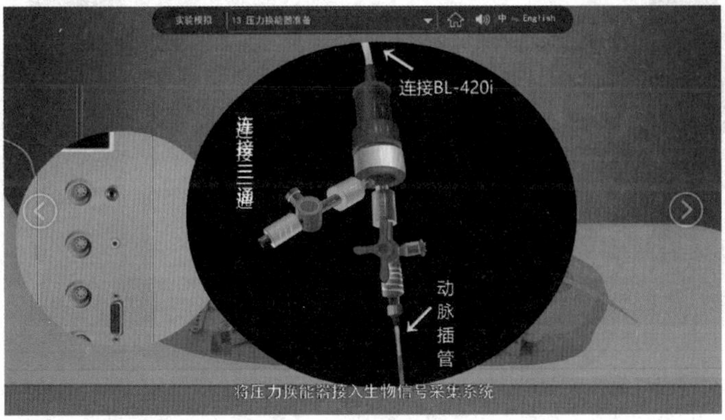
</td></tr>
<tr><td>操作：连接安装压力换能器，将压力换能器接入生物信号采集系统。</td></tr>
</table>

续表

步骤	操作图示	文字说明
分离 颈总动脉	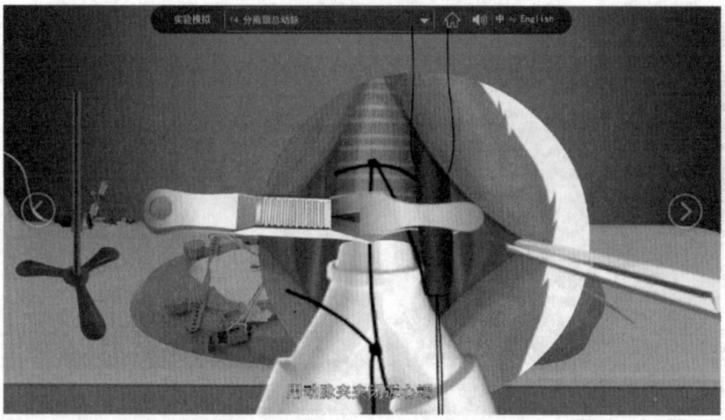 **操作：**使用玻璃分针分离大鼠右颈总动脉，在颈总动脉下穿双线并结扎远心端。用动脉夹夹闭近心端。	【职业素养】 耐心细致
颈总动脉 插管	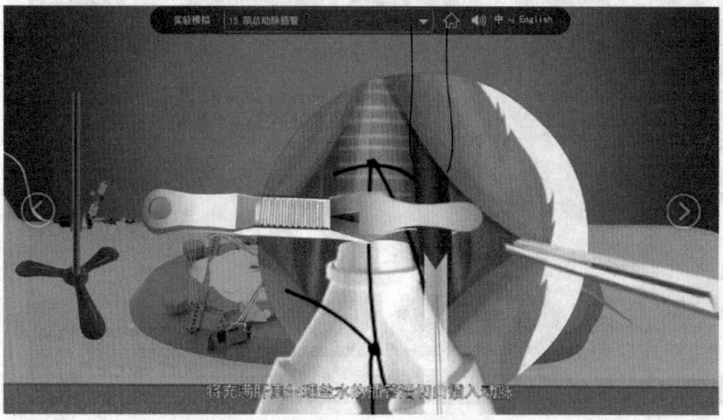 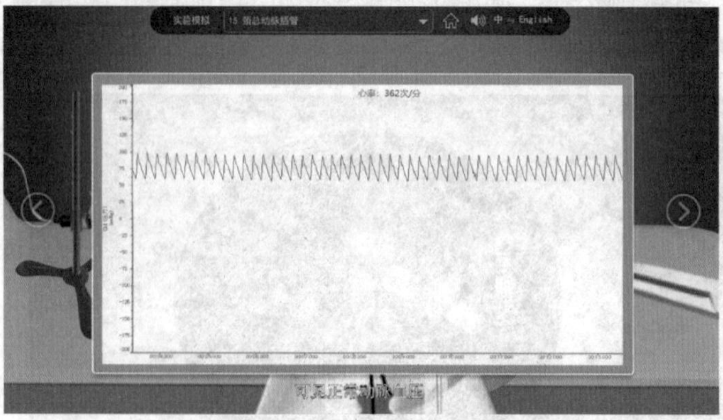 **操作：**用眼科剪在颈总动脉做V形切口，将充满肝素生理盐水的插管沿切口插入动脉，松开动脉夹，液面上下搏动。用细线结扎固定，动脉插管可见正常动脉血压。	

续表

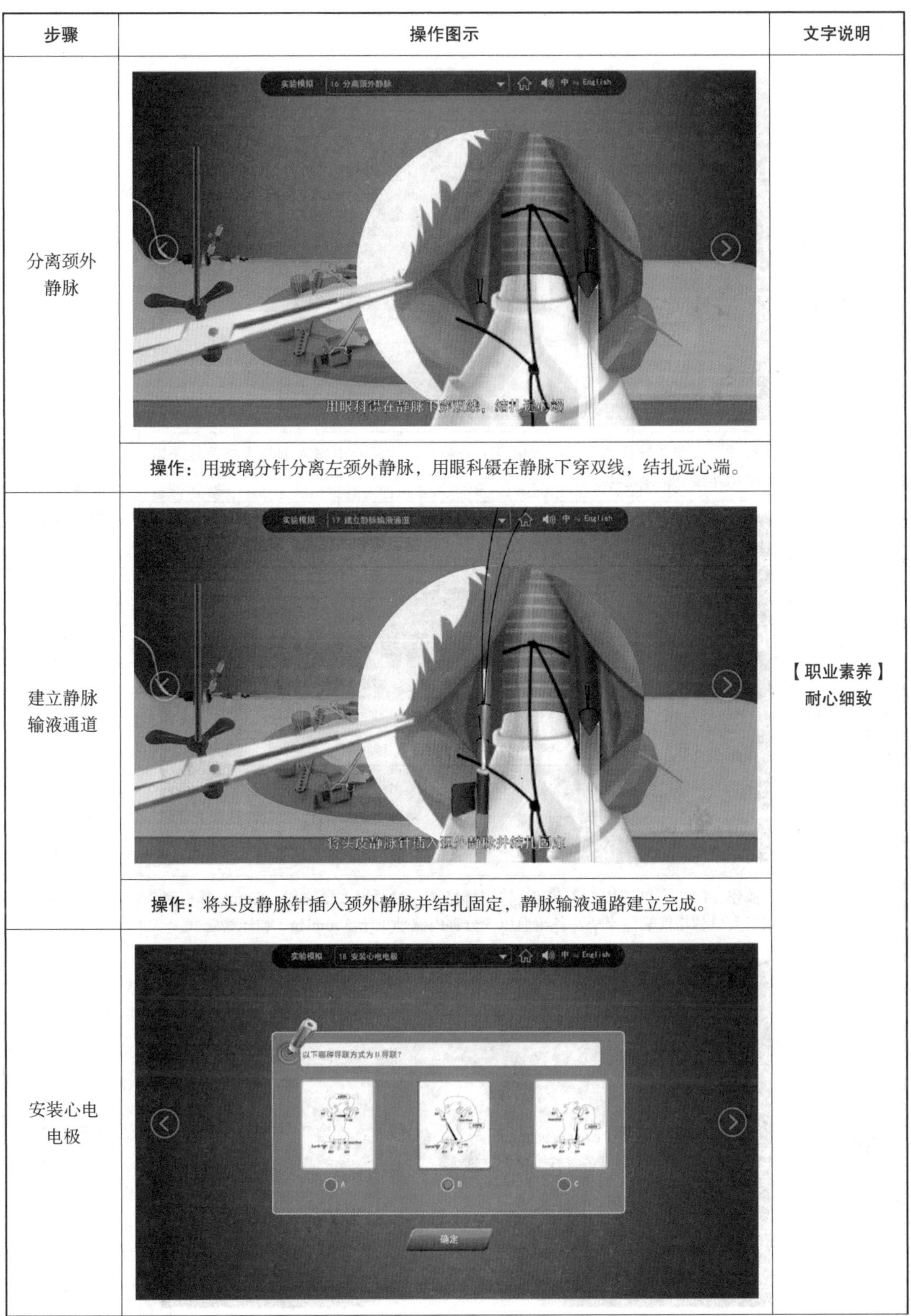

步骤	操作图示	文字说明
分离颈外静脉	操作：用玻璃分针分离左颈外静脉，用眼科镊在静脉下穿双线，结扎远心端。	【职业素养】耐心细致
建立静脉输液通道	操作：将头皮静脉针插入颈外静脉并结扎固定，静脉输液通路建立完成。	
安装心电电极		

续表

<table>
<tr><th>步骤</th><th>操作图示</th><th>文字说明</th></tr>
<tr><td rowspan="2">安装心电电极</td><td>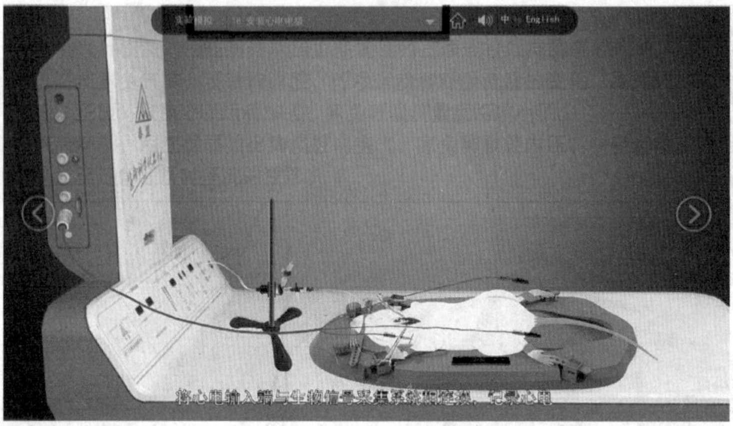</td><td rowspan="4">【职业素养】
耐心细致</td></tr>
<tr><td>**操作：**按照 2 导连的方式在大鼠身上安装电极，将心电输入端与生物信号采集系统相连接，记录心电。</td></tr>
<tr><td rowspan="2">输入林格液稳定血液</td><td>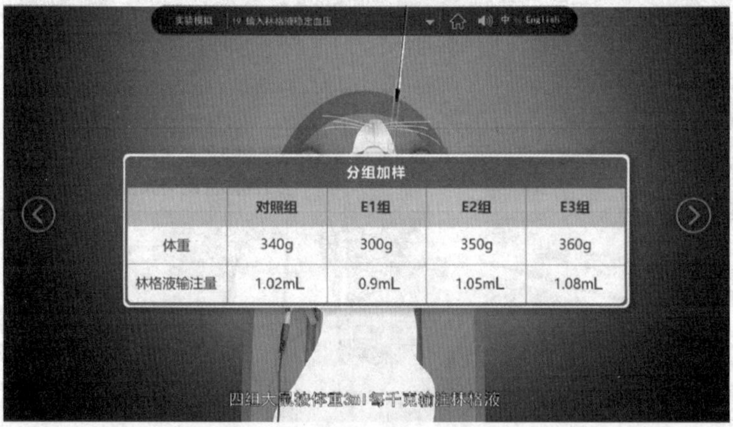
</td></tr>
<tr><td>**操作：**四组大鼠按体重 3 mL/kg 输注林格液，对照组大鼠注射 1.02 mL 林格液，四组大鼠林格液输注完毕。各组血压 5 分钟内波动少于 5 mmHg，血压稳定。</td></tr>
<tr><td>对照组输入生理盐水</td><td>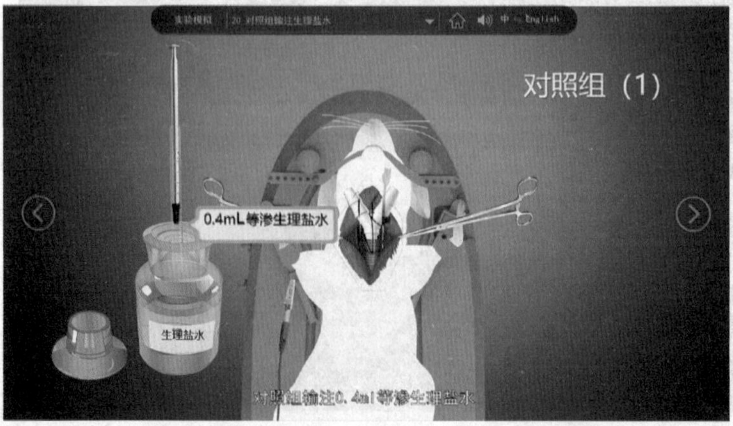
</td><td>【职业素养】
严谨求实，
耐心细致</td></tr>
</table>

续表

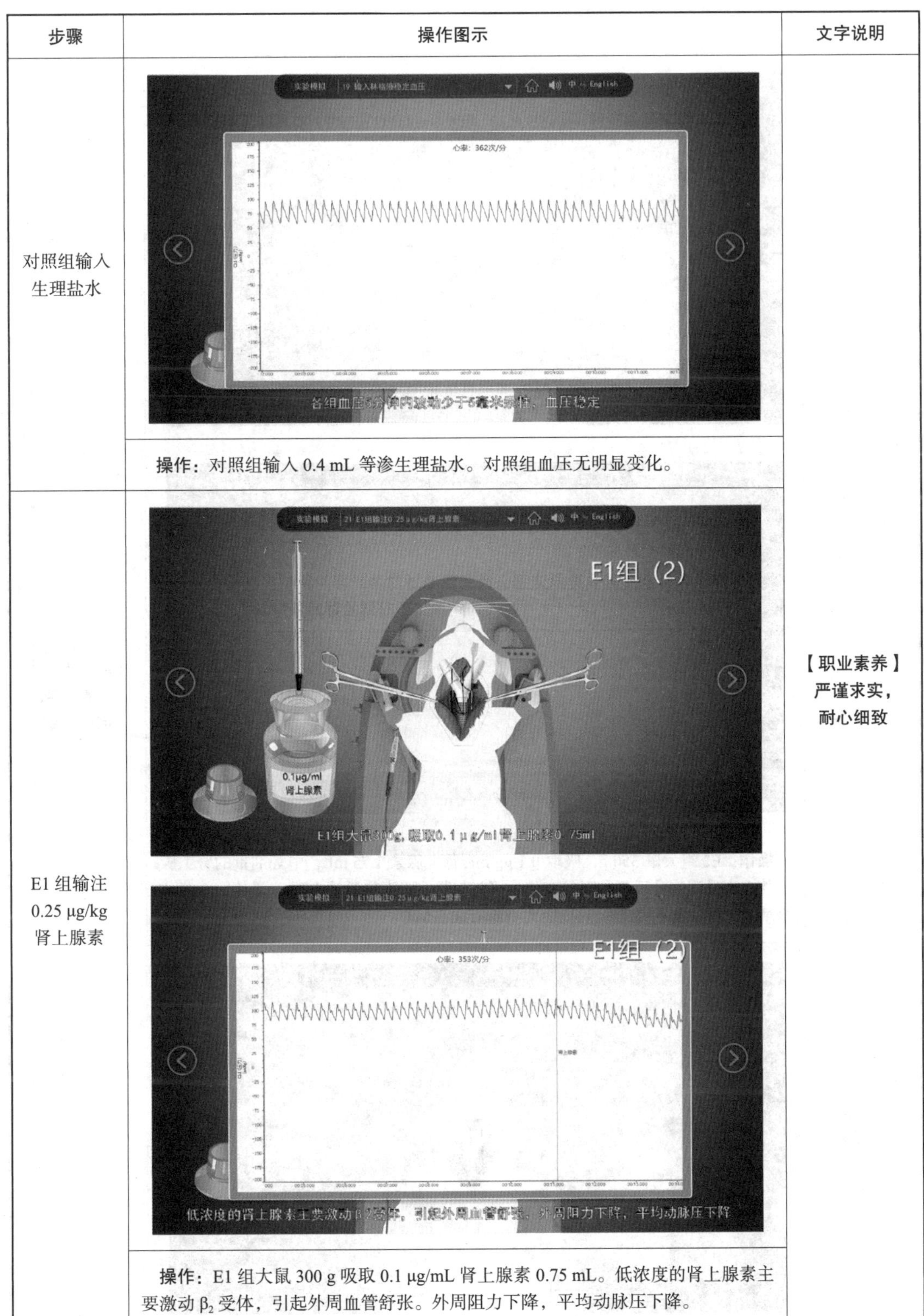

步骤	操作图示	文字说明
对照组输入生理盐水	**操作**：对照组输入 0.4 mL 等渗生理盐水。对照组血压无明显变化。	【职业素养】严谨求实，耐心细致
E1 组输注 0.25 μg/kg 肾上腺素	**操作**：E1 组大鼠 300 g 吸取 0.1 μg/mL 肾上腺素 0.75 mL。低浓度的肾上腺素主要激动 β_2 受体，引起外周血管舒张。外周阻力下降，平均动脉压下降。	

续表

步骤	操作图示	文字说明
E2 组输注 0.5 μg/kg 肾上腺素	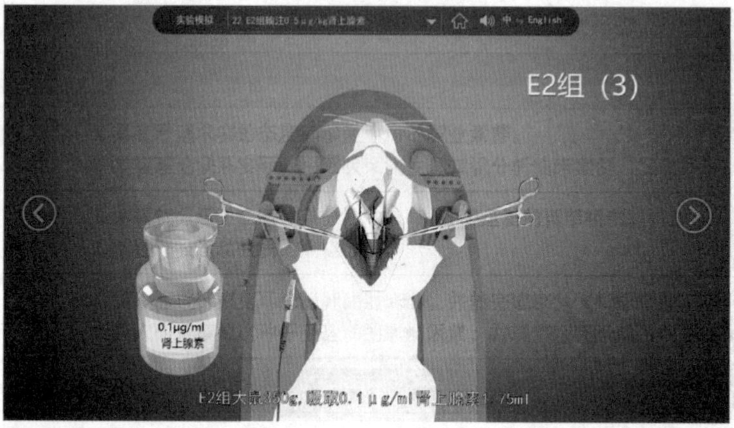 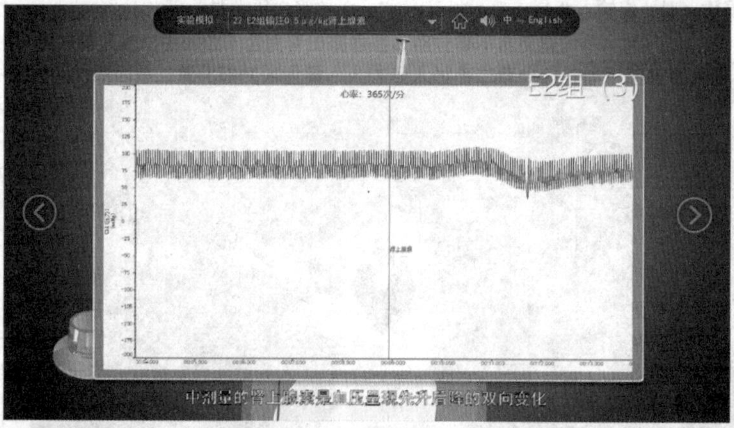	【职业素养】 严谨求实， 耐心细致
	操作：E2 组大鼠 350 g，吸取 0.1 μg/mL 肾上腺素 1.75 mL，中等剂量的肾上腺素使血压呈现先升后降的双向变化。可能与肾上腺素先激动心脏 β_1 受体，心肌收缩增强，后激动 β_2 受体，外周阻力下降有关。	
E3 组输注 1.0 μg/kg 肾上腺素	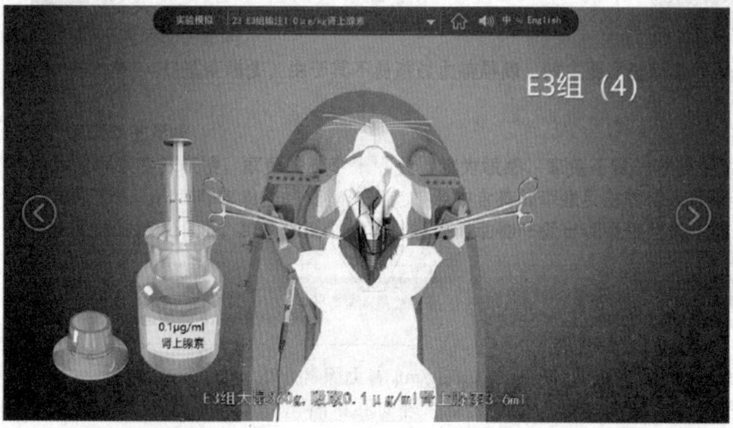	

续表

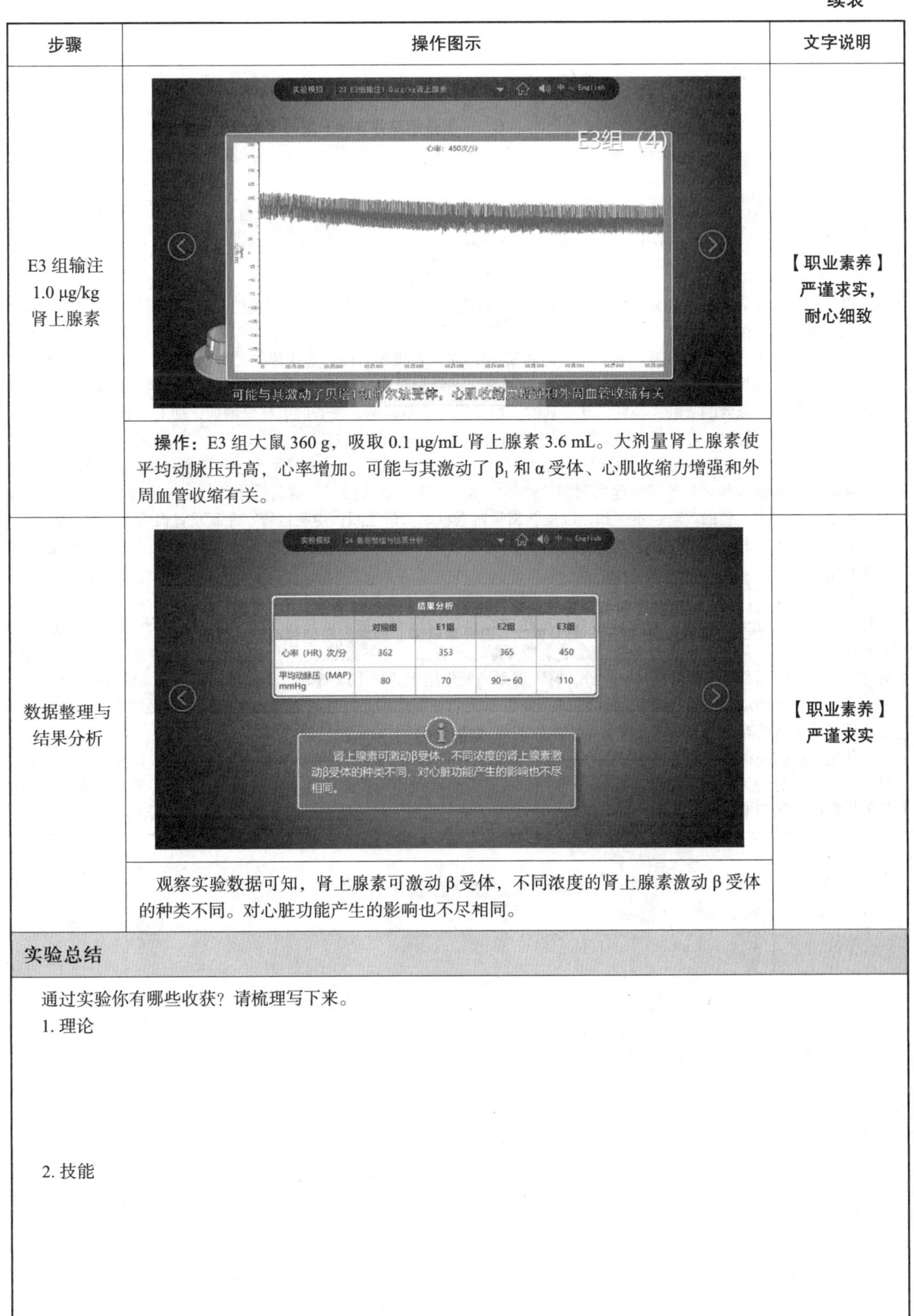

步骤	操作图示	文字说明
E3 组输注 1.0 μg/kg 肾上腺素	**操作：**E3 组大鼠 360 g，吸取 0.1 μg/mL 肾上腺素 3.6 mL。大剂量肾上腺素使平均动脉压升高，心率增加。可能与其激动了 β_1 和 α 受体、心肌收缩力增强和外周血管收缩有关。	**【职业素养】严谨求实，耐心细致**
数据整理与结果分析	观察实验数据可知，肾上腺素可激动 β 受体，不同浓度的肾上腺素激动 β 受体的种类不同。对心脏功能产生的影响也不尽相同。	**【职业素养】严谨求实**

实验总结

通过实验你有哪些收获？请梳理写下来。

1. 理论

2. 技能

续表

3. 素质
知识拓展
肾上腺素 药用肾上腺素可从家畜肾上腺提取，或人工合成。理化性质与 NA 相似。肾上腺素能激动 α 和 β 两类受体，产生较强的 α 型和 β 型作用。 1. 心脏　作用于心肌、传导系统和窦房结的 β_1 受体，加强心肌收缩性，加速传导，加速心率，提高心肌的兴奋性。由于心肌收缩性增加，心率加快，故心排血量增加。肾上腺素又能舒张冠状血管，改善心肌的血液供应，且作用迅速，是一个强效的心脏兴奋药。其不利的一面是提高心肌代谢，使心肌氧耗量增加，加上心肌兴奋性提高，如剂量大或静脉注射快，可引起心律失常，出现期前收缩，甚至引起心室纤颤。 2. 血管肾上腺素　主要作用于小动脉及毛细血管前括约肌，由于这些小血管壁的肾上腺素受体密度高，而静脉和大动脉的肾上腺素受体密度低，故作用较弱。此外，体内各部位血管的肾上腺素受体的种类和密度各不相同，故肾上腺素对各部位血管的效应也不一致，以皮肤黏膜血管收缩为最强烈；内脏血管，尤其是肾血管，也显著收缩；对脑和肺血管收缩作用十分微弱，有时由于血压升高而被动舒张；骨骼肌血管的 β_2 受体占优势，故呈舒张作用；也能舒张冠状血管。 3. 血压　在皮下注射治疗量（0.5 ～ 1 mg）或低浓度静脉滴注（每分钟滴入 10 μg）时，由于心脏兴奋，心排血量增加，故收缩压升高；由于骨骼肌血管舒张作用对血压的影响，抵消或超过了皮肤黏膜血管收缩作用的影响，故舒张压不变或下降；此时身体各部位血液重新分配，使更适合于紧急状态下机体能量供应的需要。较大剂量静脉注射时，收缩压和舒张压均升高。此外，肾上腺素尚能作用于邻肾小球细胞的 β_1 受体，促进肾素的分泌。 4. 支气管　能激动支气管平滑肌的 β_2 受体，发挥强大的舒张作用，并能抑制肥大细胞释放过敏性物质，如组胺等，还可使支气管黏膜血管收缩，降低毛细血管的通透性，有利于消除支气管黏膜水肿。 5. 代谢　能提高机体代谢，在治疗量下，可使耗氧量升高 20% ～ 30%，在人体，由于 α 受体和 β_2 受体的激动都可能致肝糖原分解，而肾上腺素兼具 α、β 作用，故其升高血糖作用较去甲肾上腺素显著。此外，肾上腺素尚具降低外周组织对葡萄糖摄取的作用。肾上腺素还能激活甘油三酯酶，加速脂肪分解，使血液中游离脂肪酸升高。

（晏燕、蒋浩）

实验项目十五 胸膜负压的观察

实验目标	
素养目标	1. 具有严谨求实的态度和珍爱生命的职业素养。 2. 具有理论联系实际，用呼吸系统生理知识分析临床案例，发现并解决临床问题的能力。
知识目标	1. 掌握呼吸运动幅度监测的方法。 2. 阐述形成胸膜腔负压的原理。 3. 能解释发生气胸时呼吸困难产生的机制。
技能目标	1. 能熟练进行家兔耳缘静脉注射麻醉，并能完成家兔气管插管的正确操作。 2. 能操作 BL-420 生物机能实验系统，正确连接仪器设备，确定实验参数。 3. 能观察呼吸运动过程中胸膜腔内压的变化。

情境导入

王某，男，16 岁，高二学生，身体偏瘦高型，平时喜欢运动，某日上体育课时，突觉左胸憋闷，有压迫感，呼吸时自觉左胸疼痛，同学搀扶到医务室，观其面色略显苍白，不敢大口呼吸，问其病史，无心脏、肺部疾患，测血压、心率正常，结合症状，初步考虑为自发性气胸，嘱其斜坡卧位，保持安静，立即送医院诊治，确诊为“自发性气胸”。收住入院，择日行引流手术，数日后痊愈出院。因在学校初步诊断气胸，静卧勿动，送治及时，没有出现不良后果。

请思考：从本案例可以看出该患者没有心脏、肺部疾病，血压也正常，那为什么会在上体育课后，也就是剧烈运动后出现气胸呢？气胸又是如何形成的呢？

案例分析

理论基础

胸膜腔内压指的是胸膜腔内的压力，经测定，在平静呼吸情况下，无论吸气或呼气，胸膜腔内压均低于大气压，为负压，吸气时负压增大，呼气时负压减小。胸膜腔负压有利于维持肺的扩张状态，保证肺通气正常进行；胸膜腔负压可降低中心静脉压，有利于静脉血和淋巴液的回流。在平静呼吸时，胸膜腔内的压力虽随呼气和吸气而升降，但始终低于大气压。在胸膜腔密闭性被破坏时，外界空气进入胸膜腔，胸膜腔内负压便消失，便会形成气胸。

负压的形成与肺和胸廓的自然容积不同有关。在人的生长发育过程中，胸廓的发育比肺快，因此胸廓的自然容积大于肺的自然容积。因为两层胸膜紧紧贴在一起，所以从胎儿出生后第一次呼吸开始，肺即被牵引而始终处于扩张状态。由此，胸膜腔便受到两种力的作用，一是使肺泡扩张的肺内压；二是使肺泡缩小的肺回缩压，胸膜腔内压就是这两种方向相反的力的代数和，即“胸膜腔内压 = 肺内压 + (– 肺回缩压)”。在吸气末和呼气末，肺内压等于大气压，因而，“胸膜腔内压 = 大气压 – 肺回缩压”。若以一个大气压为 0，则“胸膜腔内压 = – 肺回缩压”。

可见，胸膜腔负压是由肺的回缩压造成的。吸气时，肺扩张，肺的回缩压增大，胸膜腔负压增大。呼气时，肺缩小，肺的回缩压也减小，胸膜腔负压也减小。

续表

【通关检测】

1. 在下列哪一时相中，肺内压等于大气压（　　）
   A. 呼气全程　B. 吸气末和呼气末　C. 呼气末和吸气初　D. 吸气全程
   E. 呼吸全程
2. 平静呼气末胸膜腔内压（　　）
   A. 等于大气压　B. 低于大气压　C. 高于大气压　D. 与吸气中期相等
   E. 与吸气末期相等
3. 维持胸膜腔内负压的必要条件是（　　）
   A. 肺内压高于大气压　B. 肺内压高于胸膜腔内压　C. 胸膜腔密闭　D. 气道内压高于大气压
   E. 气道跨壁压等于大气压

【通关检测答案】

实验器材

哺乳动物手术器材、兔台、婴儿秤、16 号注射针头、50 cm 长橡皮管一根、PT-200 压力换能器、BL-420 生物机能实验系统、3% 戊巴比妥钠溶液、20 号注射器和针头。

实验内容

通过对家兔进行麻醉和气管插管的操作，借助 BL-420 生物机能实验系统进行胸膜腔负压的观察，一方面训练学生严谨的实验设计思维，另一方面通过观察呼吸运动过程中胸膜腔内压、呼吸运动和呼吸流量的变化，学习胸膜腔负压的原理和临床意义。

实验流程

步骤	操作图示	文字说明
准备实验器械和药品	多选题 请选择本次实验要用到的材料（　） 麻醉药　注射器　剃毛器 针头　气管插管　压力换能器 确定	【职业素养】 耐心细致

续表

步骤	操作图示	文字说明
准备实验器械和药品	**提示：** 实验前需明确实验的目的和要求，才能清楚需要使用哪些仪器设备进行本次实验。 **操作：** 正确选择实验操作需要的药品器械，麻醉药、注射器、剃毛器、针头、气管插管、压力换能器。	**【职业素养】** **耐心细致**
开始实验	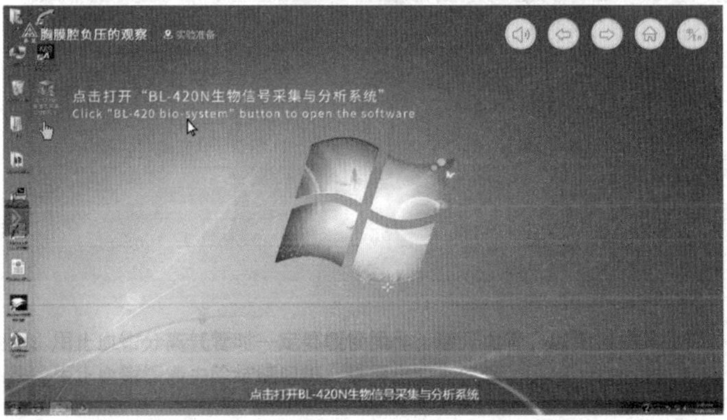 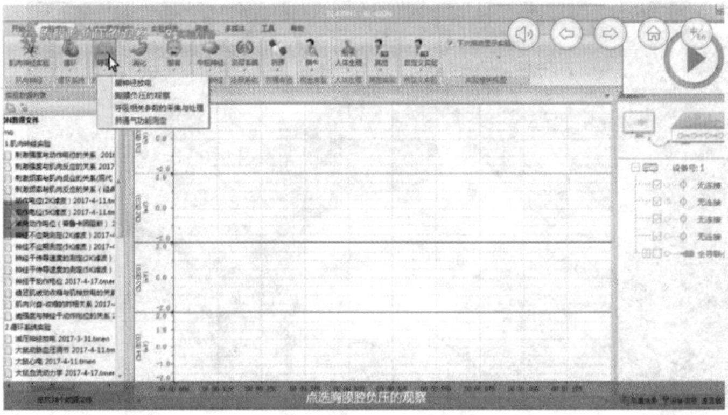 **操作：** 点击打开 BL-420 生物信号采集系统，选择实验模块，打开呼吸系统，点击选择胸膜腔负压的观察，开始实验。	**【职业素养】** **严谨求实**
固定家兔并称重	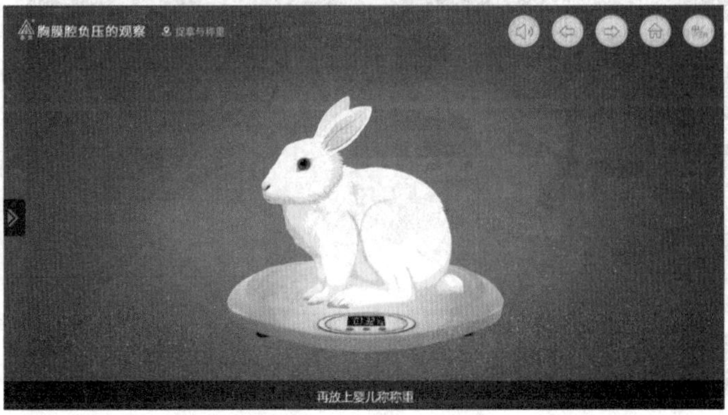	**【职业素养】** **严谨求实，** **耐心细致**

续表

步骤	操作图示	文字说明
固定家兔并称重	**提示：**需采用正确的捉拿方式捉拿家兔，以免家兔受伤。 **操作：**一只手抓兔颈部皮毛提起，另一只手托其臀部，使兔呈坐位，重量放在臀部，再放在婴儿秤上称重。	**【职业素养】严谨求实，耐心细致**
麻醉前准备	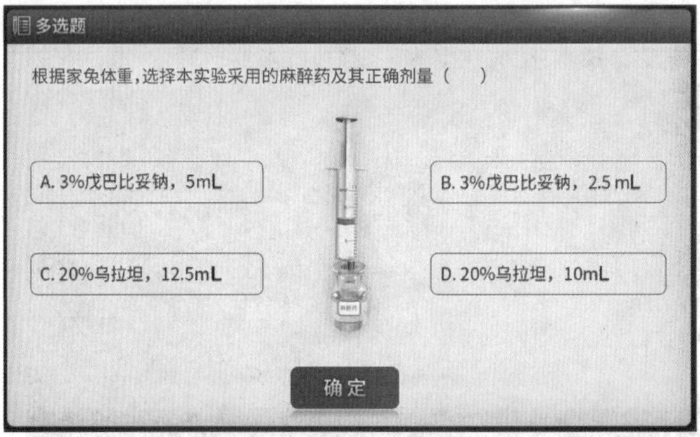 多选题 根据家兔体重，选择本实验采用的麻醉药及其正确剂量（　） A. 3%戊巴比妥钠，5mL　B. 3%戊巴比妥钠，2.5 mL C. 20%乌拉坦，12.5mL　D. 20%乌拉坦，10mL 确定 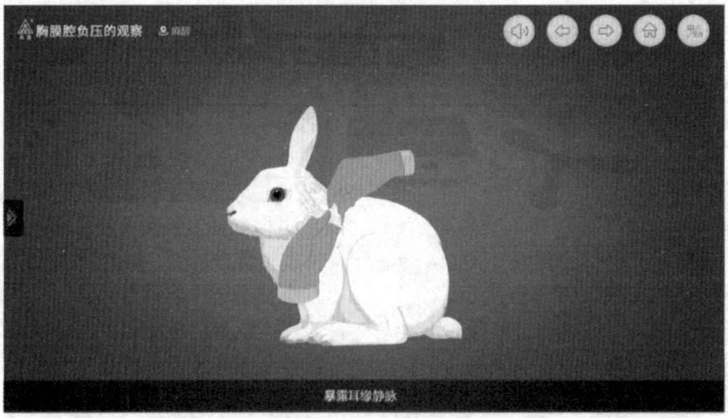 胸膜腔负压的观察 暴露耳缘静脉 **操作：**根据家兔体重，选择合适的麻醉药物和剂量，拔去耳缘静脉处兔毛，暴露耳缘静脉。	**【职业素养】耐心细致**
酒精消毒	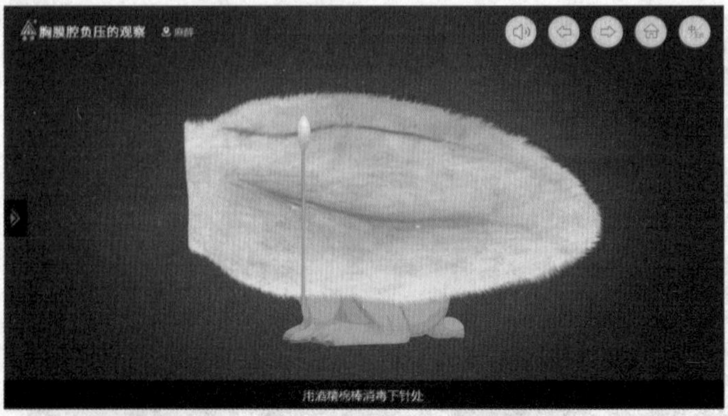 胸膜腔负压的观察 用酒精棉棒消毒下针处	**【职业素养】严谨求实**

续表

步骤	操作图示	文字说明
酒精消毒	**操作：**暴露耳缘静脉后，用酒精棉棒消毒下针处。	【职业素养】 严谨求实
麻醉	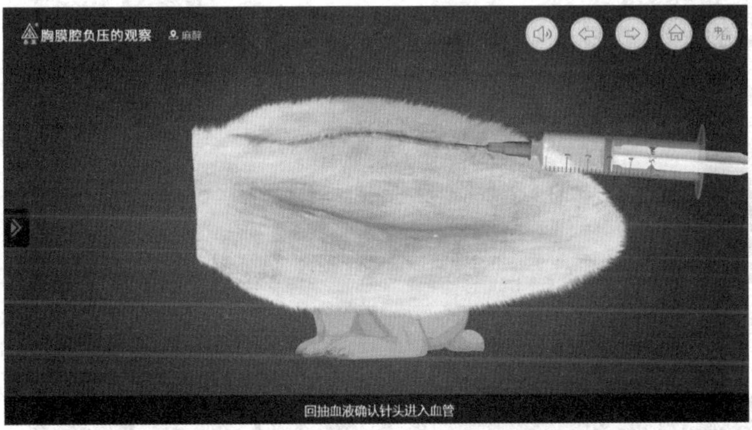 **提示：**该步骤麻醉很重要，一定要保证针头扎入血管，才能快速达到麻醉的效果。 **操作：**抽取适量麻醉药，回抽血液确认针头进入血管，若回抽没有抽到血液，向前寻找下针处，重复以上操作。麻醉药前 1/3 应快速注入，可以使家兔快速麻醉；剩余 2/3 需缓慢注射，如果注射过快，就会造成局部麻醉剂过量，加之兔子体积比较小，麻醉剂离心脏和呼吸系统较近，从而抑制控制心跳呼吸的神经冲动，从而导致家兔死亡。	【职业素养】 严谨求实， 耐心细致
固定	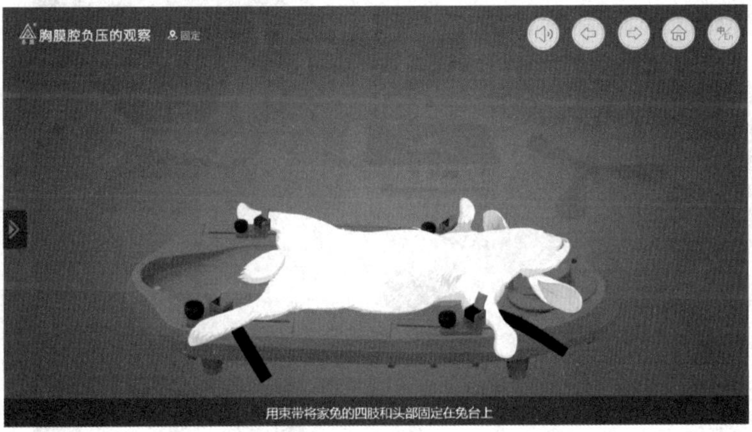 **提示：**对待实验动物一定要有敬畏之心。 **操作：**用束带将家兔的四肢和头部固定在兔台上。	【职业素养】 敬畏生命

续表

步骤	操作图示	文字说明
气管插管－剃毛	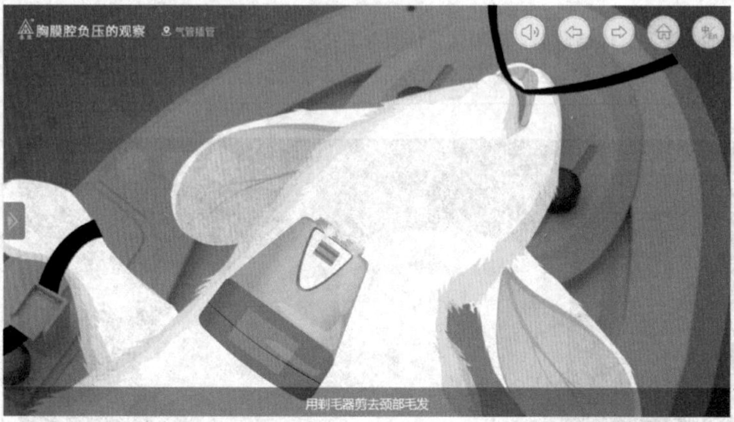 操作：用剃毛器剪去家兔的颈部毛发。	【职业素养】严谨求实
气管插管－切口	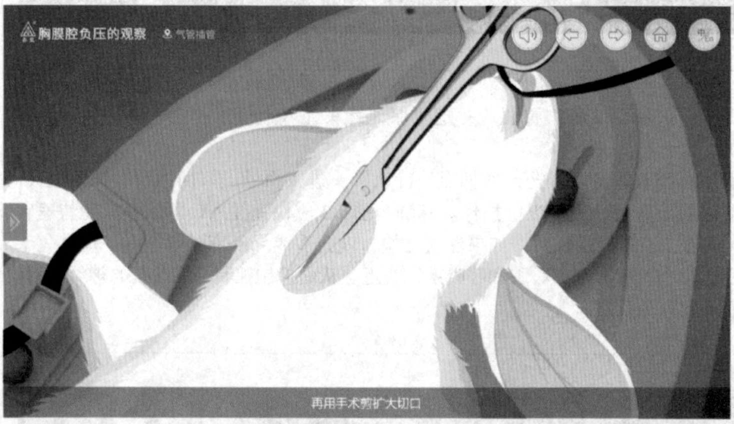 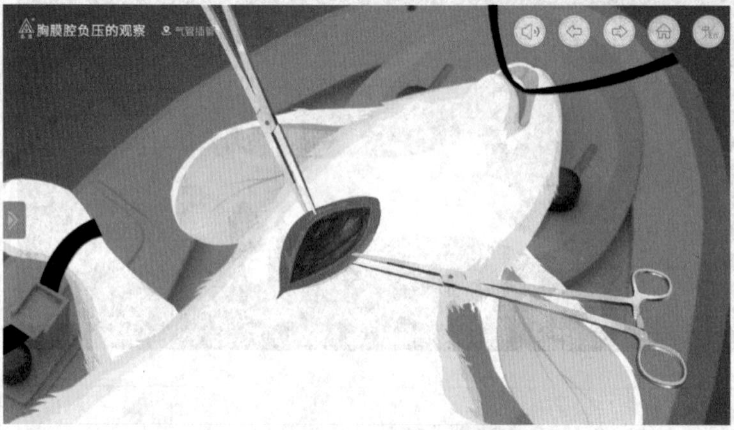 操作：剪去颈部毛发后，用手术刀划开颈部，再用手术剪扩大切口。	【职业素养】耐心细致

续表

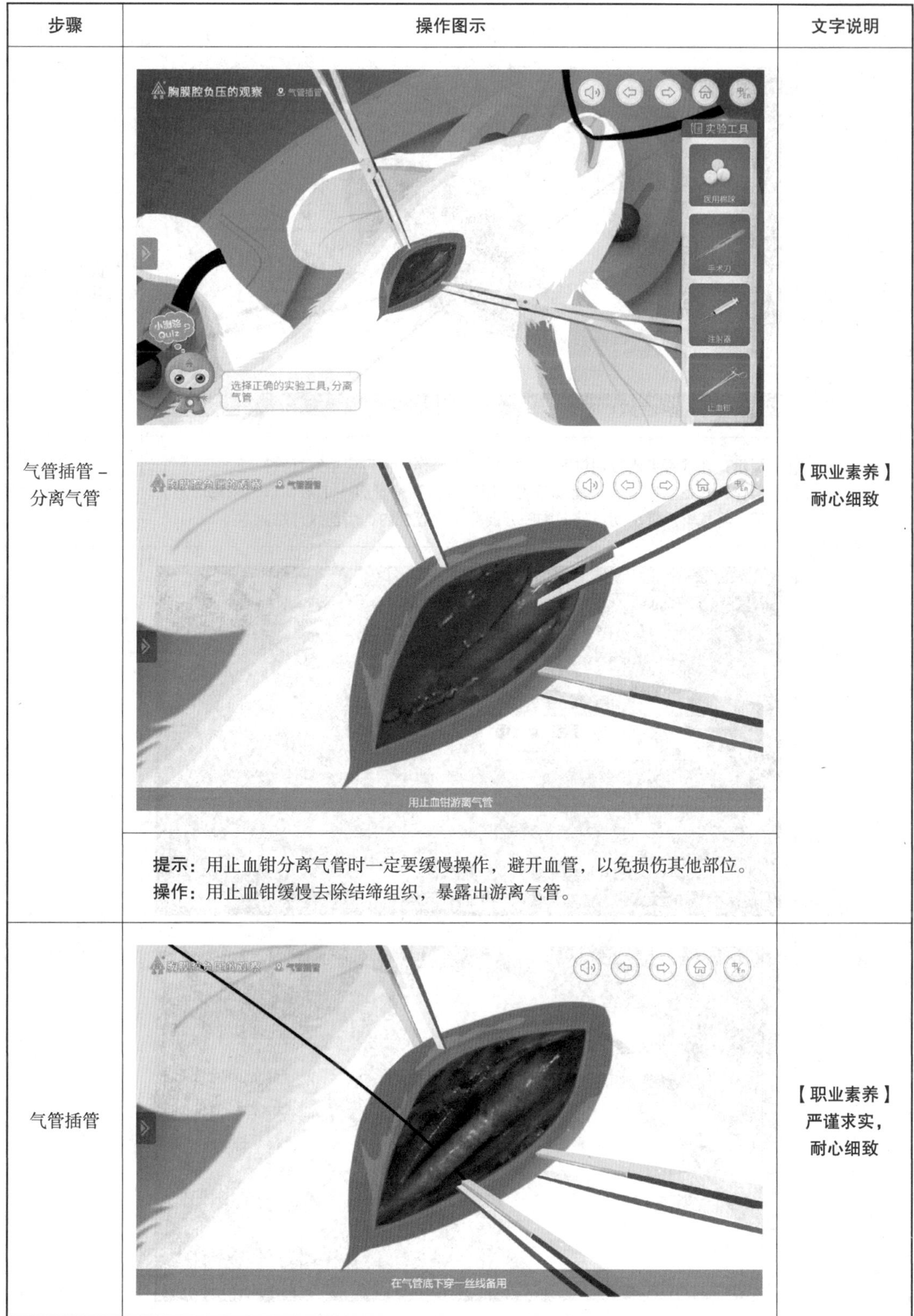

步骤	操作图示	文字说明
气管插管－分离气管	**提示：**用止血钳分离气管时一定要缓慢操作，避开血管，以免损伤其他部位。 **操作：**用止血钳缓慢去除结缔组织，暴露出游离气管。	**【职业素养】** **耐心细致**
气管插管		**【职业素养】** **严谨求实，** **耐心细致**

续表

步骤	操作图示	文字说明
气管插管	井用丝线固定 **提示**：在气管上进行切口时，一定要小心操作，切口应适宜气管插管。 **操作**：在血管底下穿一丝线备用，用手术剪在气管剪一 T 形切口，用棉球擦去血液，将气管插管由切口处向胸腔方向插入气管腔内，用丝线打结固定。	【职业素养】严谨求实，耐心细致
压力换能器与实验仪器连接	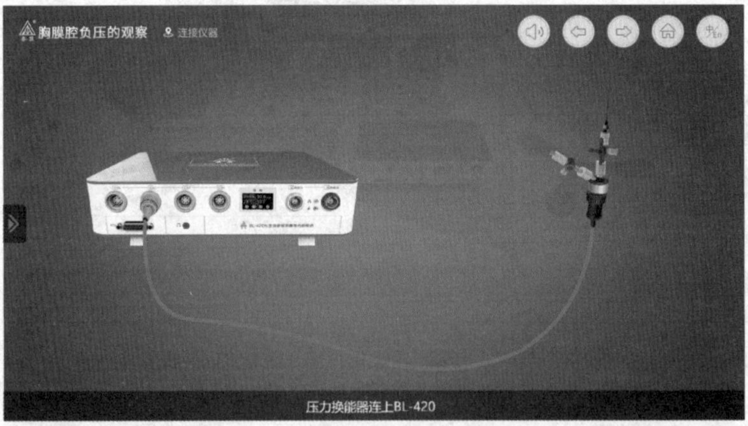 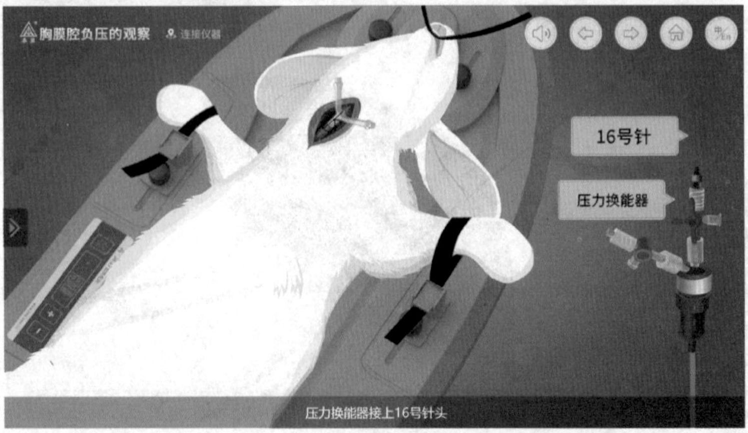 胸膜腔负压的观察 连接仪器 压力换能器连上BL-420 胸膜腔负压的观察 连接仪器 16号针 压力换能器 压力换能器接上16号针头	【职业素养】严谨求实

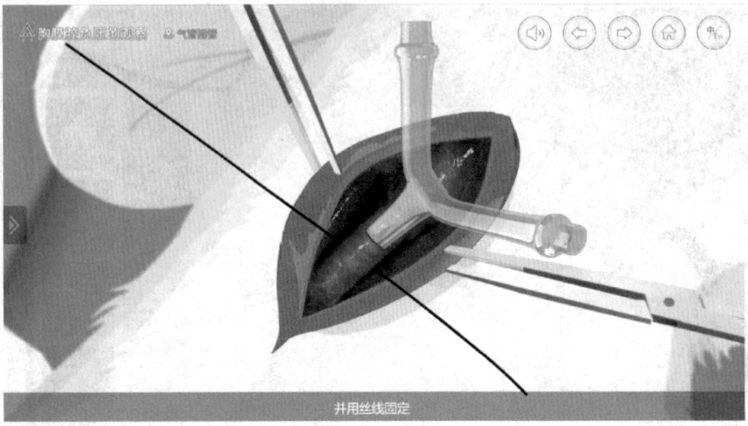

续表

<table>
<tr><th>步骤</th><th>操作图示</th><th>文字说明</th></tr>
<tr><td>压力换能器与实验仪器连接</td><td>操作：选择 16 号针头连接压力换能器，将压力换能器的另一端与 BL-420 生物信息采集系统相连接。</td><td>【职业素养】
严谨求实</td></tr>
<tr><td rowspan="2">家兔与压力换能器连接</td><td>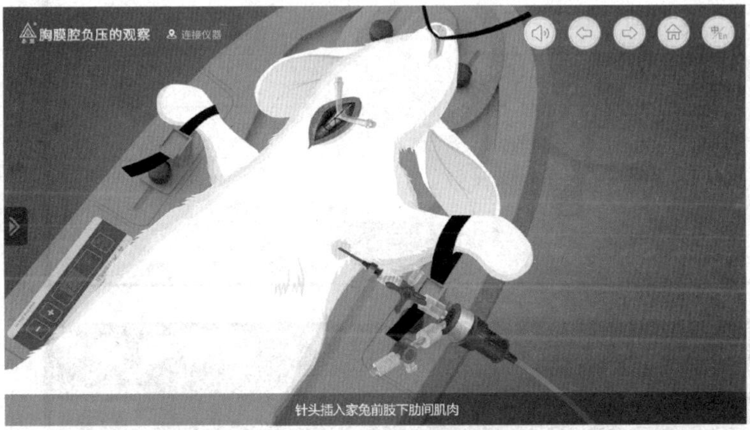
</td><td rowspan="2">【职业素养】
严谨求实，
耐心细致</td></tr>
<tr><td>提示：
1. 心中一定清楚要做什么才能准确连接实验仪器。实验前一定做好充分的预习准备工作。
2. 穿刺针插入胸膜腔时一定要小心操作，以压力换能器显示的胸膜腔压力出现负波为标志。
操作：剪去家兔前肢下肋间肌肉处的兔毛，将针头插入家兔前肢下肋间肌肉，压力换能器的另一端与 BL-420 生物信息采集系统 1 通道相连接。</td></tr>
<tr><td rowspan="2">家兔与呼吸换能器连接</td><td>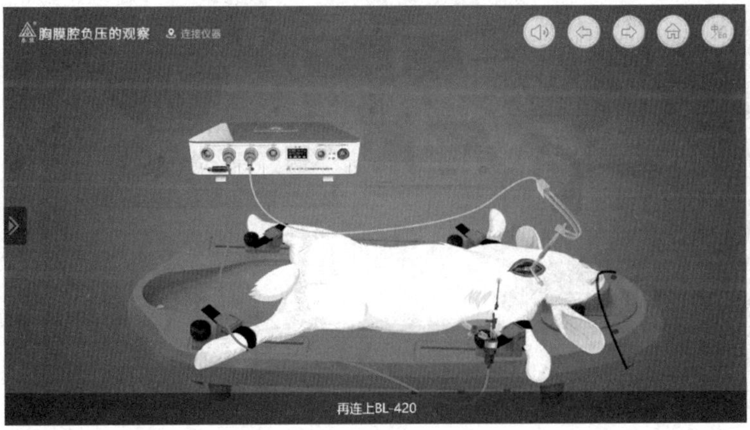
</td><td rowspan="2">【职业素养】
严谨求实</td></tr>
<tr><td>操作：气管插管接上呼吸换能器，呼吸换能器的另一端与 BL-420 生物信息采集系统 2 通道相连接。</td></tr>
</table>

续表

步骤	操作图示	文字说明
家兔与绑带式呼吸换能器连接	**提示**：绑带式呼吸换能器固定的松紧以仪器显示的波形正常为准。 **操作**：将绑带式呼吸换能器固定在家兔的胸廓上，其另一端与 BL-420 生物信息采集系统 3 通道相连接。	【职业素养】 严谨求实

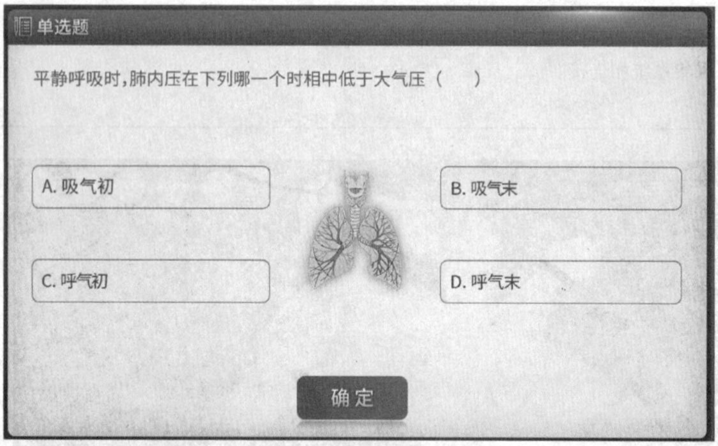

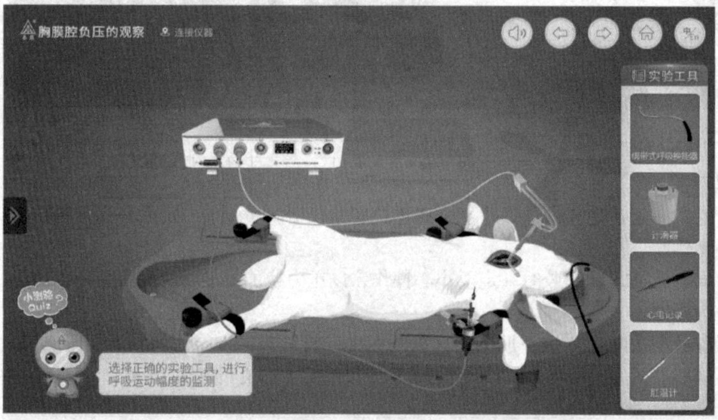

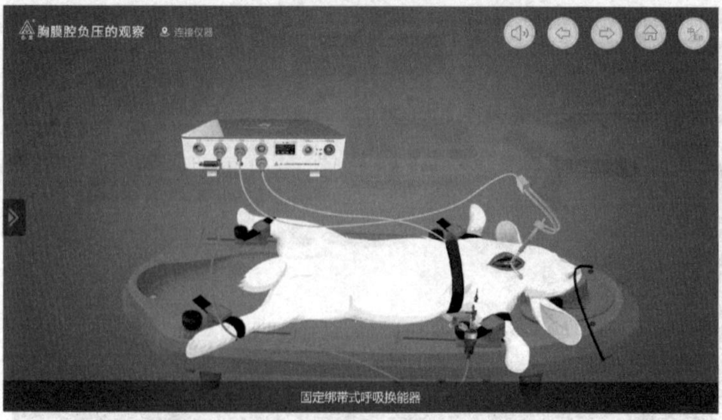

续表

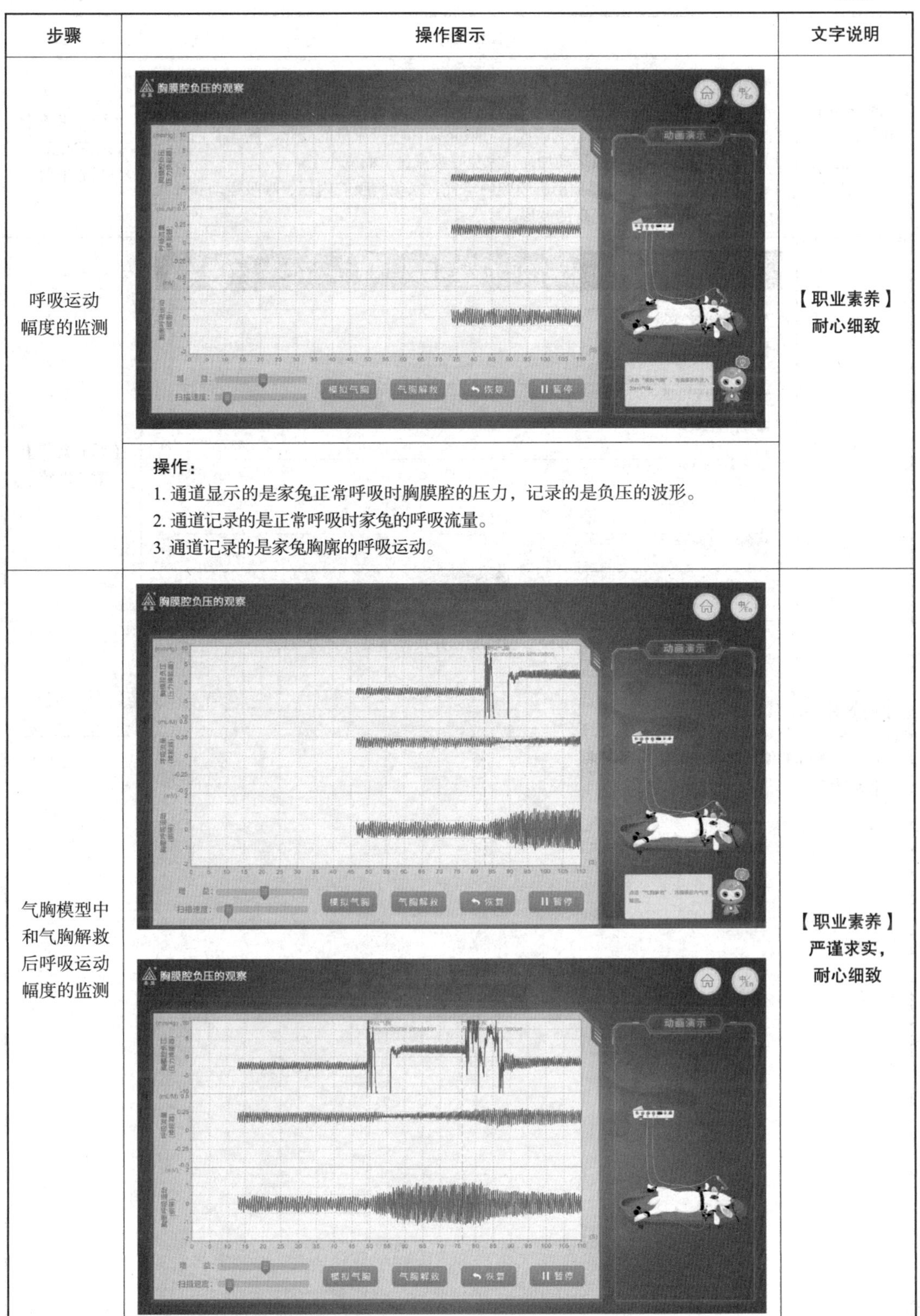

步骤	操作图示	文字说明
呼吸运动幅度的监测	操作： 1. 通道显示的是家兔正常呼吸时胸膜腔的压力，记录的是负压的波形。 2. 通道记录的是正常呼吸时家兔的呼吸流量。 3. 通道记录的是家兔胸廓的呼吸运动。	【职业素养】 耐心细致
气胸模型中和气胸解救后呼吸运动幅度的监测		【职业素养】 严谨求实， 耐心细致

续表

步骤	操作图示	文字说明
气胸模型中和气胸解救后呼吸运动幅度的监测	**操作：** 1. 复制气胸模型，用注射器从压力换能器的三通连接处向胸膜腔内推入 20 mL 空气，造成家兔气胸，观察胸膜腔、呼吸运动和呼吸流量的变化，胸膜腔内的压力变为了正压，家兔呼吸运动加强，家兔呼吸流量反而减小了。 2. 气胸解救，用注射器抽出胸膜腔内空气，家兔胸膜腔内压、呼吸运动和呼吸流量恢复至正常呼吸时呈现的波形。	**【职业素养】** **严谨求实，** **耐心细致**
测试报告	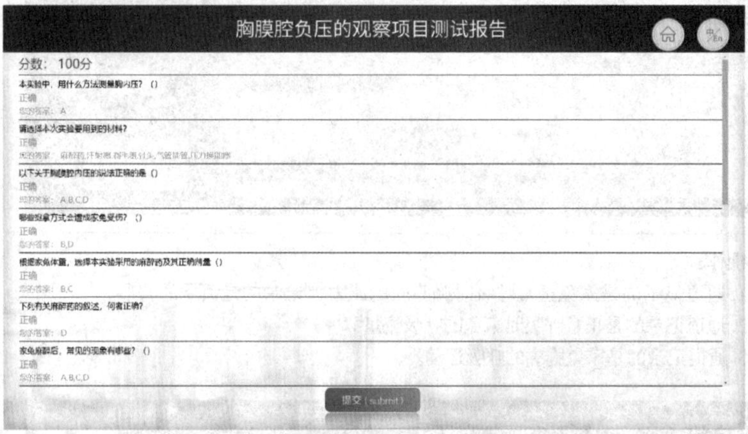 胸膜腔负压的观察项目测试报告 分数：100分 提交（submit） **提示：**通过测试报告及时知晓实验情况，并找出不足，努力改进。 **操作：**按照测试步骤完成测试。	**【职业素养】** **耐心细致**

实验总结

通过实验你有哪些收获？请梳理写下来。

1. 理论

2. 技能

3. 素质

续表

拓展思考
呼吸之机——麻醉师比约·易卜生与呼吸机的发明 1927 年，哈佛大学菲利普·德林克（Philip Drinker）和肖（LA Shaw）对“铁肺”的设计做出了重要改进——将患者从脖子以下密封在一个金属罩子里面，有阀门控制罩子中的气压，辅助呼吸时，将其中气压降低，肺部就会被强行扩张，空气自动进入肺里。改进后的“铁肺”第一次进入波士顿一家儿童医院，对脊髓灰质炎并发呼吸麻痹的患儿进行通气支持。 然而，此时此刻，拥有的机器数量也十分有限，只有一台大的和六台小的，供不应求，而且使用效果并不好，死亡率大于 80%。 病房里躺着一个 14 岁的女孩，她叫维基，当时由于缺氧，脸色发紫，急促地喘息着，四肢已麻木失去知觉。麻醉师易卜生摸了摸患者皮肤，又量了血压和体温，判定这是缺氧的征兆，要求医生前来输氧。他在维基的气管上开了个口子，插入一根管子，管子另一头接着一个氧气袋，随后，易卜生开始手动挤压氧气袋，想通过这一方式往维基的肺里灌氧气。然而，关键时刻，维基的气管发生痉挛，被堵住了！无法输进氧气！眼看着孩子的生命危在旦夕，易卜生急得满头大汗。情急之下，他想到了平日里常用的一种麻醉法，即用箭毒麻痹患者的呼吸肌群，让患者停止自主呼吸。想到这里，易卜生马上给她灌了片巴比妥，进入麻醉状态后，维基的气管痉挛消失了，见此情景，易卜生立即动手挤压氧气袋，为维基输氧。慢慢地，维基的脸色好看了很多，出现了红晕，体温和血压也恢复正常了。这种气管切开后施行的“正压通气”，可提供有效的氧和二氧化碳排出。看到这一方法见效，拉森院长赶紧下令把医学院的学生都召集起来，手动给患者输氧。24 小时内，他们为 75 位患者进行持续通气，动员 250 名医学生用手来捏气囊，并召集 260 名护士参加床边护理，共消耗 250 筒氧气，直到一场瘟疫结束，很多人的生命得到了挽救。 1955 年，恩斯特隆成功研制出持续性通气的机械装置，为脊髓灰质炎并发完全性麻痹患者提供持续性机械通气服务，这样就不再需要人工手动挤氧气袋的操作了。

（崔香娟、蒋浩）

实验项目十六　家兔呼吸运动的调节

实验目标	
素养目标	1. 具有严谨求实的态度和珍爱生命的职业素养。 2. 具有理论联系实际，用呼吸系统生理知识分析临床案例，发现并解决临床问题的能力。
知识目标	1. 掌握氧分压、二氧化碳分压和 H^+ 对呼吸运动的调节机制。 2. 掌握呼吸运动曲线的测定方法。
技能目标	1. 能熟练进行家兔耳缘静脉注射麻醉，并能完成家兔气管插管的正确操作。 2. 能人为地模拟这种呼吸运动的影响因素，并观察呼吸运动曲线的变化。

情境导入

某图书馆三楼电子阅览室旁的一个房间突然发出一声巨响，随后，一股浓烈的白色烟雾从该房间窗户冒出并向图书馆四周扩散，消防警铃随即急促响起，正在图书馆阅览室里埋头读书的数百位读者以为发生火灾，慌忙下楼。“毒烟”迅速弥漫，没来得及跑出去的数十名读者出现昏迷、呕吐等不良反应。

请思考：该事故发生的原因是二氧化碳气体泄漏，人体吸入过多二氧化碳气体引起呼吸困难、昏迷等反应，二氧化碳是如何影响呼吸的？

理论基础

呼吸运动能够自动有节律地进行，主要是低位脑干中呼吸中枢的功能。体内外多种刺激可以直接或通过化学感受器间接作用于呼吸中枢，改变呼吸运动的频率和深度，以适应机体代谢的需要。

1. CO_2 对呼吸运动的影响

CO_2 是调节呼吸运动最主要的体液因素。当外周血液中 CO_2 浓度适度增多时，呼吸表现为加深加快。CO_2 是脂溶性小分子，能迅速透过血脑屏障进入脑脊液，与其中的水结合成碳酸，碳酸迅速解离出 H^+，从而以 H^+ 的形式刺激中枢化学感受器（分布在延髓腹外侧浅表区），兴奋呼吸。另外，一小部分 CO_2 也能直接刺激外周化学感受器（颈动脉体和主动脉体），兴奋呼吸。

2. 缺氧对呼吸运动的影响

轻度缺氧时，呼吸表现为加深加快。当轻度缺氧时，对外周化学感受器的兴奋作用强于对呼吸中枢的直接抑制作用，故表现为呼吸兴奋。

3. 增大无效腔对呼吸运动的影响

肺泡通气量 =（潮气量 – 无效腔气量）× 呼吸频率。增大无效腔时，肺泡通气量减少，故气体交换效率降低，致血液缺氧和 CO_2 增多，从而兴奋呼吸。

4. 注射 3% 乳酸 2 mL 对呼吸运动的影响

静脉注射适量乳酸，是血液中 H^+ 适度增多，由于其不易透过血脑屏障，故主要通过刺激外周化学感受器，使呼吸加深加快。

5. 切断迷走神经对呼吸运动的影响

切断双侧迷走神经后使呼吸变深变慢。家兔的肺牵张感受器较为敏感，家兔正常的呼吸受肺牵张反射的调节，阻止吸气活动过长，加速吸气动作和呼气动作的交替。迷走神经中含有肺牵张反射的传入纤维。当切断双侧迷走神经后，中断了肺牵张反射的传入通路，肺牵张反射作用被解除，动物呼吸出现吸气延长、加深，变为深而慢的呼吸。

【通关检测】

1. 体内氧分压最高的部位是（　　）

A. 肺泡气　　B. 细胞内液　　C. 组织液　　D. 动脉血
E. 静脉血

续表

2. 感受动脉血氧分压降低引起肺通气增强最主要的感受器位于（　　）

A. 主动脉体　B. 颈动脉　C. 颈动脉体　D. 主动脉弓

E. 延髓

3. 通过兴奋中枢化学感受器增强肺通气的有效刺激是（　　）

A. 脑脊液 CO_2 分压升高　B. 脑脊液 H^+ 浓度升高　C. 脑脊液 O_2 分压降低　D. 动脉血 H^+ 浓度升高

E. 动脉血 O_2 分压降低

【通关检测答案】

实验器材

兔手术台、哺乳类动物手术器械、丝线、戊巴比妥钠、注射器、呼吸流量换能器、保护电极、气管插管、玻璃分针、CO_2、N_2、硅胶管、乳酸。

实验内容

通过分离家兔迷走神经，借助 BL-420 生物机能实验系统进行家兔呼吸运动调节的观察，一方面训练学生严谨的实验设计思维，另一方面通过观察呼吸运动曲线，解释氧分压、二氧化碳分压和 H^+ 对呼吸运动的调节。

实验流程

步骤	操作图示	文字说明
准备实验器械和药品	多选题 请选择本次实验要用到的材料（　　） 麻醉药　注射器　剃毛器 玻璃分针　气管插管　呼吸换能器 确定 **提示：**实验前需明确实验的目的和要求，才能清楚需要使用哪些仪器设备进行本次实验。 **操作：**选择实验操作需要的药品和器械：兔手术台、哺乳类动物手术器械、丝线、戊巴比妥钠、注射器、呼吸流量换能器、保护电极、气管插管、玻璃分针、CO_2、N_2、硅胶管和乳酸。	【职业素养】 耐心细致

续表

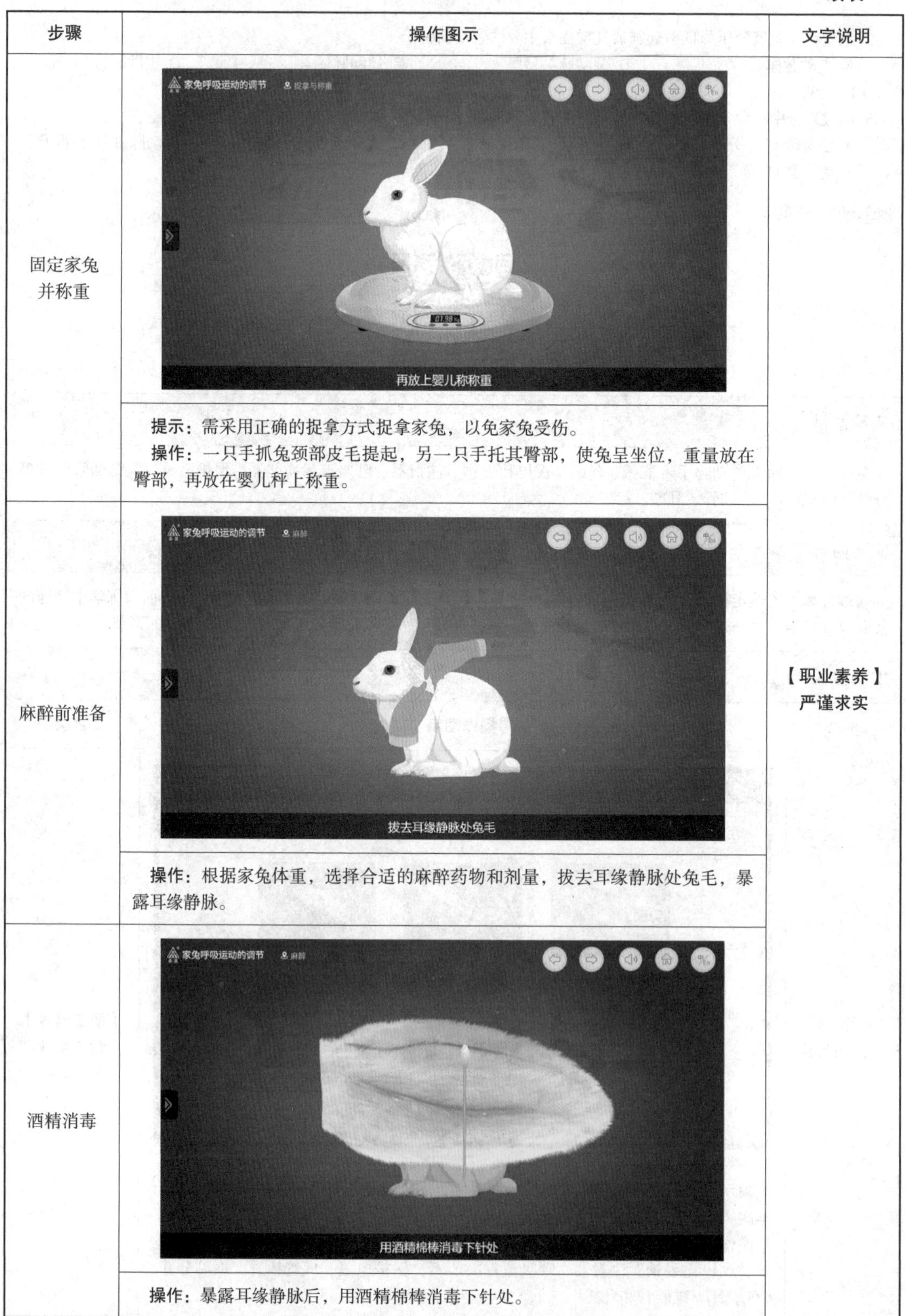

步骤	操作图示	文字说明
固定家兔并称重	再放上婴儿称称重 **提示**：需采用正确的捉拿方式捉拿家兔，以免家兔受伤。 **操作**：一只手抓兔颈部皮毛提起，另一只手托其臀部，使兔呈坐位，重量放在臀部，再放在婴儿秤上称重。	【职业素养】严谨求实
麻醉前准备	拔去耳缘静脉处兔毛 **操作**：根据家兔体重，选择合适的麻醉药物和剂量，拔去耳缘静脉处兔毛，暴露耳缘静脉。	
酒精消毒	用酒精棉棒消毒下针处 **操作**：暴露耳缘静脉后，用酒精棉棒消毒下针处。	

续表

<table>
<tr><th>步骤</th><th>操作图示</th><th>文字说明</th></tr>
<tr><td rowspan="2">麻醉</td><td>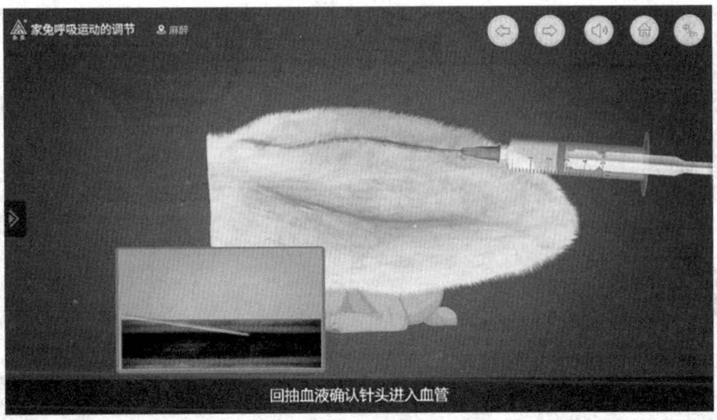
</td><td rowspan="2">【职业素养】
严谨求实，
耐心细致</td></tr>
<tr><td>提示：该步骤麻醉很重要，一定要保证针头扎入血管，才能快速达到麻醉的效果。
操作：抽取适量麻醉药，回抽血液确认针头进入血管，麻醉药前 1/3 快速注入，剩余 2/3 缓慢注射，若回抽没有抽到血液，向前寻找下针处，重复以上步骤。</td></tr>
<tr><td rowspan="2">固定</td><td>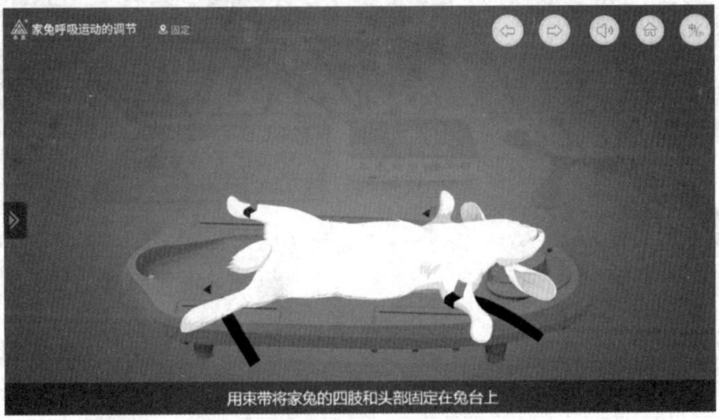
</td><td rowspan="2">【职业素养】
敬畏生命</td></tr>
<tr><td>提示：对待实验动物一定要有敬畏之心。
操作：用束带将家兔的四肢和头部固定在兔台上。</td></tr>
<tr><td>气管插管 – 剃毛</td><td>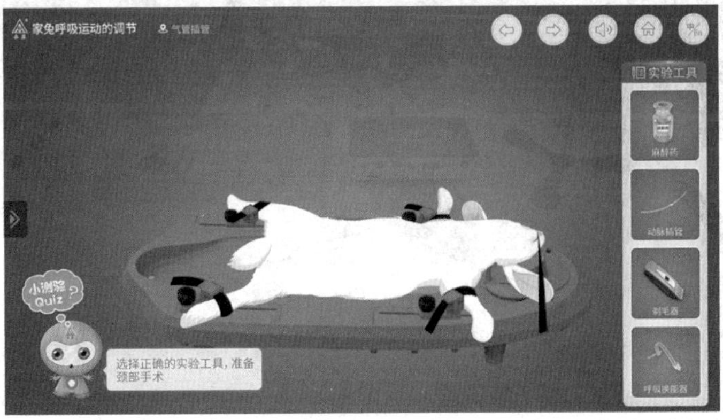
</td><td>【职业素养】
严谨求实</td></tr>
</table>

续表

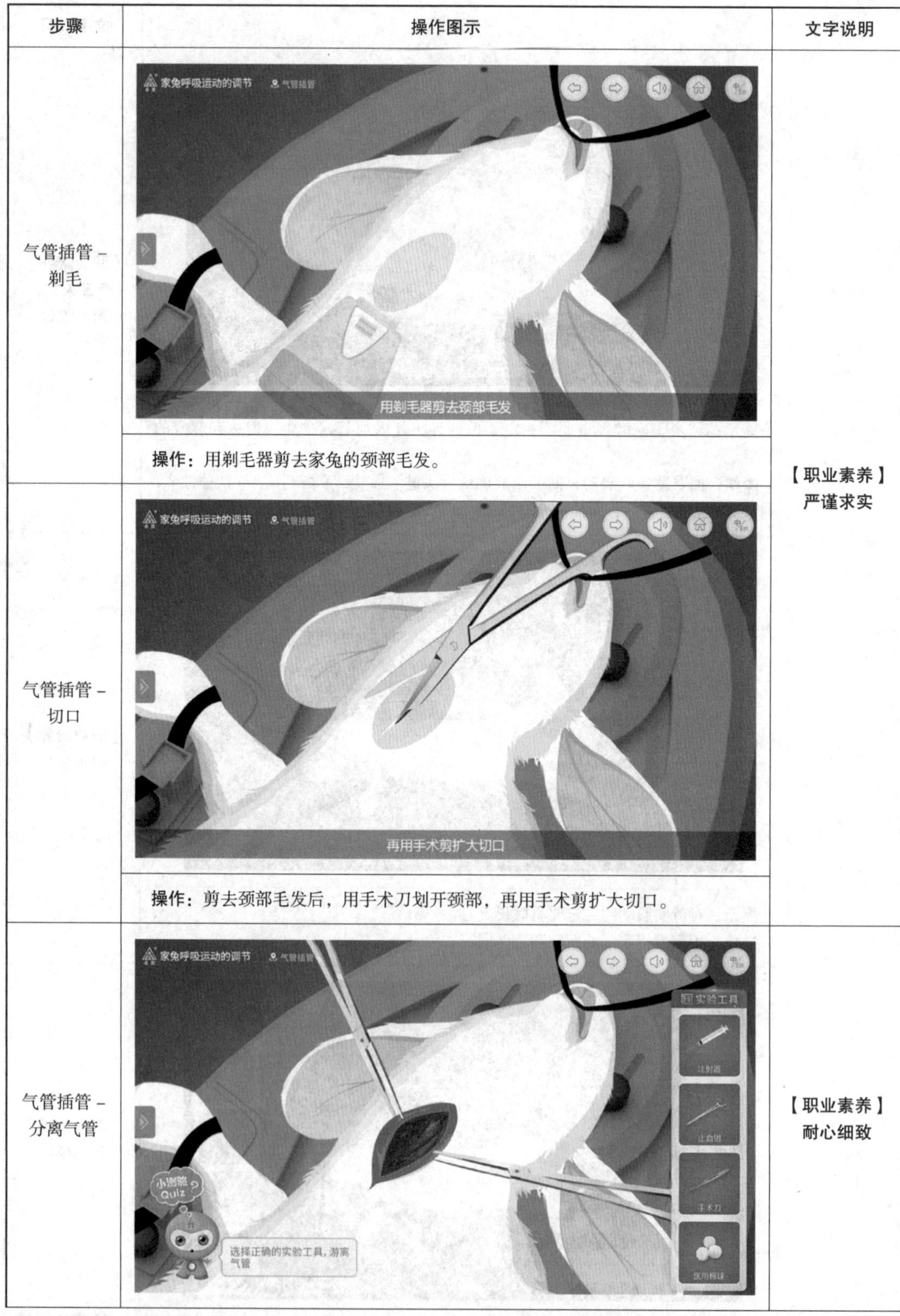

步骤	操作图示	文字说明
气管插管－剃毛	操作：用剃毛器剪去家兔的颈部毛发。	【职业素养】严谨求实
气管插管－切口	操作：剪去颈部毛发后，用手术刀划开颈部，再用手术剪扩大切口。	
气管插管－分离气管		【职业素养】耐心细致

续表

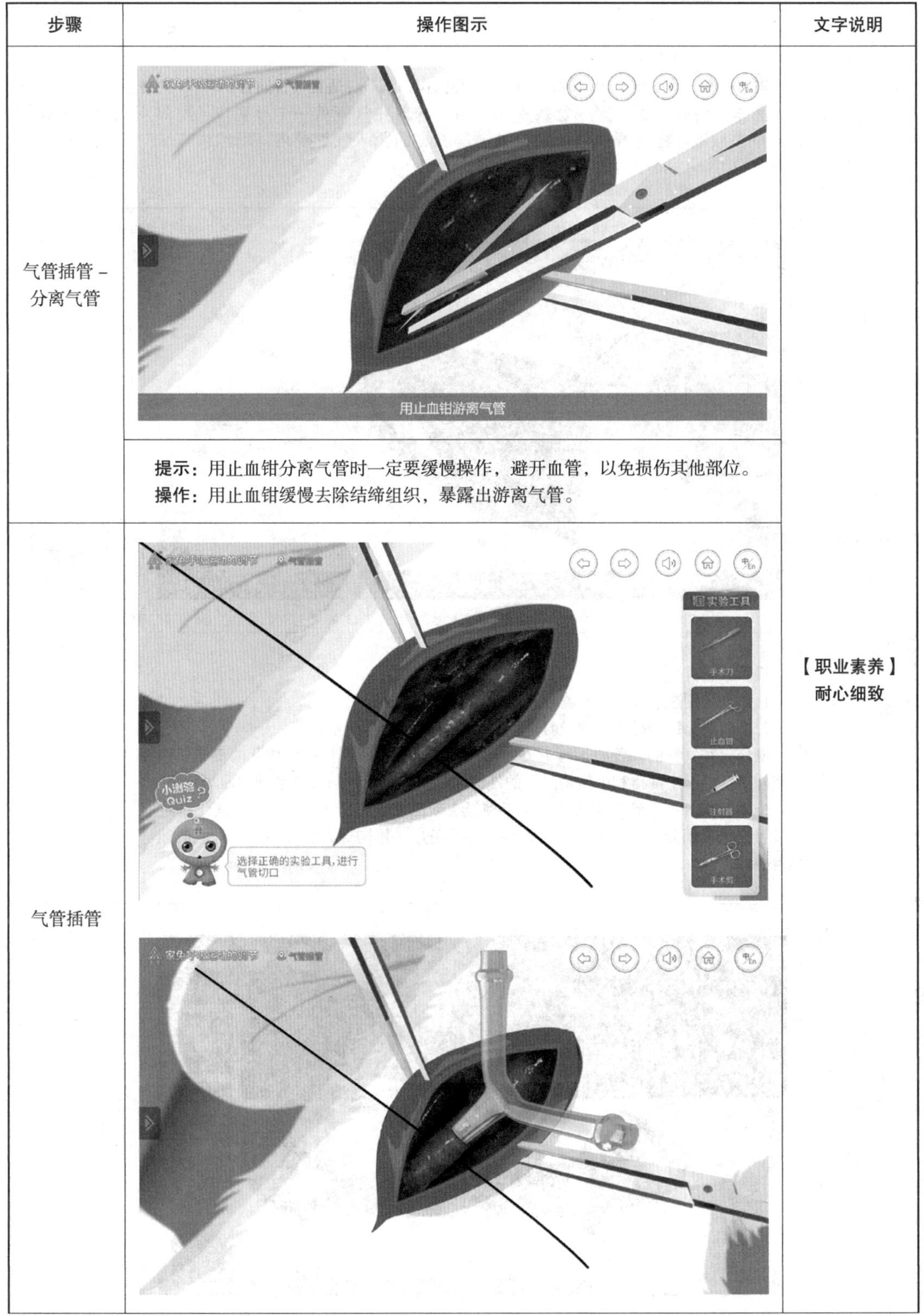

步骤	操作图示	文字说明
气管插管－分离气管	**提示**：用止血钳分离气管时一定要缓慢操作，避开血管，以免损伤其他部位。 **操作**：用止血钳缓慢去除结缔组织，暴露出游离气管。	【职业素养】 耐心细致
气管插管		

续表

<table>
<tr><th>步骤</th><th>操作图示</th><th>文字说明</th></tr>
<tr><td>气管插管</td><td>提示：在气管上进行切口时，一定要小心操作，切口应适宜气管插管。
操作：在血管底下穿一丝线备用，用手术剪在气管剪一T形切口，用棉球擦去血液，将气管插管由切口处向胸腔方向插入气管腔内，用丝线打结固定。</td><td>【职业素养】
耐心细致</td></tr>
<tr><td rowspan="2">分离迷走神经并穿线</td><td>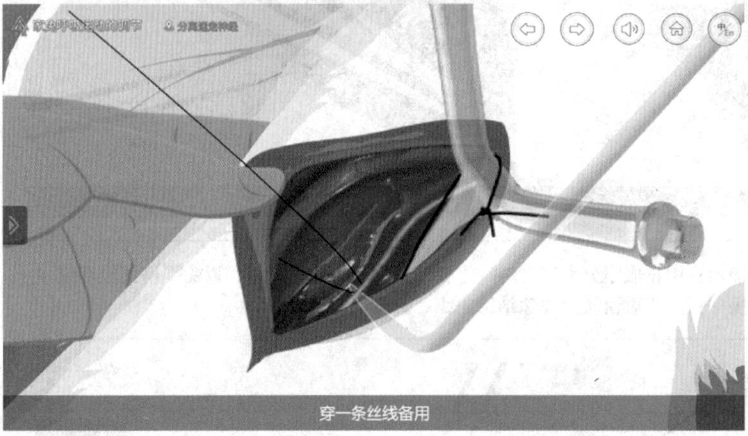
</td><td rowspan="2">【职业素养】
严谨求实、
耐心细致</td></tr>
<tr><td>提示：
1. 认真辨别迷走神经，准确分离出迷走神经。
2. 用玻璃分针分离迷走神经时一定要仔细、认真操作。
操作：在气管的一侧将气管上方的皮肤及肌肉拉开，用拇指将切开的皮肤肌肉往外翻。同时用食指和中指将皮肤的外面向上折，可见到与气管平行的颈动脉鞘，在颈动脉鞘内可看到总颈动脉下迷走神经、减压神经和交感神经，其中迷走神经最粗，用玻璃分针小心分离迷走神经，穿线备用，用同样方法分离出另一侧的迷走神经。</td></tr>
<tr><td>连接流量换能器，记录呼吸曲线</td><td>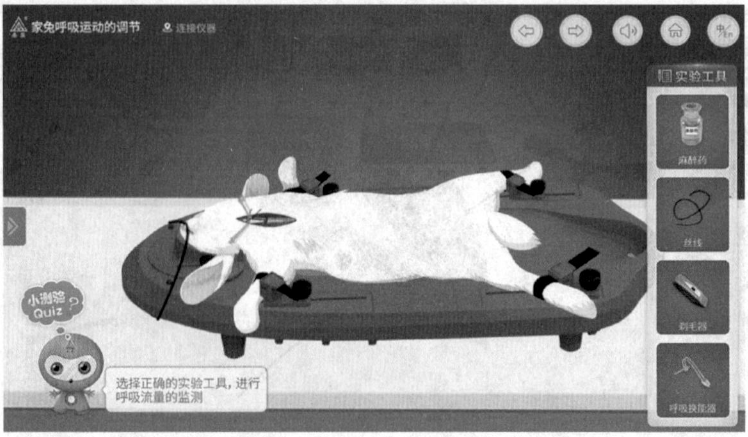
</td><td>【职业素养】
严谨求实</td></tr>
</table>

续表

步骤	操作图示	文字说明
连接流量换能器，记录呼吸曲线	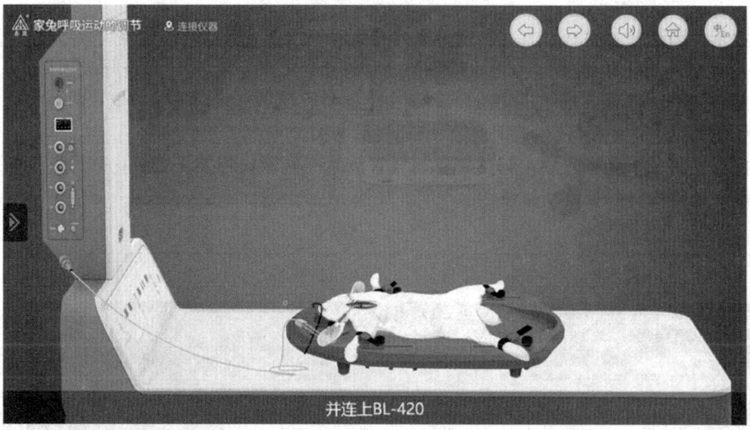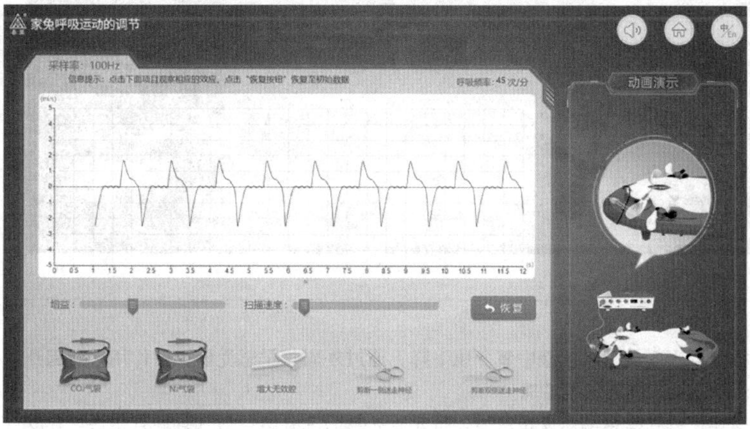	【职业素养】 严谨求实
	操作：将呼吸换能器与气管插管一侧相连，记录正常的呼吸运动曲线，并观察正常的呼吸运动波形。	
吸入二氧化碳	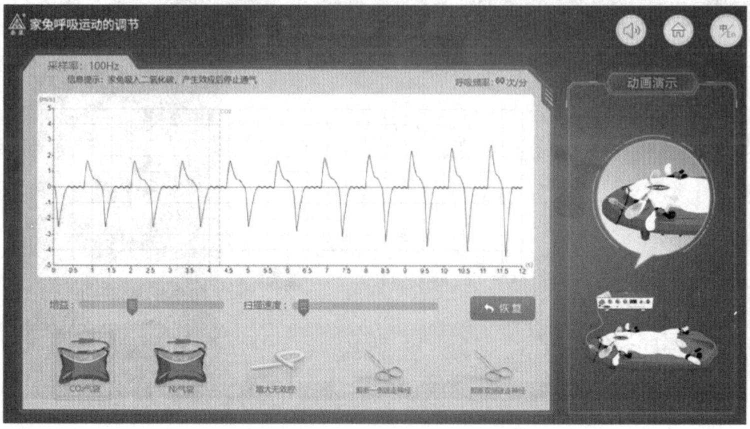	

续表

步骤	操作图示	文字说明
吸入 二氧化碳	**提示：** 当动脉血中 $PaCO_2$ 在一定范围内升高时，CO_2 可通过两条途径刺激呼吸：一是兴奋外周化学感受器，冲动经窦神经和迷走神经传入延髓，兴奋呼吸中枢；二是通过使脑脊液中 H^+ 浓度增加，刺激中枢化学感受器再兴奋呼吸中枢；两者共同作用，反射性地使呼吸加深加快，肺通气量增加。 **操作：** 将二氧化碳气囊出口连接管与气管插管一侧管口相接，二氧化碳通过气管吸入兔体内，呼吸运动加强，出现加深加快。	
吸入氮气		**【职业素养】** **严谨求实**
	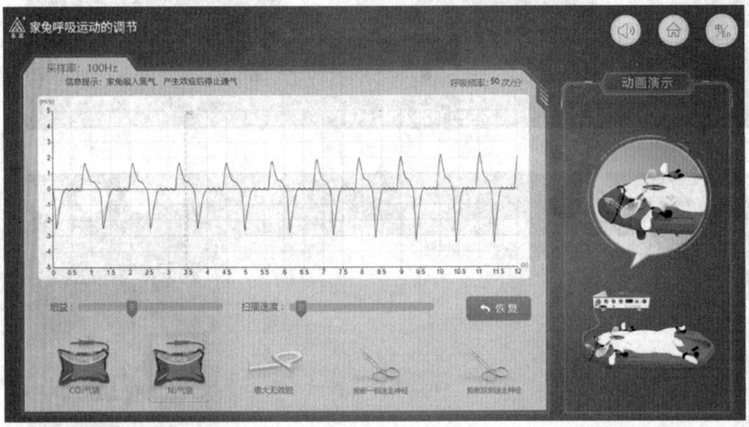 **提示：** 吸入氮气，血液中氧分压下降，通过外周化学感受器反射作用，引起呼吸运动加强，肺通气量增加。 **操作：** 待呼吸运动恢复正常后，将充有氮气的气囊出口与气管插管相连，释放氮气，观察家兔呼吸运动的变化，可观察到家兔呼吸运动加强。	
增大无效腔	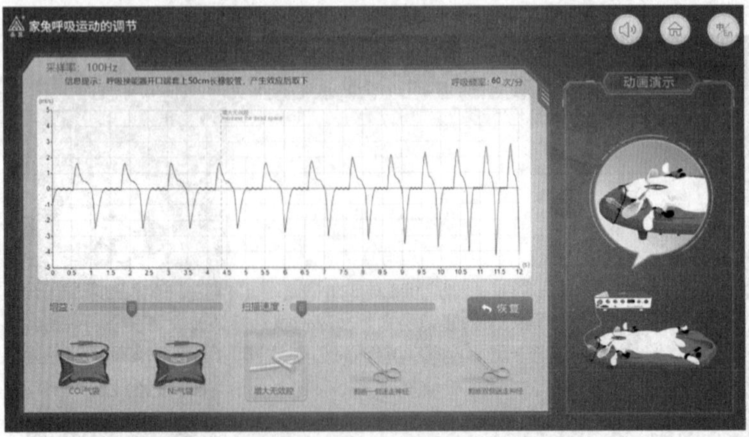	**【职业素养】** **严谨求实，** **耐心细致**

续表

<table>
<tr><th>步骤</th><th>操作图示</th><th>文字说明</th></tr>
<tr><td>增大无效腔</td><td>提示：通过长管呼吸，人为地增加解剖无效腔，会降低气体更新率，导致气体中二氧化碳分压升高，氧分压下降，同时气道的加长，使气道阻力加大，从而使呼吸运动加强。
操作：待呼吸运动恢复正常后，在气管插管的一侧连接橡皮管，造成家兔进行长管呼吸，观察呼吸运动的变化，可观察到呼吸运动加强。</td><td>【职业素养】
严谨求实，
耐心细致</td></tr>
<tr><td rowspan="2">切断一侧
迷走神经</td><td>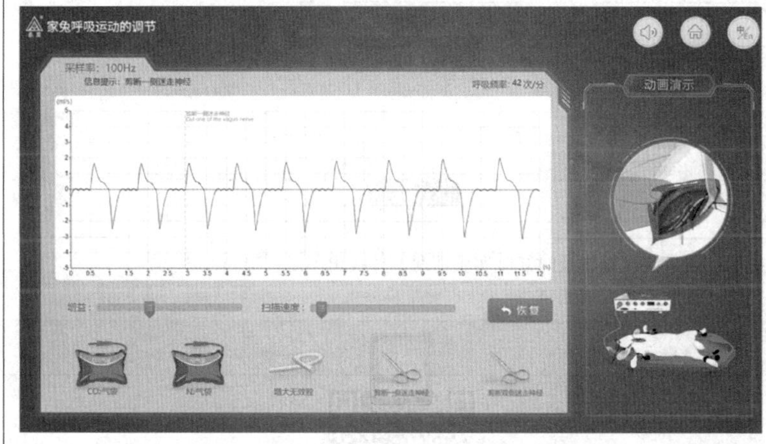
</td><td rowspan="4">【职业素养】
严谨求实</td></tr>
<tr><td>提示：迷走神经是肺牵张反射的传入神经，配合脑桥呼吸调整中枢，及时切断吸气，防止吸气过长过深，从而调整呼吸运动的深度和频率。当切断一侧迷走神经以后，中断了该侧肺牵张反射的传入通路，肺扩张反射的生理作用就被消除，故呈现慢而深的呼吸运动。由于对侧的迷走神经未切断，对侧仍然存在肺牵张反射，故整体情况下，慢而深的呼吸不是很明显。
操作：用剪刀剪断一侧的迷走神经，家兔的呼吸运动变化不是很明显，呈现慢而深的呼吸运动。</td></tr>
<tr><td rowspan="2">切断另一侧
迷走神经</td><td>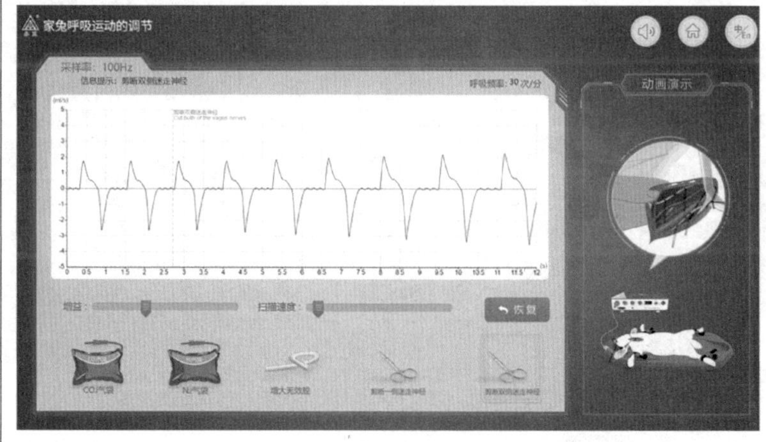
</td></tr>
<tr><td>操作：用剪刀剪断另一侧的迷走神经，家兔呈现慢而深的呼吸运动，且吸气时间延长。</td></tr>
</table>

续表

步骤	操作图示	文字说明
测试报告	家兔呼吸运动的调节 分数：100 本实验的操作顺序，下面哪一项正确（ ） 正确 您的答案：C 请选择本次实验要用到的材料（ ） 正确 下列何者是呼吸系统的正确叙述（ ） 正确 您的答案：A,B,C,D 哪一种捉拿家兔方式最适当（ ） 正确 您的答案：D 确认麻醉深度，常见的指标有（ ） 正确 您的答案：A,B,C,D 固定家兔的说法错误的是（ ） 正确 您的答案：C 选择正确的实验工具，准备颈部手术 正确 提交（submit）	【职业素养】 耐心细致
	提示：通过测试报告及时知晓实验情况，并找出不足，努力改进。 **操作：**按照步骤完成测试。	

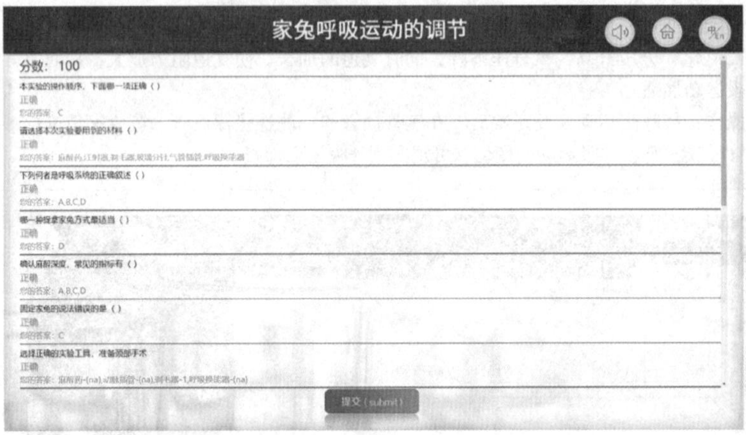

实验视频

家兔呼吸运动的调节

实验总结

通过实验你有哪些收获？请梳理写下来。

1. 理论

2. 技能

3. 素质

续表

拓展思考
呼吸之调——呼吸活动调节的神经机制（1938 年诺贝尔生理学或医学奖得主海门斯的贡献） 1892 年 3 月 28 日，柯奈尔·海门斯（Corneille Heymans，1892-1968）出生在比利时一座名为根特城的文化名都，著名的根特大学就坐落在此。海门斯的父亲吉恩·海门斯（JF Heymans）是根特大学著名的药理学和治疗学教授。海门斯就读于父亲任教的根特大学药理系。在他父亲的直接引领下，海门斯开展了一系列卓有成效的科学研究。 为了研究呼吸活动调节的神经机制，海门斯首先将 B 狗的头颅和躯干分离，仅保留迷走神经。为使分离后的 B 狗头颅不至于因丧失血液供应而死掉，海门斯将 A 狗的颈血管与 B 狗头相吻合，这样 B 狗头便能独立存活，它与躯干的唯一联系便是保留下来的迷走神经。B 狗脑部的呼吸中枢状态良好，B 狗躯干依靠人工呼吸器维持。 海门斯研究了 B 狗躯干血液循环对 B 狗呼吸活动的影响。他经股动脉测量血压，并同时给予升压药物和降压药物。结果显示，当 B 狗躯干的血压降低时，B 狗头颅的呼吸运动加强了；反之，当躯干的血压升高时，B 狗头颅的呼吸运动减弱。由于 B 狗头颅并不与 B 狗躯干共享同一套血液循环，这说明躯体血压的变化通过迷走神经对头颅的呼吸运动施加了影响。 海门斯同时观察到，如果在实验过程中中断 B 狗躯干的人工呼吸，随着躯体内 CO_2 浓度的升高，B 狗头颅的呼吸反射也加强了，这说明体液化学性质的改变同样是通过迷走神经影响呼吸中枢。下一步，海门斯试图找出这种反射调节的具体位置。这时，C 狗加入了实验。海门斯将 B 狗躯干的血液循环进行了改造，令肺循环和体循环分别被 C 狗取代。结果，肺动脉血压的变化并未引起呼吸变化，而主动脉的血压变化依然引起了 B 狗头颅的呼吸变化。据此，海门斯终于确定——主动脉血管区存在一个感受器，当主动脉血压变化时，感受器能够通过神经反射调节呼吸。 此后，海门斯又通过实验证实——颈动脉窦和主动脉处的两个神经感受器还能够感知体液的化学变化。因此，无论是血压变化还是血氧浓度变化引起的呼吸调节，都通过神经感受器诱导的反射活动得到了解释。此后，海门斯等又对感受器的结构和功能做出了准确阐述。1933 年，海门斯出版了专著《颈动脉窦》，1935 年又发表了专论《呼吸中枢》，1938 年荣获诺贝尔生理学或医学奖。海门斯的发现加深了人类对于呼吸以及循环调节的认识。

（崔香娟、蒋浩）

实验项目十七　家兔肺水肿实验

实验目标	
素养目标	1. 具有严谨求实的态度和珍爱生命的职业素养。 2. 具有理论联系实际，用呼吸系统生理知识分析临床案例，发现并解决临床问题的能力。
知识目标	1. 掌握实验性肺水肿的复制方法。 2. 能结合理论知识分析发生肺水肿的原因并探讨其机制。
技能目标	1. 能完成实验性肺水肿的操作。 2. 能观察急性肺水肿的表现和发病过程。

情境导入

患者，女，23 岁，患者半天前因宫外孕行右输卵管切除及右卵巢黄体囊肿剥除术，术后予以输血补液治疗，术后患者因情绪激动突感胸闷，呼吸困难，咳大量白色泡沫样痰。

入院查体：神志清，疲乏无力，T 37 ℃，R 24 次 / 分，BP 109/65 mmHg，HR 100 次 / 分，口唇无发绀，两肺呼吸音粗，可及大量湿啰音，无明显哮鸣音，心界不大，心律齐，未及病理性杂音，腹平软无殊，双下肢无浮肿。

辅助检查：血常规：WBC 19.5×10^9/L，N 88%，Hb 102 g/L，血小板计数 86×10^9/L；血气分析：PaO_2 125 mmHg（鼻导管吸氧），$PaCO_2$ 28 mmHg；心电图：窦性心律，T 波改变；胸片：双肺内带中带广泛斑片状高密度影。

请思考：本案例中该患者经诊断为急性非心源性肺水肿，主要原因是由于过多输血输液引起的，还有哪些因素会引起肺水肿，肺水肿又有哪些临床表现？

理论基础

肺水肿是过多液体积聚在肺间质或溢入肺泡腔内的病理状态，根据其主要发生机制可分为压力性肺水肿、通透性肺水肿、混合型肺水肿三类。压力性肺水肿主要由有效滤过压增高所致；通透性肺水肿则是因为微血管壁通透性增加；混合性肺水肿的发生与有效滤过压增加和微血管壁通透性增加有关。

肾上腺素属于 a、β 受体激动药物，也是机体肾上腺髓质分泌的主要激素，其产生的生理效应与效应器上的 a、β 受体有关。短时间内，大量地给予肾上腺素，将通过心肌 a、β 受体产生强烈的正性肌力作用（即增强心肌收缩力），并通过作用于腹腔内脏及外周小动脉和毛细血管前括约肌 a 受体，使血管收缩，血液重新分布。肾上腺素综合效应表现为体循环血管强烈收缩，回心血量过量增加，血液由体循环大量转入肺循环使肺血容量急剧增多，流体静压急剧增高，并致肺微血管内皮受牵拉，细胞连接部位开裂，微血管通透性过度增加，最终致混合性急性肺水肿发生。在临床上类似于脑干和下丘脑病变等引起交感神经强烈兴奋和儿茶酚胺所致的神经源性肺水肿。

【通关检测】

1. 急性肺水肿时维持气道通畅的方法是（　　）
   A. 充分负压吸引
   B. 充分负压吸引加雾化吸入
   C. 充分负压吸入加吸入 95% 乙醇
   D. 吸氧加吸入 75% 乙醇
   E. 鼓励患者咳嗽咳痰
2. 下列哪种表现是急性肺水肿最典型的临床表现（　　）
   A. 急性呼吸困难，咳嗽、咯出大量铁锈样痰
   B. 急性呼吸困难，咳嗽、咯出大量脓痰
   C. 急性呼吸困难，咯出大量粉红色泡沫痰
   D. 急性呼吸困难，刺激样干咳
   E. 急性呼吸困难，伴有气道梗阻

【通关检测答案】

续表

实验器材

BL-420 生物机能实验系统、兔台、毛剪、手术器械、粗线丝、棉带、听诊器、1∶1 000 肾上腺素、1 mL 注射器。

实验内容

本实验通过给家兔注射肾上腺素制备急性肺水肿模型，以观察心脏负荷过重，肺血容量增多造成的肺水肿的表现，并结合相关理论知识探讨急性肺水肿发病的机制，并培养严谨的实验态度。

实验流程

<table>
<tr><th>步骤</th><th>操作图示</th><th>文字说明</th></tr>
<tr><td rowspan="2">准备实验器械和药品</td><td>多选题
请选择本次实验要用到的材料（　）
麻醉药　注射器　恒温兔台
输液袋　肾上腺素　分析天平
确定</td><td rowspan="2">【职业素养】
耐心细致</td></tr>
<tr><td>提示：实验前应熟知实验过程，知道实验前应准备哪些物品，从而为实验的顺利进行做好准备。
操作：正确选择实验操作需要的药品和器械：兔台、毛剪、手术器械、粗线丝、棉带、听诊器、1∶1 000 肾上腺素、1 mL 注射器。</td></tr>
<tr><td rowspan="2">家兔称重</td><td>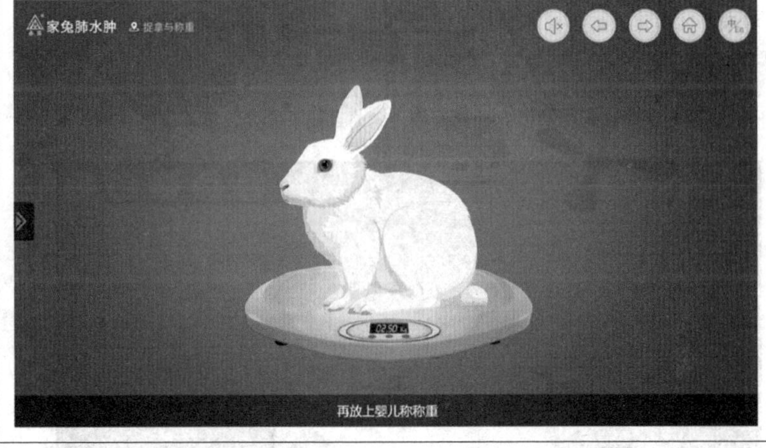
</td><td rowspan="2">【职业素养】
严谨求实</td></tr>
<tr><td>提示：需采用正确的捉拿方式捉拿家兔，以免家兔受伤。
操作：一只手抓兔颈部皮毛提起，另一只手托其臀部，使兔呈坐位，重量放在臀部，再放在婴儿秤上称重。</td></tr>
</table>

续表

步骤	操作图示	文字说明
麻醉前准备	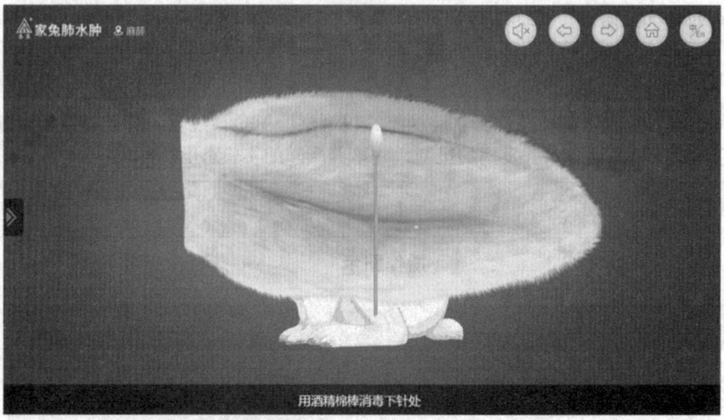 **操作**：根据家兔体重，选择合适的麻醉药物和剂量，拔去耳缘静脉处兔毛，暴露耳缘静脉，用酒精棉棒消毒下针处。	【职业素养】 耐心细致
家兔麻醉	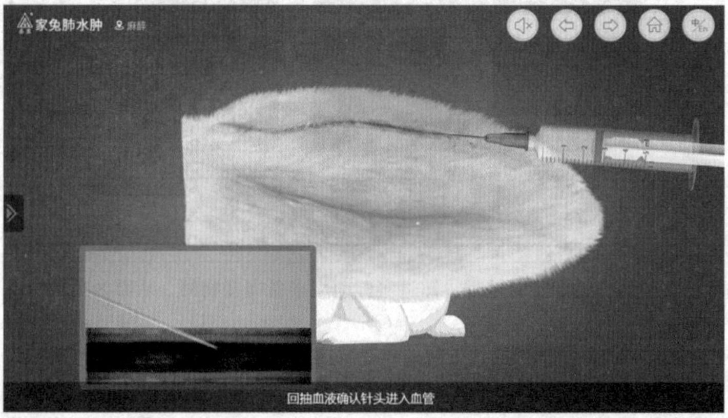 **提示**：该步骤麻醉很重要，一定要保证针头扎入血管，才能快速达到麻醉的效果。 **操作**：抽取适量麻醉药，回抽血液确认针头进入血管，麻醉药前 1/3 快速注入，剩余 2/3 缓慢注射，若回抽没有抽到血液，向前寻找下针处，重复以上步骤。	
创建肺水肿模型	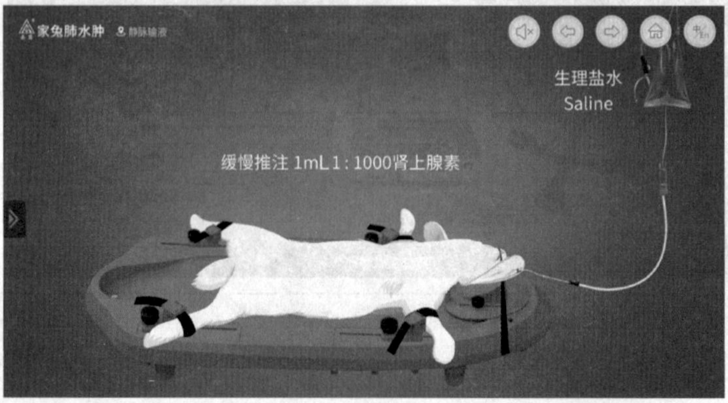	【职业素养】 耐心细致， 严谨求实

续表

步骤	操作图示	文字说明
创建肺水肿模型	**提示：**在家兔耳缘静脉注射肾上腺素时一定要确保针头插入耳缘静脉。 注意点：肾上腺素通过 α 受体兴奋产生血管收缩效应，致使肺毛细血管血流量增加，有效滤过压增加，促使血管内水分外移，产生肺水肿；肾上腺素通过 β 受体使心搏加快，舒张期缩短，左心室舒张末期压力增加，进一步引起左心房压力升高，从而使肺静脉发生淤血，加剧肺水肿的形成。 **操作：**用注射器抽取 0.1% 肾上腺素 1 mL，从家兔的耳缘静脉缓慢注入肾上腺素，观察家兔肺水肿后的表现，观察给药后家兔的呼吸频率和呼吸深度，在注射肾上腺素一段时间后，听诊肺部有湿啰音产生，听诊肺部呼吸音，家兔的呼吸频率逐渐变深、变快，活动变慢。	**【职业素养】** **耐心细致，** **严谨求实**
解剖动物观察病理变化——分离气管	**提示：**对待实验动物一定要有敬畏之心。 **操作：**待家兔死亡后，将家兔固定在手术台上，用手术剪剪开颈部和胸部皮肤，分离颈部组织，剪开皮下结缔组织，暴露并游离气管，分离气管。	**【职业素养】** **严谨求实，** **敬畏生命**
解剖动物观察病理变化——打开胸腔	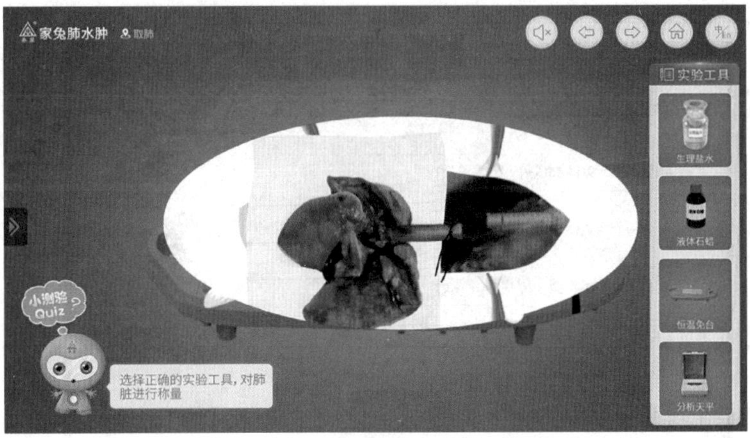	**【职业素养】** **严谨求实**

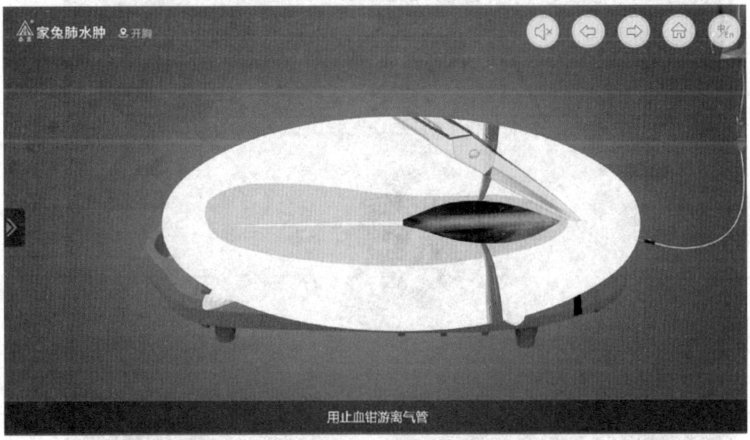

续表

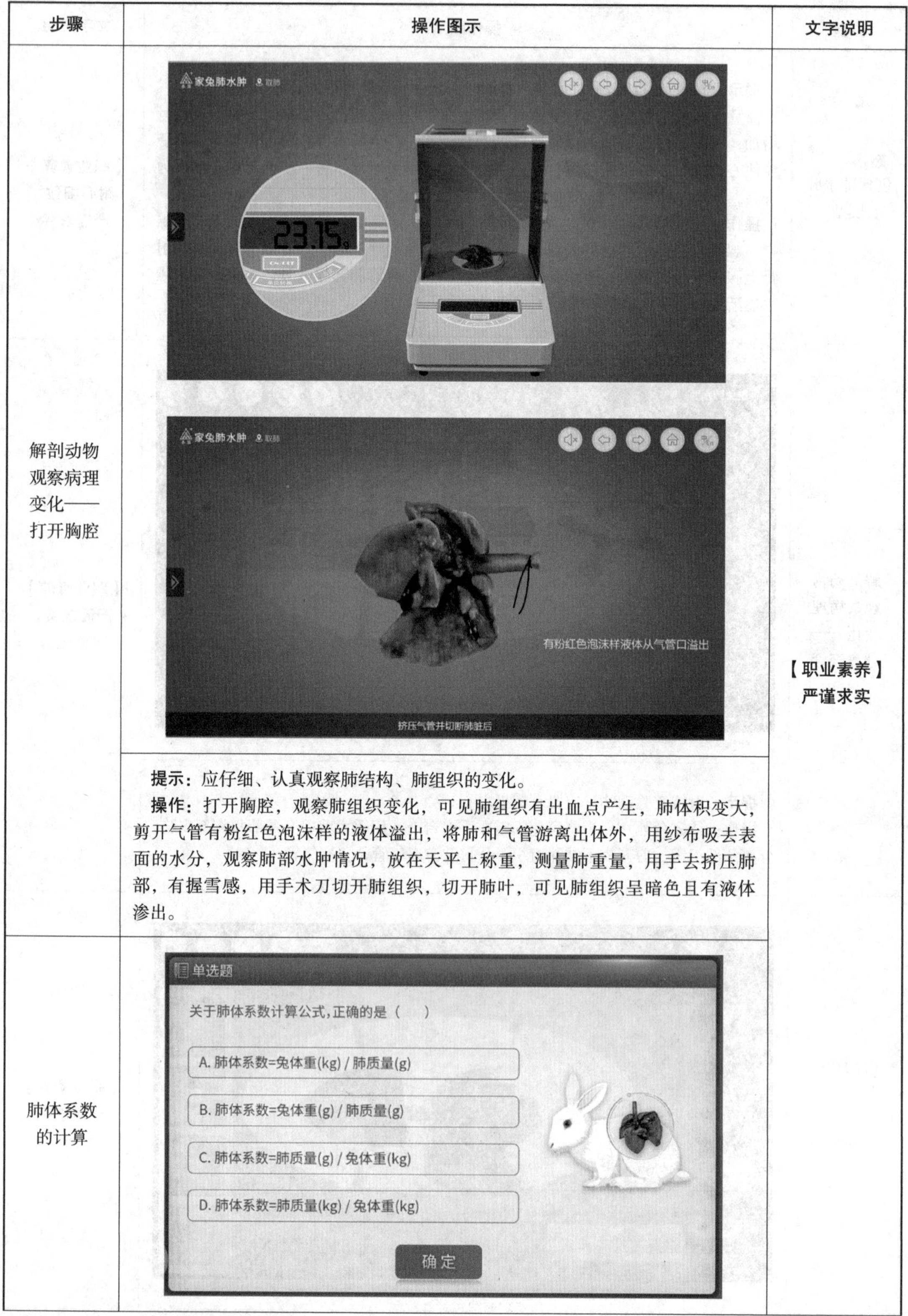

步骤	操作图示	文字说明
解剖动物观察病理变化——打开胸腔	**提示：**应仔细、认真观察肺结构、肺组织的变化。 **操作：**打开胸腔，观察肺组织变化，可见肺组织有出血点产生，肺体积变大，剪开气管有粉红色泡沫样的液体溢出，将肺和气管游离出体外，用纱布吸去表面的水分，观察肺部水肿情况，放在天平上称重，测量肺重量，用手去挤压肺部，有握雪感，用手术刀切开肺组织，切开肺叶，可见肺组织呈暗色且有液体渗出。	【职业素养】严谨求实
肺体系数的计算		

续表

步骤	操作图示	文字说明
肺体系数的计算	**操作：**正常家兔肺体系数在 4.1 ～ 5.0，肺体系数等于肺重量除以兔体重，家兔肺水肿模型的肺体系数为 11.52。	**【职业素养】严谨求实**
测试报告	家兔肺水肿项目测试报告 分数：100分 请选择本次实验要用到的材料 正确 选择家兔正确的捉拿方式（） 正确 您的答案：D 根据家兔体重，选择本实验采用的麻醉药及其正确剂量（） 正确 您的答案：B,C 五、家兔麻醉后，应观察一下哪几项指标来检查家兔的麻醉深度？ 正确 您的答案：A,B,C,D 关于家兔的抓取和固定，说法正确的是（） 正确 您的答案：A 选择正确的实验工具，建立静脉输液通道 正确 选择正确的实验工具，构建药物诱导的肺水肿 正确 提交（submit） **提示：**通过测试报告及时知晓实验情况，并找出不足，努力改进。 **操作：**按照测试步骤认真完成测试。	**【职业素养】耐心细致**

实验视频

家兔肺水肿实验

实验总结

通过实验你有哪些收获？请梳理写下来。

1. 理论

2. 技能

3. 素质

续表

知识拓展
高原肺水肿 高原肺水肿是指抵达高原（一般指海拔 3 000 米以上），出现静息时呼吸困难、胸闷、胸部压塞感、咳嗽、咳白色或粉红色泡沫痰，患者感全身乏力或活动能力减低。海拔 3 000 米以下也可出现高原肺水肿。 1. 诊断方法 （1）进入海拔较高或高原地区发病； （2）其症状与海拔高度、攀登速度及有无适应明显相关； （3）氧疗或易地治疗明显有效； （4）进入高原前无类似症状发作。根据病史、症状、体征、实验室检查可以作出诊断。但应与支气管哮喘及其他原因引起的肺水肿鉴别，如各种器质性心脏病引起的心源性肺水肿，肺部感染引起的肺水肿，及其他物理、化学因子引起的渗透性肺水肿等。 2. 治疗方法 （1）强调早发现、早诊断，采取就地救治的原则。应绝对卧床休息，取斜坡卧位； （2）吸氧是治疗和抢救的主要措施。病情严重者应高浓度加压给氧。有条件时用高压氧舱治疗； （3）降低肺动脉压是治疗的重要环节。可用氨茶碱，加入葡萄糖溶液中缓慢静注，4～6 小时后可重复。或用酚妥拉明，加入葡萄糖溶液中缓慢静注； （4）减少肺血容量可用脱水剂或利尿剂，如 20% 甘露醇静滴，或呋塞米静注； （5）降低肺毛细血管通透性可用糖皮质激素，如氢化可的松加入葡萄糖溶液中静脉滴注，或地塞米松静注、静滴或肌注，也可应用大剂量维生素 C 静滴； （6）吗啡可用于端坐呼吸、烦躁不安，咳大量粉红色或血色泡沫痰之危重患者。肌内或皮下注射，必要时用生理盐水稀释后缓慢静注。但不宜用于呼吸功能抑制以及昏睡、昏迷者。有恶心呕吐等反应不能耐受吗啡，或伴有支气管痉挛者，可用哌替啶肌注。 3. 预防方法 进入高原前多了解高原的气候特点，了解有关高原病的知识，消除对高原环境的恐惧心理。做严格的健康检查。注意保暖，防止受寒。初到高原一周内，要注意休息，逐步增加活动量，减少和避免剧烈运动，避免过度疲劳。患过高原肺水肿的患者容易再次发病，应根据具体情况进行药物预防，如攀登前 24 小时预防性服用乙酰唑胺或地塞米松。

（崔香娟、谢光文）

实验项目十八 急性缺氧实验

实验目标	
素养目标	1. 具有认真、耐心的态度和珍爱生命的职业素养。 2. 具有理论联系实际，用呼吸系统生理知识分析临床案例，发现并解决临床问题的能力。
知识目标	1. 掌握缺氧模型的制作方法。 2. 掌握各种缺氧的特点。 3. 说出缺氧时皮肤和血液颜色发生变化的原理。
技能目标	1. 能完成不同原因引起小鼠缺氧的模型的制备。 2. 能根据小鼠氧气消耗量和体重计算耗氧量。 3. 能观察缺氧时的呼吸、黏膜颜色和血液颜色的变化。

情境导入

患者，女，12 岁，入院前 1 小时被家人发现卧倒在沐浴房里，当时患者意识不清，呼之不应，无肢体抽搐，无恶心、呕吐，患者呈昏迷状，送至当地医院后，患者四肢抽搐及二便失禁，给予导尿、输液、气管切开等对症处理，为进一步确诊进行转院治疗；次日转院后查体：患者神志清醒，双侧瞳孔 4.0 mm，对光反射消失，T 36.5℃，P 110 次 / 分，BP 110/62 mmHg，血氧饱和度 100%。

诊断：一氧化碳中毒（重度）。

请思考：什么情况下会出现一氧化碳中毒，中毒后有哪些临床表现？

理论基础

氧气是机体维持正常的生理活动所不可缺少的重要物质，因为人体所有的新陈代谢都需要氧气的参与。O_2 在血液中主要以 HbO_2 的形式存在和运输。呼吸环境中氧的缺乏和氧利用结合的受阻都可使机体产生明显的生理反应。缺氧通常是指组织的氧气供应不足或者用氧出现的障碍，而导致体内的组织代谢和功能出现异常，可能会导致患者出现嘴唇发紫或者胸闷气短等症状，严重时会出现呼吸困难或者呼吸暂停。缺氧需要给身体及时补充氧气，必要时可以通过吸氧治疗。

一氧化碳（CO）是无色、无味、无臭、无刺激性，从感官上难以鉴别的气体。一氧化碳中毒是由于含碳气体在不充分燃烧下，产生大量一氧化碳，一氧化碳入血后和血红蛋白结合，形成碳氧血红蛋白。一氧化碳结合碳氧血红蛋白的能力，是氧结合血红蛋白能力的 200 ～ 300 倍，因此可以大量和血红蛋白结合，使结合氧能力明显降低，造成患者窒息。

一氧化碳中毒可以分为三种，①轻度：碳氧血红蛋白在 10% ～ 20% 时，称为轻度一氧化碳中毒，患者此时只有轻度头疼、目眩等症状，患者脱离此环境，吸入新鲜空气后，症状可以迅速得到缓解；②中度：在碳氧血红蛋白达到 30% ～ 40% 时，患者口唇会呈樱桃红色，有明显头晕、头疼、恶心、意识障碍等意识表现，此时症状比较重，需要迅速治疗；③重度：碳氧血红蛋白＞ 50% 时，称重度一氧化碳中毒，此时患者呼吸循环抑制的表现明显，随时可能出现猝死。

亚硝酸钠为白色的晶体或粉末，有咸味，毒性很强，误食 0.3 ～ 0.5 g，就会中毒，10 分钟后就会出现明显的中毒症状，如呕吐、腹痛、发绀、呼吸困难等，甚至抽搐、昏迷，严重时还会危及生命。

【通关检测】

1. 低张性缺氧的原因有哪些（　　）

A. 吸入气体氧分压降低　　B. 外呼吸功能障碍

C. 静脉血流入动脉血　　D. 血红蛋白携氧能力下降

续表

2. 一氧化碳中毒缺氧主要是因为（　　）

A. 血液运氧功能障碍　B. 组织利用氧功能障碍　C. 空气中氧含量减少　D. 血液循环障碍

E. 肺通气减少

【通关检测答案】

实验器材

耗氧量测定装置、CO 发生装置、125 mL 广口瓶、1 mL 注射器、剪刀、手术刀、吸管、镊子、钠石灰、1 : 10 000 肾上腺素、5% 亚硝酸钠、亚甲蓝。

实验内容

本实验是通过不同的方法给小鼠复制出不同类型的缺氧条件（低张性、CO 中毒性、亚硝酸钠中毒性），观察其对机体所造成的影响和各自的特点，并利用化学药品观察机体在不同机能状态下对同一缺氧条件的耐受性。对于缺氧发病的研究和治疗有一定的临床意义。

实验流程

步骤	操作图示	文字说明
准备实验器械和药品	单选题 选择本次实验要用到的动物（ ） A. 家兔　B. 豚鼠　C. 小白鼠　D. 大鼠　E. 蟾蜍　F. 人 确定 **提示：**实验前应熟知实验过程，才能明白需要哪些仪器设备实现实验结果。 **操作：**正确选择实验操作需要的药品和器械：耗氧量测定装置、CO 发生装置、125 mL 广口瓶、1 mL 注射器、剪刀、手术刀、吸管、镊子、钠石灰、1 : 10 000 肾上腺素、5% 亚硝酸钠、亚甲蓝。	**【职业素养】** **耐心细致**

续表

步骤	操作图示	文字说明
分组	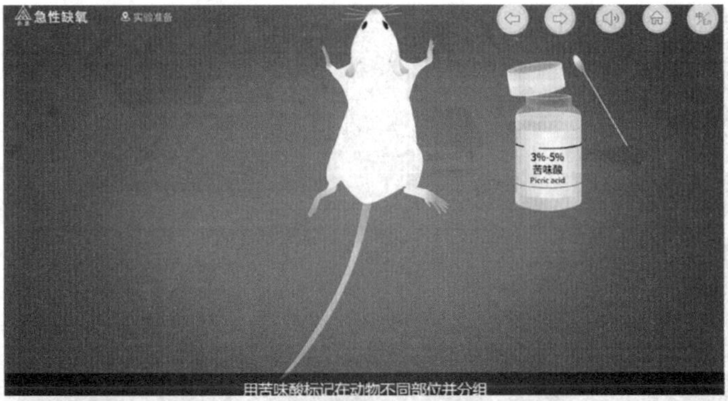 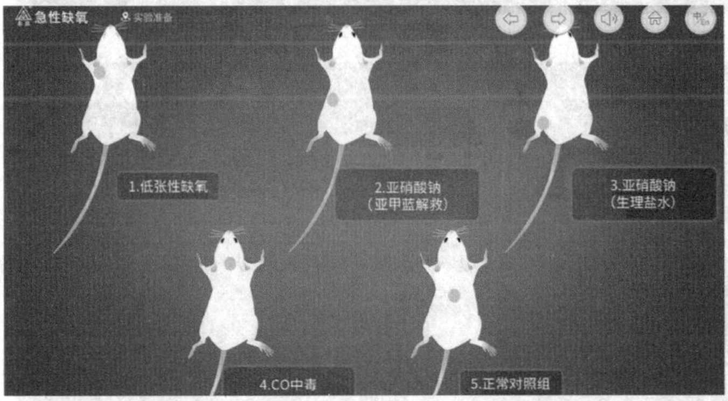 **提示：**一定要注意对小鼠进行标记时，要与其实验操作相对应，以免影响实验结果。 **操作：**用苦味酸分别在动物不同部位进行标记并分组，编号 1 为低张性缺氧组，编号 2 为亚硝酸钠组，用亚甲蓝解救，编号 3 为亚硝酸钠组，用生理盐水解救，编号 4 为一氧化碳中毒组，编号 5 为正常对照组，分别观察各组存活时间，肝脏和血液颜色，皮肤黏膜颜色。	**【职业素养】 耐心细致， 严谨求实**
复制低张性缺氧模型	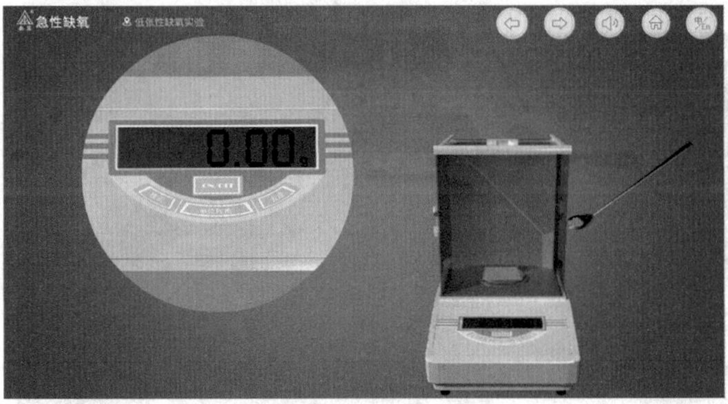 **提示：**在使用电子天平前，需要调零后再使用，以免影响称量的准确性。 **操作：**使用电子天平，称取 5 g 钠石灰。	**【职业素养】 耐心细致**

续表

步骤	操作图示	文字说明
复制低张性缺氧模型	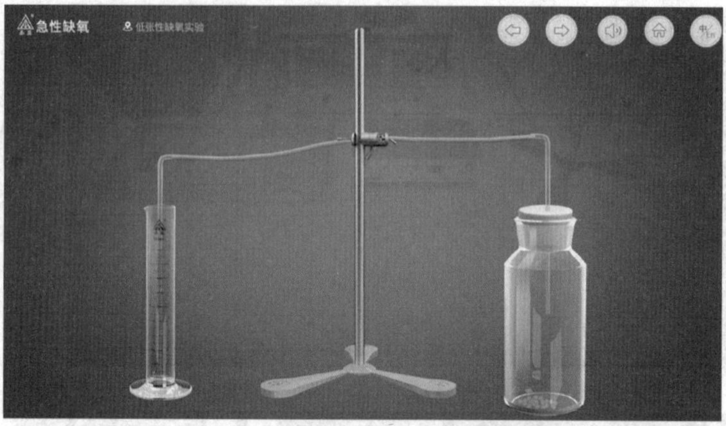 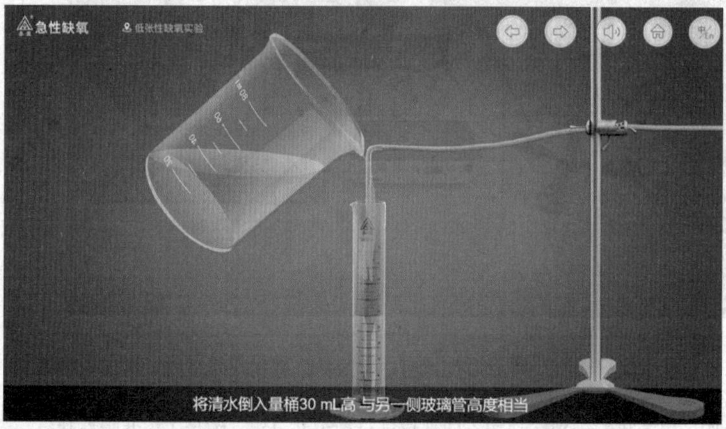 **操作**：广口瓶中加入钠石灰，玻璃管和橡皮管连接组成消耗氧气装置，用量筒量取 30 mL 清水，清水的高度与另一侧玻璃管高度相当，用螺旋夹夹住连接钠石灰的橡胶管。 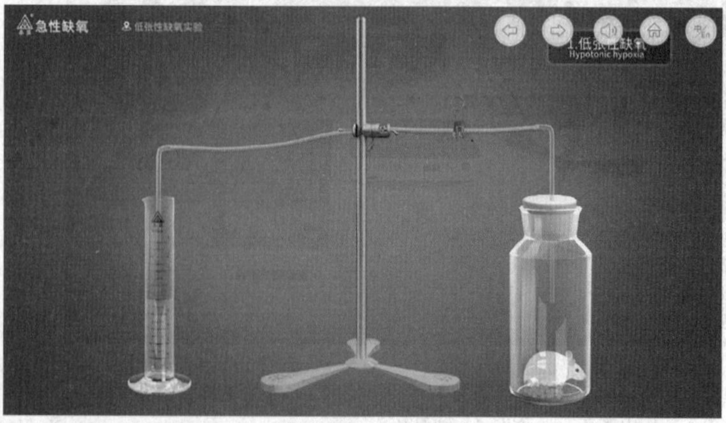	【职业素养】 严谨求实

续表

<table>
<tr><th>步骤</th><th>操作图示</th><th>文字说明</th></tr>
<tr><td rowspan="2">复制低张性缺氧模型</td><td>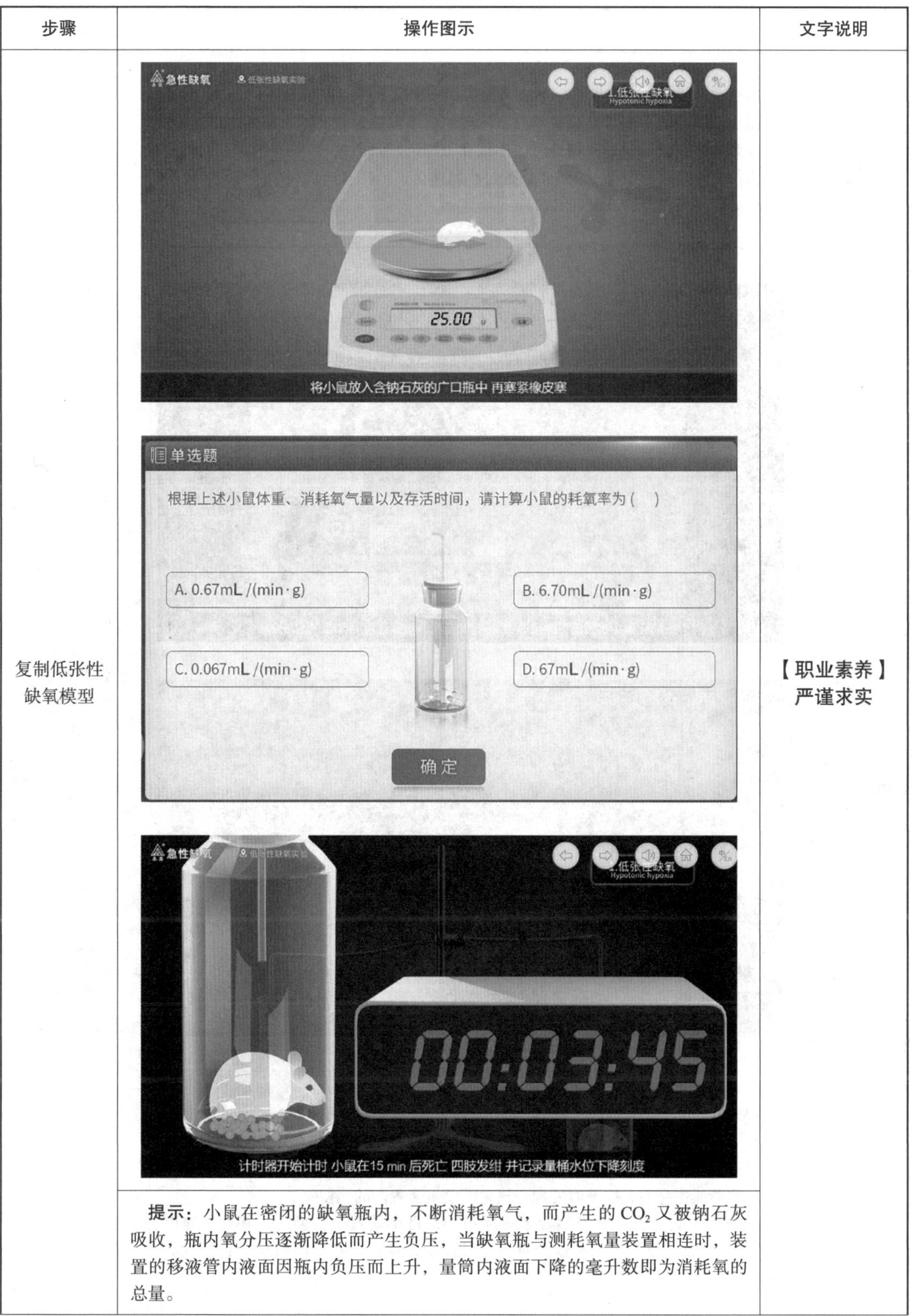
</td><td rowspan="2">【职业素养】
严谨求实</td></tr>
<tr><td>提示：小鼠在密闭的缺氧瓶内，不断消耗氧气，而产生的 CO_2 又被钠石灰吸收，瓶内氧分压逐渐降低而产生负压，当缺氧瓶与测耗氧量装置相连时，装置的移液管内液面因瓶内负压而上升，量筒内液面下降的毫升数即为消耗氧的总量。</td></tr>
</table>

续表

步骤	操作图示	文字说明
复制低张性缺氧模型	**注意点**：缺氧瓶要塞紧，必要时可涂少许水于瓶塞外面以防漏气。 **操作**：电子天平归零，称量小白鼠体重，将小鼠放入装有钠石灰的广口瓶中，再塞紧橡皮塞，计时器开始计时，小鼠在 15 分钟后死亡，四肢发绀，并记录量筒水位下降高度，下降了 25 mL，通过小鼠体重、消耗氧气量和存活时间计算小鼠的耗氧率为每分钟 0.067 mL/g。	
复制一氧化碳中毒实验模型	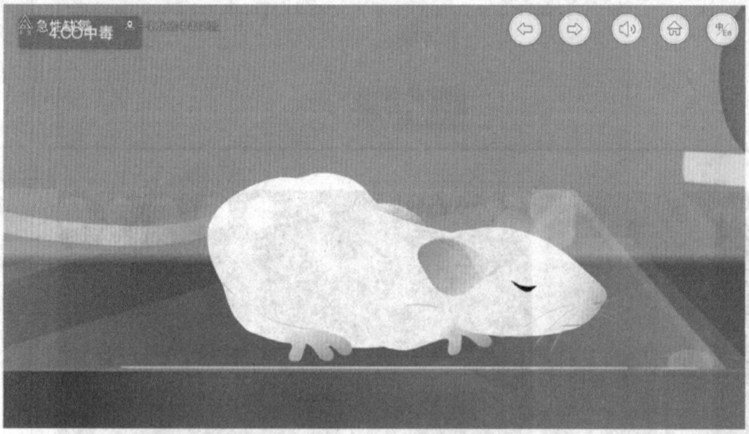 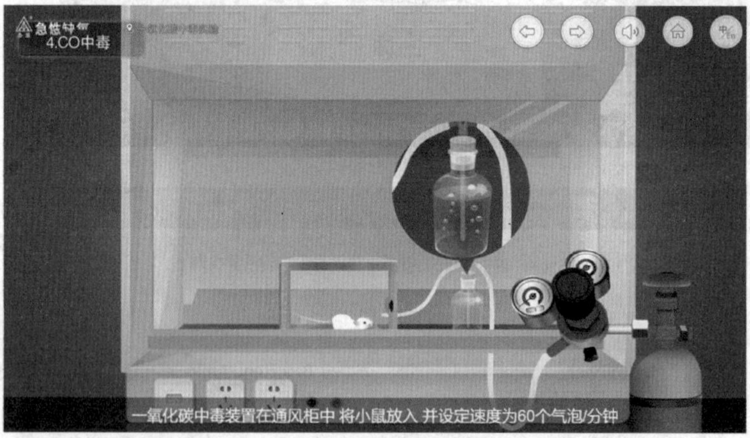 **提示**： 1. 一氧化碳有毒，复制一氧化碳中毒模型时一定要在通风柜中完成，并全程打开通风系统。 2. 实验操作完后，应及时处理一氧化碳发生装置内的残留物。 **操作**：一氧化碳中毒模型置于通风柜中，将小鼠置于模型中，并设置速度为 60 个气泡 / 分，用计时器计时，小鼠在 9 分钟后死亡，四肢呈粉色，没有发绀。	【职业素养】 严谨求实

续表

<table>
<tr><th>步骤</th><th>操作图示</th><th>文字说明</th></tr>
<tr><td rowspan="2">复制亚硝酸钠中毒实验模型</td><td> 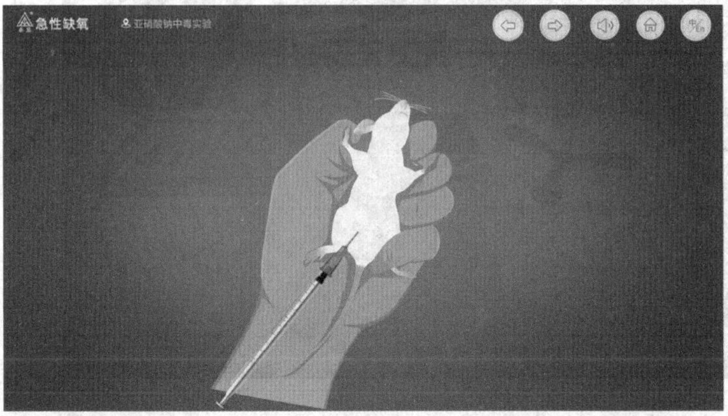急性缺氧 亚硝酸钠中毒实验 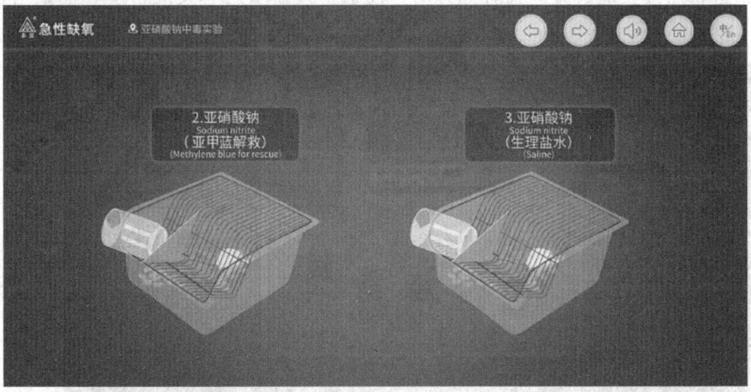
急性缺氧 亚硝酸钠中毒实验
2.亚硝酸钠 Sodium nitrite （亚甲蓝解救） (Methylene blue for rescue)
3.亚硝酸钠 Sodium nitrite （生理盐水） (Saline)</td><td rowspan="3">【职业素养】
严谨求实</td></tr>
<tr><td>提示：注射亚硝酸钠溶液时，应沿小鼠左下腹进行腹腔注射，勿损肝脏，也要避免注射入肠腔或膀胱。
操作：用注射器抽取 0.2 mL 5% 亚硝酸钠溶液，沿小鼠左下腹进行腹腔注射并分组，用注射器抽取 0.2 mL 1% 亚甲蓝溶液，沿小鼠左下腹进行腹腔注射，并分组进行后续实验。</td></tr>
<tr><td>亚硝酸钠中毒实验</td><td> 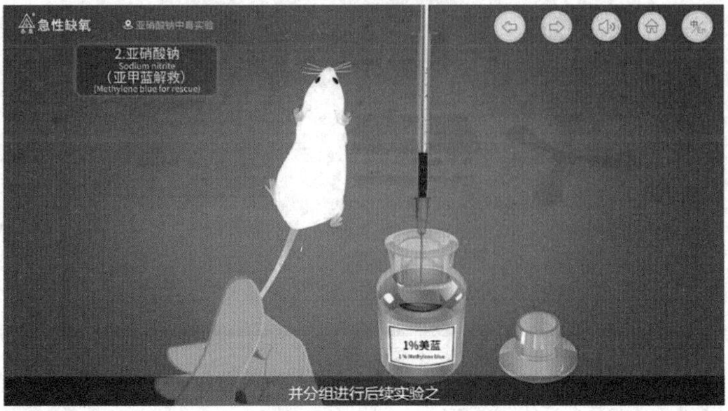急性缺氧 亚硝酸钠中毒实验
2.亚硝酸钠 Sodium nitrite （亚甲蓝解救） (Methylene blue for rescue)
1%美蓝
并分组进行后续实验之</td></tr>
</table>

续表

<table>
<tr><th>步骤</th><th>操作图示</th><th>文字说明</th></tr>
<tr><td rowspan="2">亚硝酸钠中毒实验</td><td>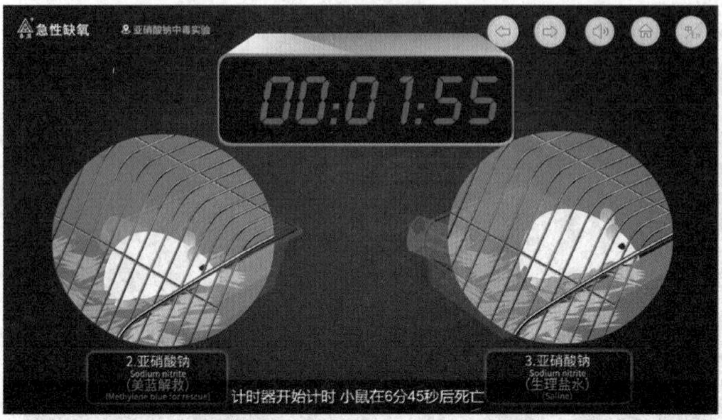
</td><td rowspan="6">【职业素养】
严谨求实</td></tr>
<tr><td>操作：用注射器抽取 0.2 mL 生理盐水溶液，沿小鼠左下腹进行腹腔注射，并分组进行后续实验，计时器开始计时，注射生理盐水的小鼠在 6 分 45 秒后死亡。</td></tr>
<tr><td rowspan="2">解剖小鼠，观察肝脏和血液颜色</td><td>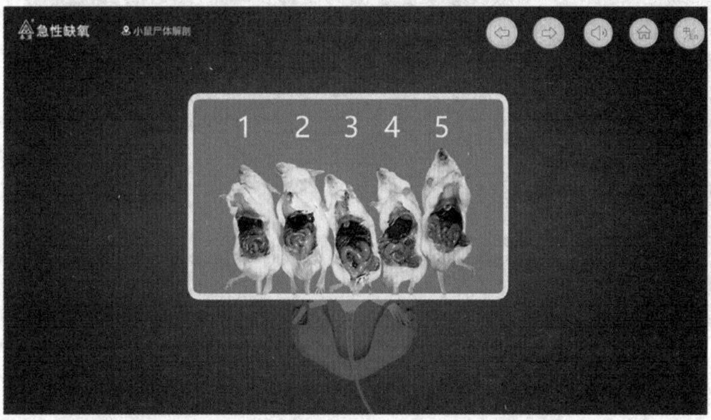
</td></tr>
<tr><td>提示：观察指标时，不要受主观因素影响，并注意其演变过程。
操作：从鼠笼中取出小鼠，断颈处死，固定在鼠台上，用组织剪打开腹腔，观察不同组别之间，解剖组织的差异性。</td></tr>
<tr><td rowspan="2">实验结果</td><td>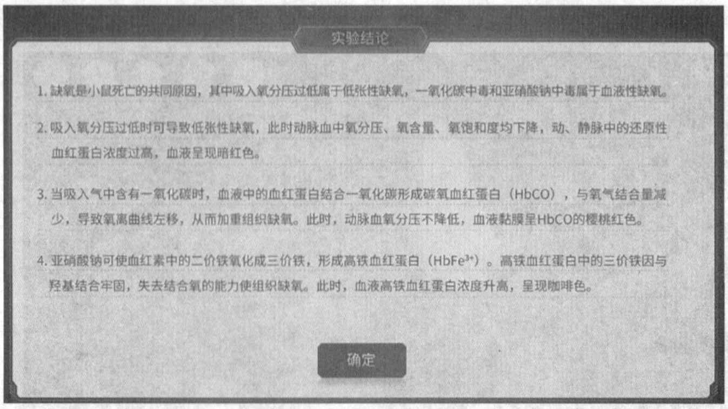
</td></tr>
<tr><td>提示：根据实验现象，认真总结实验结果，并分析不同缺氧的特点和原理。
操作：根据观察指标，分析观察结果，得出实验结论。</td></tr>
</table>

续表

<table>
<tr><th>步骤</th><th>操作图示</th><th>文字说明</th></tr>
<tr><td>测试报告</td><td>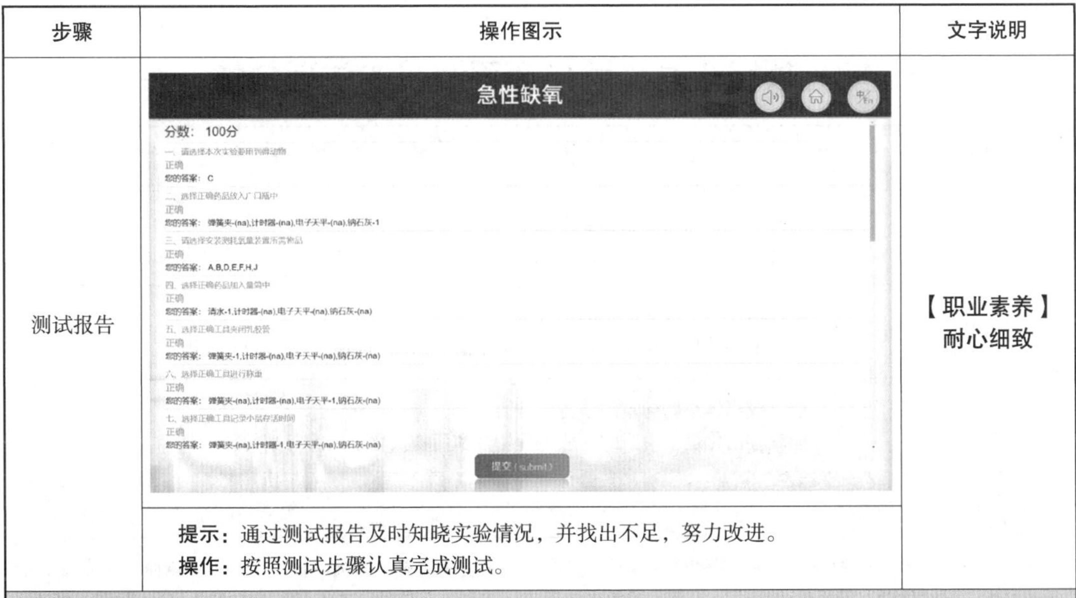

提示：通过测试报告及时知晓实验情况，并找出不足，努力改进。
操作：按照测试步骤认真完成测试。</td><td>【职业素养】
耐心细致</td></tr>
</table>

实验总结

通过实验你有哪些收获？请梳理写下来。

1. 理论

2. 技能

3. 素质

知识拓展

氧气发现的历史

普利斯特里在 1774 年 10 月来巴黎，与化学家拉瓦锡会面，提到了自己所做的实验，即把红色的汞沉淀加热，可以得到一种气体，普利斯特称其为“脱燃素气”。当时拉瓦锡正在研究磷、硫以及一些金属燃烧后质量会增加而空气减少的问题，这和“燃素说”是矛盾的。听了普利斯特里的实验，拉瓦锡在 1775 年也开始把红色的汞化合物加热。最终得到一种可以使蜡烛燃烧更剧烈的气体，这不是普通的空气，它比普通的空气更纯，并且具有和金属煅烧时增加金属重量的性质。

1777 年拉瓦锡将这种气体命名为“氧气”，写下了燃烧是“氧气”和可燃物的氧化过程——氧化说。并给氧气全部燃烧后剩余的气体命名为“氮气”。虽然普利斯特里和舍勒发现了氧气，但他们不认为自己发现了新物质。是拉瓦锡驳斥了“燃素说”，发现了氧，并给它取了名字，所以，拉瓦锡是氧气的第一发现者。

（崔香娟、谢光文）

实验项目十九　消化道平滑肌的生理特性

实验目标

素养目标	1. 具有严谨求实的态度和珍爱生命的职业素养。 2. 具有理论联系实际，用消化系统生理知识分析临床案例，发现并解决临床问题的能力。
知识目标	1. 掌握消化道平滑肌的一般生理特性。 2. 阐述不同药物或化学因素对消化道平滑肌运动的影响，并分析其原因。
技能目标	1. 能完成离体小肠标本的制备。 2. 能观察消化道平滑肌的一般生理特性和药物及化学因素对其的影响。

情境导入

患者，男，26岁，因腹痛、腹泻、呕吐1天来诊，发病前一天曾吃海鲜。腹痛不伴里急后重，排便一天10余次，呈水样性。既往体健，无慢性腹泻史，无药物过敏史，无疫区接触史。体检：T36.7℃，P105次/分，脉弱，细速，BP75/50 mmHg，神志清楚，眼眶凹陷，无皮疹及出血点，巩膜不黄，下腹轻压痛，无反跳痛，无肌紧张，肠鸣音活跃。

请思考：为什么该患者在发病过程中肠鸣音会亢进？

理论基础

1. 消化道平滑肌的特性

消化道平滑肌具有自动节律性，富于伸展性，对化学物质、温度变化及牵张刺激较敏感等生理特性。离体肠平滑肌置于适宜的液体中，仍能进行节律性活动，并对温度、pH环境变化表现不同的反应。当交感神经兴奋时，其末梢释放的递质去甲肾上腺素或体液中的肾上腺素，作用于消化道平滑肌细胞上的a、β受体，从而使平滑肌运动减慢减弱。当迷走神经兴奋时，末梢释放递质乙酰胆碱，作用于平滑肌细胞膜上的M受体，从而使平滑肌运动加快、加强。因此，当给予相应药物（如受体激动剂或受体阻断剂）于灌流液中时，平滑肌舒缩活动也发生相应变化。

2. 乙酰胆碱

乙酰胆碱（Ach）可使平滑肌上M胆碱受体兴奋，使小肠平滑肌的收缩增强，从而发挥促进小肠的蠕动作用。阿托品能竞争性拮抗Ach对M胆碱受体的激动作用，阻断Ach与受体结合，从而拮抗其激动作用，产生舒张肠道平滑肌，降低小肠蠕动等效应。

3. 肾上腺素

肾上腺素主要激动a受体和β受体，激动a受体可使心肌收缩增强，血管和尿道平滑肌收缩，胃肠道平滑肌松弛；激动β受体可使心脏收缩力和收缩频率增加。胃肠道平滑肌中有大量β受体，因此肾上腺素能激动β_2受体，发挥强大的胃肠道平滑肌舒张作用。

【通关检测】

1. 将离体小肠置于适宜的环境中，仍能进行良好的节律性收缩运动，表明小肠平滑肌（　　）

A. 传导性好　　B. 有自律性　　C. 伸展性好　　D. 收缩性强

E. 兴奋性高

2. 胃肠平滑肌收缩的幅度主要取决于（　　）

A. 动作电位的幅度　　B. 动作电位的频率　　C. 基本电节律的幅度　　D. 基本电节律的频率

续表

E. 静息电位的幅度

3. 胃肠平滑肌动作电位除极相形成的离子基础是（　　）

A. Na^+ 内流　　B. Ca^{2+} 内流　　C. K^+ 内流　　D. K^+ 外流

E. Cl^- 内流

【通关检测答案】

实验器材

恒温浴槽、BL-420 生物机能实验系统、张力换能器、气泵、温度计、烧杯、螺丝夹、台氏液、0.01% 肾上腺素、0.01% 乙酰胆碱、0.01% 阿托品。

实验内容

本实验在离体小肠平滑肌适宜的液体中，加入不同药物或化学物质，通过改变离体小肠平滑肌所处环境的温度或 pH 值，观察不同条件下小肠平滑肌收缩曲线的变化，并分析小肠平滑肌收缩曲线发生变化的原理。

实验流程

步骤	操作图示	文字说明
准备实验器械和药品	 **提示：**实验前需熟知实验过程，才能明白需要准备哪些仪器设备，从而更好地实现实验结果。 **操作：**正确选择实验操作需要的药品和器械：恒温浴槽、BL-420 生物机能实验系统、张力换能器、气泵、温度计、烧杯、螺丝夹、台氏液、0.01% 肾上腺素、0.01% 乙酰胆碱、0.01% 阿托品。	**【职业素养】** **耐心细致**

续表

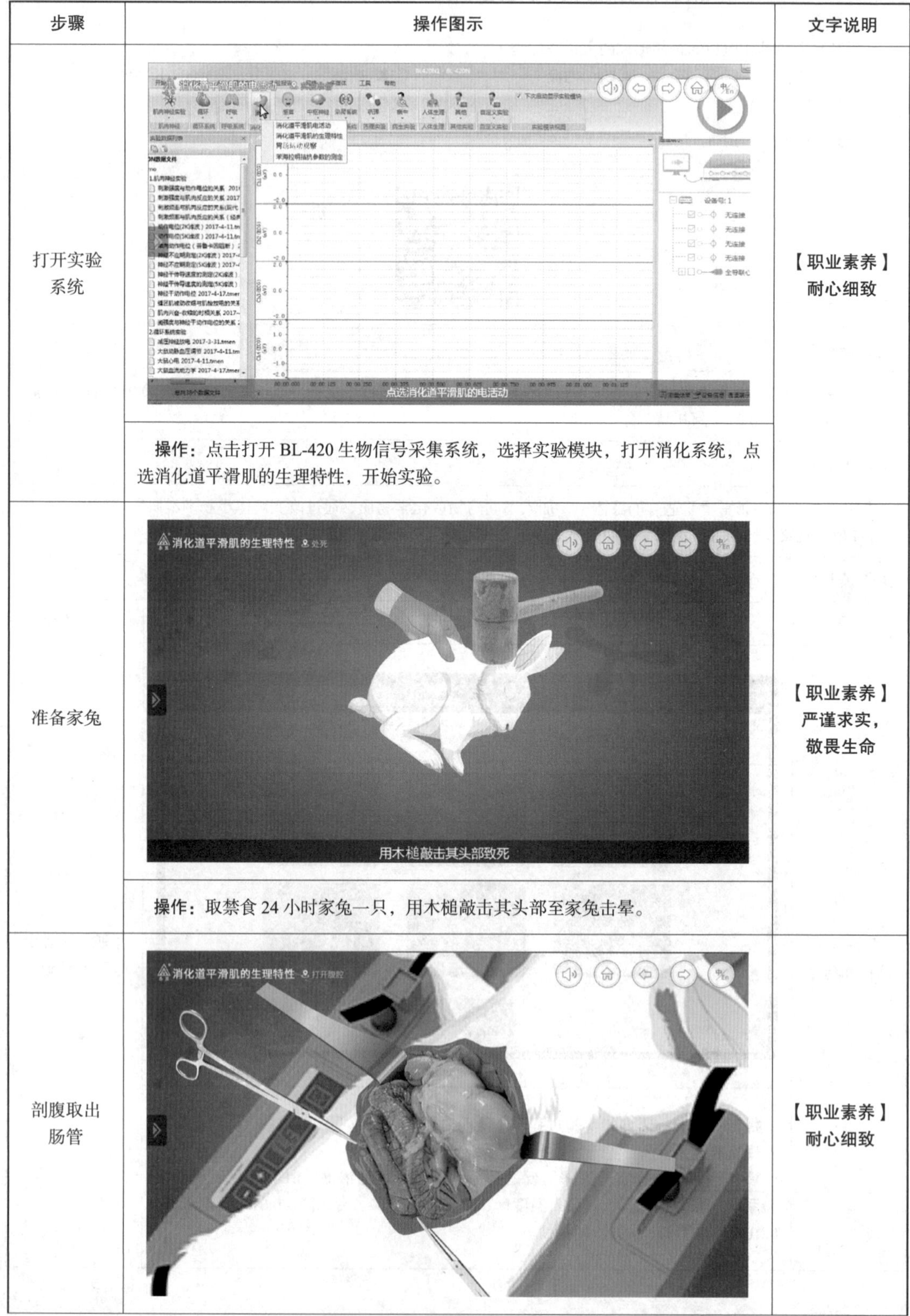

步骤	操作图示	文字说明
打开实验系统	操作：点击打开 BL-420 生物信号采集系统，选择实验模块，打开消化系统，点选消化道平滑肌的生理特性，开始实验。	【职业素养】耐心细致
准备家兔	操作：取禁食 24 小时家兔一只，用木槌敲击其头部至家兔击晕。	【职业素养】严谨求实，敬畏生命
剖腹取出肠管		【职业素养】耐心细致

续表

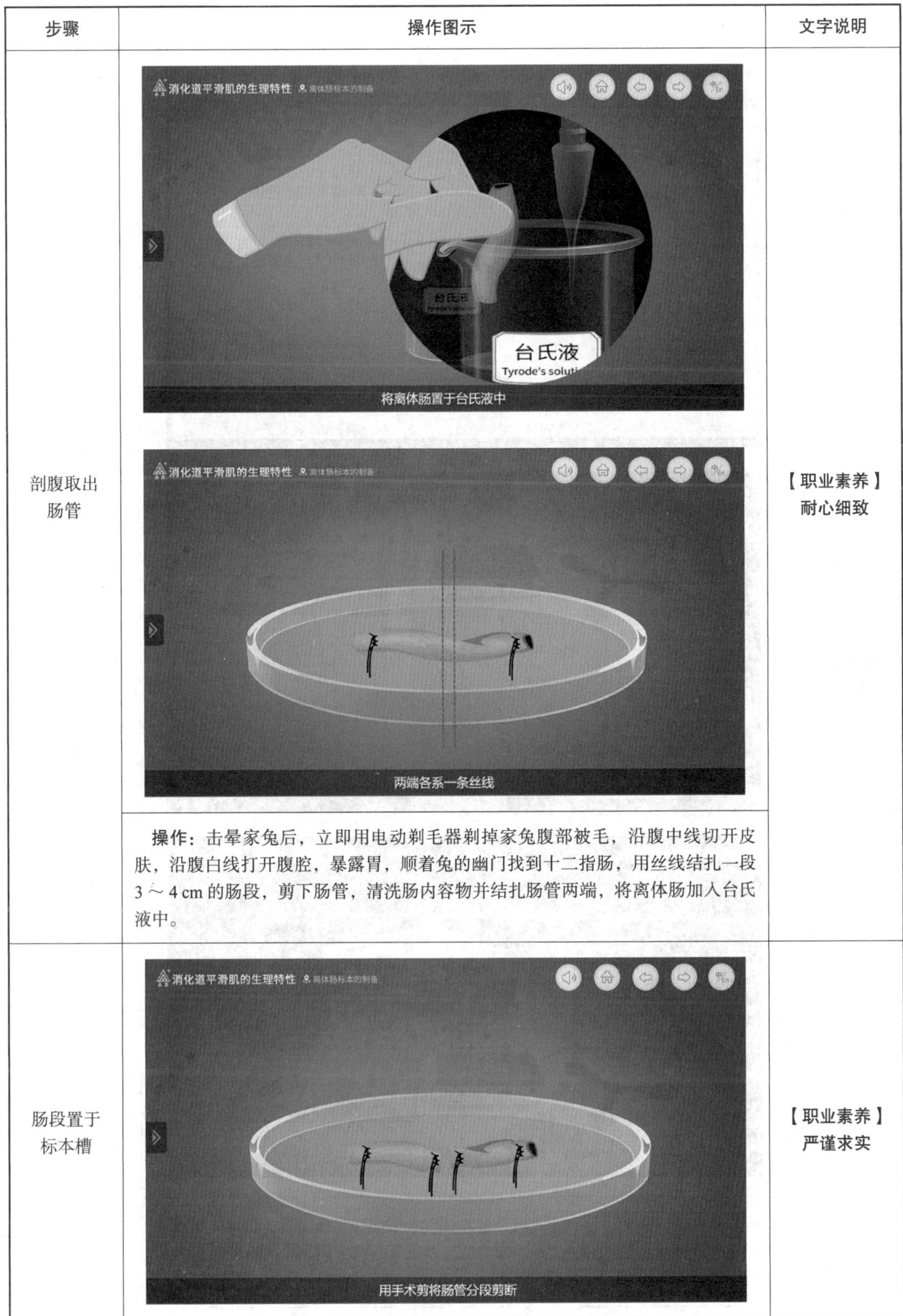

步骤	操作图示	文字说明
剖腹取出肠管	消化道平滑肌的生理特性　离体肠标本的制备 台氏液 Tyrode's soluti 将离体肠置于台氏液中 消化道平滑肌的生理特性　离体肠标本的制备 两端各系一条丝线 **操作：**击晕家兔后，立即用电动剃毛器剃掉家兔腹部被毛，沿腹中线切开皮肤，沿腹白线打开腹腔，暴露胃，顺着兔的幽门找到十二指肠，用丝线结扎一段 3～4 cm 的肠段，剪下肠管，清洗肠内容物并结扎肠管两端，将离体肠加入台氏液中。	【职业素养】 耐心细致
肠段置于标本槽	消化道平滑肌的生理特性　离体肠标本的制备 用手术剪将肠管分段剪断	【职业素养】 严谨求实

续表

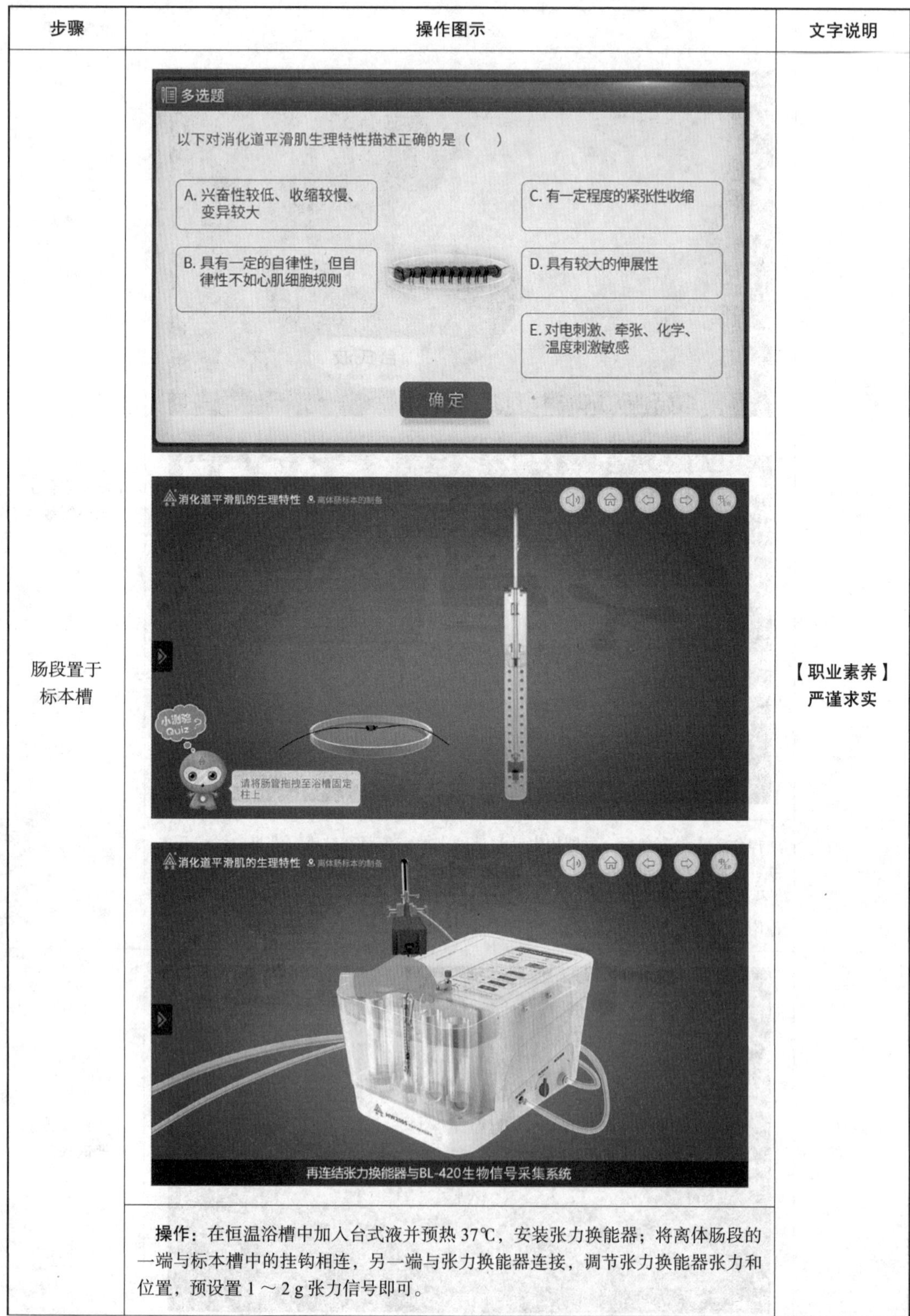

步骤	操作图示	文字说明
肠段置于标本槽	（见上图）	【职业素养】严谨求实
	操作：在恒温浴槽中加入台式液并预热 37℃，安装张力换能器；将离体肠段的一端与标本槽中的挂钩相连，另一端与张力换能器连接，调节张力换能器张力和位置，预设置 1～2 g 张力信号即可。	

续表

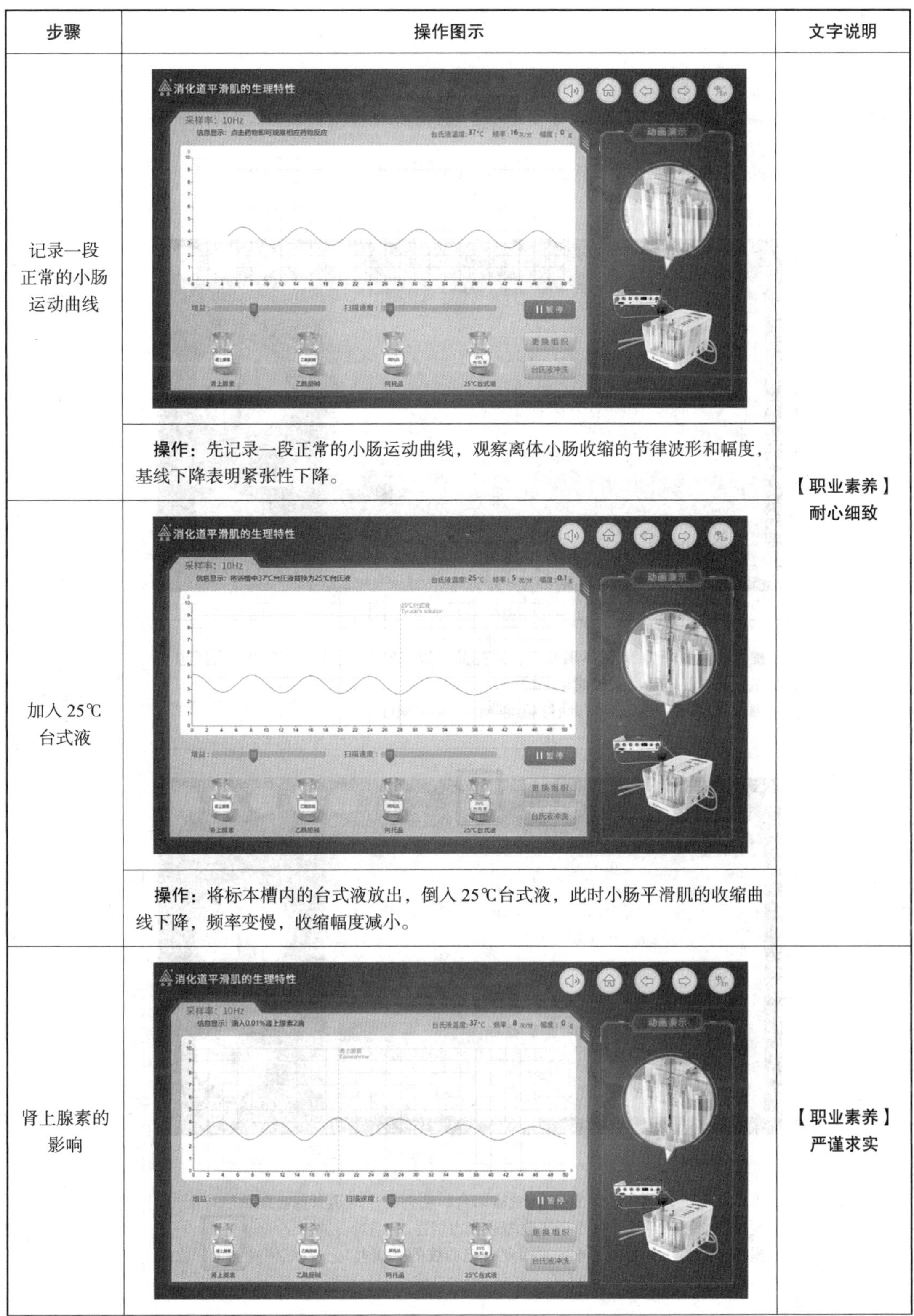

步骤	操作图示	文字说明
记录一段正常的小肠运动曲线	（操作图示）	【职业素养】耐心细致
	操作：先记录一段正常的小肠运动曲线，观察离体小肠收缩的节律波形和幅度，基线下降表明紧张性下降。	
加入 25℃台式液	（操作图示）	
	操作：将标本槽内的台式液放出，倒入 25℃台式液，此时小肠平滑肌的收缩曲线下降，频率变慢，收缩幅度减小。	
肾上腺素的影响	（操作图示）	【职业素养】严谨求实

续表

步骤	操作图示	文字说明
肾上腺素的影响	**提示：**肾上腺素可以与小肠平滑肌中的α、β受体结合，与α抑制型受体结合，使钾离子外流增多；作用于β受体，促使钾离子、钙离子外流增加，故收缩力减弱。 **操作：**用滴管吸取少量肾上腺素溶液，滴入标本槽中，小肠收缩幅度减弱。	
加入阿托品	**提示：**阿托品为M受体阻断剂，阿托品可以阻断M受体，从而松弛胃肠道平滑肌，使胃肠道平滑肌收缩频率减慢。 **操作：**加入阿托品，小肠收缩幅度降低，频率减慢。	【职业素养】 严谨求实
加入乙酰胆碱	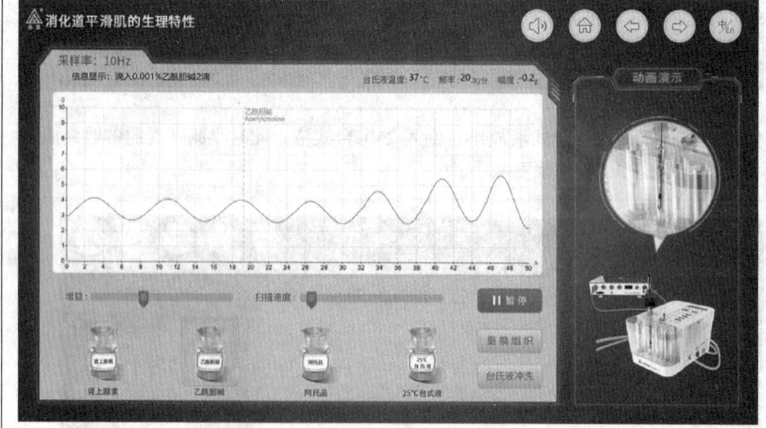 **提示：**乙酰胆碱和基膜上的M受体结合，使钙离子通道开放，激活肌纤蛋白、肌凝蛋白、APP系统，使平滑肌收缩和张力增强。 **操作：**加入乙酰胆碱，小肠平滑肌收缩曲线的基线上升，收缩幅度加大，收缩率增强。	

续表

步骤	操作图示	文字说明
测试报告	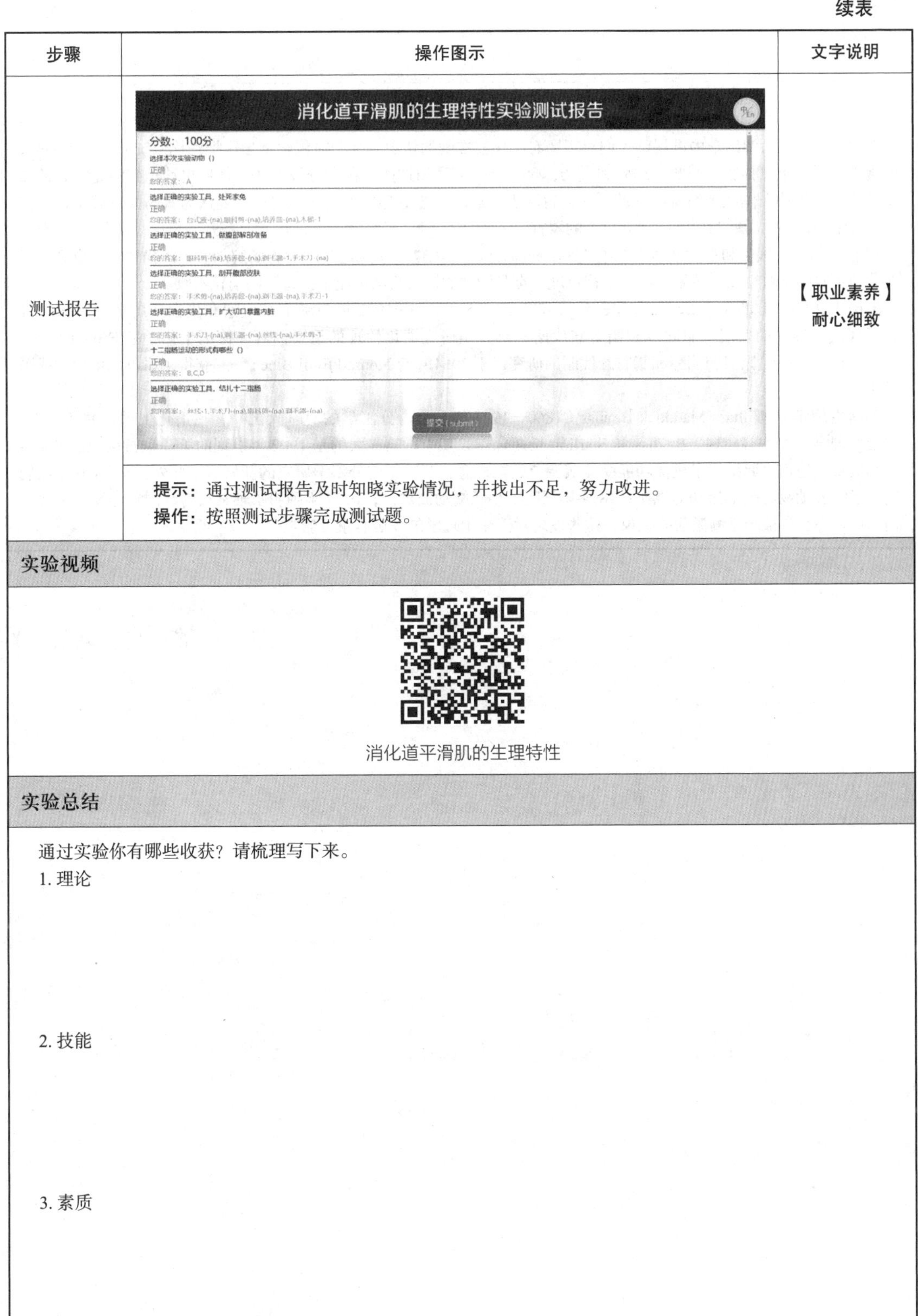	【职业素养】 耐心细致
	提示： 通过测试报告及时知晓实验情况，并找出不足，努力改进。 **操作：** 按照测试步骤完成测试题。	

实验视频

消化道平滑肌的生理特性

实验总结

通过实验你有哪些收获？请梳理写下来。

1. 理论

2. 技能

3. 素质

续表

知识拓展
消化系统的认识史 在中世纪，因为解剖学的进展，人们对胃肠有了比较准确的认识，那个时候解剖学家把消化系统分成六个部分，即食管、胃、十二指肠、小肠、结肠和直肠，至今都一直沿用这些名称和分段方法。他们也认识到消化吸收的重要性，这是维持人体液平衡所必需的，一旦胃肠出了故障，全身都出现问题。但也许是认为胃肠太重要了，以至于中世纪的很多学者认为胃是能独立思考的器官。 17 世纪早期，医生和哲学家阿维森纳（Avicenna，980—1037 年）则超越了对胃肠解剖学上的描述，注意到胃肠对营养吸收的重要性以及情绪波动，精神过度兴奋和剧烈的体力活动都能干扰胃肠的消化吸收。 美国生化学家 Lafayette Benedict Mendel（1872—1935 年），在 1902 年明确了维生素和蛋白质的营养价值，推动了现代营养学的发展。胆固醇和脂肪酸代谢的研究是研究消化生理的重要内容。德国生化学家 Feodor Lynen（1911—1979 年），因对胆固醇和脂肪酸代谢的研究，于 1964 年与 Konrad Emil Bloch 一起获得了诺贝尔生理学或医学奖。 英国生理学家 William Maddock Bayliss（1860—1924 年）是内分泌学的奠基人之一，在消化生理、循环生理、普通生理学方面均有建树。Bayliss 和 Starling 长期合作，其中影响最大的是 1902 年发现的第一个被认识的激素 - 促胰液素，他们由此提出了机体功能受体液调节的新概念，开辟了内分泌学研究的新领域。此外，在 1890 年他们阐明了哺乳动物心脏电活动的规律；1894 年阐明了小肠蠕动波规律；1903 年阐明了轴索反射，同年还发现了胰蛋白酶原在小肠内被肠激酶激活的现象，这些发现对消化生理学的发展有重要影响。

（崔香娟、谢光文）

实验项目二十　肠胃运动的观察

<table>
<tr><th colspan="2">实验目标</th></tr>
<tr><td>素养目标</td><td>1. 具有严谨求实的态度和珍爱生命的职业素养。
2. 具有理论联系实际，用消化系统生理知识分析临床案例，发现并解决临床问题的能力。</td></tr>
<tr><td>知识目标</td><td>1. 掌握离体神经干动作电位的记录方法。
2. 阐述胃肠道运动的形式。
3. 说出神经、体液因素对胃肠道运动调节的机制。</td></tr>
<tr><td>技能目标</td><td>1. 能完成胃肠道运动观察标本的制备。
2. 能熟练操作 BL-420 生物机能实验系统。
3. 能观察胃肠道运动的形式和神经、体液因素对胃肠道运动的调节。</td></tr>
</table>

情境导入

患者，女，49岁，主诉：腹痛腹胀1天，有排气、排便，伴呕吐数次；查体：神志清醒，T36.7 ℃，BP120/85 mmHg，P114 次 / 分，R20 次 / 分，腹部软，脐下压痛（±），无反跳痛、腹肌紧张，肝脾肋下未触及。既往有阑尾炎史。X 线检查：双侧膈下未见游离气体，中腹部可见明显充气扩张肠管。双肾区未见阳性结石影。经临床检查诊断为，肠梗阻。

请思考：从本案例中可知，肠梗阻是因肠道内容物不能正常运行或通过肠道而发生障碍导致，那肠道是如何运动的?

理论基础

1. 消化道平滑肌收缩特点

消化道平滑肌具有自动节律性，可以形成多种形式的运动，主要有紧张性收缩、蠕动、分节运动及摆动。在整体情况下，消化道平滑肌的运动受神经和体液的调节。消化道平滑肌与骨骼肌、心肌一样，具有肌肉组织共有的特性，如兴奋性、传导性和收缩性等。但消化道平滑肌兴奋性较低，潜伏期、收缩期和舒张期较长，造成其收缩缓慢并有伸展性。其中胃的伸展性变化尤其明显，这对于一个中空的容纳器官来说，能够适应食物容量的变化，具有重要的生理意义。

消化道平滑肌处于一种微弱的持续收缩状态，即紧张性，这使消化道内经常维持一定的基础压力，有利于胃肠保持一定的形状和位置，使胃肠的容量和食物的容积相适应；对电刺激不敏感，但对温度变化、化学和机械或牵张刺激很敏感；许多部位消化道平滑肌具有自动节律性，但其节律性收缩比心肌缓慢且不稳定。

2. 消化道平滑肌的神经体液调节

胃肠道平滑肌经常维持一定的紧张性收缩，在体内受到神经和体液的调节。在神经及某些药物的作用下，这种紧张性及运动节律可发生改变。神经调节中，副交感神经通过释放乙酰胆碱使其运动加强，交感神经通过释放去甲肾上腺素使其运动减弱（图 1）。

胃肠道平滑肌以胆碱能神经占优势，小剂量或低浓度的乙酰胆碱能激动 M 受体，产生与兴奋胆碱能神经节后纤维相似的作用，兴奋胃肠道。阿托品与胆碱受体结合阻断胆碱能递质活性，从而产生抗胆碱作用。新斯的明作为胆碱酯酶的抑制剂，抑制乙酰胆碱的分解，使乙酰胆碱的作用持续加强。

3. 中枢神经系统的调节

中枢神经系统通过两条途径调节消化道功能：

①直接作用：通过交感、副交感神经（主要是迷走神经途径）。

②间接作用：通过体液途径即激素或神经内分泌途径，如下丘脑的生长抑素分泌细胞分泌的生长抑素具有明显的消化道兴奋作用；脑啡肽则对消化道有抑制作用。

续表

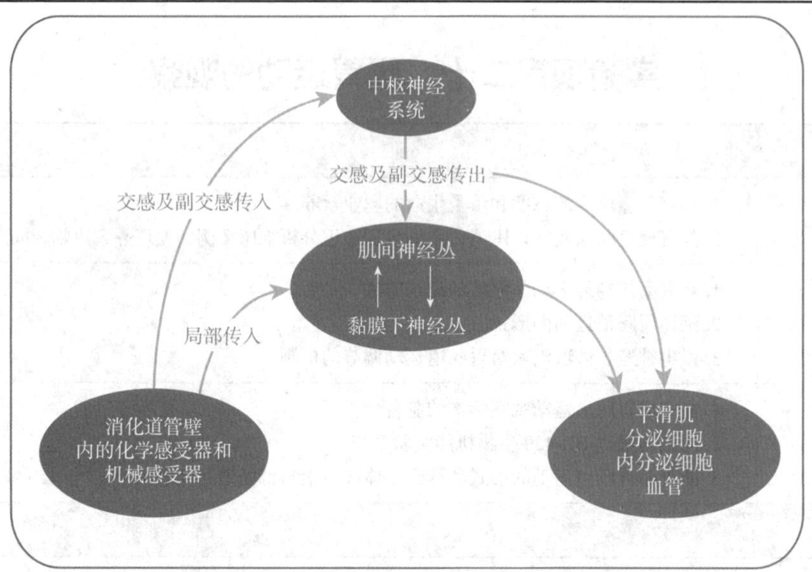

图1 消化系统的反射通路

4. 内在神经系统的调节

内在神经又称肠神经系统，以往认为肠系统的神经递质为乙酰胆碱和去甲肾上腺素，近年的研究表明，肠神经系统的神经元内几乎存在所有中枢神经系统中的递质，肠内在神经系统的主要神经递质及其作用如下。

乙酰胆碱（Ach）：是支配胃肠道平滑肌、肠上皮细胞、壁细胞、某些肠道的内分泌细胞以及神经突触的主要兴奋性递质。

胆囊收缩素（CCK）：存在于某些分泌调节性神经元和中间神经元，可能参与兴奋性传递，与肌肉兴奋有关。

5－羟色胺（5-HT）：可能参与兴奋性神经元突触传递。

神经肽Y（NPY）：存在于分泌调节性神经元，可能抑制水电解质的分泌；也可见于中间神经元及某些抑制性肌肉运动神经元。

血管活性肠肽（VIP）：分泌调节神经元的兴奋性递质；也可能是肠道内血管舒张神经元的递质，与肠内抑制性肌肉运动神经元的信息传递有关。

一氧化氮（NO）：肠内抑制性肌肉运动神经的共存递质，也可能是神经元突触传递的递质。

r－氨基丁酸（GABA）：因动物种属及部位不同，存在于不同类型的神经元。

胃泌素释放肽（GRP）：对胃泌素细胞有兴奋作用，也存在于支配肌肉的神经纤维和中间神经元。

去甲肾上腺素（NE）：具有抑制非括约肌部位的运动、收缩括约肌、抑制分泌、调节反射、收缩肠道小动脉等作用。

生长抑素：广泛分布于肠神经元，但作用未明。

降钙素基因相关肽（CGRP）：存在于某些分泌调节性神经元和中间神经元。

三磷酸腺苷（ATP）：可能与肠内抑制性肌肉运动神经元的信息传递有关。

5. 外来神经系统的调节

外来神经包括交感神经和副交感神经。交感神经的节后纤维属肾上腺素能纤维（释放去甲肾上腺素），主要分布于内在神经元，或直接支配胃肠道平滑肌、血管平滑肌和胃肠道腺细胞。节后纤维支配肝、脾、肾、胰等器官及结肠左曲以上的消化道和盆腔内脏。交感神经兴奋时能抑制胃肠活动，减少腺体分泌，其作用途径：①小范围内通过去甲肾上腺素直接抑制平滑肌；②大范围内通过去甲肾上腺素抑制肠神经系统的神经元。

【通关检测】

1. 小肠特有的运动形式是（　　）

A. 蠕动　　B. 紧张性收缩　　C. 分节运动　　D. 容受性舒张

续表

E. 袋状往返运动

2. 用阿托品阻断 M 受体可导致（　　）

A. 唾液分泌增多　　B. 胃液分泌增多　　C. 胰液分泌增多　　D. 吞咽困难

E. 胃肠运动减弱

【通关检测答案】

实验器材

婴儿秤、兔台、绳子、哺乳类动物手术器械、丝线、气管插管、玻璃分针、BL-420 生物机能实验系统、刺激保护电极、3% 戊巴比妥钠溶液、0.01% 乙酰胆碱溶液、0.01% 肾上腺素、0.2% 阿托品注射液、1 mg/mL 新斯的明注射液。

实验内容

本实验通过制备胃肠运动观察标本，给予不同的药物或电刺激神经，以观察胃肠运动情况，并结合相关理论知识探讨胃肠运动发生变化的原因和机制。

实验流程

步骤	操作图示	文字说明
准备实验器械和药品	**提示：**实验前认真思考做什么、怎么做，才能明白需要哪些仪器设备实现实验结果。 **操作：**正确选择实验操作需要的药品和器械：婴儿秤、兔台、绳子、哺乳类动物手术器械、丝线、气管插管、玻璃分针、BL-420 生物机能实验系统、刺激保护电极、3% 戊巴比妥钠溶液、0.01% 乙酰胆碱溶液、0.01% 肾上腺素、0.2% 阿托品注射液、1 mg/mL 新斯的明注射液。	**【职业素养】** **耐心细致**

续表

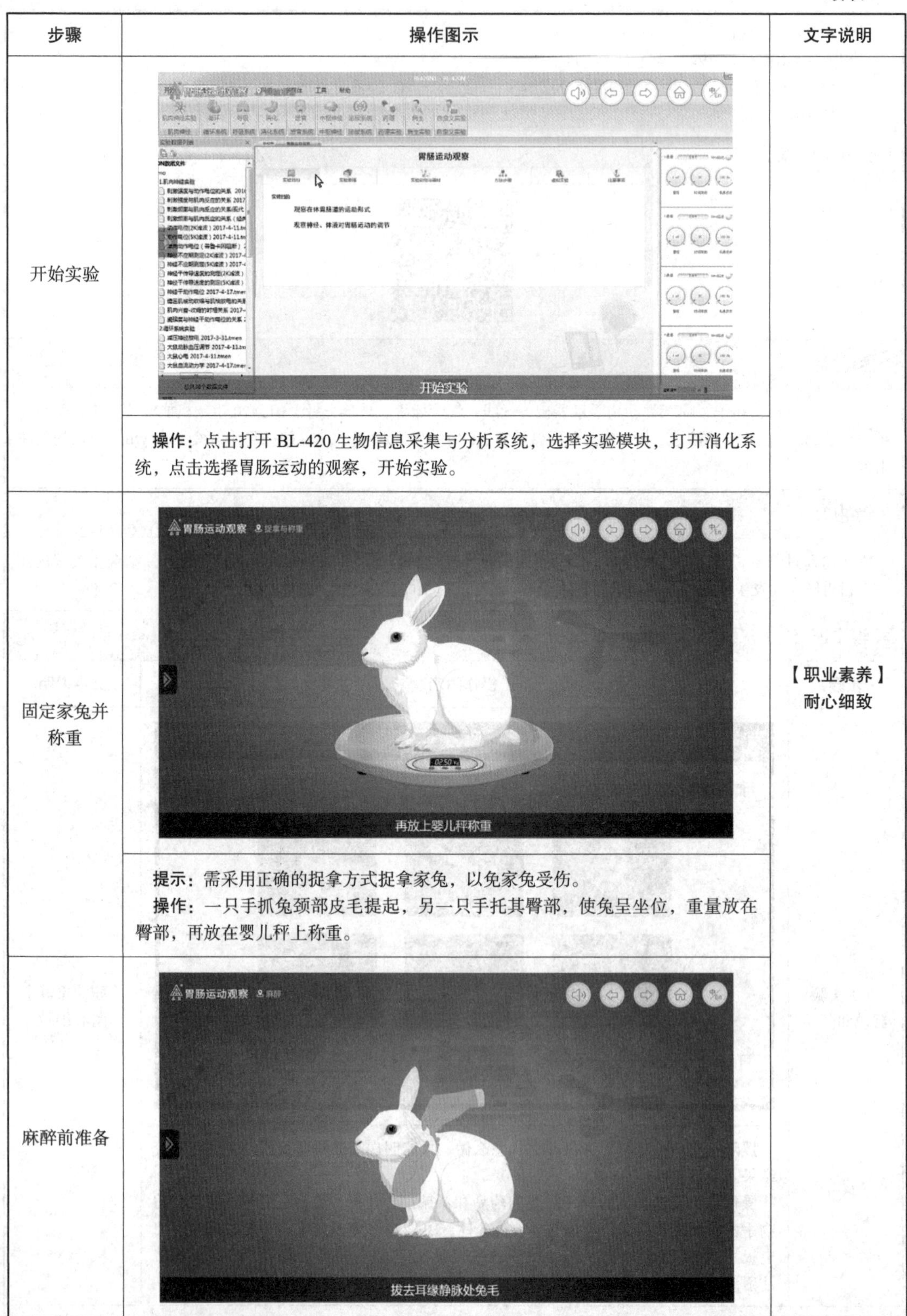

步骤	操作图示	文字说明
开始实验	开始实验 **操作**：点击打开 BL-420 生物信息采集与分析系统，选择实验模块，打开消化系统，点击选择胃肠运动的观察，开始实验。	【职业素养】 耐心细致
固定家兔并称重	再放上婴儿秤称重 **提示**：需采用正确的捉拿方式捉拿家兔，以免家兔受伤。 **操作**：一只手抓兔颈部皮毛提起，另一只手托其臀部，使兔呈坐位，重量放在臀部，再放在婴儿秤上称重。	
麻醉前准备	拔去耳缘静脉处兔毛	

续表

<table>
<tr><th>步骤</th><th>操作图示</th><th>文字说明</th></tr>
<tr><td>麻醉前准备</td><td>操作：根据家兔体重，选择合适的麻醉药物和剂量，拔去耳缘静脉处兔毛，暴露耳缘静脉。</td><td>【职业素养】
耐心细致</td></tr>
<tr><td rowspan="2">酒精消毒</td><td>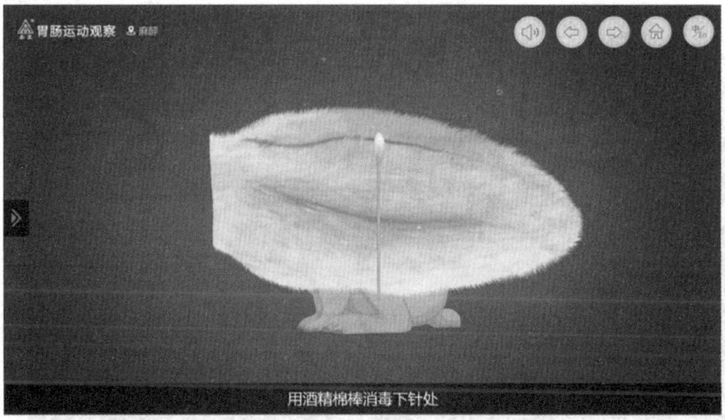
</td><td rowspan="2">【职业素养】
严谨求实</td></tr>
<tr><td>操作：暴露耳缘静脉后，用酒精棉棒消毒下针处。</td></tr>
<tr><td rowspan="2">麻醉</td><td>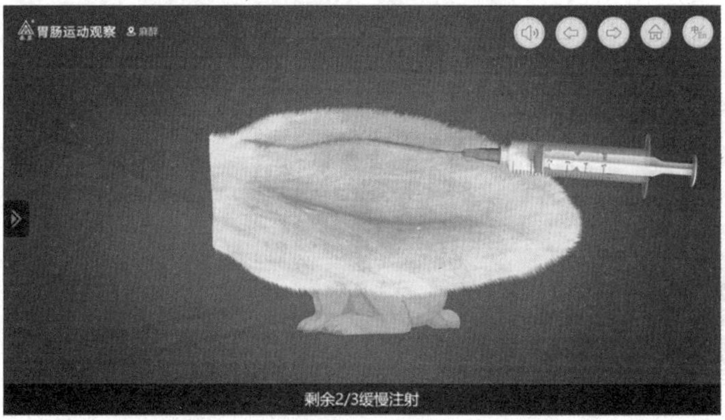
</td><td rowspan="2">【职业素养】
耐心细致</td></tr>
<tr><td>提示：该步骤麻醉很重要，一定要保证针头扎入血管，才能快速达到麻醉的效果。
操作：抽取适量麻醉药，回抽血液确认针头进入血管，麻醉药前 1/3 快速注入，剩余 2/3 缓慢注射，若回抽没有抽到血液，向前寻找下针处，重复以上步骤。</td></tr>
<tr><td>固定</td><td>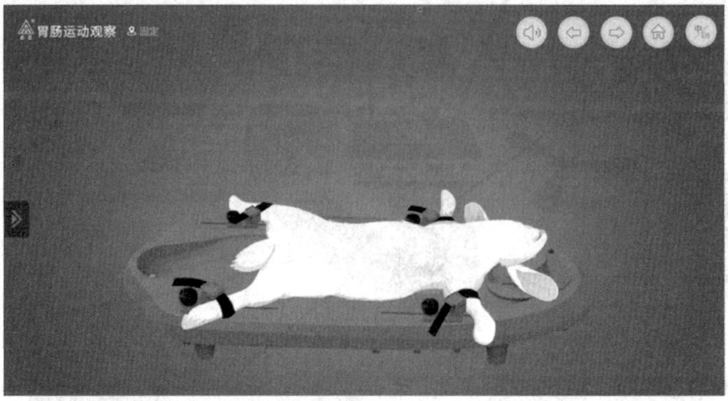
</td><td>【职业素养】
敬畏生命</td></tr>
</table>

续表

步骤	操作图示	文字说明
固定	**提示**：对待实验动物一定要有敬畏之心。 **操作**：用束带将家兔的四肢和头部固定在兔台上。	**【职业素养】** **敬畏生命**
气管插管－切口	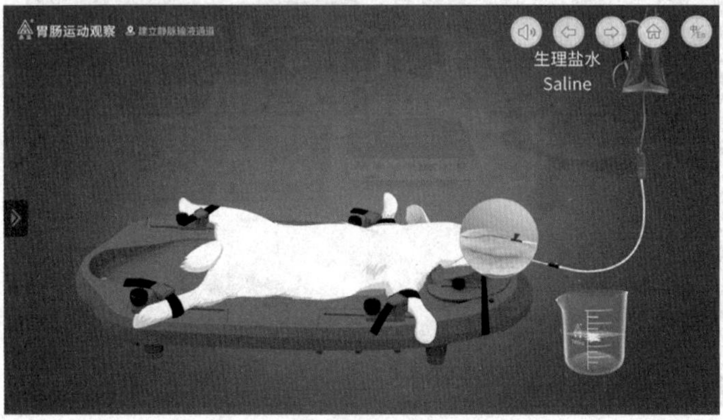 **操作**：用剃毛器剪去家兔的颈腹部毛发，用手术刀划开颈部，再用手术剪扩大切口。	**【职业素养】** **耐心细致**
气管插管－分离气管	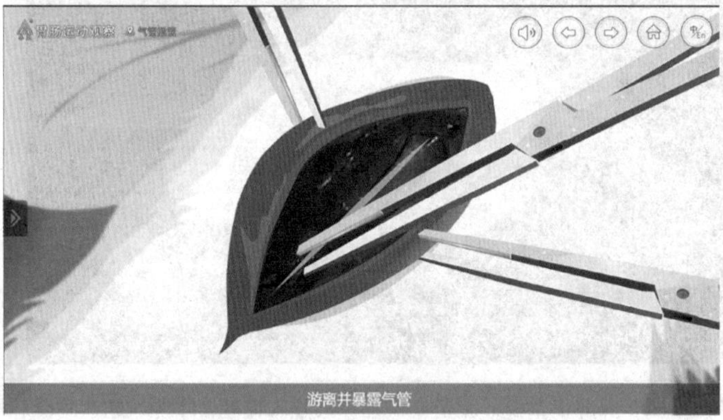 **提示**：用止血钳分离气管时一定要缓慢操作，避开血管，以免损伤其他部位。 **操作**：用止血钳缓慢去除结缔组织，暴露出游离气管。	
气管插管	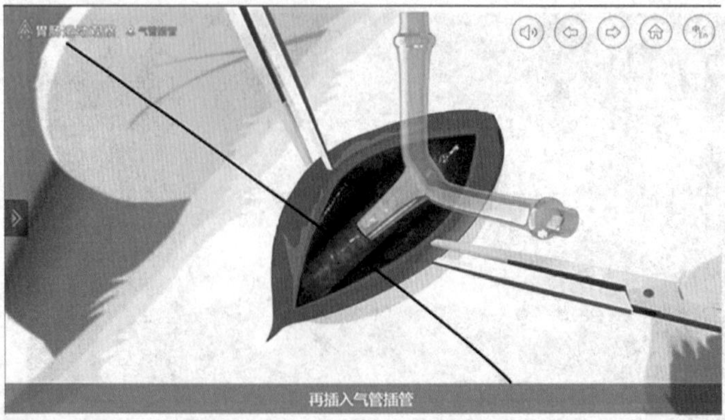	

续表

<table>
<tr><th>步骤</th><th>操作图示</th><th>文字说明</th></tr>
<tr><td>气管插管</td><td>提示：在气管上进行切口时，一定要小心操作，切口应适宜气管插管。
操作：在血管底下穿一丝线备用，用手术剪在气管剪一T形切口，用棉球擦去血液，将气管插管由切口处向胸腔方向插入气管腔内，用丝线打结固定。</td><td rowspan="5">【职业素养】
耐心细致</td></tr>
<tr><td rowspan="2">分离迷走神经</td><td>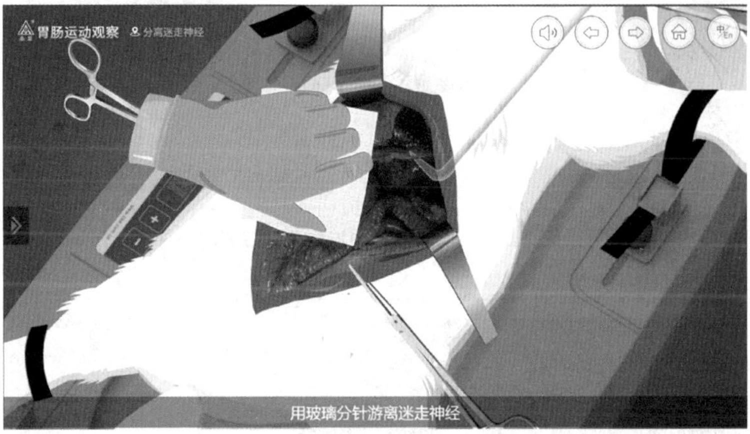
</td></tr>
<tr><td>操作：用剃毛器剪去家兔的腹部毛发，用手术刀切开腹部皮肤，用止血钳拉开两侧伤口，用手术剪剪开腹膜，再拉开伤口，暴露腹脏，用纱布拨开内脏，暴露迷走神经，用玻璃分针分离迷走神经，再穿过一条丝线备用。</td></tr>
<tr><td rowspan="2">电刺激迷走神经</td><td>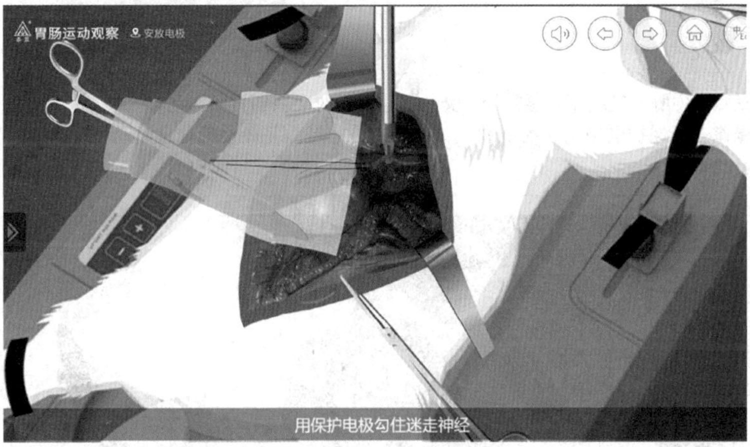
</td></tr>
<tr><td>提示：迷走神经属于副交感神经，副交感神经兴奋时会加强胃肠运动。
操作：用保护电极钩住迷走神经，刺激迷走神经，并观察消化道运动变化，胃肠运动加强。</td></tr>
</table>

续表

<table>
<tr><th>步骤</th><th>操作图示</th><th>文字说明</th></tr>
<tr><td rowspan="2">分离内脏
神经</td><td>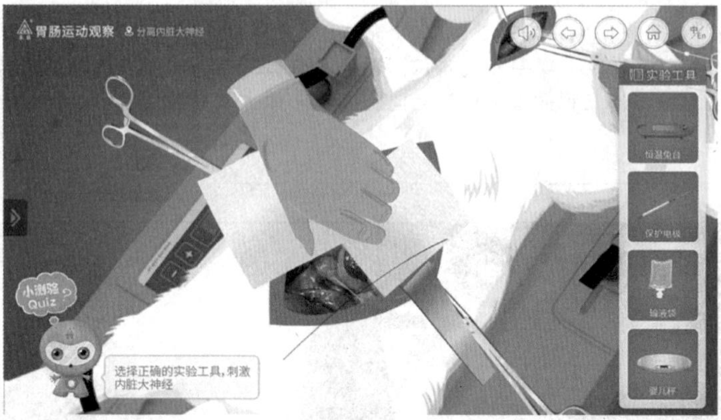
</td><td rowspan="2">【职业素养】
耐心细致</td></tr>
<tr><td>操作：用纱布拨开内脏，暴露内脏神经，用玻璃分针游离内脏神经，再穿过一条丝线备用。</td></tr>
<tr><td rowspan="2">电刺激内脏
神经</td><td>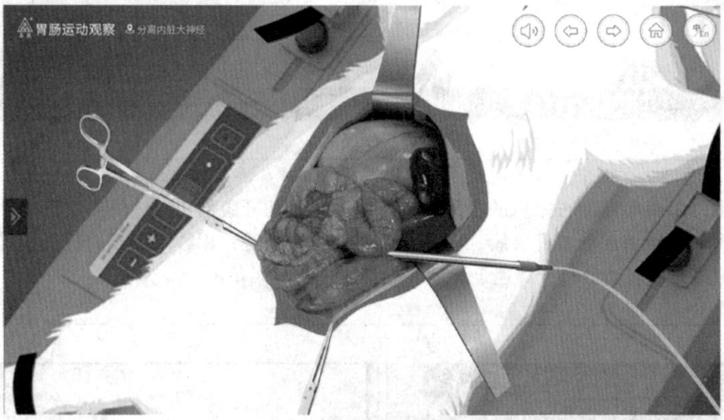
</td><td rowspan="2">【职业素养】
耐心细致，
严谨求实</td></tr>
<tr><td>提示：内脏神经属于交感神经，交感神经兴奋时会减弱胃肠运动。
操作：用保护电极钩住内脏神经，刺激内脏神经，并观察消化道运动变化，胃肠运动减弱。</td></tr>
<tr><td>滴加乙酰
胆碱</td><td>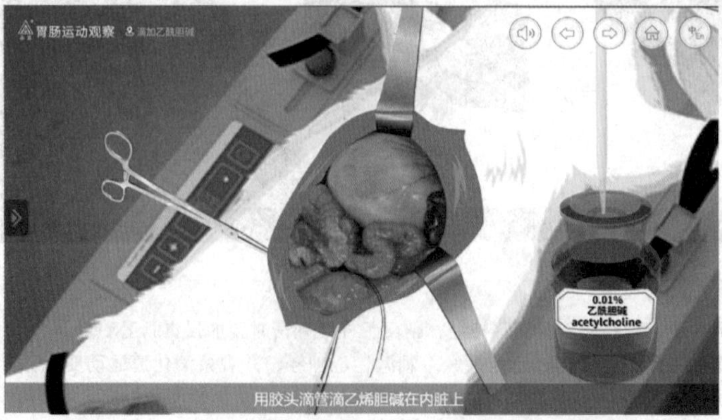
</td><td>【职业素养】
严谨求实</td></tr>
</table>

续表

<table>
<tr><th>步骤</th><th>操作图示</th><th>文字说明</th></tr>
<tr><td>滴加乙酰胆碱</td><td>提示：乙酰胆碱激动胃肠平滑肌上的 M 受体，使胃肠运动增强，消化腺分泌增加，括约肌舒张。
注意点：同下一个操作的注意点
操作：用胶头滴管滴 0.01% 乙酰胆碱在内脏上，观察胃肠道运动的变化，胃肠运动加快。</td><td rowspan="3">【职业素养】
严谨求实</td></tr>
<tr><td>滴加
肾上腺素</td><td>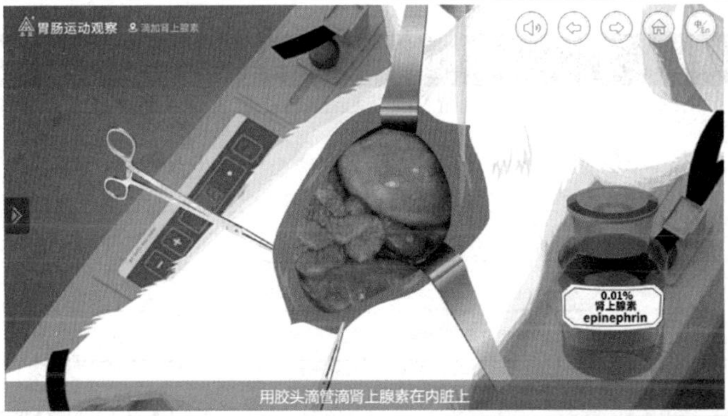

提示：肾上腺素作用于 α 抑制性受体，使得小肠平滑肌的兴奋性降低，肌张力降低，所以肾上腺素可降低小肠平滑肌的兴奋性和肌张力。
注意点：胃肠在空气中暴露时间过长时，会导致腹腔温度下降。为了避免胃肠表面干燥，应随时用温台氏液或温生理盐水湿润肠，防止降温和干燥。
操作：用胶头滴管滴加 0.01% 肾上腺素在内脏上，观察消化道运动变化，小肠蠕动减慢。</td></tr>
<tr><td>注射新斯的明和阿托品</td><td>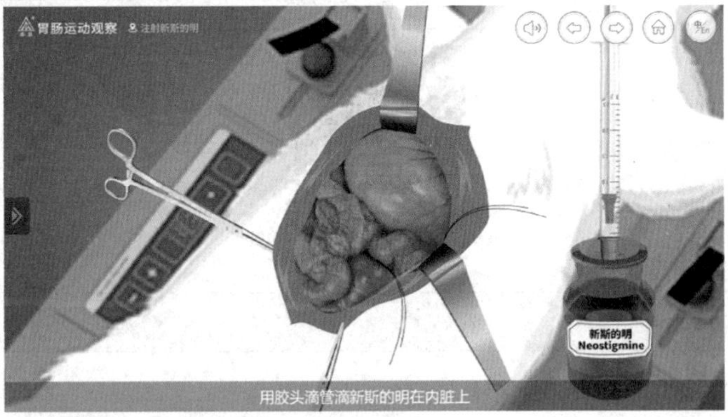

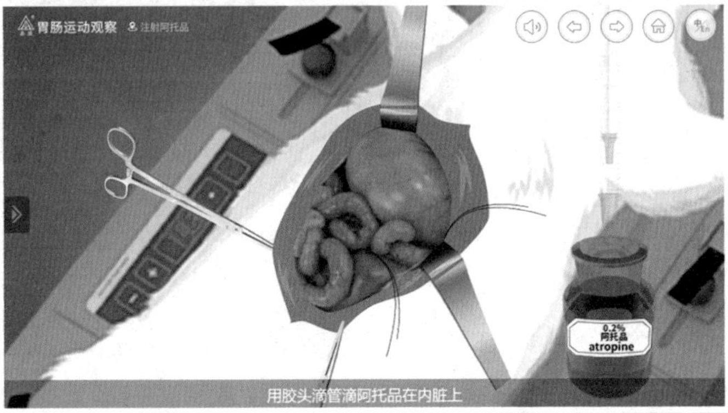
</td></tr>
</table>

续表

步骤	操作图示	文字说明
注射新斯的明和阿托品	**提示：**阿托品是 M 受体的抑制剂，能阻止乙酰胆碱与 M 受体的结合，会减弱小肠的运动。 **操作：**经耳缘静脉注射 0.2 ～ 0.3 mg 新斯的明，再经耳缘静脉注射 0.5 mg 阿托品，观察消化道运动变化，在新斯的明给药基础上注射阿托品，胃肠运动由增强变为减弱。	**【职业素养】 严谨求实**
测试报告	胃肠运动观察项目测试报告 分数：100% 选择本次实验要用到的材料（） 正确 以下关于胃肠运动的说法正确的是（） 正确 您的答案：A,B,C 请选择家兔正确的捉拿方式（） 正确 您的答案：C 家兔麻醉后，应观察一下哪几项指标来检查家兔的麻醉深度（） 正确 您的答案：A,B,C,D 以下对家兔的固定说法错误的是（） 正确 您的答案：B 拖动正确的实验工具，建立静脉输液通路 正确 拖动正确的实验工具，暴露颈部皮肤 正确 提交（submit） **提示：**通过测试报告及时知晓实验情况，并找出不足，努力改进。 **操作：**按照测试题步骤完成测试。	**【职业素养】 耐心细致**

实验视频

肠胃运动的观察

实验总结

通过实验你有哪些收获？请梳理写下来。

1. 理论

2. 技能

3. 素质

续表

知识拓展
胃酸的发现史 1752年，年过古稀的意大利学者列莫，整天在关注鹞的食谱。鹞是猛禽，会吞吃小鸟，同时又能将不能消化的东西吐出来。列莫将一块海绵装进钻有许多小孔的金属容器里，随之强迫鹞吞下这金属容器。不久，鹞将容器吐了出来。列莫看到容器并无变化，而海绵却变潮湿了，比当初重了5倍。他将海绵里的汁水挤到杯子里，用舌头舔和用化学试纸测试，都证明这汁水是酸性的。把肉或骨头放进去，它们能被酸水溶解掉一些。于是列莫声称：食物之所以被消化，与这种酸性汁水有关。不过，鹞毕竟是鸟类，人的胃里是不是也有这种能够消化食物的酸性汁水呢？斯帕兰让尼进行了进一步的研究。他用亚麻布做了一个小口袋，口袋里装有他已经咀嚼过的食物，然后他把这口袋扎好吞进胃里。由于口袋上有一根长线留在嘴的外面，所以随时可将吞进的口袋拎出来。当他经过一段时间取出口袋时，他发现这口袋里的东西“没有”了，可是口袋并没有破损，扎口袋的线也完好如初。后来斯帕兰让尼证明：人胃里也有酸性汁水。他同时还发现咀嚼过的食物更容易被消化。胃酸就这样开始被人们发现，消化过程也就这样开始被人们所认识。

（崔香娟、谢光文）

实验项目二十一　影响尿液生成的因素

实验目标

素养目标	1. 具有严谨求实的态度和珍爱生命的职业素养。 2. 具有理论联系实际，用泌尿系统生理知识分析临床案例，发现并解决临床问题的能力。
知识目标	1. 掌握输尿管插管的方法。 2. 阐述尿生成的基本过程。 3. 了解神经、体液因素对尿生成影响的机制。
技能目标	1. 能完成输尿管插管及其他实验的操作。 2. 能观察神经、体液因素对尿生成的影响。

情境导入

患者，男，多尿、多饮、烦渴 1 年余。患者 1 年前在无明显诱因下出现多尿、多饮、烦渴等症状，喜食冷饮，日饮水 5 ～ 6 L，昼夜小便数十次，尿量约 3.5 L，门诊查尿糖（+），尿蛋白（+），无酮体，未予药物治疗。病程中，患者无怕热、心慌，无乏力、肢体疲软，无手足抽搐，无头痛、头晕，无胸闷、心悸，无腹痛、腹胀，大便正常。患者有慢性间质性肾炎病史 5 年，无规律药物治疗；家族史无殊，患者近期体重无明显变化。

查体：T 36.8℃，P 85 次 / 分，R 20 次 / 分，BP 150/90 mmHg。神清，疲乏无力，发育正常。全身皮肤无苍白、黄染，略干燥，无肝掌、蜘蛛痣。全身浅表淋巴结无肿大。颈软，甲状腺未及肿大。胸廓无畸形，两肺呼吸音清，未及干湿啰音。心前区无隆起，未及病理性杂音。腹部无压痛，肝脾肋下未及，移动性浊音阴性。肾区叩击痛阴性。

经临床检查诊断为：部分性尿崩症。

请思考：从本案例可以看出该患者患有尿崩症后出现了多尿的现象，哪些因素会影响尿液的生成？

理论基础

尿生成过程包括肾小球的滤过作用及肾小管与集合管的重吸收和分泌作用。

影响肾小球滤过的因素有以下几方面。

1. 肾小球毛细血管压

全身血压的收缩压在 80 ～ 180 mmHg 范围内，滤过率保持不变。收缩压低于 80 mmHg，随血压下降，有效滤过压下降，滤过减少。当收缩压降至 40 ～ 50 mmHg，有效滤过压为零，无尿生成。紧急情况下，交感神经兴奋，肾血流量减少，肾小球毛细血管血压下降，肾小球滤过率降低。

2. 肾小球囊内压

一般较稳定，各种原因引起的输尿管阻塞时可增高，有效滤过压降低，肾小球滤过率降低，如肾盂和输尿管结石、肿瘤压迫、输尿管狭窄等。

3. 血浆胶体渗透压

全身白蛋白浓度明显下降时，血浆胶体渗透压下降，有效滤过压上升。

4. 肾血浆流量

肾血浆流量对肾小球滤过率影响较大，主要影响滤过平衡的位置。

肾血浆流量上升，毛细血管胶体渗透压上升减慢，滤过平衡点靠近出球端。呋塞米、高效利尿药，作用于髓袢升支粗段的同向转运体，即它们能与 Cl^- 竞争结合位点，从而抑制 Na^+、Cl^-、K^+ 的同向转运，干扰尿浓缩机制，导致利尿。

远曲小管和集合管的主要功能是重吸收滤过的 12% 的 Na^+、Cl^-，重吸收不等量的水，还分泌不同量的 K^+ 和 H^+。

【通关检测】

1. 剧烈运动时尿量减少的主要原因是（　　）

A. 体循环动脉血压下降　B. 醛固酮分泌增多　C. 肾血流量减少　D. 血浆胶体渗透压升高

E. 肾小管对水重吸收增加

续表

2. 抗利尿激素的主要作用是（ ）

A. 提高远曲小管和集合管对水的通透性
B. 增强髓袢升支粗段对 NaCl 的主动重吸收
C. 提高内髓部集合管对尿素的通透性
D. 促进近球小管对水的重吸收
E. 保 Na^+、排 K^+、保水

3. 大量饮清水后引起尿量增多的主要原因是（ ）

A. 抗利尿激素分泌减少
B. 肾小球滤过率增大
C. 动脉血压升高
D. 近球小管渗透压增高
E. 血管紧张素Ⅱ减少

【通关检测答案】

实验器材

BL-420 生物机能实验系统、哺乳动物手术器械、保护电极、气管插管、动脉插管、动脉夹、三通开关、记滴器、玻璃分针、注射器、丝线、纱布、棉球、兔手术台、生理盐水、3% 戊巴比妥钠或 20% 乌拉坦、50% 葡萄糖溶液、垂体后叶激素、1% 呋塞米、1∶10 000 去甲肾上腺素。

实验内容

本实验以家兔为实验对象，通过制备输尿管插管标本，给予不同药物，采用生物信息采集系统观察血压和尿量的变化，并分析影响尿量发生变化的原因和机制。

实验流程

步骤	操作图示	文字说明
准备实验器械和药品	多选题 选择本次实验要用到的材料（ ） 注射器　玻璃分针　尿道插管 压力换能器　计滴器　气管插管 确定 **提示：**实验前应做好充分准备，准备好仪器设备，保证实验顺利开展。 **操作：**正确选择实验操作需要的药品和器械：生物机能实验系统、哺乳动物手术器械、保护电极、气管插管、动脉插管、动脉夹、三通开关、记滴器、玻璃分针、注射器、丝线、纱布、棉球、兔手术台、生理盐水、3% 戊巴比妥钠或 20% 乌拉坦、50% 葡萄糖溶液、垂体后叶激素、1% 呋塞米、1∶10 000 去甲肾上腺素。	**【职业素养】** **耐心细致**

续表

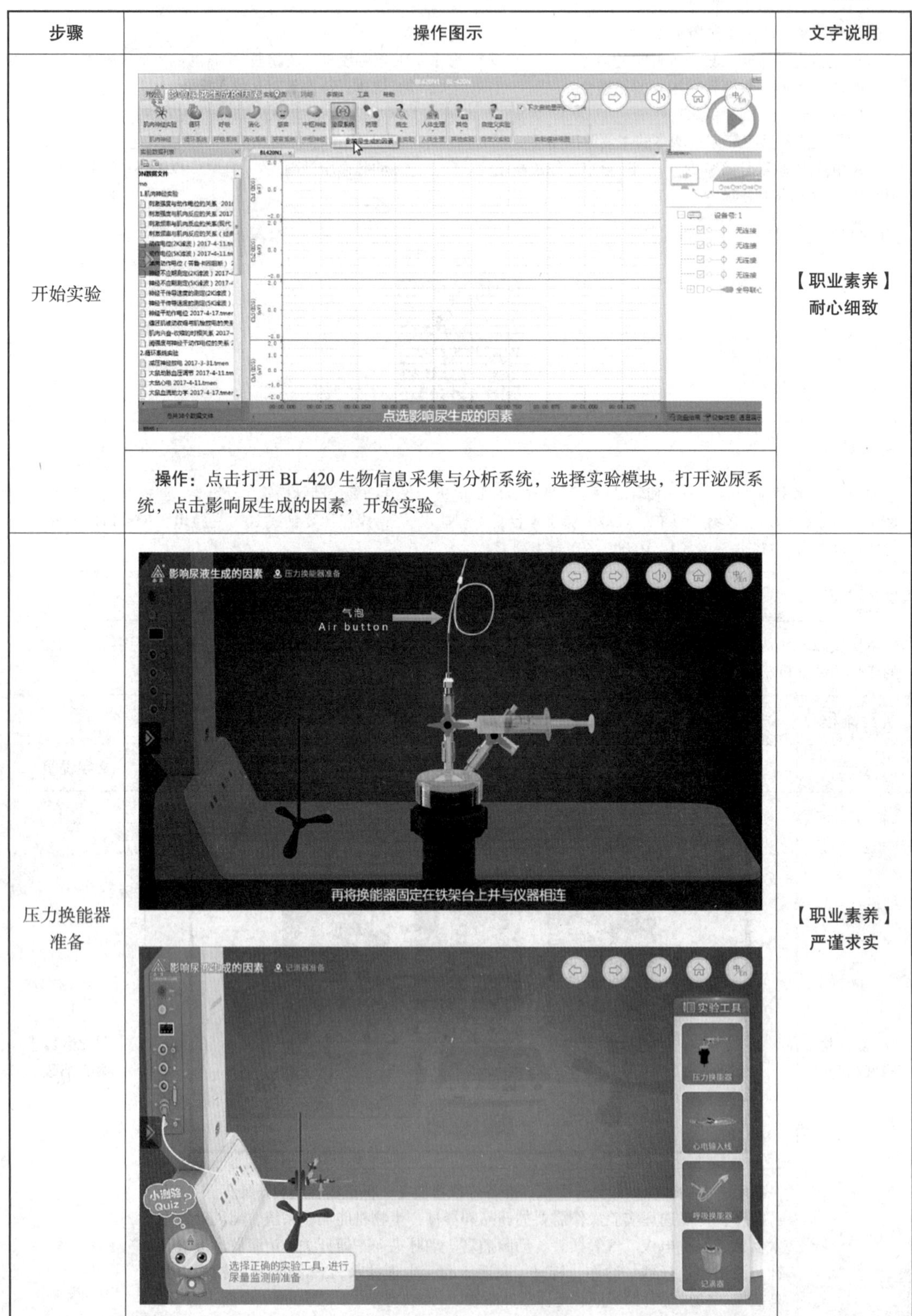

步骤	操作图示	文字说明
开始实验	**操作：**点击打开 BL-420 生物信息采集与分析系统，选择实验模块，打开泌尿系统，点击影响尿生成的因素，开始实验。	【职业素养】 耐心细致
压力换能器准备		【职业素养】 严谨求实

续表

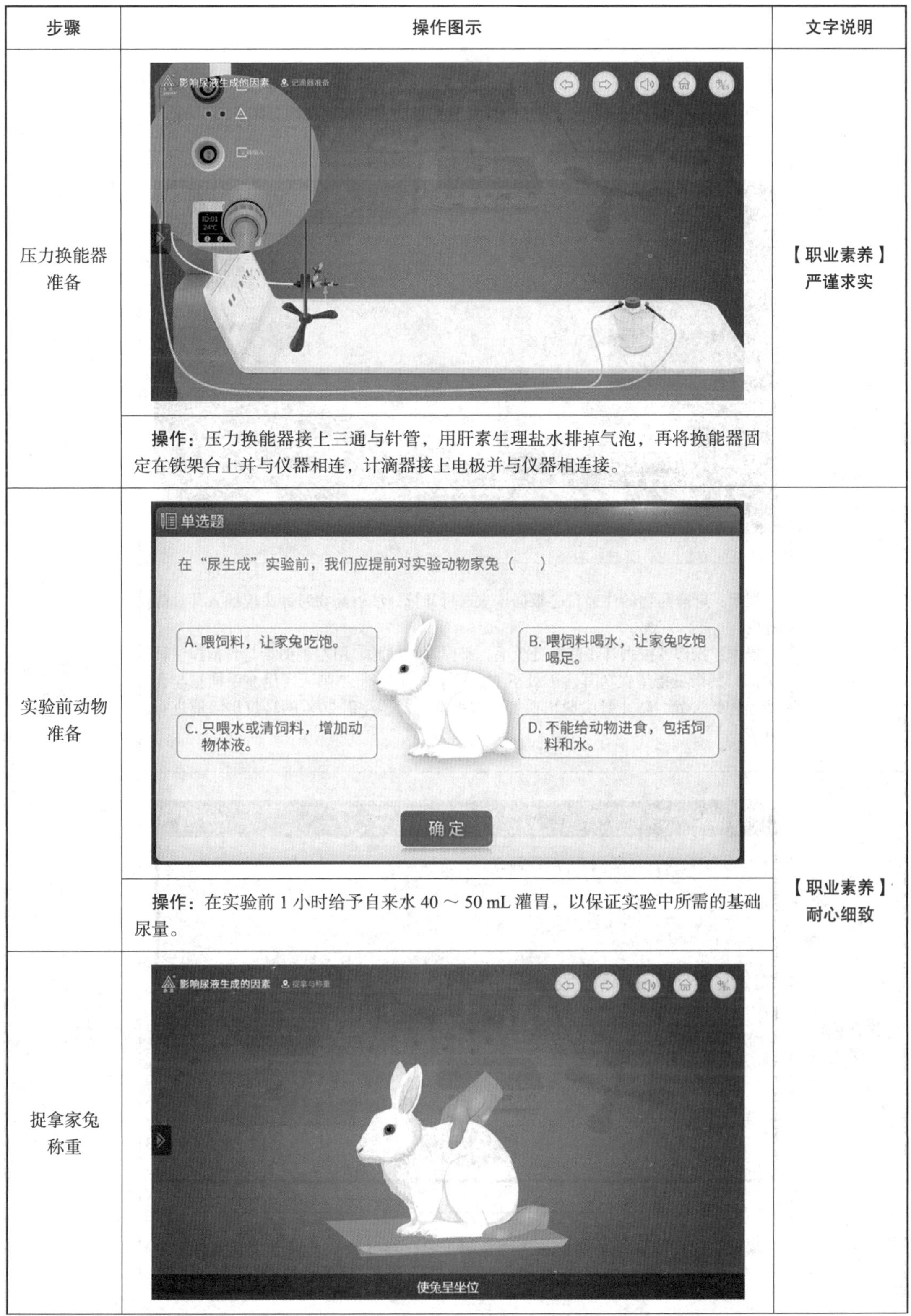

步骤	操作图示	文字说明
压力换能器准备	**操作：**压力换能器接上三通与针管，用肝素生理盐水排掉气泡，再将换能器固定在铁架台上并与仪器相连，计滴器接上电极并与仪器相连接。	【职业素养】严谨求实
实验前动物准备	**操作：**在实验前 1 小时给予自来水 40 ～ 50 mL 灌胃，以保证实验中所需的基础尿量。	【职业素养】耐心细致
捉拿家兔称重		

续表

步骤	操作图示	文字说明
捉拿家兔称重	**提示**：应正确捉拿家兔，以免家兔受伤。 **操作**：一手握住家兔背部皮肤，一手托其臀部，将家兔放在秤上称重。	
家兔麻醉和固定	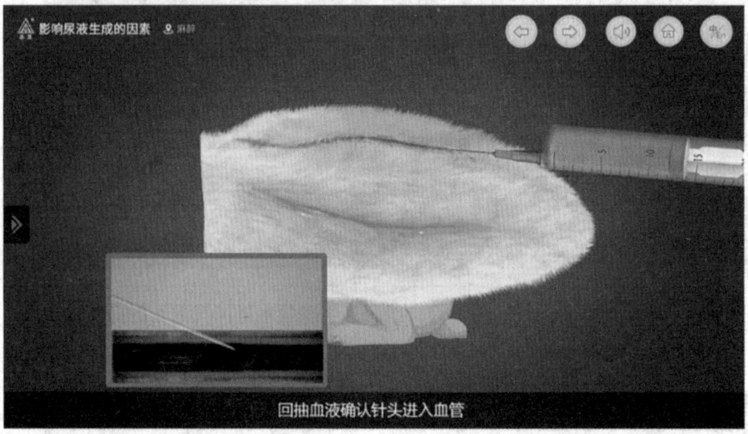	
	提示：麻醉药物的注射量应根据体重进行计算，注射药物时针头应插入耳廓静脉内。 **操作**：操作者拔去耳缘静脉处兔毛，暴露耳缘静脉，用左手拇指与食指捏住耳尖部，其余三指垫在兔耳注射处下方，针头从耳尖端 5° 刺入，用左手拇指与食指捏住针尖处，防止针尖脱出血管，右手持注射器注射 20% 的乌拉坦溶液进行麻醉。	**【职业素养】** **耐心细致**
检查麻醉深度	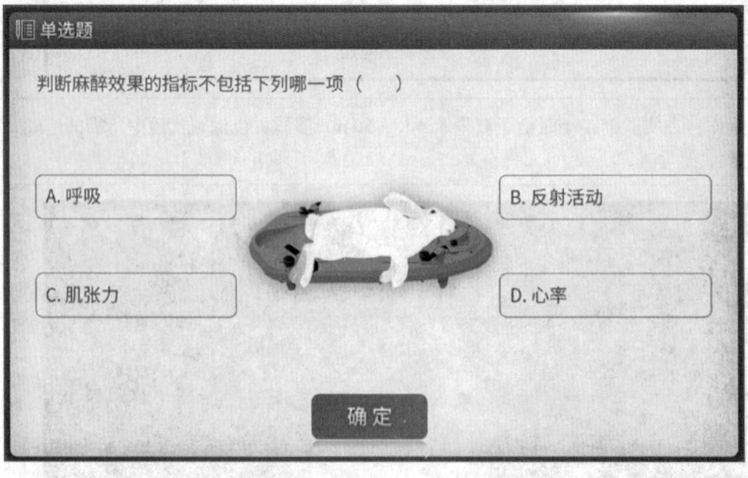	
	操作：通过检查动物的肌张力、角膜反射、呼吸频率及深度来判断麻醉的深度。	

续表

<table>
<tr><th>步骤</th><th>操作图示</th><th>文字说明</th></tr>
<tr><td rowspan="2">固定家兔</td><td>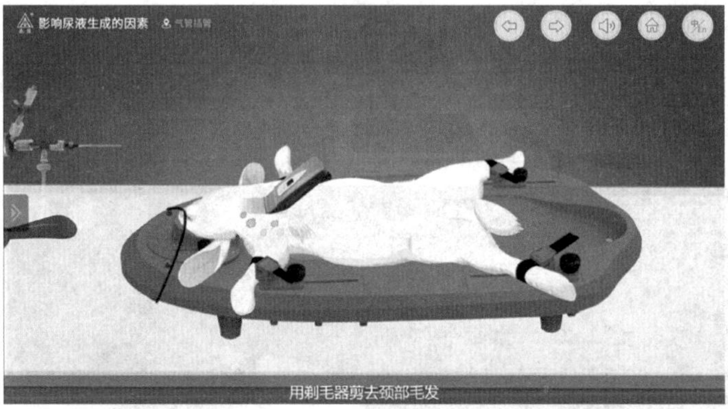</td><td rowspan="5">【职业素养】
耐心细致</td></tr>
<tr><td>提示：动作要轻柔。
操作：待麻醉后将家兔仰卧固定于手术台上，用剃毛器剪去颈腹部毛发。</td></tr>
<tr><td rowspan="2">颈部手术</td><td>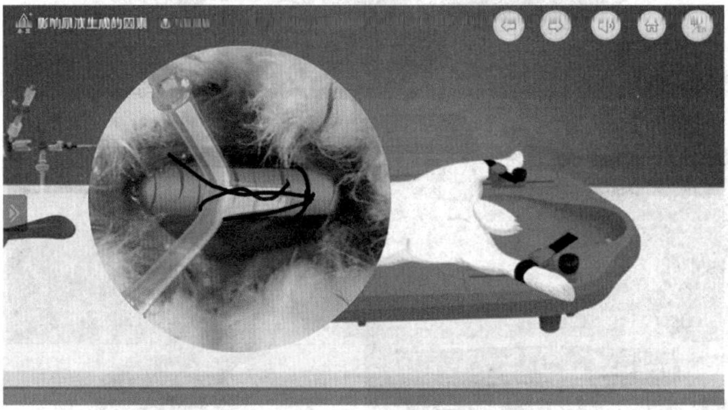</td></tr>
<tr><td>提示：动作要轻柔，需小心分离气管，以免损伤其他部位。
操作：用手术剪剪去手术区兔毛，用剃毛器剔除腹部被毛，沿颈中线从甲状软骨下至胸骨上缘做 5 ～ 8 cm 切口，用剪刀剪开筋膜，以气管为标志，用止血钳逐层分离筋膜组织，游离一段气管，用剪刀于甲状软骨下三至四软骨环处做 T 形切口，将气管插管由切口处向胸腔方向插入气管腔内，用丝线打结固定。</td></tr>
<tr><td>分离颈总动脉和迷走神经</td><td>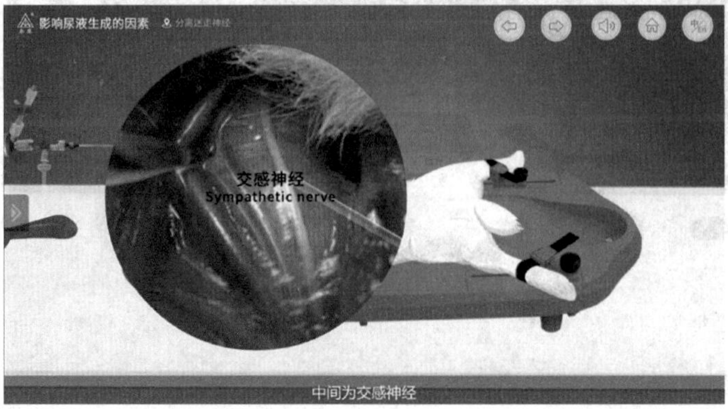</td></tr>
</table>

续表

步骤	操作图示	文字说明
分离颈总动脉和迷走神经	**提示：**应注意区分动脉和迷走神经，需小心、耐心地分离颈总动脉和迷走神经。 **操作：**用止血钳小心分离左侧颈总动脉，穿线备用；用玻璃分针小心分离右侧迷走神经，穿线备用。	
颈总动脉插管		【职业素养】 耐心细致

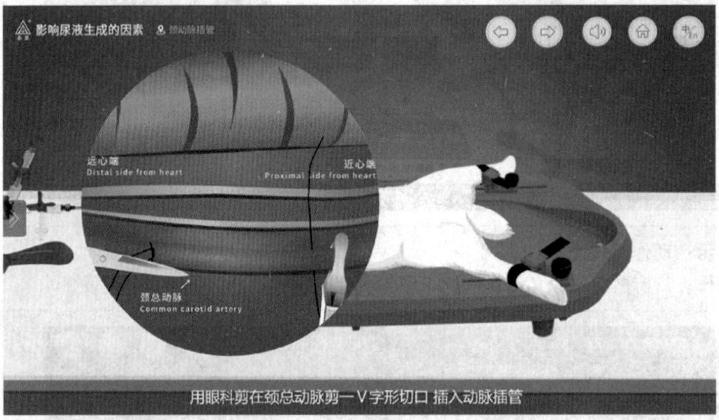

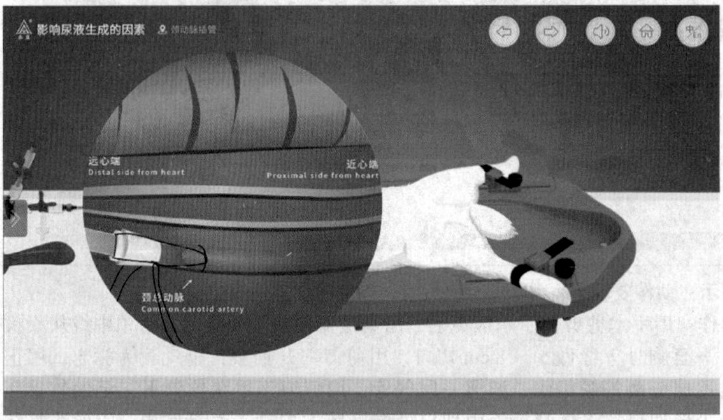

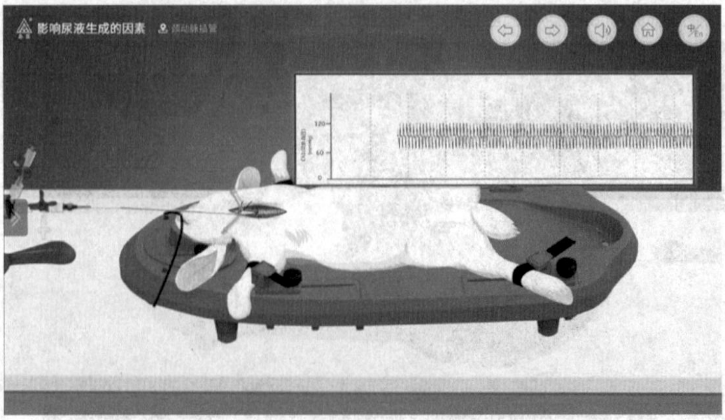

续表

步骤	操作图示	文字说明
颈总动脉插管	**操作：**用止血钳分离一侧颈总动脉并在底下穿两条丝线备用，丝线结扎颈总动脉远心端，再用动脉夹夹住近心端，用眼科剪在颈总动脉剪一 V 形切口，插入动脉插管，再放开动脉夹，观察血压变化。	**【职业素养】** **耐心细致**
静脉输液	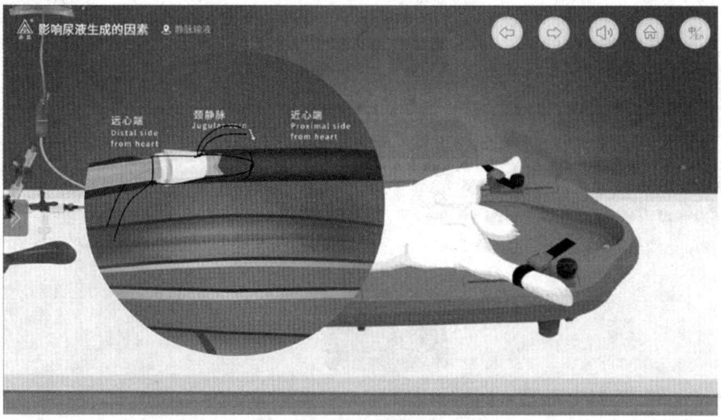 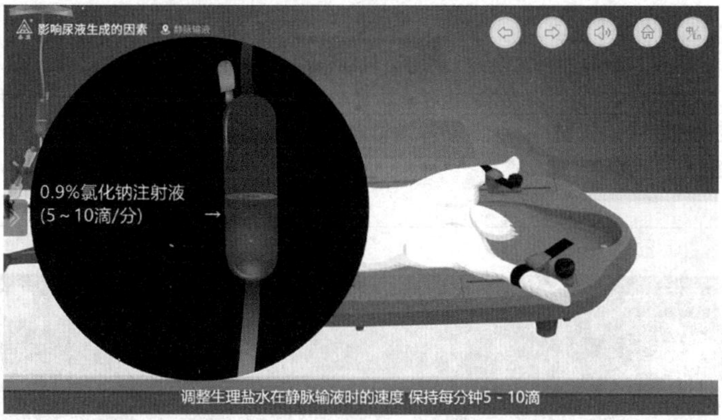 **操作：**用止血钳分离颈静脉，并在底下穿两条丝线备用，丝线结扎颈静脉远心端，用眼科剪在颈静脉剪一 V 形切口，插入静脉插管，并用丝线固定，调整生理盐水在静脉输液时的速度，保持每分钟 5 ～ 10 滴。	**【职业素养】** **严谨求实，** **耐心细致**
股动脉插管	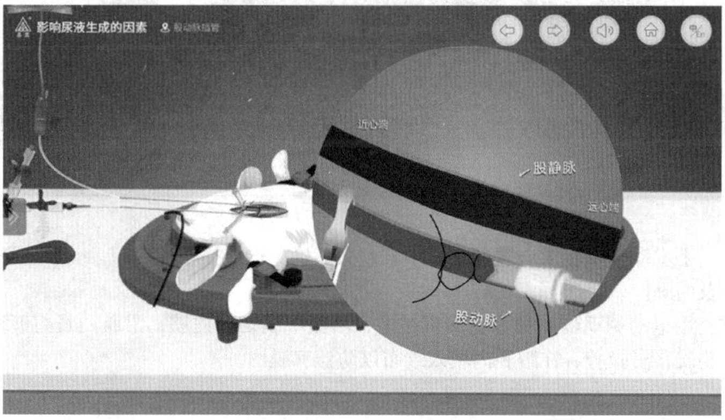	

续表

步骤	操作图示	文字说明
股动脉插管	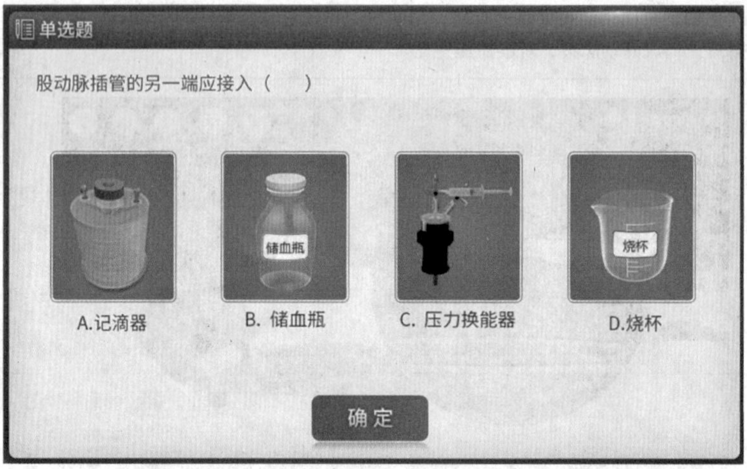 单选题 股动脉插管的另一端应接入（ ） A.记滴器 B. 储血瓶 C. 压力换能器 D.烧杯 确定 **操作：** 用剃毛器剪去腿部毛发，用手术刀划开腿部，用止血钳分离股动脉，并在底下穿两条丝线备用，丝线结扎股动脉远心端，用动脉夹夹住近心端，用眼科剪在股动脉剪一V形切口，插入动脉插管，并用丝线固定，股动脉插管的另一端连接储血瓶。	【职业素养】 严谨求实， 耐心细致
从腹腔移出膀胱	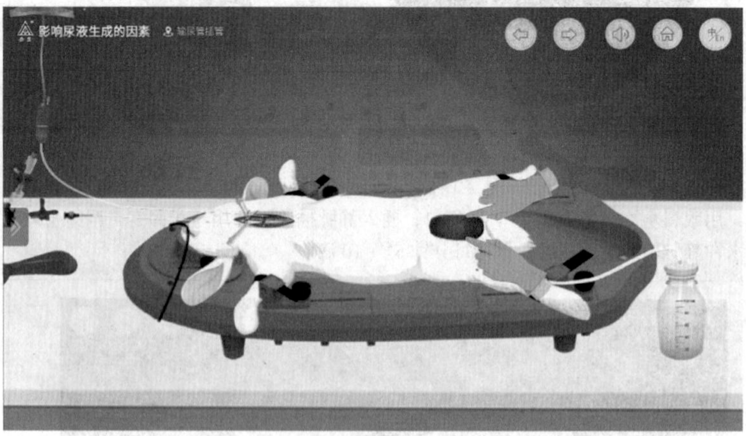 影响尿液生成的因素 **提示：** 手术动作要轻柔，腹部切口不宜过大，以免造成损伤性闭尿。剪开腹壁，避免伤及内脏。 **操作：** 用电动剃毛器剃掉家兔腹部被毛，沿腹中线切开皮肤，沿腹白线打开腹腔，将膀胱移出腹腔，在腹腔内填入纱布以防器官脱出。	【职业素养】 耐心细致

续表

步骤	操作图示	文字说明
输尿管插管	**提示：** 1. 输尿管插管时，注意避免插入管壁和周围的结缔组织中。 2. 插管要妥善固定，不能扭曲，否则会阻碍尿的排出。 **操作：**用玻璃分针小心分离一侧输尿管，穿线备用；用同样方法小心分离另一侧输尿管，穿线备用，在近膀胱端结扎一侧输尿管，在结扎点上方向肾脏方向做一切口，将输尿管插管向肾脏方向插入输尿管内用丝线固定，用相同的方法在另一侧的输尿管中插入输尿管插管并固定，输尿管插管下端连接尿液计滴器。	
膀胱插管	打开膀胱 插入膀胱插管 用丝线结扎 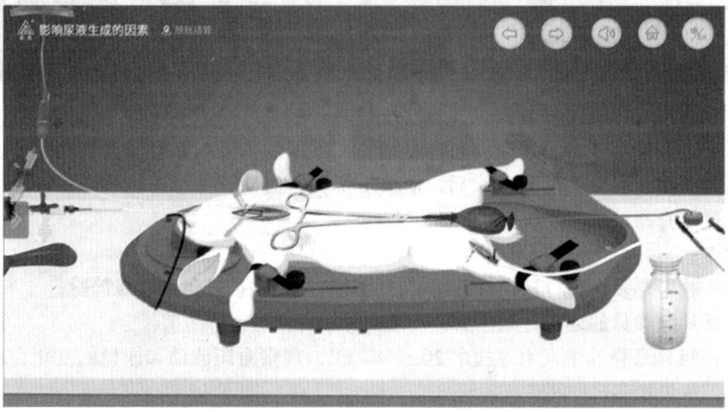	【职业素养】 耐心细致

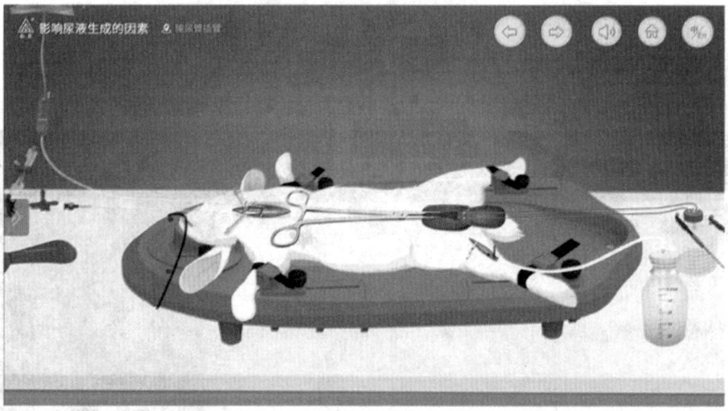

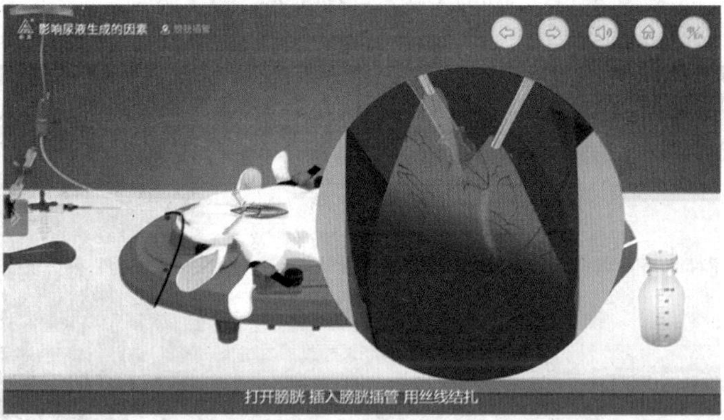

续表

步骤	操作图示	文字说明
膀胱插管	**操作：**用止血钳夹住膀胱，并剪破一个小洞，插入膀胱插管并用丝线结扎，用止血钳夹住腹部伤口。	**【职业素养】** **耐心细致**
记录正常波形	**提示：**各项实验的顺序安排，是在尿量明显改变的基础上进行的实验，而且应等前一项影响因素基本消失、尿量基本恢复后再实施下一步新的项目操作。 **操作：**观察并记录一段正常情况下血压波形和尿量。	
注射生理盐水	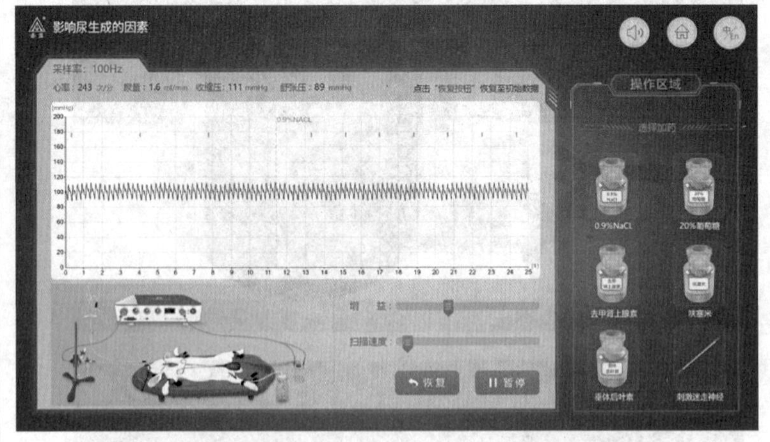 **提示：**大量输注生理盐水后，血容量增加，血压的高低与血容量密切相关，所以血压会升高；且注射生理盐水后，血液被稀释，血浆胶体渗透压下降，肾小球有效滤过压升高，从而使尿量增多。 **注意点：** 1. 因实验中要多次进行耳缘静脉注射，因此应注意保护好兔的耳缘静脉。 2. 应从耳缘静脉的远端开始注射，逐渐向耳根部推进。 **操作：**经耳缘静脉注入生理盐水 20 ～ 40 mL，观察血压波动和尿量的变化，血压上升，尿量增多。	**【职业素养】** **严谨求实**

续表

<table>
<tr><th>步骤</th><th>操作图示</th><th>文字说明</th></tr>
<tr><td rowspan="2">注射葡萄糖溶液</td><td>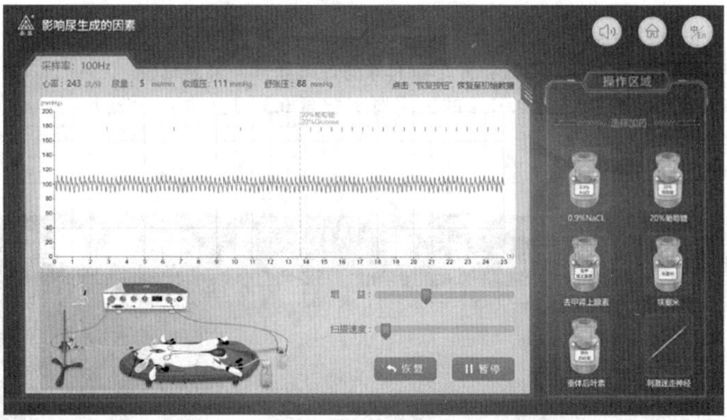
</td><td rowspan="6">【职业素养】
严谨求实</td></tr>
<tr><td>提示：当血液中血糖浓度大于肾糖阈时，葡萄糖不能完全被重吸收，使得肾小管液中出现较多葡萄糖，肾小管内溶液渗透压升高，产生渗透性利尿，导致尿量增多。
操作：经耳缘静脉注入 20% 葡萄糖溶液每千克体重 1 mL，观察血压波形和尿量的变化，血压下降，尿量增多。</td></tr>
<tr><td rowspan="2">注射呋塞米</td><td>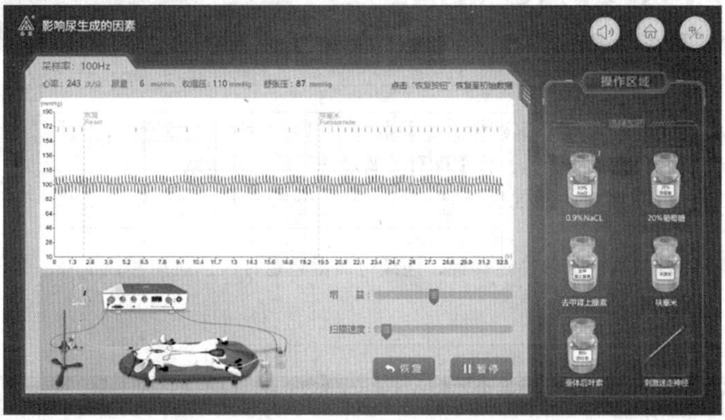
</td></tr>
<tr><td>提示：呋塞米影响肾小管髓袢升支粗段对氯化钠的重吸收，阻碍高渗区的形成，影响水的重吸收，使尿量增多。
操作：经耳缘静脉注入呋塞米注射液，观察动脉血压波形和尿量的变化。</td></tr>
<tr><td rowspan="2">注射去
甲肾上腺素</td><td>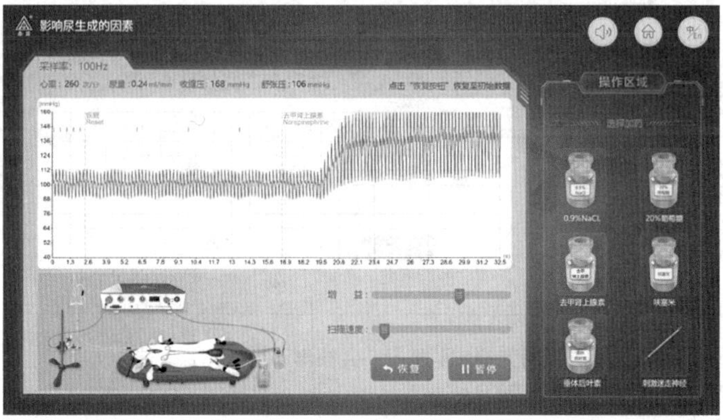
</td></tr>
<tr><td></td></tr>
</table>

续表

<table>
<tr><th>步骤</th><th>操作图示</th><th>文字说明</th></tr>
<tr><td>注射去
甲肾上腺素</td><td>提示：去甲肾上腺素可以与入球和出球小动脉平滑肌上的 α 受体结合，使之收缩，肾小球血压和血容量降低，肾小球有效滤过率降低，尿量减少。
操作：经耳缘静脉注射 0.01% 的去甲肾上腺素 0.3 mL，血压明显升高，尿量减少。</td><td>【职业素养】
严谨求实</td></tr>
<tr><td rowspan="2">刺激迷走
神经</td><td>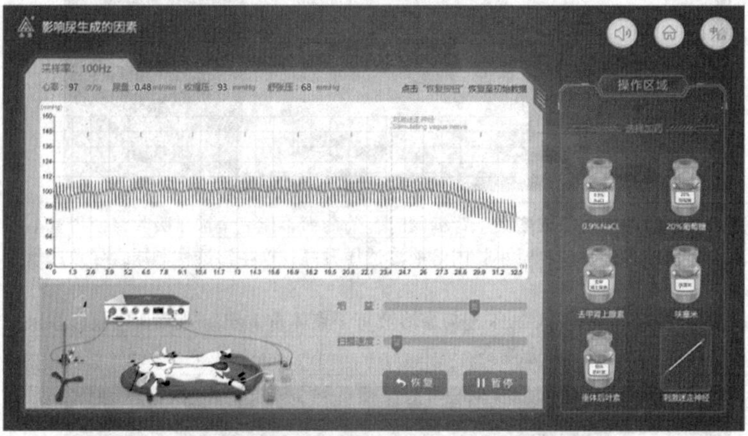
</td><td rowspan="2">【职业素养】
耐心细致，
严谨求实</td></tr>
<tr><td>提示：迷走神经可使心率减慢，心肌收缩力减弱，心排血量降低，血压下降；肾小球毛细血管内血压降低，肾小球有效滤过率降低，尿量减少。
注意点：刺激迷走神经强度不宜过强，时间不宜过长，以免血压过低，心跳停止。
操作：用刺激电极勾住迷走神经，连续电刺激迷走神经，血压明显下降，尿量减少。</td></tr>
<tr><td rowspan="2">测试报告</td><td>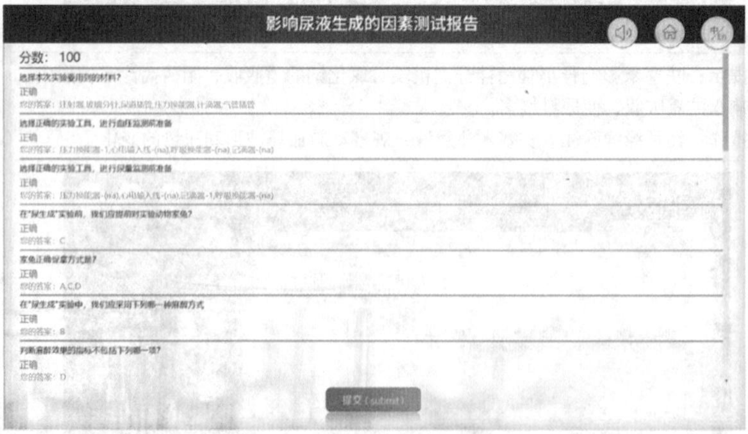
</td><td rowspan="2">【职业素养】
耐心细致</td></tr>
<tr><td>提示：通过测试报告及时知晓实验情况，并找出不足，努力改进。
操作：按照步骤完成测试题。</td></tr>
</table>

续表

实验总结
通过实验你有哪些收获？请梳理写下来。 1. 理论   2. 技能   3. 素质
知识拓展
神奇的化学元素尿液里的“收获” 在 17 世纪的德国汉堡，有一位叫布朗特的商人，一心想要发财。于是，他加入了当时欧洲很流行的炼金行列，当起了炼金术士。 偶然间他听人说用强热来蒸发人尿可制造出黄金，他立刻大干起来。他收集了大量的尿液，一遍又一遍地将尿液加热、煮沸、蒸馏，再一次一次地观察，期望能有黄金出现，但最后以失败告终。 不过，在他的眼前却出现了一种白色蜡状的物质。更奇特的是，这种物质还能在黑暗的小屋里闪闪发光。这意外所得的物质是什么呢？它又为什么会发光呢？ 事实上这种能发出荧光的白色物质就是白磷，又名黄磷。它是如何从尿液中“走出来”的呢？我们知道，尿液是含有身体各种废弃物的溶液，这些废弃物中就含有很多种形式的磷酸盐。 当磷酸盐在有碳元素参与的情况下加热，磷酸根中的氧就会被碳抢走，生成一氧化碳，而剩下的则是磷元素。

（崔香娟、谢光文）

实验项目二十二　耳蜗微音器电位与听神经动作电位

实验目标	
素养目标	1. 具有严谨求实的态度和珍爱生命的职业素养。 2. 具有理论联系实际，用感觉器官生理知识分析临床案例，发现并解决临床问题的能力。
知识目标	1. 掌握耳蜗电位的记录方法。 2. 阐述耳蜗微音器电位发生的机制。 3. 说出微音器电位与听神经动作电位的异同点。
技能目标	1. 能完成耳蜗电位测定标本的制备。 2. 能操作 BL-420 生物机能实验系统，正确连接仪器设备，确定实验参数。 3. 能观察微音器效应，微音器电位与听神经动作电位的异同点。

情境导入

患者，男，25 岁，4 天前无明显诱因出现水样腹泻，伴恶心、发热，自行口服吡哌酸片 3 天未见好转，且腹泻加重，经急诊科诊断为细菌性胃肠炎，依次静脉滴注阿米卡星注射液、注射用奥美拉唑、维生素 C 注射液、维生素 B_6 注射液和氯化钾注射液。静脉滴注阿米卡星用时约 50 分钟，滴注结束时患者左耳出现耳闷感伴听力下降，但未告知医师，继续静脉滴注上述其他药物。约 11 h 后患者出现左耳耳鸣，听力下降加重。既往身体健康，否认耳聋家族史，否认药物过敏史。经临床诊断为：左耳轻度感音神经性聋，考虑为阿米卡星所致。

请思考：从本案例中可以看出当耳朵受损时，听力会下降，那为什么耳朵能接收到外界的声音呢？

理论基础

听觉的适应刺激是声波。外界的声波振动先经过外耳道、鼓膜和听骨链传到内耳，引起耳蜗中的内淋巴和基底膜振动，使毛细胞兴奋产生去极化电位，然后再通过突触传递使听神经纤维末梢产生类似兴奋性突触后电位的局部电位和动作电位。当动作电位经听神经传导通路传向皮层中枢时，则产生听觉。

微音器电位是多个毛细胞在接受声音刺激时所产生的感受器电位的复合表现，其电位随着刺激强度的增强而增大，它具有一定的位相性，当声音的位相倒转时，耳蜗微音器电位相位也发生逆转。耳蜗微音器电位无真正的阈值，没有潜伏期和不应期，不易疲劳，不发生适应性现象。在动物和人的听觉范围内，耳蜗微音器电位能重复声波的频率。

在短音的刺激下，在耳蜗微音器电位之后出现的 N1、N2 和 N3 等波形是听神经复合动作电位，它是从听神经干上记录到的所有听神经纤维产生的动作电位的总和，其电位随着刺激的增大而变大，但二者并不呈线性关系。听神经复合动作电位可反映整个听神经的兴奋状态，其振幅与声波的强度、兴奋的纤维数目和放电的同步化程度等有关，但不能反映声音的频率特性。

【通关检测】

1. 耳蜗内淋巴所在的部位是（　　）

A. 蜗管　　B. 鼓阶　　C. 鼓室　　D. 前庭阶

E. 咽鼓管

2. 微音器电位是（　　）

A. 静息电位　　B. 感受器电位　　C. 锋电位　　D. 后电位

E. 突触后电位

续表

3. 飞机下降时，若感到鼓膜疼痛，应做吞咽动作，通过咽鼓管使鼓室内压与下列哪项结构的压力之间取得平衡（　　）

A. 内耳　　B. 鼻咽部　　C. 蜗管　　D. 前庭阶

E. 鼓阶

【通关检测答案】

实验器材

BL-420 生物信号采集分析系统、手术刀、探针、麦克风、耳机、2.5 mL 注射器、银球引导电极、弯剪、手术镊、组织剪、20% 乌拉坦。

实验内容

本实验以豚鼠为实验对象，采用圆窗引导法记录耳蜗微音器电位，以观察微音器电位与听神经动作电位的异同点，并结合相关理论知识探讨听觉的产生与声音传导的机制。

实验流程

<table>
<tr><th>步骤</th><th>操作图示</th><th>文字说明</th></tr>
<tr><td rowspan="2">准备实验器械和药品</td><td>单选　你认为本次最好选用何种豚鼠作为实验对象（　）
A. 老年豚鼠，角膜反射阳性
B. 幼年豚鼠，耳廓反射阳性
C. 老年豚鼠，耳廓反射阳性
D. 幼年豚鼠，角膜反射阳性
确 定</td><td rowspan="2">【职业素养】
认真细致</td></tr>
<tr><td>提示：实验前需熟知实验流程，才能做好实验前的准备工作，便于更好地进行实验操作。
操作：正确选择实验操作需要的药品和器械：BL-420 生物信号采集分析系统、手术刀、探针、麦克风、耳机、2.5 mL 注射器、银球引导电极、弯剪、手术镊、组织剪、20% 乌拉坦。</td></tr>
</table>

续表

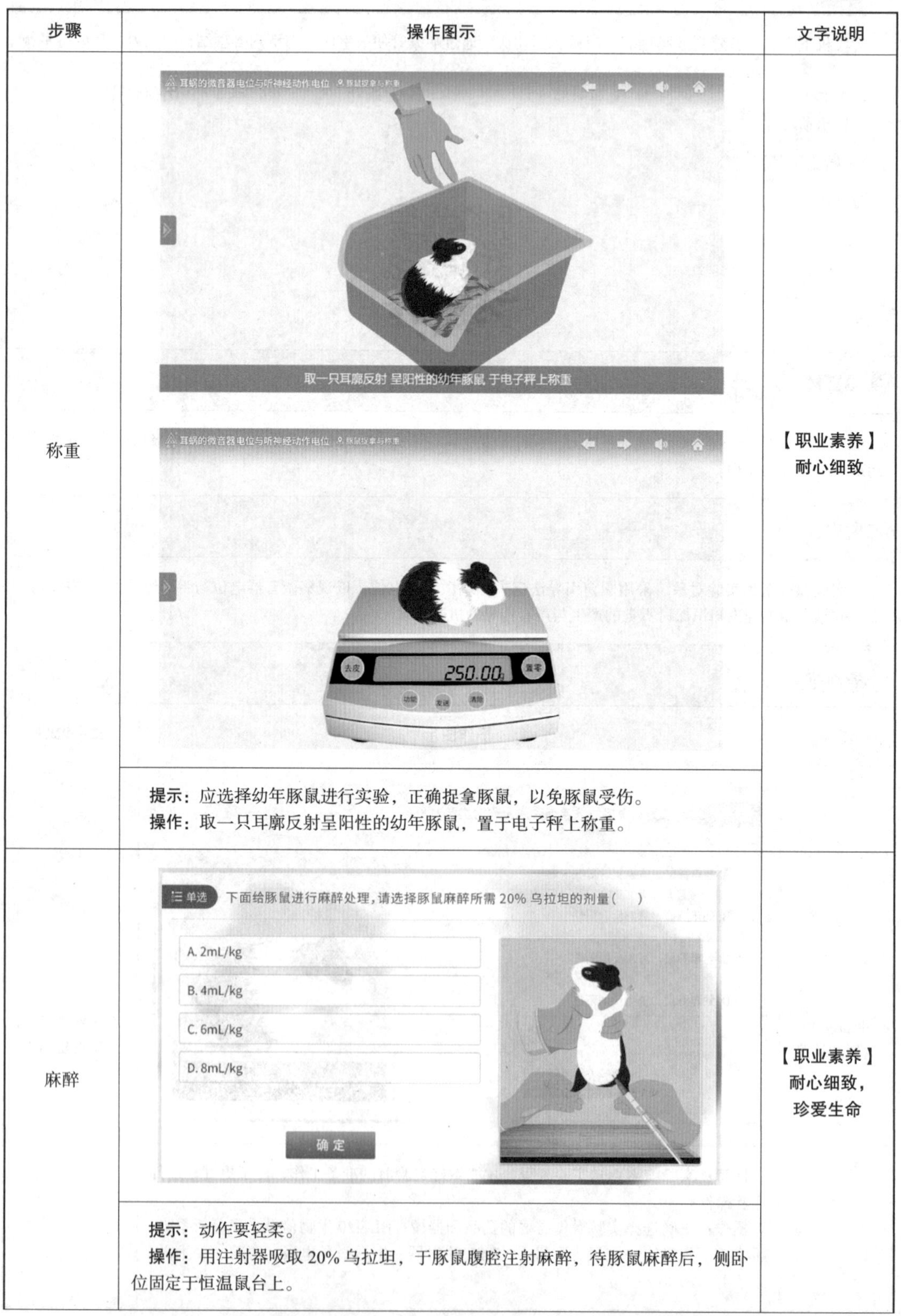

步骤	操作图示	文字说明
称重	**提示：**应选择幼年豚鼠进行实验，正确捉拿豚鼠，以免豚鼠受伤。 **操作：**取一只耳廓反射呈阳性的幼年豚鼠，置于电子秤上称重。	【职业素养】 耐心细致
麻醉	**提示：**动作要轻柔。 **操作：**用注射器吸取 20% 乌拉坦，于豚鼠腹腔注射麻醉，待豚鼠麻醉后，侧卧位固定于恒温鼠台上。	【职业素养】 耐心细致， 珍爱生命

续表

<table>
<tr><th>步骤</th><th>操作图示</th><th>文字说明</th></tr>
<tr><td>颞骨乳突处钻孔</td><td>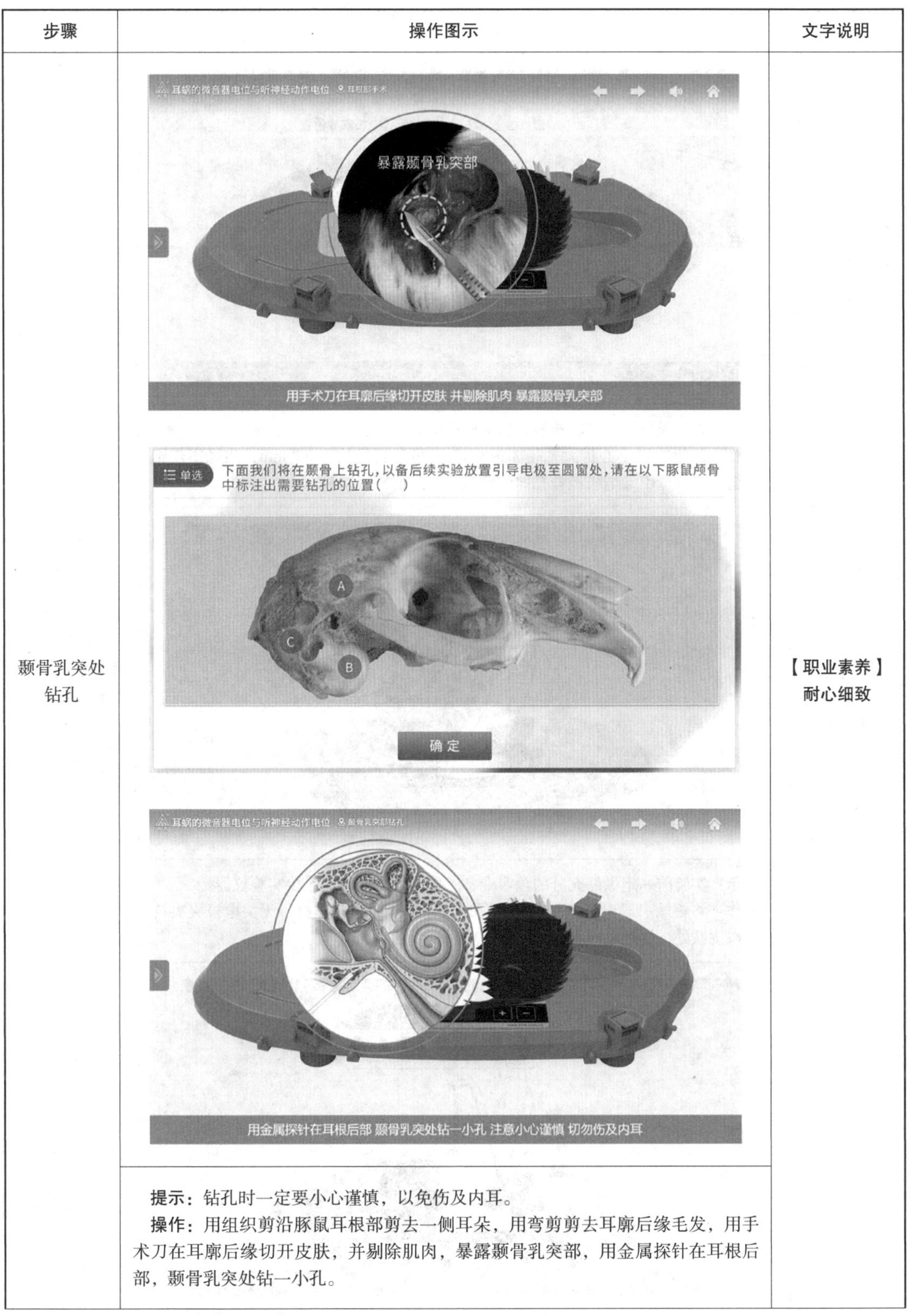
</td><td>【职业素养】
耐心细致</td></tr>
<tr><td></td><td>提示：钻孔时一定要小心谨慎，以免伤及内耳。
操作：用组织剪沿豚鼠耳根部剪去一侧耳朵，用弯剪剪去耳廓后缘毛发，用手术刀在耳廓后缘切开皮肤，并剔除肌肉，暴露颞骨乳突部，用金属探针在耳根后部，颞骨乳突处钻一小孔。</td><td></td></tr>
</table>

续表

<table>
<tr><th>步骤</th><th>操作图示</th><th>文字说明</th></tr>
<tr><td rowspan="2">电极与圆窗接触</td><td>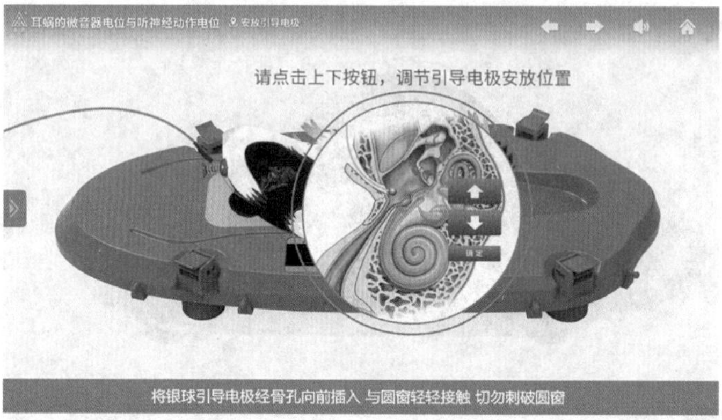
</td><td rowspan="6">【职业素养】
耐心细致</td></tr>
<tr><td>提示：将电极与圆窗轻轻接触，切勿刺破圆窗。
操作：用组织镊小心扩大孔径 3 ～ 4 mm，可见直径约为 0.8 mm，边缘不规则的圆窗，将银球引导电极经骨孔向前插入，与圆窗轻轻接触。</td></tr>
<tr><td rowspan="2">标本与实验仪器连接</td><td>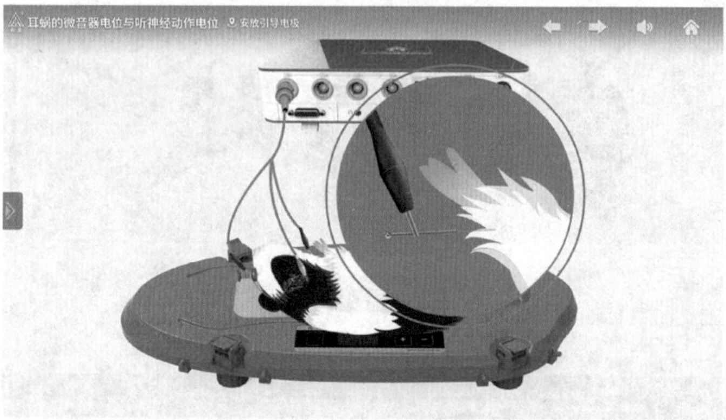
</td></tr>
<tr><td>提示：实验前一定做好充分的预习准备工作，才能准确地连接实验仪器。
操作：将银球引导电极连接生物信号采集系统 1 通道相连接，无关电极夹夹持在切口皮肤处，接地电机夹，接豚鼠前肢。</td></tr>
<tr><td rowspan="2">持续声波刺激</td><td>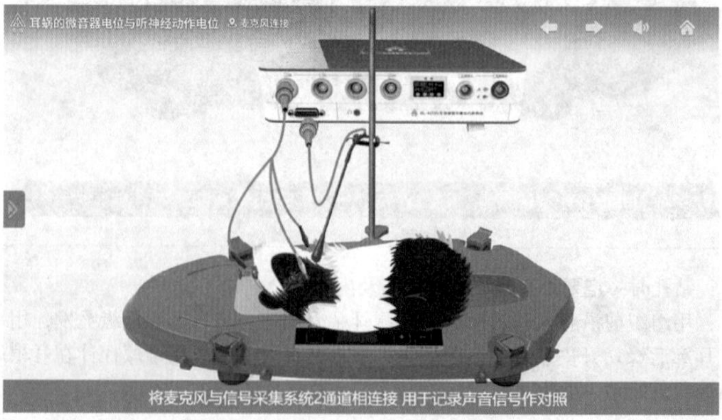
</td></tr>
<tr></tr>
</table>

续表

步骤	操作图示	文字说明
持续声波刺激	**操作：**将麦克风与生物信号采集系统 2 通道相连接，记录持续声音信号，并与 1 通道记录到的微音器电位信号做对照，观察微音器电位与声音信号的联系。	【职业素养】耐心细致
短音刺激	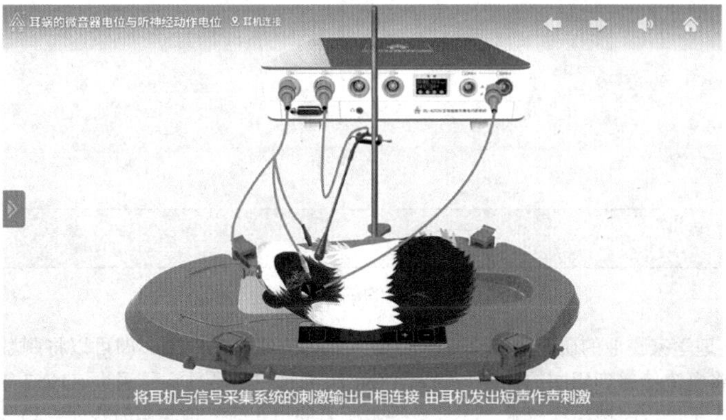 **提示：**由于持续的声波刺激所产生的听神经动作电位和微音器电位重叠在一起，难以分离。因此，观察听神经动作电位，需要使用脉冲信号（短声）刺激，这样听神经动作电位与微音器电位在时程上被区分开，才有利于观察。 **操作：**经将耳机与信息采集系统的刺激输出口相连接，由耳机发出短声作声刺激（使用脉冲信号短声刺激），记录在短音刺激下所引起的微音器电位和听神经动作电位，观察二者的关系和异同点。	
测试报告	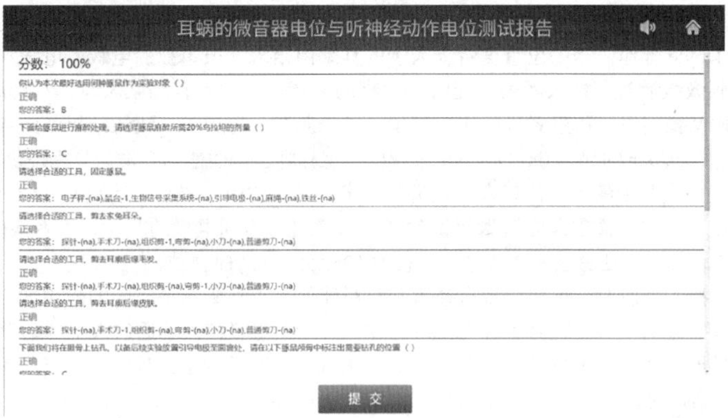 **提示：**通过测试报告及时知晓实验情况，并找出不足，努力改进。 **操作：**按照步骤完成测试题。	【职业素养】耐心细致，严谨求实

实验总结

通过本实验你有哪些收获？请梳理写下来。

1. 理论

续表

2. 技能   3. 素质
知识拓展
人工耳蜗的前世今生 Djourno 是一名电生理学家，他的研究主要集中于可植入式感应线圈的应用，即可以将刺激通过皮肤传递到植入线圈，然后由线圈将电流传递到周围的神经与肌肉。Eyriès 则是一名耳鼻喉科医生。1957 年，他需要为一名患有双侧胆脂瘤的听障人士进行面神经移植术。在寻找手术所需的组织时，他与当时在研究植入感应线圈以刺激耳蜗神经的 Djourno 分享了患者案例。考虑到与面神经修复同时进行的这种新型植入手术不会对患者有任何损失，Eyriès 同意给患者植入 Djourno 的设备。手术中，Eyriès 将患者的大部分耳蜗神经切除，只在脑干附近留下一小截，把感应线圈的刺激导线置于剩余耳蜗神经的基底，同时把接地电极放置在颞肌中。手术后，Djourno 通过电磁感应对患者的植入设备发送电刺激，发现患者能够敏锐地分辨出刺激强度的变化，但只能分辨出刺激频率的宽泛区别。因为能够再次听到声音，患者非常高兴。可惜没过多久，植入设备突然失灵。Eyriès 为他进行了第二次植入，但也很快失去了作用。确切地说他们的设备并不能叫做人工耳蜗，因为刺激导线并没有放在耳蜗中，并且手术过程中破坏了蜗神经，导致电刺激并没有传至完整且功能良好的耳蜗神经。 Djourno 与 Eyriès 的实验虽然失败了，却激起 William F.House 对于可植入式听觉科技的兴趣。1961 年 1 月，他与神经外科医生 John Doyle 合作，给一位重度听损人士的耳蜗内植入一根单独的电线，电线从耳朵后面的皮肤中伸出。当该电线被电刺激激活时，植入者表示能听到模糊的声音。考虑到有感染风险，几周后，该电线被移除。为了避免偶然性，他们又找到另一位患者进行重复试验，给予刺激，得到了一致的结果。同样为避免感染，该患者在不久后也移除了电线。John 的兄弟 Jim Doyle 是一位电子工程师，协助他们开发为耳蜗提供电刺激的电子仪器。1961 年 2 月，他们给之前实验中的第一位患者再次进行手术。这次的植入体有五条线即五个电极，每个电极被放置在耳蜗内的不同深度，感应线圈安装在耳廓后的颅骨中。通过对不同电极的刺激，患者能感知出不同的频率。尽管没有不良反应，该设备在 3 月份还是被移除了。直到 1967 年，心脏起搏器蓬勃发展以及 NASA 研发出防止体液损坏电子元件的密封技术，使 House 相信现有技术和材料能使人工耳蜗具备坚固的耐用性与安全性，他又重新开展研究工作。1969 年，他与电子工程师 Jack Urban 合作，开始给患者植入单通道人工耳蜗设备。1973 年，他们开始向学界公开研究进展，遭到了来自各方的质疑。众多领域内的医学专家，听觉科学家纷纷怀疑，这种直接刺激听觉神经以获得语音感知的研究是不可靠的。即便如此，Dr. House 仍力排众议，勇往直前。在 Urban 的帮助下，1972 年，第一台可穿戴的声音处理器诞生并投入使用。这样，患者们即使离开了诊所，也能听到外部的声音。他们与 3M 公司合作，商业化开发 House/3M 人工耳蜗系统。 Dr. House 对设备的安全有效性有着极其严苛的追求。为此，他在成人与儿童的不同角度孜孜不倦地开展了各种研究。1981 年，他为三岁的儿童植入了他研发的单通道设备。这打破了植入年龄的下限。1982 年，House/3M 单通道植入体成为第一台通过 FDA 临床试验批准的人工耳蜗设备。带着想让患有重度失聪的孩子们听到声音，学会说话的渴望，他领导了第一批 FDA 临床试验，率先在儿童群体开展人工耳蜗性能的研究。1984 年，House/3M 成为第一个获得 FDA 商业流通许可的电子耳蜗设备。1985 年，已有 164 名儿童植入了 House/3M，平均年龄在 8 岁。该设备对于重度听损的儿童具有可观的稳定性与安全性。

（崔香娟、晏燕）

模块二 护用药理学实验

实验项目一　药物在体内的分布

<table>
<tr><th colspan="2">实验目标</th></tr>
<tr><td>素养目标</td><td>1. 具有严谨求实的态度和敬畏生命的职业素养。
2. 具有理论联系实际，用药物代谢动力学的知识分析临床案例，发现并解决临床问题的能力。</td></tr>
<tr><td>知识目标</td><td>1. 掌握影响药物体内分布的主要因素。
2. 熟悉药物在体内分布的动力学规律和临床意义。
3. 了解血液和组织中药物含量的测定方法。</td></tr>
<tr><td>技能目标</td><td>1. 能完成血液和器官组织样品的制备。
2. 能正确操作分光光度计。</td></tr>
<tr><th colspan="2">情境导入</th></tr>
<tr><td colspan="2">林可霉素类抗生素—克林霉素口服生物利用度可达 90% 左右，其 $t_{1/2}$ 约为 2.5 小时，能广泛分布于全身组织和体液并达到有效治疗水平，其在骨组织中浓度可达血液浓度的 1.5 倍左右，从而有效地杀灭病原体，故可用于金黄色葡萄球菌所致的急慢性骨髓炎和脓性关节炎的治疗。
请思考：从上述材料可知，药物在体内不同组织分布浓度并不相同，那么如何测定药物在体内不同组织的浓度呢？</td></tr>
<tr><th colspan="2">理论基础</th></tr>
<tr><td colspan="2">药物必须在其作用部位达到一定的浓度才有特定的药理效应，了解药物在体内的分布有助于认识和掌握药物的作用和应用。药物随着血液循环到达机体各个部位的过程称为分布。无论哪种给药途径，药物进入血液后，随血液分布到机体各组织中。药物首先分布于血流速率快的组织，然后分布到肌肉、皮肤或脂肪等血流速率慢的组织。药物的分布类型取决于生理因素和药物的理化性质，包括组织血流速率、生理性屏障、药物与组织的亲和力、药物的脂溶性、药物与血浆蛋白结合情况等。这些因素导致不同药物在体内分布的差异，影响到药物疗效，关系到药物的蓄积和毒副作用等安全性问题。
本实验给受试大鼠灌胃一定剂量的磺胺嘧啶钠，1 小时后，采集大鼠静脉血液以及不同部位的脏器组织，采用比色法对各组织中磺胺嘧啶钠的浓度进行定量分析，观察药物在不同组织中的分布和差异。</td></tr>
</table>

续表

【通关检测】

1. 以下对药物分布无影响的是（　　）

A. 药物剂型　　B. 组织器官血流量　　C. 血浆蛋白结合率　　D. 组织亲和力

2. 药物可以通过下列哪种屏障进入脑组织（　　）

A. 血眼屏障　　B. 血脑屏障　　C. 胎盘屏障　　D. 皮肤屏障

3. 以下关于肝肾功能对药物代谢和排泄的说法错误的是（　　）

A. 肝脏是重要的药物代谢器官

B. 肾脏是主要的药物排泄器官

C. 肾脏对药物的排泄方式包括肾小球滤过和肾小管分泌

D. 肾脏具有首关消除作用

【通关检测答案】

实验器材

注射器、电子秤、哺乳动物手术器械、离心机、灌胃器、移液枪、5 mL 离心管、试管、组织匀浆机、分光光度计、培养皿、20% 磺胺嘧啶钠、磺胺嘧啶标准品（1 mg/mL）、7.5% 三氯醋酸、0.5% 麝香草酚、0.5% 亚硝酸钠、1.5% 戊巴比妥钠、肝素。

实验内容

通过对磺胺嘧啶钠在大鼠体内分布进行测定，一方面训练学生严谨的实验设计思维，另一方面学习影响药物在体内分布的因素。

实验流程

步骤	操作图示	文字说明
大鼠捉拿称重		【职业素养】细致耐心

续表

步骤	操作图示	文字说明
大鼠捉拿称重	**注意点：**为防止被咬伤，操作者最好戴上防护手套（帆布或硬皮质均可）。 **操作：**采用左手固定法，用拇指和食指捏住鼠耳及头颈皮肤，余下三指紧捏鼠背皮肤，置于左掌心中，然后置于电子秤上进行称重。	**【职业素养】** **细致耐心**
灌胃磺胺嘧啶钠	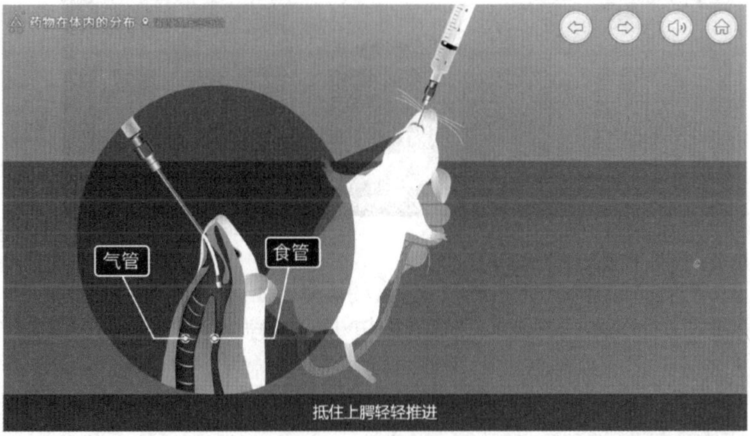 **提示：**对待实验动物一定要有敬畏之心。 **注意点：**灌胃针从大鼠嘴角进入，压住舌头，抵住上颚轻轻推入，注意避免灌胃针插入气管，引起窒息。 **操作：**采用左手固定法，将大鼠置于左掌心中，用灌胃器吸取 20% 的磺胺嘧啶钠溶液进行灌胃（1 mL/100 g），等待 1 小时后再进行后续实验操作。	**【职业素养】** **敬畏生命**
大鼠麻醉固定	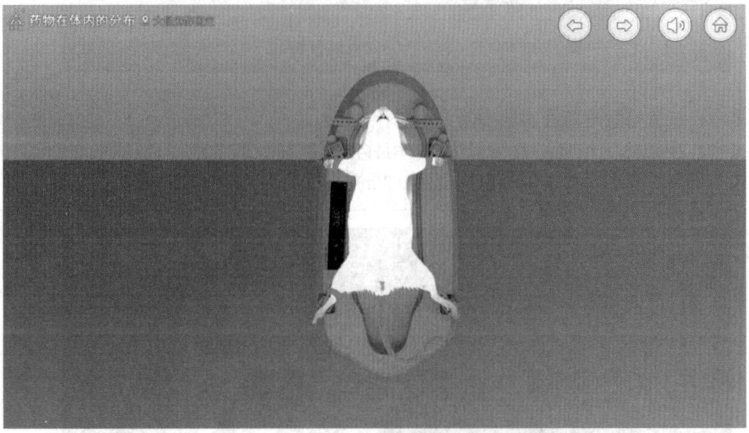 **操作：**注射器吸取适量 1.5% 戊巴比妥钠（0.2 mL/100 g），在大鼠腹部下约 1/3 处靠外侧，以 45° 角刺入腹腔进行注射，待麻醉成功后，将大鼠仰卧位固定于鼠台上。	**【职业素养】** **耐心细致**

续表

<table>
<tr><th>步骤</th><th>操作图示</th><th>文字说明</th></tr>
<tr><td rowspan="2">大鼠剪尾采血</td><td>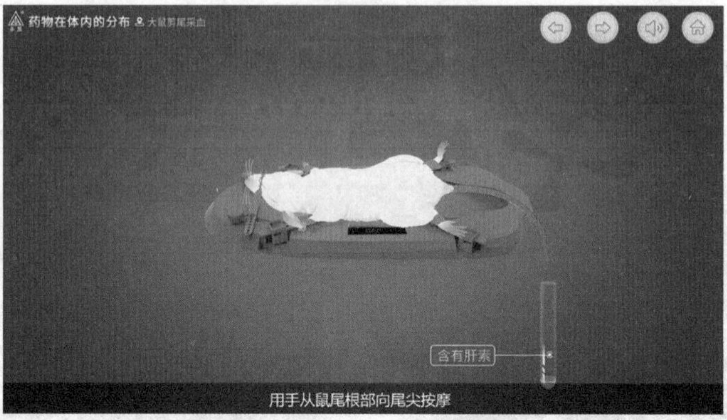
</td><td rowspan="2">【职业素养】
敬畏生命</td></tr>
<tr><td>思考：试管中加入肝素的作用是什么？
操作：将鼠尾放置于 50℃热水中，浸泡数分钟使尾部血管扩张。用手术剪剪去大鼠尾尖 5 ~ 8 mm，用手从鼠尾根部向尾尖按摩，使血液流入含有肝素的试管中并摇匀。</td></tr>
<tr><td rowspan="2">血液处理</td><td>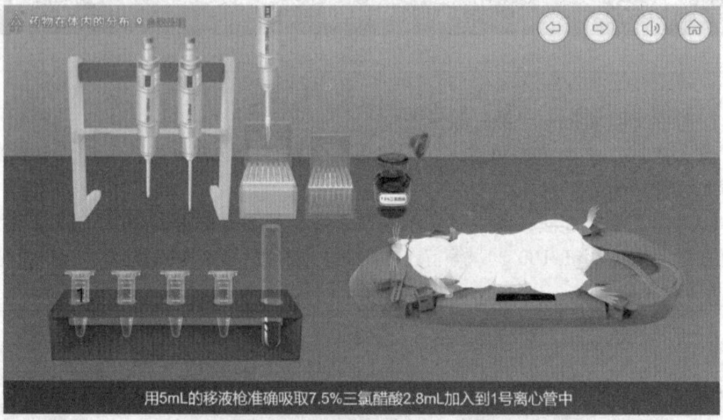
</td><td rowspan="2">【职业素养】
严谨求实</td></tr>
<tr><td>思考：三氯醋酸溶液在实验中的作用是什么？
操作：用记号笔给离心管编号为 1，用移液枪准确吸取 7.5% 三氯醋酸 2.8 mL 加入 1 号离心管中，再准确吸取抗凝血 0.2 mL 加入离心管中并震荡摇匀。</td></tr>
<tr><td>摘取肝肾</td><td>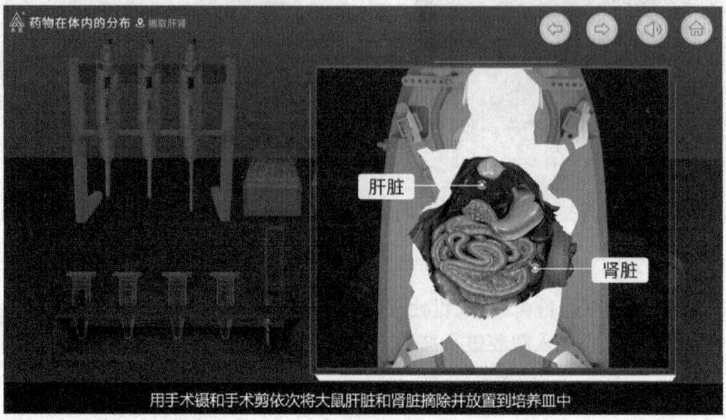
</td><td>【职业素养】
耐心细致</td></tr>
</table>

续表

<table>
<tr><th>步骤</th><th>操作图示</th><th>文字说明</th></tr>
<tr><td>摘取肝肾</td><td>思考：肝脏和肾脏在药物代谢和排泄过程中的作用是什么？
操作：用手术剪剪开大鼠腹壁，暴露腹腔脏器，用手术镊和手术剪依次将大鼠肝脏和肾脏摘除并放置到培养皿中。</td><td rowspan="5">【职业素养】
耐心细致</td></tr>
<tr><td rowspan="2">开颅取脑</td><td>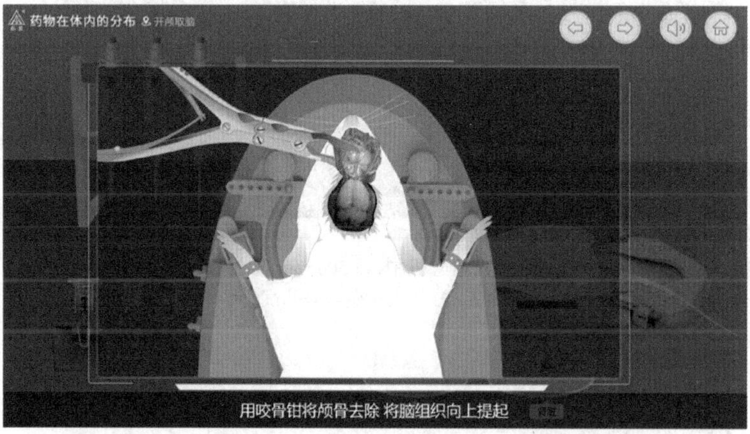
</td></tr>
<tr><td>思考：药物可以透过哪种屏障进入脑组织。
操作：将大鼠翻面，俯卧位固定在鼠台上，用手术剪剪开头部皮肤，暴露大鼠颅骨，在大鼠颅骨和颈椎处剪断，组织剪伸入枕骨大孔，紧贴颅骨向同侧眼眶方向剪断颅骨，用咬骨钳将颅骨去除，将脑组织向上提起，并用眼科剪剪断脑神经后，取出脑组织，放置于培养皿中。</td></tr>
<tr><td rowspan="2">肝、肾、脑组织匀浆</td><td>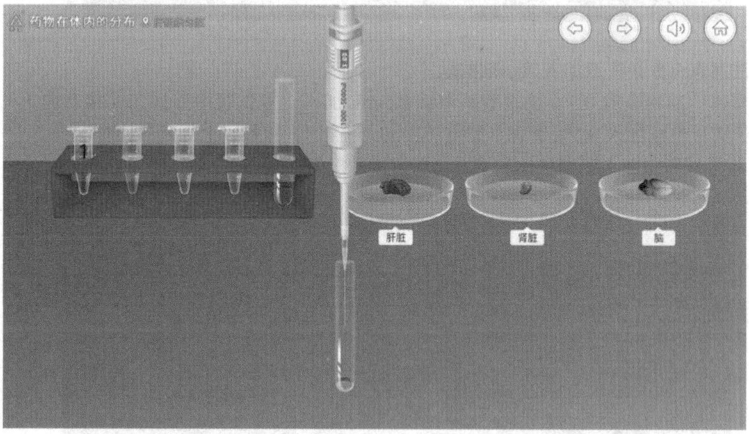
</td></tr>
<tr><td>操作：分别准确称取肝、肾、脑组织各 300 mg 放入试管中，用移液枪准确吸取 7.5% 三氯醋酸 3 mL 加入试管中，用匀浆机匀浆后，将肝、肾、脑组织悬液分别倒入 2、3、4 号离心管中备用。</td></tr>
</table>

续表

步骤	操作图示	文字说明
离心取上清液	准确吸取上清液1.5mL加到对应编号的试管中 **操作**：将 1 ～ 4 号离心管放入离心机中，3 500 rpm 离心 10 分钟，离心结束后取出离心管，准确吸取上清液 1.5 mL 加入对应编号的试管中。	【职业素养】 严谨求实
加入显色剂	准确吸取0.5%亚硝酸钠溶液0.5mL加入1号试管中并摇匀 **注意点**：务必注意加入显示剂的顺序。 **操作**：准确吸取 0.5% 亚硝酸钠溶液 0.5 mL 加入 1 号试管中并摇匀，接着向 1 号试管中继续加入 0.5% 麝香草酚溶液 1 mL 并摇匀。按照以上加药顺序依次向 2、3、4 号试管中加入亚硝酸钠和麝香草酚溶液并摇匀。	【职业素养】 严谨求实， 耐心细致
标准管制备	然后依次向5号试管中加入磺胺嘧啶标准品0.1mL	【职业素养】 严谨求实

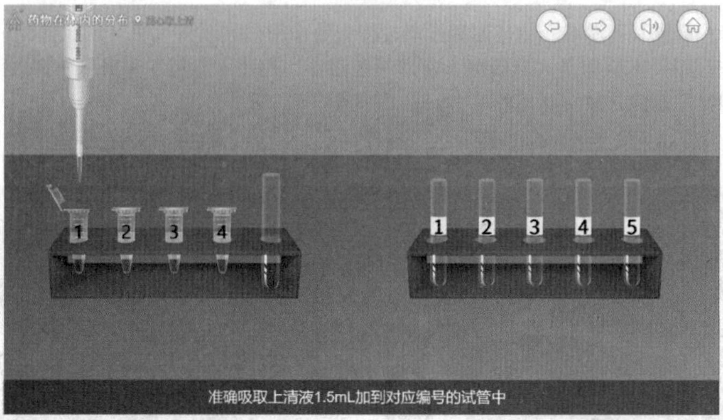

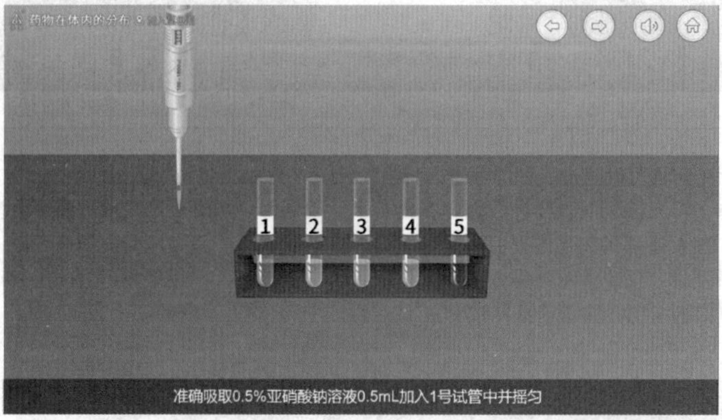

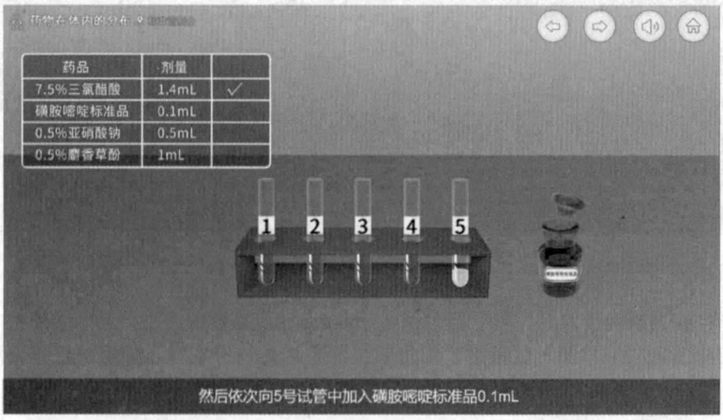

续表

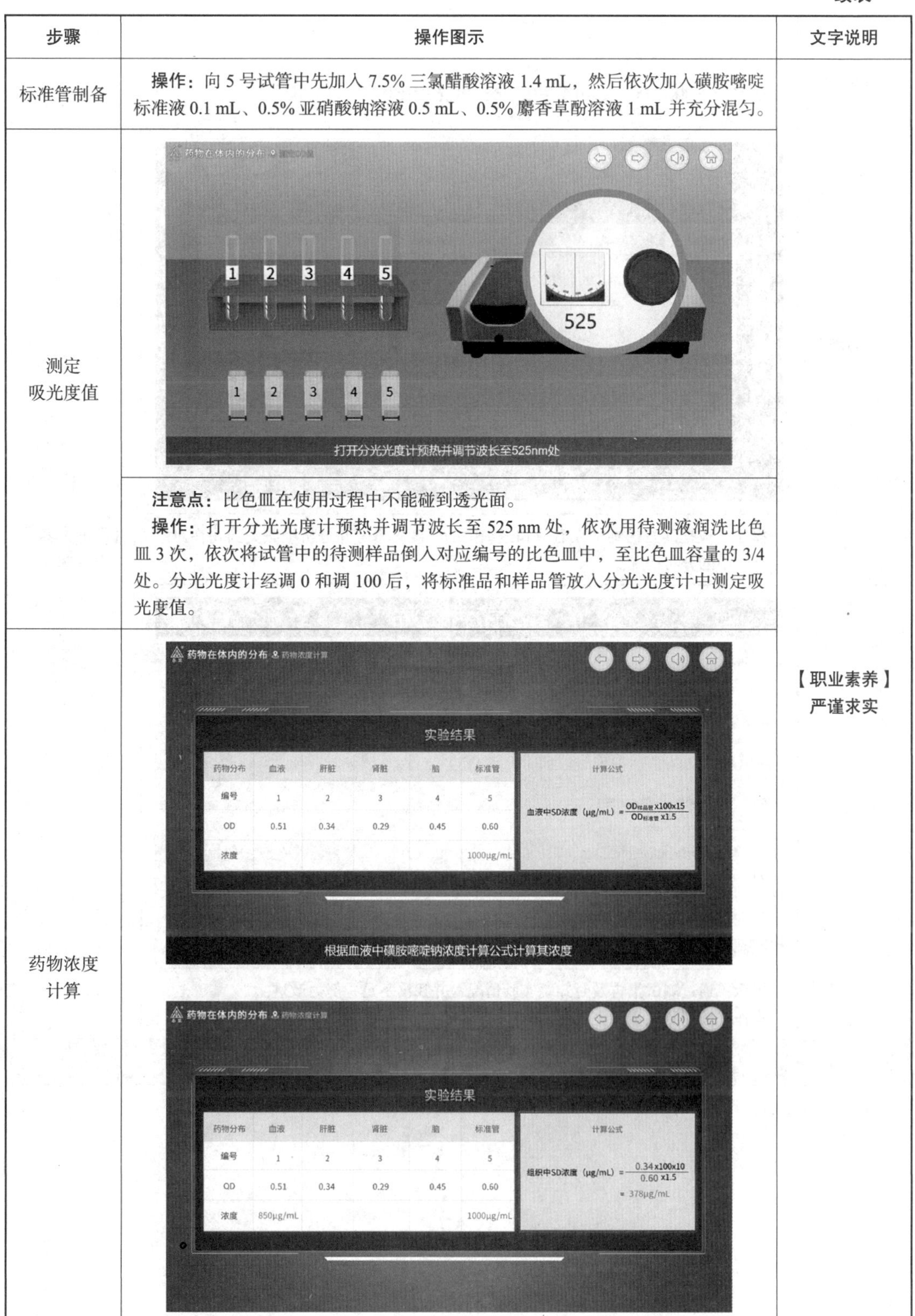

步骤	操作图示	文字说明
标准管制备	**操作**：向 5 号试管中先加入 7.5% 三氯醋酸溶液 1.4 mL，然后依次加入磺胺嘧啶标准液 0.1 mL、0.5% 亚硝酸钠溶液 0.5 mL、0.5% 麝香草酚溶液 1 mL 并充分混匀。	【职业素养】严谨求实
测定吸光度值	打开分光光度计预热并调节波长至525nm处	
	注意点：比色皿在使用过程中不能碰到透光面。 **操作**：打开分光光度计预热并调节波长至 525 nm 处，依次用待测液润洗比色皿 3 次，依次将试管中的待测样品倒入对应编号的比色皿中，至比色皿容量的 3/4 处。分光光度计经调 0 和调 100 后，将标准品和样品管放入分光光度计中测定吸光度值。	
药物浓度计算	根据血液中磺胺嘧啶钠浓度计算公式计算其浓度	

续表

<table>
<tr><th>步骤</th><th>操作图示</th><th>文字说明</th></tr>
<tr><td>药物浓度计算</td><td>操作：分别根据血液、组织中磺胺嘧啶钠浓度计算公式计算其浓度。</td><td></td></tr>
<tr><td rowspan="2">实验结果与分析</td><td>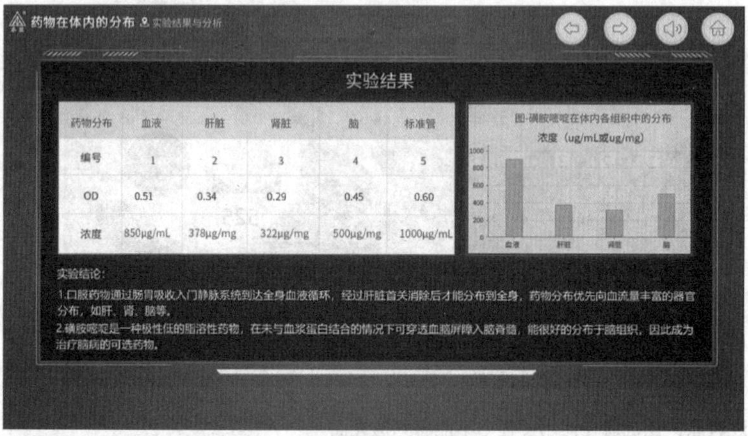
</td><td></td></tr>
<tr><td>操作：根据磺胺嘧啶钠在血液和组织中的浓度，思考并分析磺胺类药物在血液和组织中的分布情况。</td><td>【职业素养】
严谨求实</td></tr>
<tr><td rowspan="2">测试报告</td><td>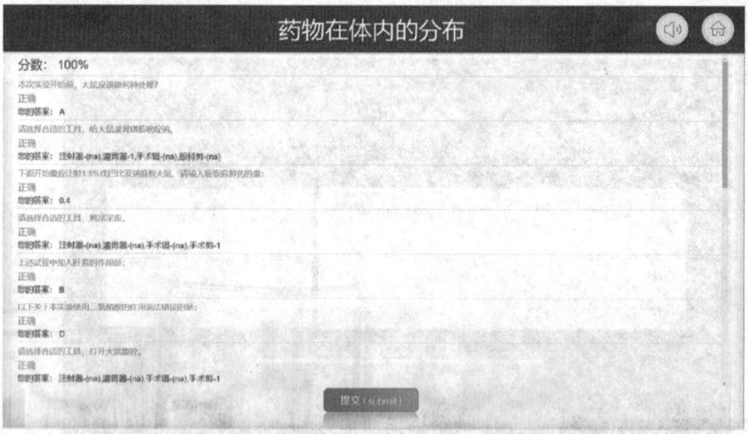
</td><td rowspan="2"></td></tr>
<tr><td>提示：通过测试报告及时知晓实验情况，并找出不足，努力改进。
操作：按照测试步骤完成测试。</td></tr>
</table>

实验总结

通过实验你有哪些收获？请梳理写下来。

1. 理论

续表

2. 技能   3. 素质

知识拓展

磺胺嘧啶钠

磺胺嘧啶钠（sulfadiazine sodium）为中效磺胺类抗菌药，对许多革兰阳性和阴性菌均具抗菌作用。对非产酶金黄色葡萄球菌、化脓性链球菌、肺炎链球菌、大肠埃希菌、克雷伯菌属、沙门菌属、志贺菌属、淋病奈瑟菌、脑膜炎奈瑟菌、流感嗜血杆菌具有抗菌作用，此外在体外对沙眼衣原体、星形奴卡菌、疟原虫和弓形虫也有活性。近年来细菌对本品的耐药性增高，尤其是链球菌属、奈瑟菌属以及肠杆菌科细菌。

（李旻、周莉）

实验项目二　量－效曲线

实验目标	
素养目标	1. 具有严谨求实的态度和敬畏生命的职业素养。 2. 具有理论联系实际，借助量－效曲线分析药物作用，指导临床合理用药的能力。
知识目标	1. 掌握量效关系的含义。 2. 熟悉量－效曲线的药理学意义。
技能目标	1. 能完成腹直肌离体标本的制备。 2. 能操作生物机能实验系统，正确连接仪器设备，确定实验参数。 3. 能绘制量－效曲线。

情境导入

女，24 岁，因“咳嗽、发热 3 天”入院治疗。查体：T 38℃，咽部充血，心肺无异常。血常规、尿常规和大便常规无异常，诊断为上呼吸道感染。遵医嘱于给予注射用头孢曲松钠 7.5 g+10% 葡萄糖注射液 250 mL 静脉滴注，30 滴 / 分。静脉滴注 10 分钟后，患者出现面色潮红，呼吸困难。立即停药，去枕平卧，吸氧，给予地塞米松磷酸钠注射液 10 mg 静脉注射，马来酸氯苯那敏注射液 10 mg 肌内注射，20 分钟后患者症状缓解。

分析：根据注射用头孢曲松钠药品说明书，成人常用量为每 24 小时给药 1 ～ 2 g 或每 12 小时给药 0.5 ～ 1 g，最高剂量为每日 4 g，疗程为 7 ～ 10 日。本案例中的患者，注射用头孢曲松钠单次给药剂量为 7.5 g，超过说明书推荐的每日最高剂量，可能会使血药浓度短时间内过高，原型药物不能及时从体内清除，该患者可能发生了药物过敏反应，出现微循环障碍，导致面色潮红、呼吸困难，引起上述药品不良事件。

请思考：从这个案例可以看出药物剂量使用过大将引发不良反应，那么药物使用剂量与疗效之间的关系如何来表示呢?

理论基础

药理效应与剂量在一定范围内成比例，叫做剂量－效应关系，简称量效关系。效应强弱成连续增减变化，可用具体数量或最大反应的百分率表示，称量反应。

以药物的剂量（整体动物实验）或浓度（体外实验）为横坐标，效应强度为纵坐标，可得直方双曲线。若将药物浓度改用对数值作图，则呈典型的对称 S 型曲线，这就是通常所说的量反应的量－效曲线（图 1）。

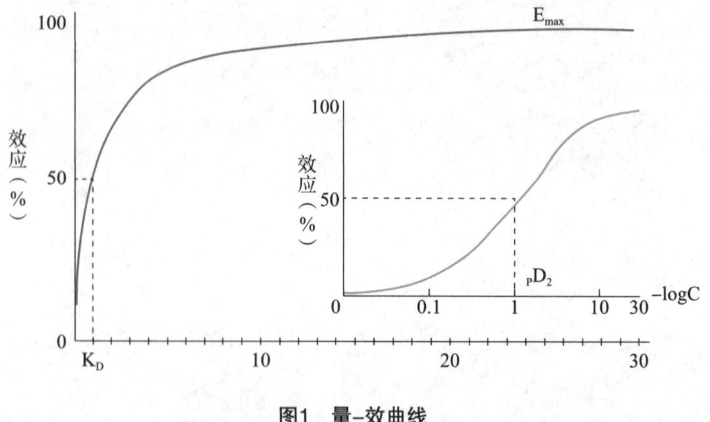

图1　量–效曲线

续表

【通关检测】

1. 药物的量 – 效曲线不表明（　　）

A. 安全范围　　B. 效能　　C. 效价强度　　D. 治疗指数

2. 从量 – 效曲线看不出下列哪项指标（　　）

A. 最小有效浓度　　B. 半数有效浓度　　C. 极量　　D. 最大效应

【通关检测答案】

实验器材

生物机能实验系统、蟾蜍类手术器材、蟾蜍板、玻璃板、普通剪刀、手术剪、手术镊、金属探针、玻璃分针、蟾蜍足钉、丝线、滴管、平滑肌槽、任氏液、乙酰胆碱溶液、烧杯等。

实验内容

通过对不同浓度药物产生药理效应的测定，一方面训练学生严谨的实验设计思维，另一方面学习量 – 效曲线的药理学意义及绘制方法。

实验流程

步骤	操作图示	文字说明
捉拿蟾蜍	量效曲线 蟾蜍的捉拿 **提示：**戴防护眼镜可以防止蟾蜍毒液误入眼睛。 **操作：**用左手将动物握紧在手掌中，用中指和无名指夹住其前肢，食指压住吻部，右手进行脑、脊髓破坏等操作。抓取时，禁止挤压两侧耳部的腺体，以免毒液射入眼中。	【职业素养】 耐心细致

续表

步骤	操作图示	文字说明
破坏脑和脊髓	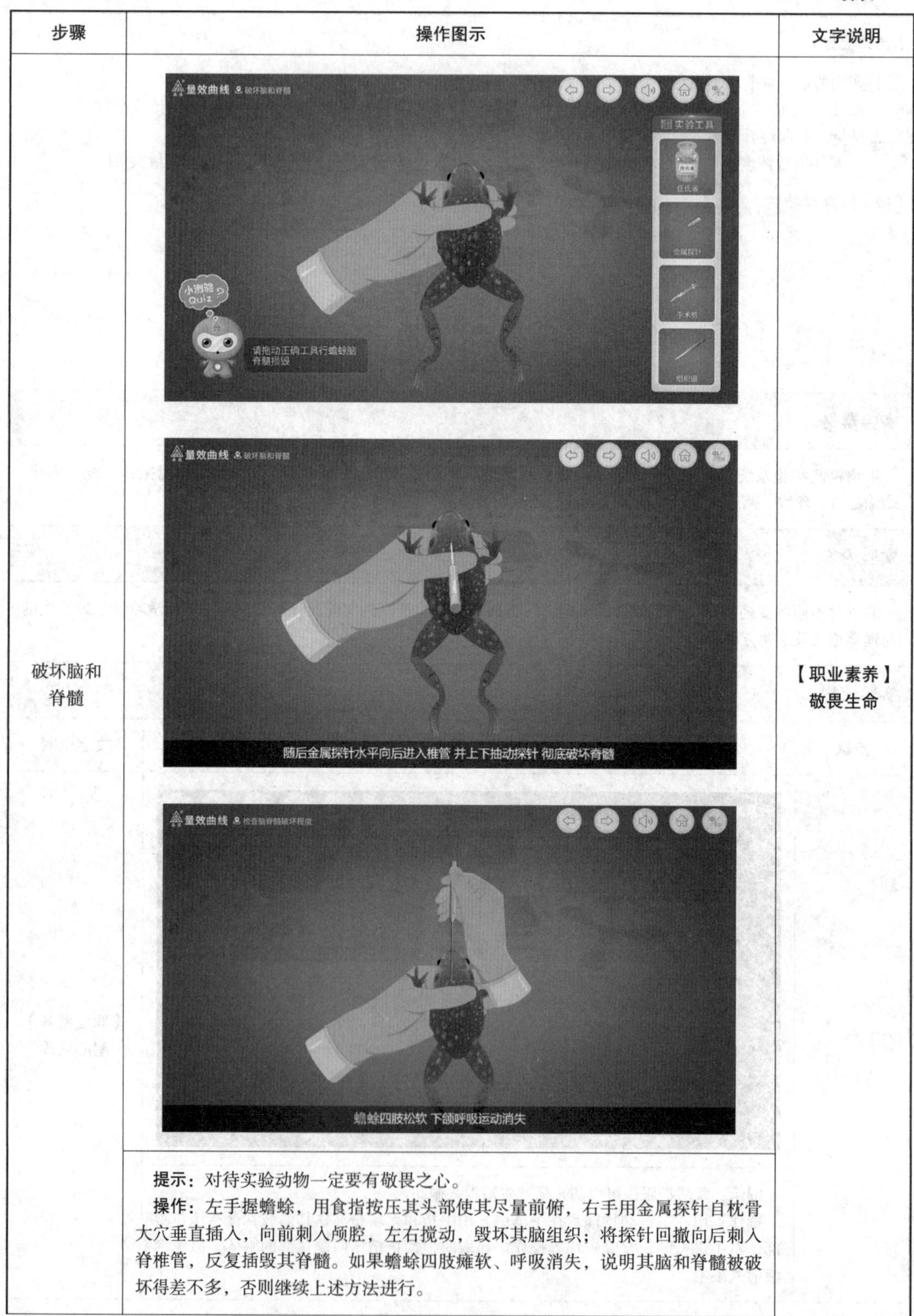	【职业素养】敬畏生命
	提示：对待实验动物一定要有敬畏之心。 **操作**：左手握蟾蜍，用食指按压其头部使其尽量前俯，右手用金属探针自枕骨大穴垂直插入，向前刺入颅腔，左右搅动，毁坏其脑组织；将探针回撤向后刺入脊椎管，反复插毁其脊髓。如果蟾蜍四肢瘫软、呼吸消失，说明其脑和脊髓被破坏得差不多，否则继续上述方法进行。	

续表

步骤	操作图示	文字说明
分离蟾蜍腹直肌	**提示：**腹直肌的分离是实验的关键步骤之一，一定要仔细认真。 **操作：**将蟾蜍仰卧位固定并用蟾蜍足钉固定四肢。用手术剪剪开蟾蜍的腹部皮肤，暴露腹部肌肉；用玻璃分针分离蟾蜍腹直肌；用丝线结扎腹直肌两端，用手术剪沿结扎点剪下腹直肌；将取下的腹直肌放入任氏液中保存。	**【职业素养】** **严谨求实，** **耐心细致**

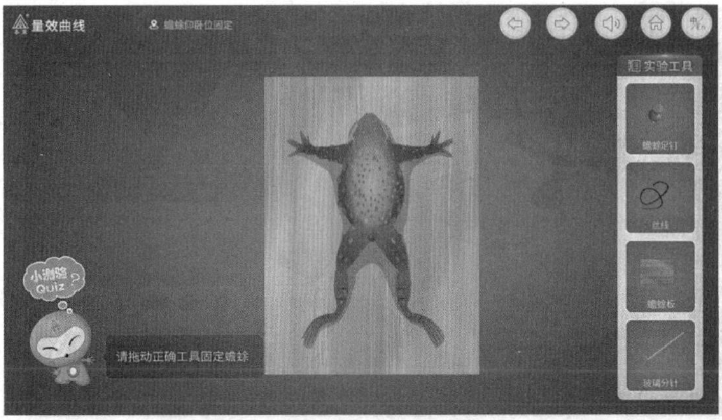

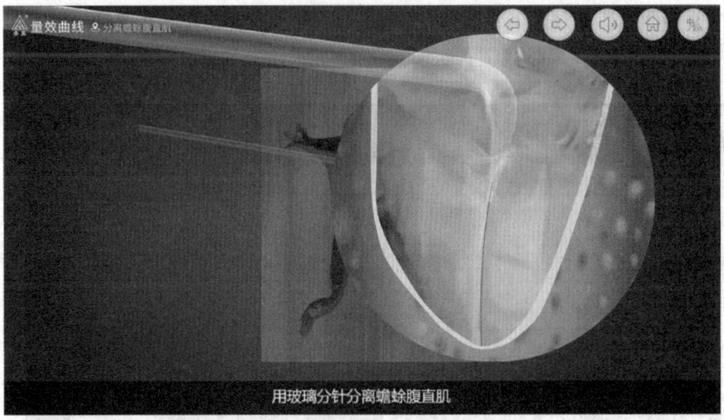

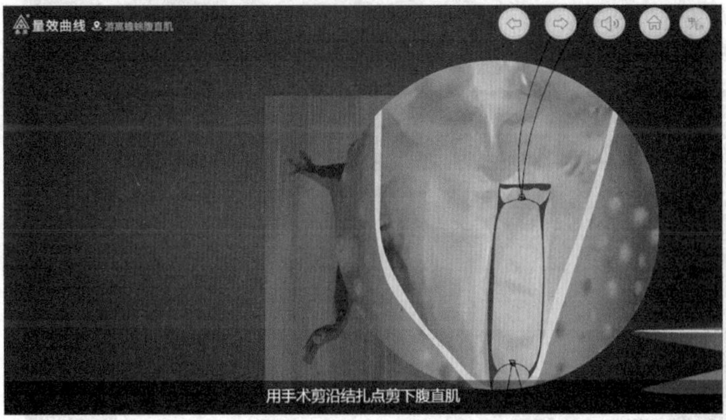

续表

<table>
<tr><th>步骤</th><th>操作图示</th><th>文字说明</th></tr>
<tr><td>仪器连接</td><td>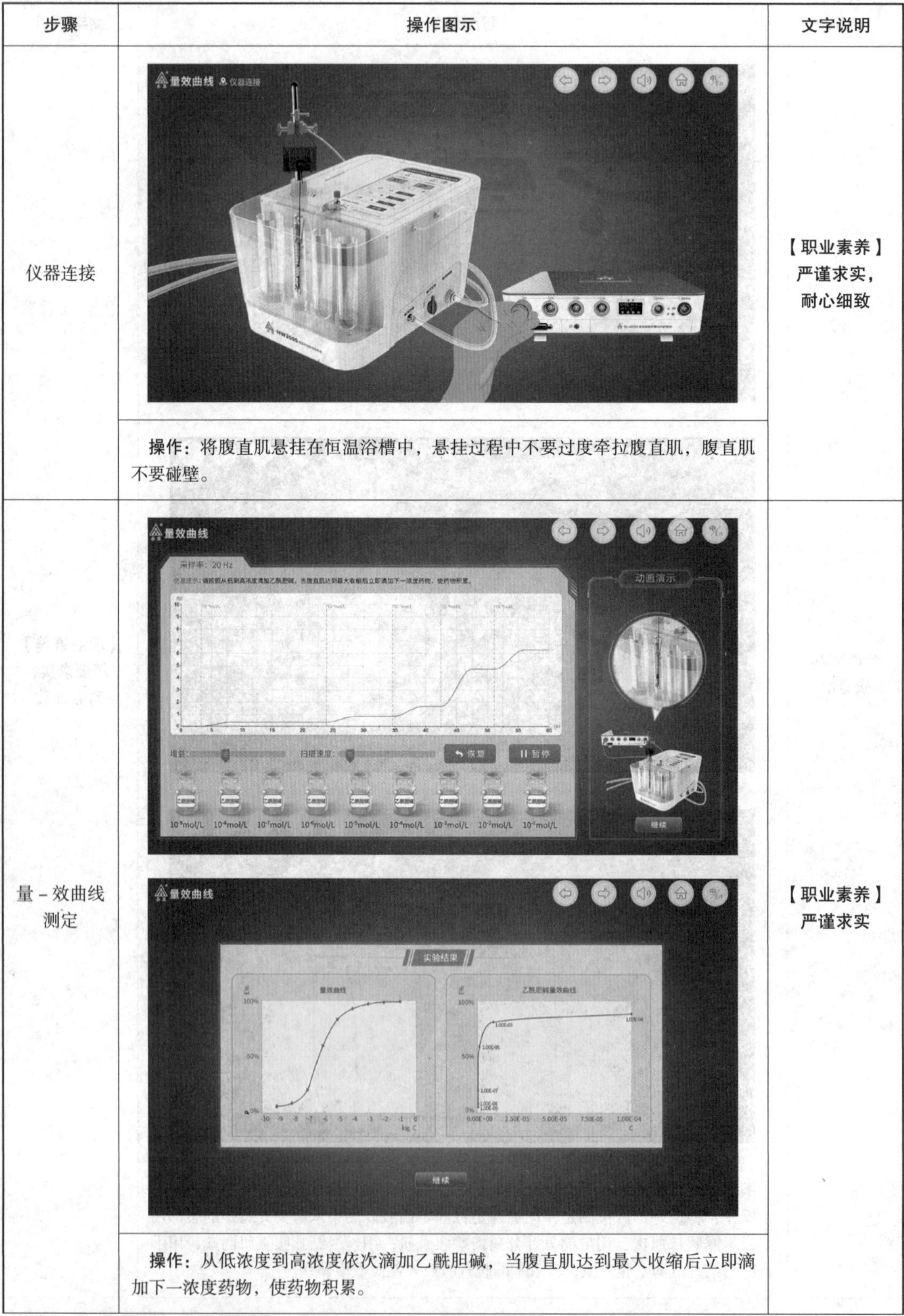

操作：将腹直肌悬挂在恒温浴槽中，悬挂过程中不要过度牵拉腹直肌，腹直肌不要碰壁。</td><td>【职业素养】
严谨求实，
耐心细致</td></tr>
<tr><td>量 - 效曲线
测定</td><td>**操作：**从低浓度到高浓度依次滴加乙酰胆碱，当腹直肌达到最大收缩后立即滴加下一浓度药物，使药物积累。</td><td>【职业素养】
严谨求实</td></tr>
</table>

续表

步骤	操作图示	文字说明
测试报告	量效曲线 分数：100分 正确 您的答案：A,C,D 正确 您的答案：B 正确 您的答案：任氏液-(na),金属探针-1,手术剪-(na),组织镊-(na) 正确 您的答案：A,C 正确 您的答案：蟾蜍足钉-1,丝线-(na),蟾蜍板-(na),玻璃分针-(na) 正确 您的答案：组织镊-(na),张力换能器-(na),蟾蜍板-(na),手术剪-1 正确 您的答案：组织镊-(na),普通剪刀-(na),眼科剪-(na),玻璃分针-1 提交（submit） **提示：**通过测试报告及时知晓实验情况，并找出不足，努力改进。 **操作：**按照测试步骤完成测试。	【职业素养】 严谨求实

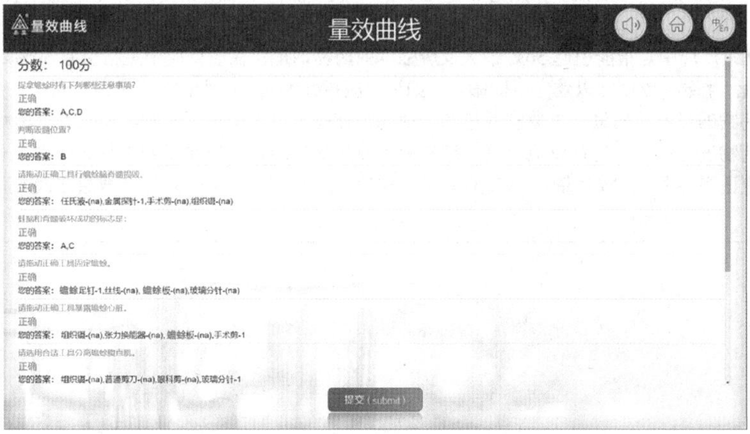

实验总结

通过实验你有哪些收获？请梳理写下来。

1. 理论

2. 技能

3. 素质

知识拓展

量－效曲线

用来表示量效关系的曲线即为量－效曲线，它在药理学上有重要意义，根据量－效曲线可以得知以下药动学参数：

1. 最小有效量或最小有效浓度，也称阈剂量或阈浓度。

2. 效能是指药物所能产生的最大效应。随着药物剂量（或血药浓度）增加，效应浓度相应增强，当效应达到一定程度后，再增加剂量（或血药浓度）效应不会再继续增强，这一药理效应的极限称为效能。反应药物内在活性的大小。高效能药物所产生的最大效应是低效能药物无论多大剂量也无法产生的。如吗啡是高效能镇痛药，用于剧痛的治疗；吲哚美辛是低效能镇痛药，对钝痛有效，但对剧痛效果差。

续表

3. 效价强度是指能引起等效反应的剂量，其值越小则效价强度越大。药效性质相同的两个药物的效价强度进行比较称为效价比，如 10 mg 吗啡的镇痛作用与哌替啶 100 mg 的镇痛作用强度相当，则吗啡的效价强度为哌替啶的 10 倍。 4. 半数有效量在量反应中是指能引起 50% 最大反应强度的药物剂量；在质反应中是指引起 50% 实验动物出现阳性反应的药物剂量。半数有效量常以效应指标命名，如果效应指标为死亡，则称为半数致死量。 5. 治疗指数即药物的半数致死量与半数有效量的比值。治疗指数可用来评价药物的安全性，治疗指数大的药物比治疗指数小的药物安全性大，但这仅适合与治疗效应和致死效应的量 – 效曲线相平行的药物。对于两条曲线不平行的药物，还应适当参考 1% 致死量和 99% 有效量的比值，或 5% 致死量和 95% 有效量之间的距离来衡量药物的安全性。

（李旻、周莉）

实验项目三　药物消除半衰期特性曲线

实验目标	
素养目标	1. 具有严谨求实的态度和敬畏生命的职业素养。 2. 具有理论联系实际，用药物血浆半衰期知识分析临床用药方案，发现并解决临床问题的能力。
知识目标	1. 掌握药物半衰期的含义。 2. 熟悉药物半衰期的临床意义。
技能目标	1. 掌握家兔静脉注射、取血等基本手术操作。 2. 能绘制药－时曲线。

情境导入

患者，男，66 岁，2 天前因受凉后出现咳嗽、咳痰症状。

诊断：上呼吸道感染。

用药：阿奇霉素分散片 0.5 g/ 次，3 次 / 日。

分析：此患者药物用法用量不适宜，阿奇霉素半衰期一般为 35 ～ 48 小时，一日 1 次即可使阿奇霉素在组织中保持较高的有效浓度。

请思考：从这个案例可以看出半衰期可以作为确定给药间隔时间的依据，那么半衰期是如何测定的呢？

理论基础

药物消除半衰期（half life，$t_{1/2}$）是血浆药物浓度下降一半所需的时间。其长短可反映药物在体内的消除速度。按照一级动力学消除的药物，$t_{1/2}=0.693/k_e$（k_e 消除速率常数），可见其不受药物初始浓度和给药剂量的影响，仅取决于 k_e 值。和 k_e 一样，半衰期也是衡量药物消除快慢的药动学参数，在药物的临床药动学参数资料中，只要告知半衰期（$t_{1/2}$），即可求得消除速率常数 k_e。半衰期在临床指导用药方案制定时有重要意义（图 1）。

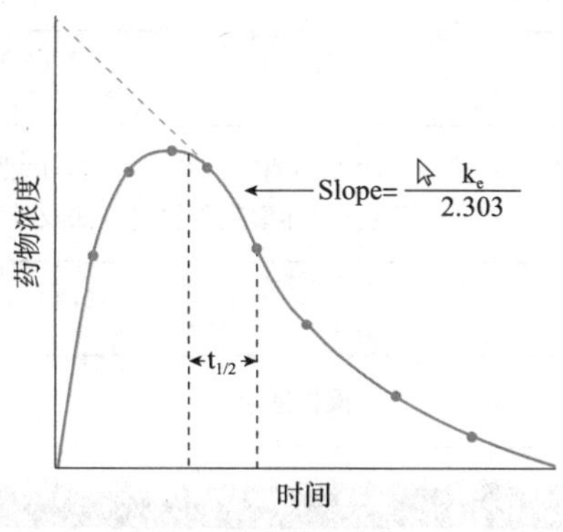

图1　药物的半衰期

测定原理：磺胺类药物在酸性溶液中，可与亚硝酸钠发生重氮反应，生成重氮盐，此盐在碱性溶液中，与酚类化合物（麝香草酚）起偶联反应，形成橙色的偶氮化合物。利用光电比色法测定给药前后不同时间血浆药物浓度的变化，可计算药物的血浆半衰期。具体反应过程如下（图 2）。

NH_2 / SO_2NHR —$NaNO_2$, CCl_3COOH→ $N{=}N{-}Cl$ / SO_2NHR ＋ H_3C, OH, $CH(CH_3)_2$ —NaOH→ ONa, $CH(CH_3)_2$, $N{=}N$, H_3C, SO_2NHR

（磺胺类药）　（重氮盐）　（麝香草酚）　（橙色偶氮化合物）

图2　磺胺类药物在酸性溶液中的反应过程

续表

【通关检测】

1. 药物血浆半衰期是（　　）

A. 药物的稳态血药浓度下降一半所需时间　　B. 药物的有效血药浓度下降一半所需时间

C. 组织中药物浓度下降一半所需时间　　D. 血浆中药物浓度下降一半所需时间

2. 按一级动力学消除的药物，其半衰期（　　）

A. 随给药剂量而变　　B. 随血药浓度而变　　C. 固定不变　　D. 随药物剂型而变

3. 某药物在体内按照一级动力学消除，在吸收达到高峰后取血 2 次，测其血浆浓度分别为 150 μg/mL 及 18.75 μg/mL，两次取血间隔时间为 9 h，该药物半衰期为（　　）

A. 1 h　　B. 2 h　　C. 2.5 h　　D. 3 h

【通关检测答案】

实验器材

分光光度计、离心机、计算器、兔固定箱、烧杯（50 mL）、试管（10 mL）、试管架、注射器（5 mL）、吸管、20% 磺胺嘧啶钠、0.1% 肝素生理盐水、7.5% 三氯醋酸溶液、0.5% 麝香草酚、0.5% 亚硝酸钠、20% 氢氧化钠、蒸馏水等。

实验内容

通过对磺胺嘧啶钠在给药后不同时间血浆药物浓度的测定，绘制其药 – 时曲线，计算药物血浆半衰期。一方面训练学生严谨的实验设计思维，另一方面学习药物血浆半衰期的测定方法及其临床意义。

实验流程

步骤	操作图示	文字说明
实验准备	单选题 选择本次实验要用到的动物（ ） A. 家兔　B. 大鼠　C. 蟾蜍　D. 小鼠 确定	【职业素养】 严谨求实

续表

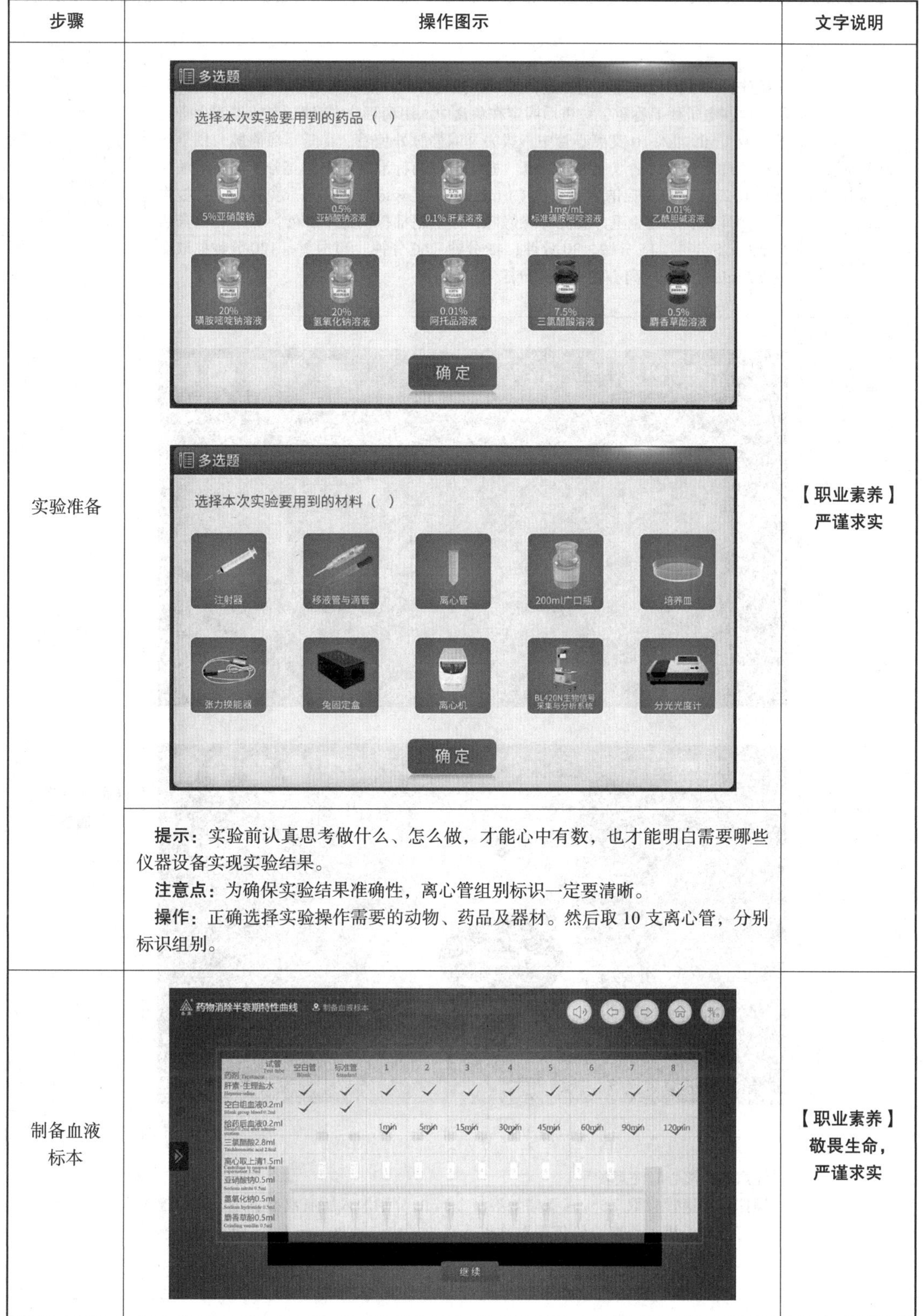

步骤	操作图示	文字说明
实验准备	（见上图）	【职业素养】 严谨求实
	提示：实验前认真思考做什么、怎么做，才能心中有数，也才能明白需要哪些仪器设备实现实验结果。 **注意点：**为确保实验结果准确性，离心管组别标识一定要清晰。 **操作：**正确选择实验操作需要的动物、药品及器材。然后取 10 支离心管，分别标识组别。	
制备血液标本	（见上图）	【职业素养】 敬畏生命， 严谨求实

续表

步骤	操作图示	文字说明
制备血液标本	**操作：**一手抓兔颈部皮毛提起，另一手托其臀部，使兔呈坐位，重量放在臀部，将其放在电子秤上称重，称重后固定在兔盒中。用滴管分别吸取 0.1% 肝素生理盐水溶液 1 mL 加入 10 支离心管中。拔去耳缘静脉处兔毛，暴露耳缘静脉，用酒精棉棒消毒下针处，抽取血液 0.2 mL，置于空白与标准试管中，充分摇匀。用注射器抽取 20% 磺胺嘧啶钠溶液适量（1 mL/kg），经耳缘静脉注入家兔体内；再拔去另一侧耳缘静脉处兔毛，暴露耳缘静脉，用酒精棉棒消毒下针处，分别在给药后 1 分钟、5 分钟、15 分钟、30 分钟、45 分钟、60 分钟、90 分钟、120 分钟抽取血液 0.2 mL 置于相应离心管中，充分摇匀。	【职业素养】 敬畏生命， 严谨求实
脱蛋白	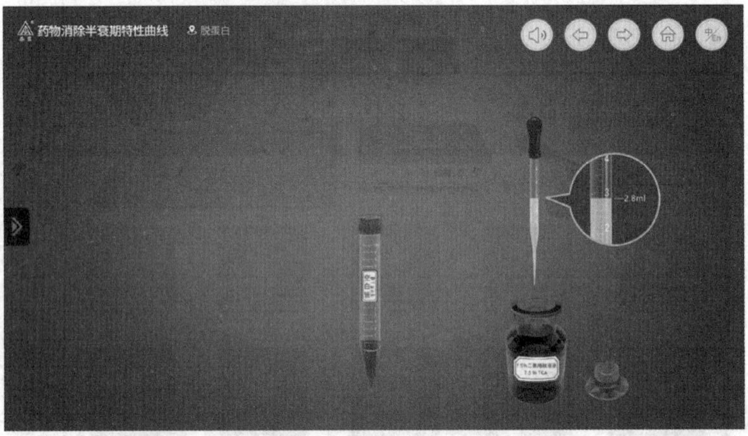 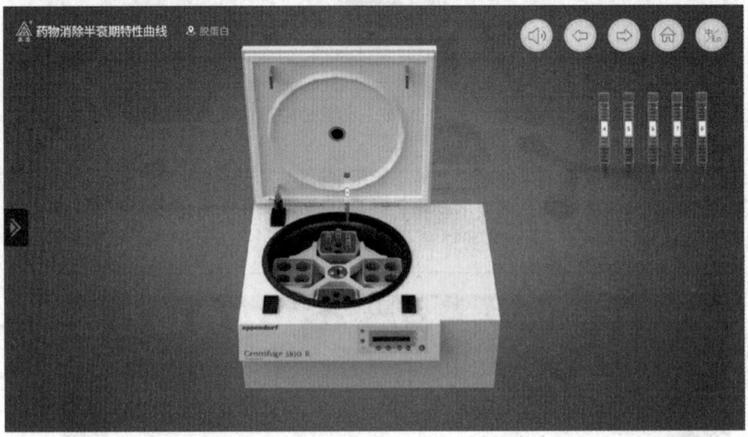 **注意点：**离心时注意配平。 **操作：**用滴管吸取 7.5% 三氯醋酸溶液 2.8 mL 分别加入所有离心管中，充分摇匀。打开离心机，将离心管依序对称放入离心机中，3 000 rpm 离心 10 分钟，然后取出放在试管架上。	【职业素养】 严谨求实

续表

<table>
<tr><th>步骤</th><th>操作图示</th><th>文字说明</th></tr>
<tr><td rowspan="2">重氮化及偶联呈色</td><td> 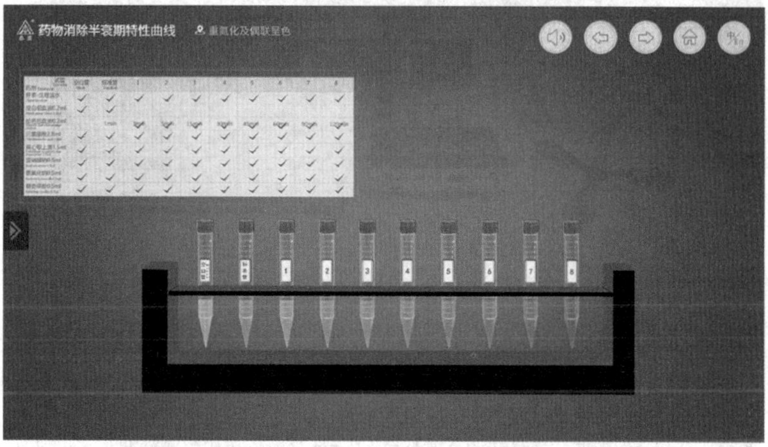</td><td rowspan="2">【职业素养】
严谨求实，
耐心细致</td></tr>
<tr><td>注意点：一定按照顺序加入相应的试剂。
操作：用吸管吸取空白管及 1 ～ 8 号管中的上清液 1.5 mL 置于对应的新管中；将标准管中的上清液吸取 1.4 mL 置于对应新管中，用移液器吸取 1 mg/mL 的标准磺胺嘧啶钠溶液 0.1 mL 置于新的标准管中。用移液器先后分别吸取 0.5 mL 的 0.5% 的亚硝酸钠溶液、0.5 mL 的 20% 氢氧化钠、0.5 mL 的 0.5% 麝香草酚溶液置各管中，充分摇匀。</td></tr>
<tr><td>绘制药－时曲线</td><td> 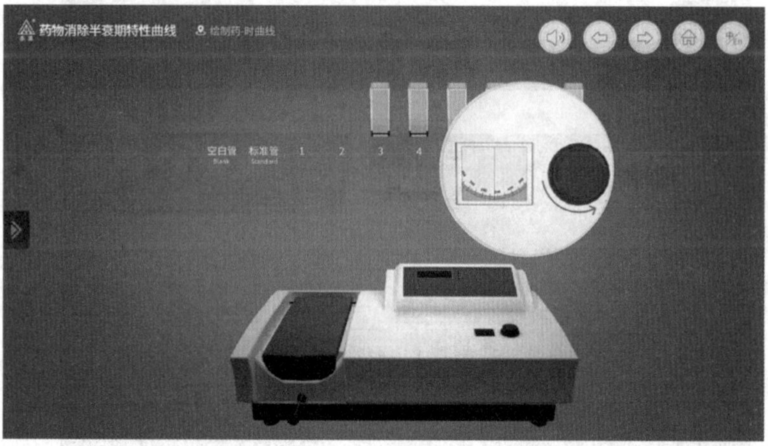</td><td>【职业素养】
严谨求实</td></tr>
</table>

续表

<table>
<tr><th>步骤</th><th>操作图示</th><th>文字说明</th></tr>
<tr><td rowspan="2">绘制药－时曲线</td><td> 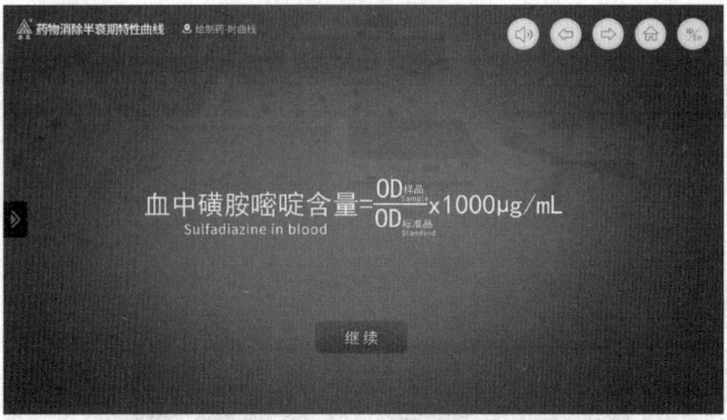药物消除半衰期特性曲线 绘制药-时曲线
$$血中磺胺嘧啶含量=\frac{OD_{样品\ Sample}}{OD_{标准品\ Standard}}\times 1000\mu g/mL$$
Sulfadiazine in blood
继续</td><td rowspan="3">【职业素养】
严谨求实</td></tr>
<tr><td>注意点：比色皿在使用过程中不能碰到透光面。
操作：打开分光光度计预热并调节波长至 525 nm 处，依次用待测液润洗比色皿 3 次，将各管液体倒入对应编号的比色皿中，至比色皿容量的 3/4 处。分光光度计经调 0 和调 100 后，将标准品和样品管放入分光光度计中测定吸光度值。计算出不同时间点取样血液中药物含量，绘制药－时曲线。</td></tr>
<tr><td>实验结果与分析</td><td> 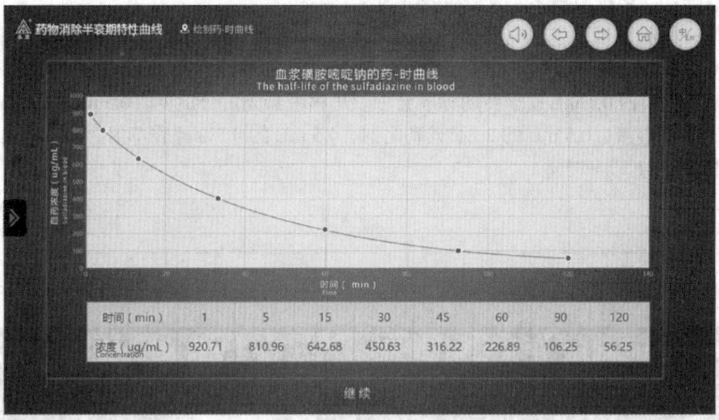药物消除半衰期特性曲线 绘制药-时曲线
血浆磺胺嘧啶钠的药-时曲线
The half-life of the sulfadiazine in blood
时间（min）Time

<table>
<tr><td>时间（min）</td><td>1</td><td>5</td><td>15</td><td>30</td><td>45</td><td>60</td><td>90</td><td>120</td></tr>
<tr><td>浓度（ug/mL）Concentration</td><td>920.71</td><td>810.96</td><td>642.68</td><td>450.63</td><td>316.22</td><td>226.89</td><td>106.25</td><td>56.25</td></tr>
</table>
继续

药物消除半衰期特性曲线 半衰期的计算
按照一级动力学消除的药物半衰期计算公式计算半衰期：
$$t_{1/2}=\frac{0.693}{k_e}$$
式中Ke为一级动力学的消除速率常数，k_e=2.303*斜率，而斜率=（lgC_1-lgC_2）/T。因此：
$$t_{1/2}=\frac{0.301}{(lgC_1-lgC_2)/T}$$
式中，T为给药后2次取血的间隔时间，C_1、C_2分别为给药后第1次和第2次取血的药物浓度。
因此根据任意两次时间点所测的血药浓度，可计算出药物血浆半衰期$t_{1/2}$。
继续</td></tr>
</table>

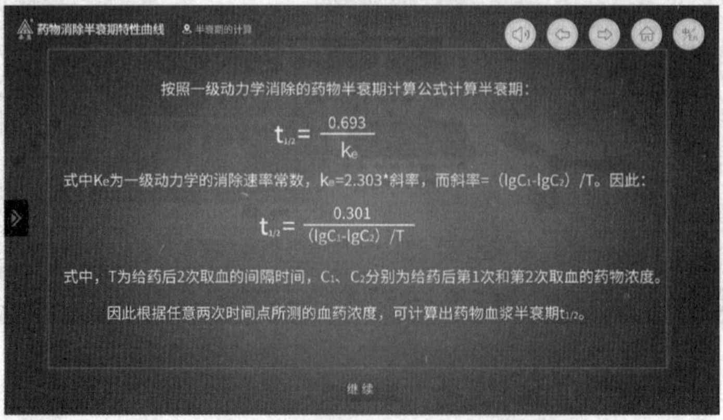

续表

步骤	操作图示	文字说明
实验结果与分析	**操作：**根据磺胺嘧啶钠在给药后不同时间血浆药物浓度的变化，可绘制其药－时曲线，并计算其血浆半衰期。	
测试报告	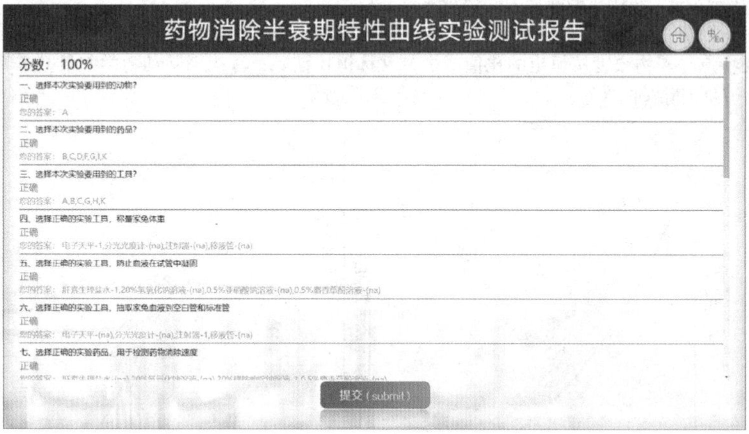 药物消除半衰期特性曲线实验测试报告 分数：100% 一、选择本次实验要用到的动物？ 正确 您的答案：A 二、选择本次实验要用到的药品？ 正确 您的答案：B,C,D,F,G,I,K 三、选择本次实验要用到的工具？ 正确 您的答案：A,B,C,G,H,K 四、选择正确的实验工具，称量家兔体重 正确 您的答案：电子天平-1,分光光度计-(na),注射器-(na),移液管-(na) 五、选择正确的实验工具，防止血液在试管中凝固 正确 六、选择正确的实验工具，抽取家兔血液到空白管和标准管 正确 您的答案：电子天平-(na),分光光度计-(na),注射器-1,移液管-(na) 七、选择正确的实验药品，用于检测药物消除速度 正确 提交（submit） **提示：**通过测试报告及时知晓实验情况，并找出不足，努力改进。 **操作：**按照测试步骤完成测试。	【职业素养】 严谨求实

实验总结

通过实验你有哪些收获？请梳理写下来。

1. 理论

2. 技能

3. 素质

续表

知识拓展
药物消除动力学模型 消除动力学是研究体内药物浓度变化速率的规律，可用下述微分方程表示：$dC/dt=-kC^n$（其中 C 为药物浓度，t 为时间，k 为消除速率常数，n 代表消除动力学级数）。 当 n=1 时，即为一级消除动力学，当 n=0 时，即为零级消除动力学，药物消除动力学模型即指这两种。一级消除动力学的最主要特点是药物浓度按恒定的比值减少，又称恒比消除；零级消除动力学的最基本特点为药物浓度按恒量衰减，又称恒量消除（图 3）。 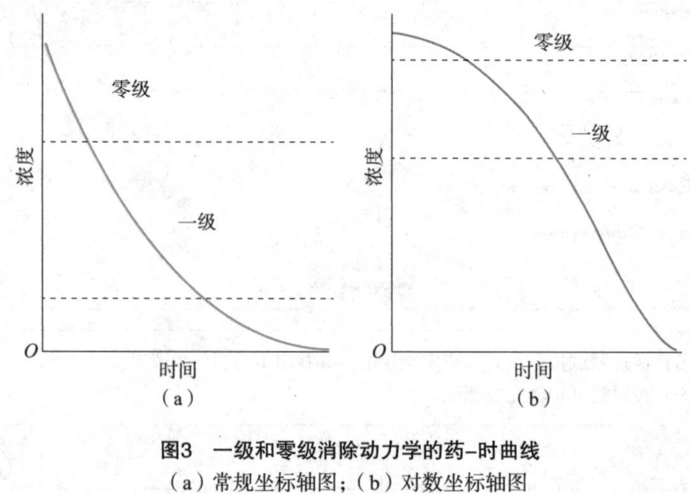 **图3　一级和零级消除动力学的药-时曲线** （a）常规坐标轴图；（b）对数坐标轴图

（李旻、周莉）

实验项目四　药物剂量对药物血药浓度的影响

实验目标

素养目标	1. 具有严谨求实的态度和敬畏生命的职业素养。 2. 具有理论联系实际，用药物在体内过程知识分析临床案例，发现并解决临床问题的能力。
知识目标	1. 掌握影响药物血药浓度的因素。 2. 熟悉给药剂量与血药浓度的关系。 3. 了解血药浓度测定方法。
技能目标	1. 掌握家兔静脉注射、取血等基本手术操作。 2. 能操作离心机，正确连接仪器设备，设置实验参数。 3. 能观察不同给药剂量对药物血药浓度的影响。

情境导入

患儿，女，3 岁，哮喘发作期。由于哮喘患儿需要使用吸入性激素控制症状，鉴于其年龄小无法单独使用布地奈德粉吸入剂的装置，医师让家长购买储雾罐并交代布地奈德粉吸入剂和储雾罐配合使用。患儿再次复诊时，医师发现患儿按照成人的吸入方式使用激素吸入装置，导致激素吸入量不足，哮喘控制不理想。

请思考：本案例中造成患者用药后效果不佳的原因是什么？为避免此种情况出现，应该怎么做？

理论基础

药物作用的强度与药物在血浆中的浓度成正比，药物在体内的浓度随着时间而变化。在一定剂量范围内，药物剂量的大小与血药浓度高低成正比，亦与药效的强弱有关（图 1）。

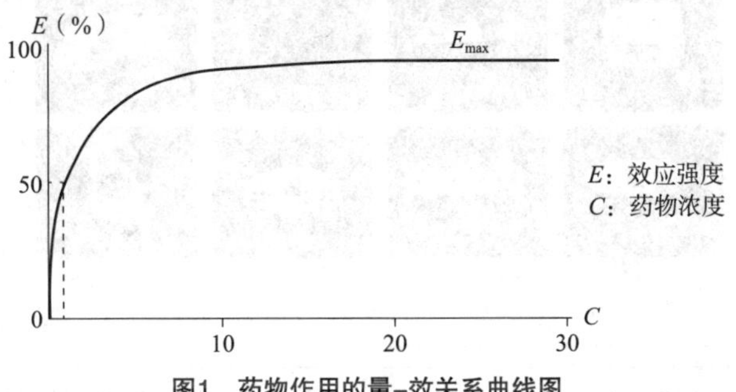

图1　药物作用的量-效关系曲线图

【通关检测】

1. 静脉给药磺胺嘧啶钠后，其体内血药浓度变化过程是（　　）

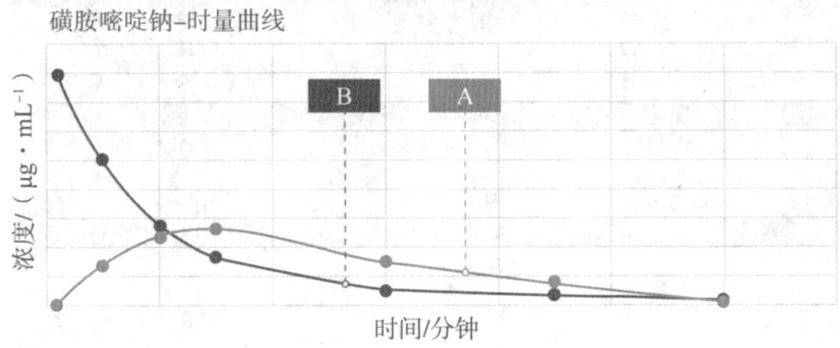

2. 简述对药物血药浓度影响的因素有哪些？

续表

【通关检测答案】

实验器材

分光光度计、离心机、计算器、兔固定箱、烧杯（50 mL）、试管（10 mL）、试管架、注射器（5 mL）、吸管、20%磺胺嘧啶钠溶液、0.1%肝素生理盐水、7.5%三氯醋酸溶液、0.5%麝香草酚、0.5%亚硝酸钠、20%氢氧化钠、蒸馏水等。

实验内容

采用对家兔静脉注射不同浓度的药物，观察血药浓度的变化来探究不同给药剂量对血药浓度的影响，一方面训练学生严谨的实验设计思维，另一方面学习影响药物血药浓度的因素。

实验流程

步骤	操作图示	文字说明
实验准备	**提示：**实验前认真思考做什么、怎么做，才能心中有数，也才能明白需要哪些仪器设备实现实验结果。 **操作：**正确准备实验操作需要的动物、试剂及仪器。	**【职业素养】** **严谨求实**
标记分组		**【职业素养】** **耐心细致**

续表

步骤	操作图示	文字说明
标记分组	**注意点：**务必将分组标记记录清楚，以免造成实验结果错误。 **操作：**选取 5 只体重相近的健康家兔标记分组。	**【职业素养】** **耐心细致**
称重固定	**操作：**一只手提兔颈部皮毛，一手托住其臀部，将家兔提起至电子秤上称重，按照以上方法对各组家兔进行称重，然后将家兔固定在兔固定箱中。	**【职业素养】** **珍爱生命**
给药前采血	**注意点：**采血前所有离心管中均加入 1 mL 的 0.1% 肝素生理盐水。 **操作：**去除家兔耳缘静脉处兔毛，暴露耳缘静脉，用酒精棉棒消毒下针处，抽取血液 0.2 mL，置于空白管与标准管中，充分摇匀。按照以上方法对其他家兔进行给药前采血。	**【职业素养】** **敬畏生命**
耳缘静脉给药	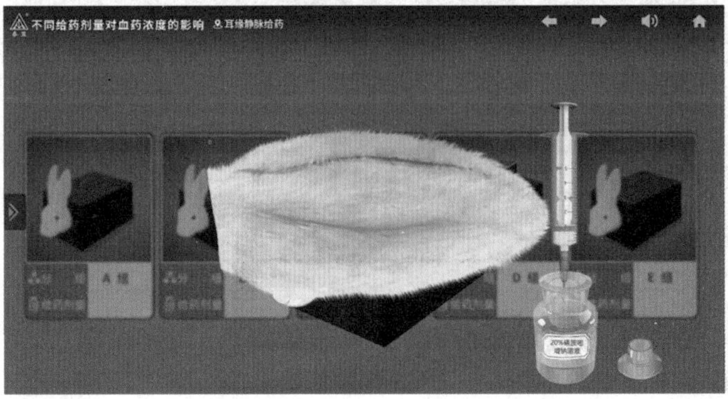	**【职业素养】** **敬畏生命，** **耐心细致**

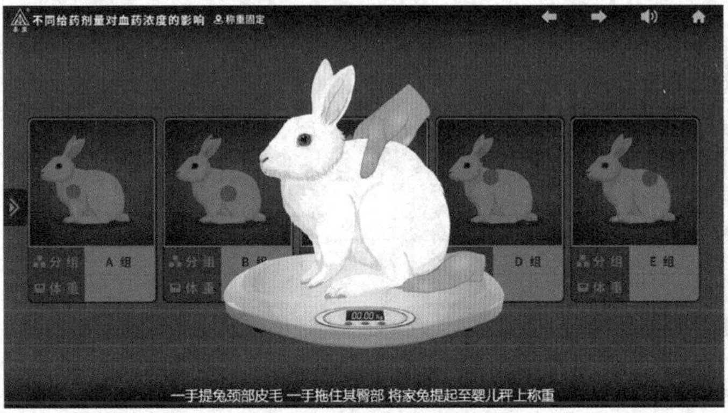

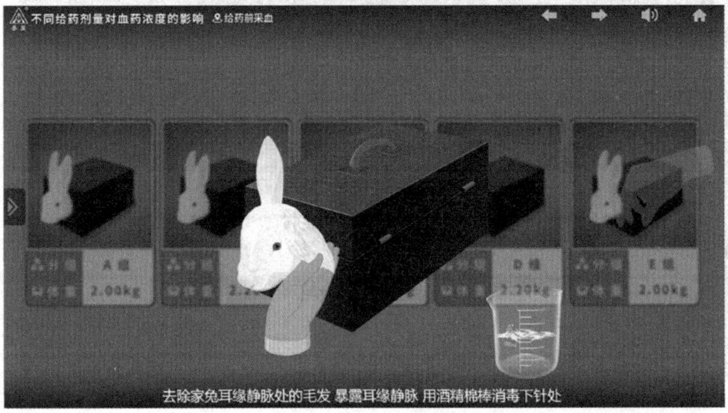

续表

步骤	操作图示	文字说明
耳缘静脉给药	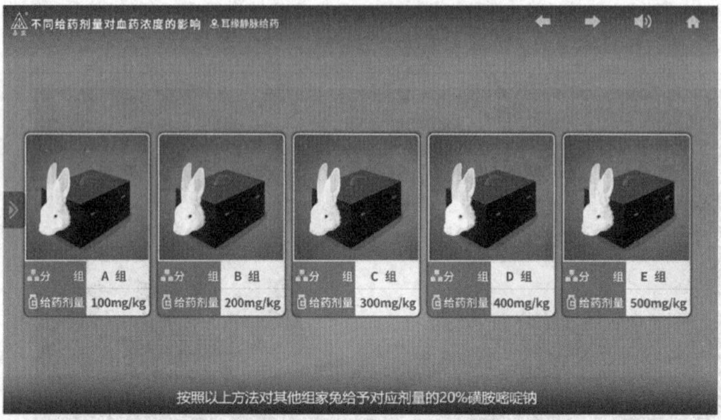	【职业素养】 敬畏生命、 耐心细致
	操作：拔去另一侧耳缘静脉处兔毛，暴露耳缘静脉，用酒精棉棒消毒下针处，使用注射器吸取设定剂量的 20% 磺胺嘧啶钠溶液注入各组家兔体内。	
分时段采血	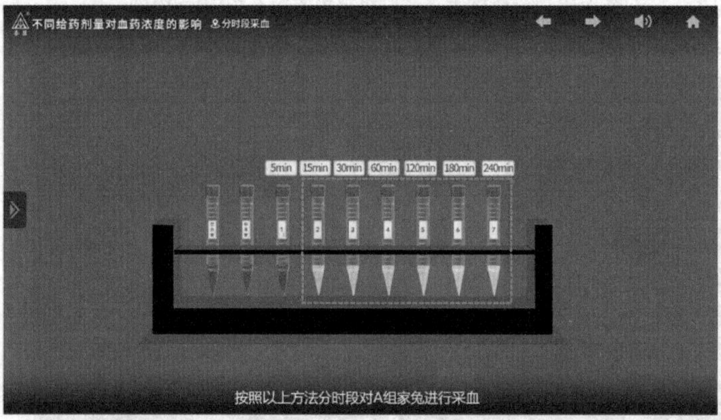	
	注意点：对各组试管务必做好相应标记，以免造成实验结果错乱。 **操作：**分别在给药后 5 分钟、15 分钟、30 分钟、60 分钟、120 分钟、180 分钟、240 分钟，对各组家兔采血，每次采血 0.2 mL，置于相对应试管中，充分摇匀。	【职业素养】 严谨求实
脱蛋白	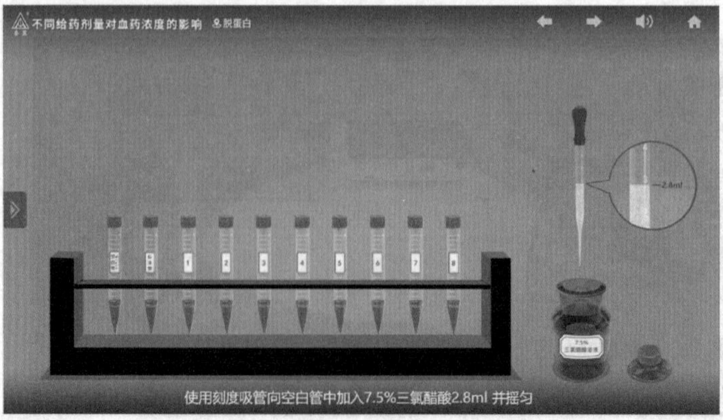	

续表

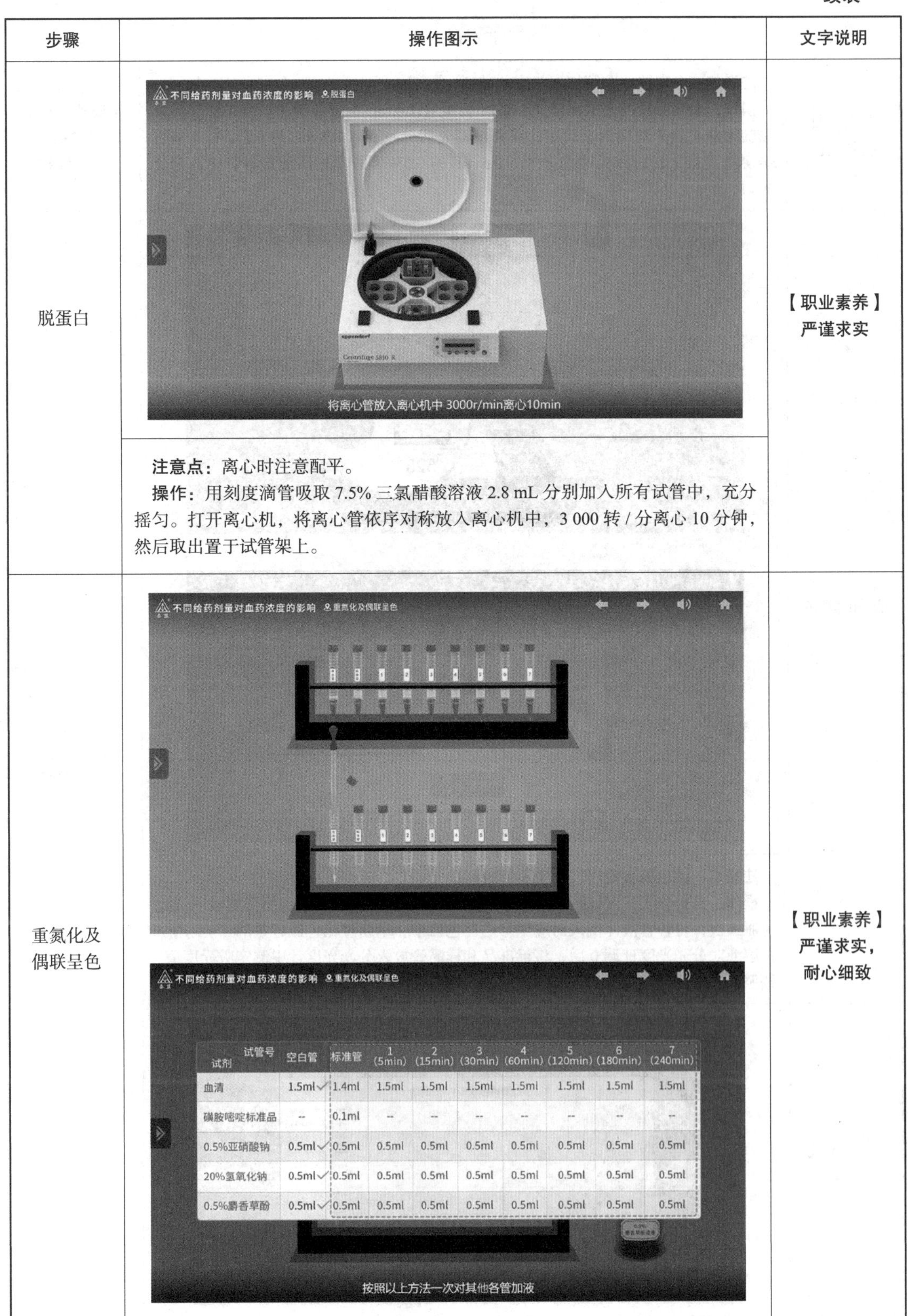

试剂 \ 试管号	空白管	标准管	1 (5min)	2 (15min)	3 (30min)	4 (60min)	5 (120min)	6 (180min)	7 (240min)
血清	1.5ml	1.4ml	1.5ml	1.5ml	1.5ml	1.5ml	1.5ml	1.5ml	1.5ml
磺胺嘧啶标准品	--	0.1ml	--	--	--	--	--	--	--
0.5%亚硝酸钠	0.5ml	0.5ml	0.5ml	0.5ml	0.5ml	0.5ml	0.5ml	0.5ml	0.5ml
20%氢氧化钠	0.5ml	0.5ml	0.5ml	0.5ml	0.5ml	0.5ml	0.5ml	0.5ml	0.5ml
0.5%麝香草酚	0.5ml	0.5ml	0.5ml	0.5ml	0.5ml	0.5ml	0.5ml	0.5ml	0.5ml

步骤	操作图示	文字说明
脱蛋白	（图示） **注意点：**离心时注意配平。 **操作：**用刻度滴管吸取 7.5% 三氯醋酸溶液 2.8 mL 分别加入所有试管中，充分摇匀。打开离心机，将离心管依序对称放入离心机中，3 000 转 / 分离心 10 分钟，然后取出置于试管架上。	**【职业素养】** **严谨求实**
重氮化及偶联呈色	（图示）	**【职业素养】** **严谨求实，** **耐心细致**

续表

<table>
<tr><th>步骤</th><th>操作图示</th><th>文字说明</th></tr>
<tr><td>重氮化及偶联呈色</td><td>注意点：一定按照顺序加入相应的试剂。
操作：取离心后的上层血清 1.5 mL（标准管 1.4 mL 上层血清 +0.1 mL 标准磺胺嘧啶溶液）置于对应的新管中，用移液器先后分别吸取 0.5 mL 的 0.5% 的亚硝酸钠溶液、0.5 mL 的 20% 氢氧化钠、0.5 mL 的 0.5% 麝香草酚溶液置各管中，充分摇匀。</td><td>【职业素养】
严谨求实，
耐心细致</td></tr>
<tr><td rowspan="2">吸光度测定</td><td>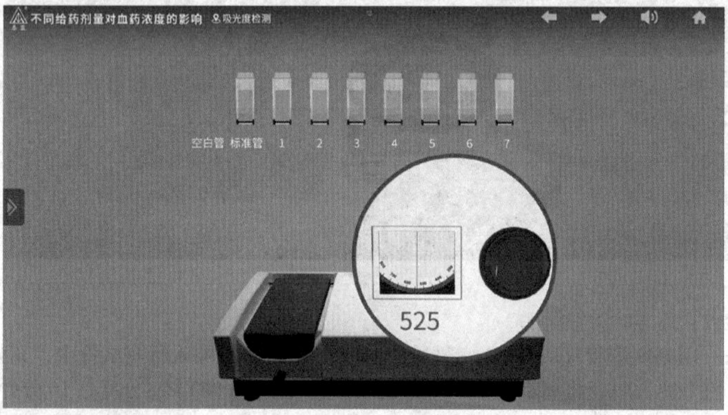

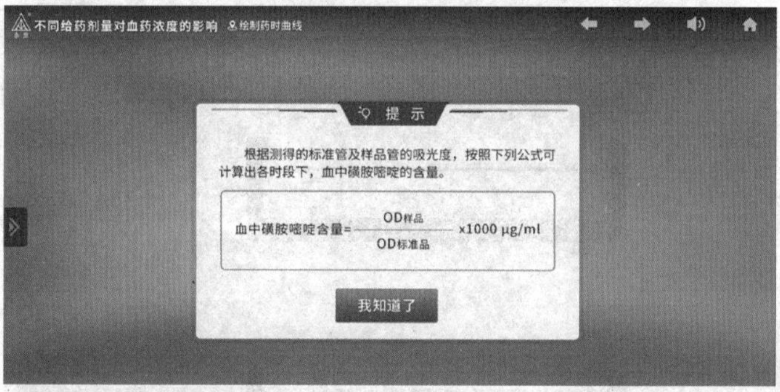
</td><td rowspan="2">【职业素养】
严谨求实</td></tr>
<tr><td>注意点：比色皿在使用过程中不能碰到透光面。
操作：打开分光光度计预热并调节测定波长至 525 nm 处，依次用待测液润洗比色皿 3 次，将各管液体倒入对应编号的比色皿中，不超过比色皿容量的 3/4。用空白溶液对分光光度计调 0 后，将标准品和样品管放入分光光度计中测定吸光度值，按照公式计算出不同时间点取样血液中药物的含量。</td></tr>
<tr><td>绘制药 - 时曲线</td><td>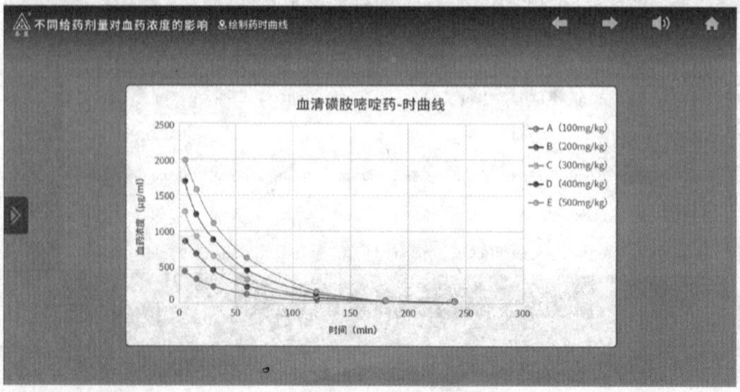
</td><td></td></tr>
</table>

续表

步骤	操作图示	文字说明
绘制药－时曲线	**操作：**按照上述方法计算出各组动物不同时间点血液中药物浓度，根据计算结果依次绘制各组的药－时曲线。	
实验结果与分析	**操作：**根据不同给药浓度磺胺嘧啶钠的药－时曲线，分析实验结果。	【职业素养】严谨求实
测试报告	**提示：**通过测试报告及时知晓实验情况，并找出不足，努力改进。 **操作：**按照测试步骤完成测试。	

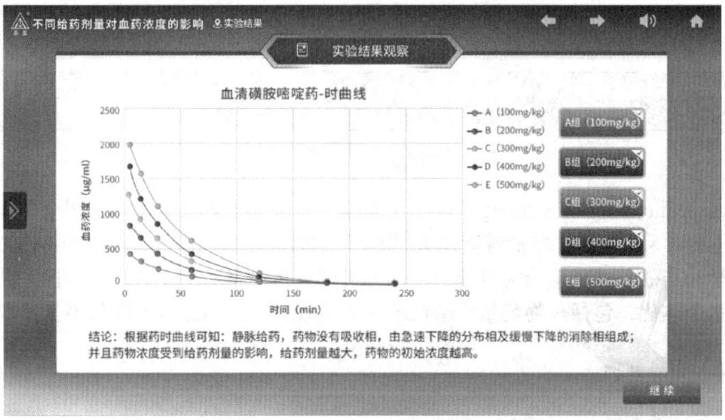

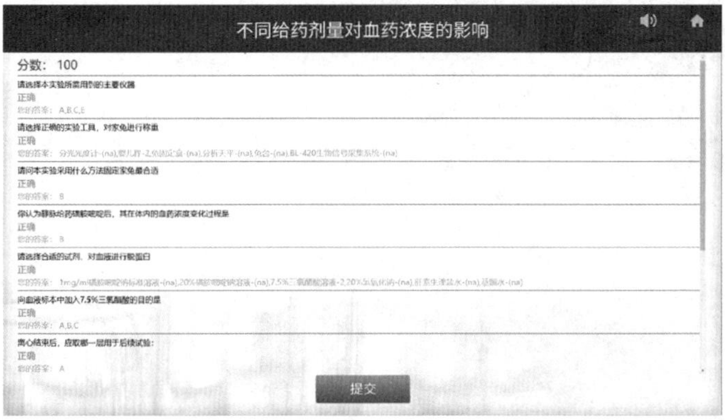

实验总结

通过实验你有哪些收获？请梳理写下来。

1. 理论

2. 技能

续表

3. 素质
知识拓展
治疗药物监测 治疗药物监测（Therapeutic Drug Monitoring，TDM）是指在临床进行药物治疗过程中，观察药物疗效的同时，定时采集患者的血液（有时采集尿液、唾液等液体），测定其中的药物浓度，探讨药物的体内过程，以便根据患者的具体情况，以药动学和药效学基础理论为指导，借助先进的分析技术与电子计算机手段，并利用药代动力学原理和公式，使给药方案个体化，包括药物剂量、给药时间和途径，以提高疗效和降低不良反应，从而达到有效而安全治疗的目的。

（李旻、周莉）

实验项目五　给药途径对药物作用的影响

实验目标	
素养目标	1. 具有严谨求实的态度和敬畏生命的职业素养。 2. 具有理论联系实际，用药物代谢动力学的知识分析临床案例，发现并解决临床问题的能力。
知识目标	1. 掌握给药途径对药效的影响。 2. 熟悉不同给药途径药物起效的快慢。 3. 了解常见的药物剂型。
技能目标	1. 能完成家兔灌胃、静脉采血等操作。 2. 能观察实验动物肌张力、呼吸、活动情况。

情境导入

患儿，男，1 个月，主诉：鼻出血 1 天。

查体：鼻衄，四肢瘀点瘀斑。

实验室检查：凝血酶原时间（PT）>100 s，白陶土部分凝血活酶时间（KPTT）>100 s。

诊断：维生素 K 缺乏。医生给予静脉注射维生素 K_1 治疗。患儿用药 1 分钟后出现气促、喘憋，15 分钟后出现红色皮疹。停药后，不良反应的症状、体征消失。

分析：维生素 K_1 注射液一般应采用肌内和皮下注射的给药途径，特殊情况下患者可使用静脉注射。静脉注射时宜缓慢，给药速度不应超过 1 mg/ 分；静注过快（超过 5 mg/ 分）可引起面部潮红、出汗、支气管痉挛、心动过速、低血压等。结合本例情况应属于错误的给药途径。

由此可见，在临床使用过程中，随意改变给药途径带来的医疗风险大大增加，因此务必注意给药途径对药物疗效的影响。

理论基础

药物采用不同的给药途径可能会产生不同的作用和用途。本实验采用 5% 的硫酸镁试剂，硫酸镁可因给药途径不同产生不同药理作用。口服给药时，其 SO_4^{2-}、Mg^{2+} 在肠道内难被吸收，产生的肠内容物高渗又可抑制肠内水分的吸收，增加肠腔容积、扩张肠道，刺激肠蠕动，有导泻作用。静脉注射硫酸镁后，体内的镁离子和钙离子化学性质相似，镁离子可特异地竞争钙离子受体，拮抗钙离子的作用，从而抑制中枢及外周神经系统，使骨骼肌、心肌、血管平滑肌松弛，产生肌肉松弛和降压作用，临床上主要用于缓解子痫、破伤风等的惊厥症状（图 1）。

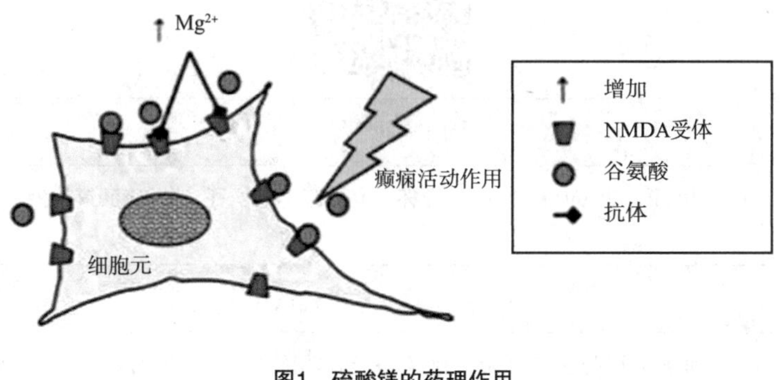

图1　硫酸镁的药理作用

续表

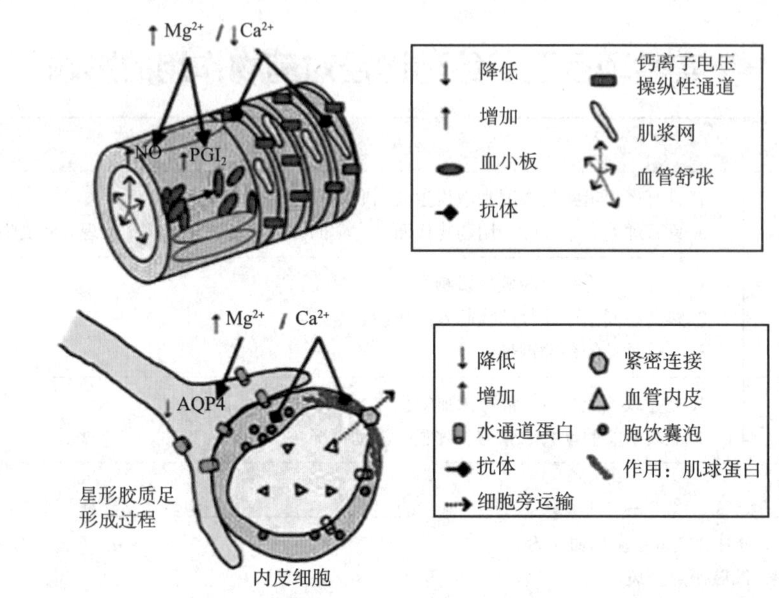

NO：一氧化氮　Mg^{2+}：镁离子　Ca^{2+}：钙离子　AQP4：水通道蛋白　PGI_2：前列腺素I_2

图1　硫酸镁的药理作用（续图）

【通关检测】

1. 关于硫酸镁的说法错误的是（　　）
   A. 硫酸镁为导泻、利胆、降压和抗惊厥药　　B. 口服易于吸收，具有泻下作用
   C. 镁盐能引起十二指肠分泌缩胆囊素　　D. 注射给药可使血中镁离子增加，使骨骼肌松弛
2. 家兔灌胃硫酸镁后，下列说法正确的是（　　）
   A. 给药后有腹泻现象　　B. 硫酸镁在消化道内难以吸收
   C. 可产生泻下作用　　D. 口服硫酸镁可产生抗惊厥作用

【通关检测答案】

实验器材

注射器（1 mL、5 mL、10 mL、20 mL）、250 mL 烧杯、灌胃管、电子秤、5% 硫酸镁溶液、2.5% 氯化钙溶液、温开水、纱布等。

实验内容

本实验分别对家兔口服和静脉注射硫酸镁溶液，观察其药物作用的差异，一方面训练学生严谨的实验设计思维，另一方面学习不同给药途径对药物作用的影响。

续表

<table>
<tr><th colspan="3">实验流程</th></tr>
<tr><th>步骤</th><th>操作图示</th><th>文字说明</th></tr>
<tr><td rowspan="2">实验准备</td><td>
多选题
选择本次实验要用到的材料（　）
注射器
灌胃管
纱布
婴儿秤
2.5%氯化钙溶液
5%硫酸镁溶液
250ml烧杯
温开水
确定</td><td rowspan="2">【职业素养】
严谨求实</td></tr>
<tr><td>提示：实验前认真思考做什么、怎么做，才能心中有数，也才能明白需要哪些仪器设备实现实验结果。
操作：正确准备实验操作需要的试剂及仪器等。</td></tr>
<tr><td rowspan="2">称重与分组</td><td>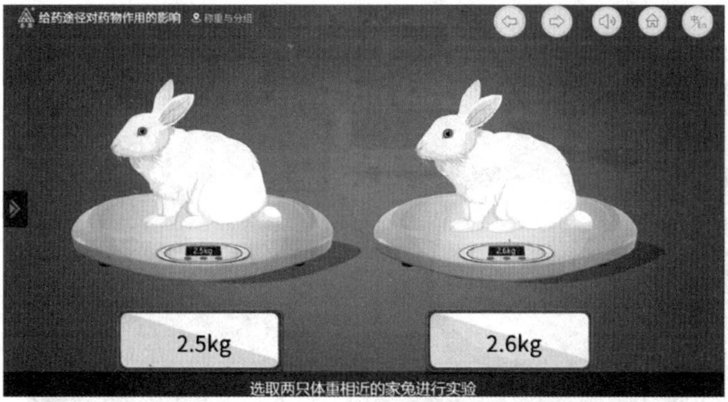
给药途径对药物作用的影响
称重与分组
2.5kg
2.6kg
选取两只体重相近的家兔进行实验</td><td rowspan="2">【职业素养】
珍爱生命</td></tr>
<tr><td>注意点：本实验家兔均为成年健康雄性，实验前 3 小时需禁食，它可使实验时间缩短，甚至影响到实验的成败。
操作：抓取家兔置于电子秤上进行称重，选取 2 只体重相近的家兔进行实验，然后对家兔进行分组标记。</td></tr>
<tr><td>给药前肌
张力观察</td><td>
给药途径对药物作用的影响
给药前肌张力观察
甲兔
A
乙兔
B
用手握住家兔的后肢 被动的屈拉</td><td>【职业素养】
敬畏生命</td></tr>
</table>

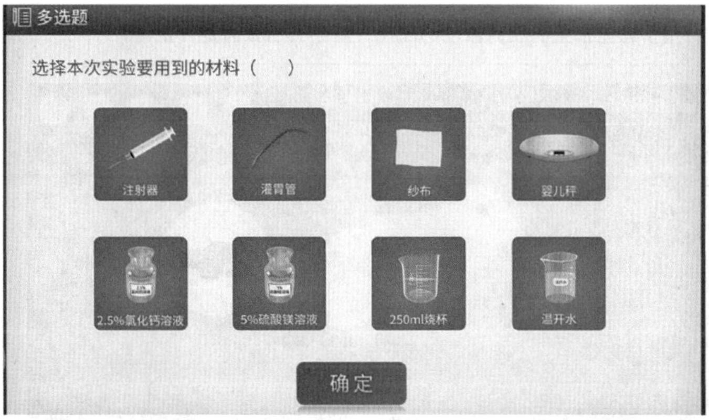

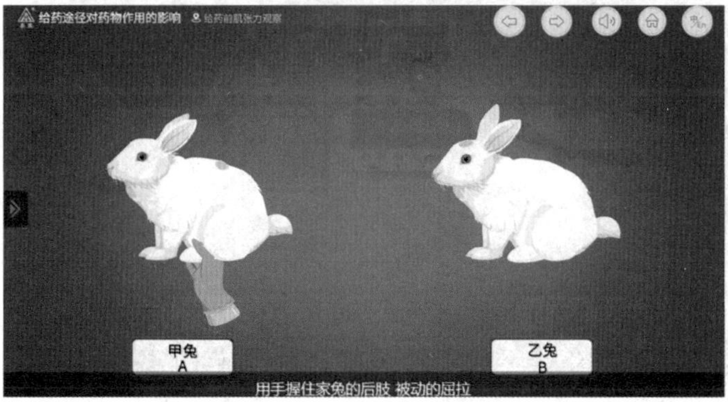

续表

步骤	操作图示	文字说明
给药前肌张力观察	**提示**：如果家兔肌张力较低，则不能使用该兔作为实验对象，否则将对实验结果有影响。 **操作**：用手握住家兔后肢，被动的屈拉，观察其肌张力是否正常。	**【职业素养】 敬畏生命**
给药前粪便观察	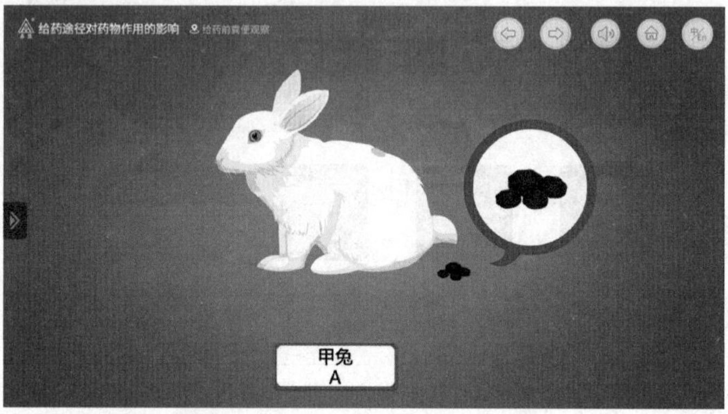	**【职业素养】 严谨求实， 耐心细致**
	提示：家兔大便应呈颗粒状。 **操作**：观察实验家兔大便是否正常。	
给药前呼吸观察	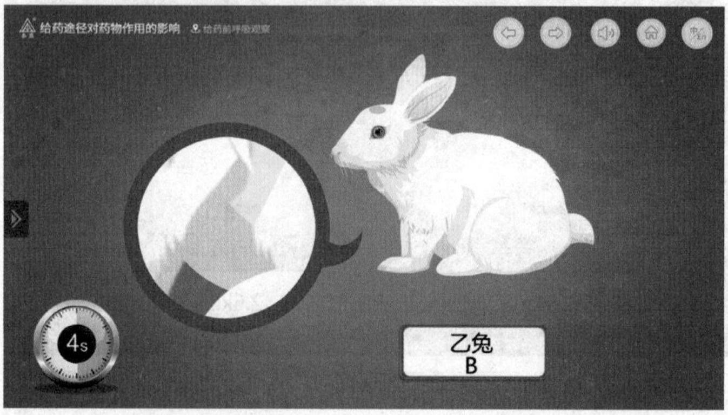	
	操作：在一定时长内数一数家兔呼吸次数，并记录下来。	
给药前活动观察	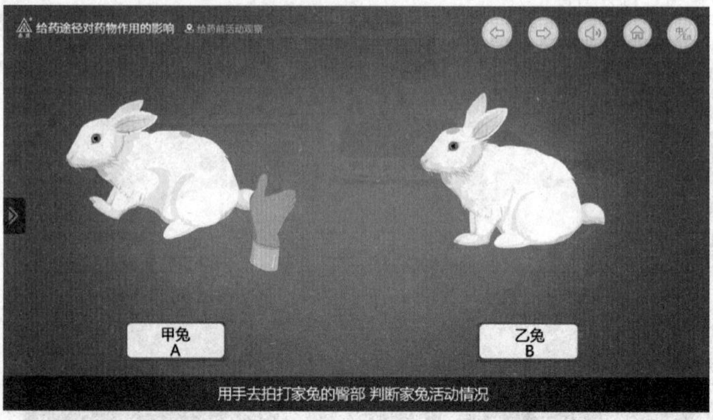	

续表

步骤	操作图示	文字说明
给药前活动观察	**操作：**用手去拍打家兔的臀部，判断家兔活动是否正常，活动正常则可以开展后续实验。	【职业素养】 严谨求实， 耐心细致
静脉给药	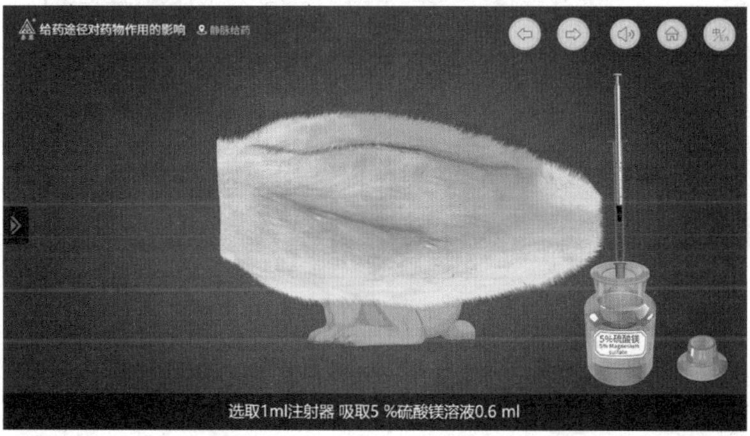 **注意点：**耳缘静脉注射速度应缓慢，快速注射可导致家兔死亡，观察不到实验指标。 **操作：**去除家兔耳缘静脉处兔毛，暴露耳缘静脉，用酒精棉棒消毒下针处，用注射器吸取 5% 硫酸镁溶液 0.6 mL，注入家兔甲体内。	【职业素养】 敬畏生命
插胃管	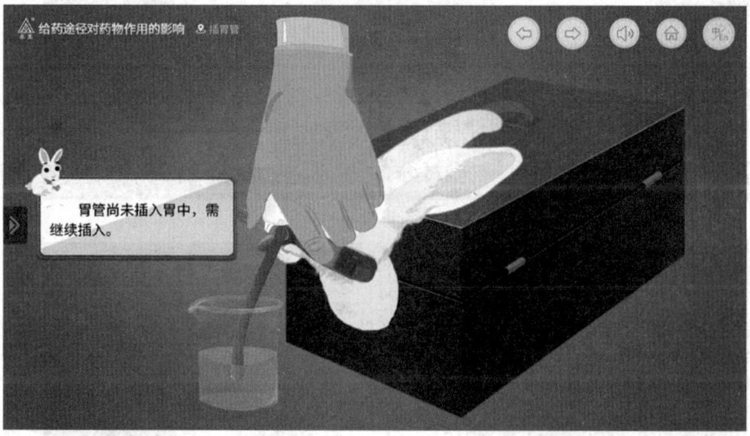 **注意点：**确认胃管插入胃内的标志是将胃管末端置于盛水的烧杯中，无气泡逸出；如有气泡逸出，则说明灌胃管误入气管，需拔出重新插。 **操作：**本操作须二人完成，其中一人先将家兔乙固定，另一人将开口器固定于兔口中，压住舌头，然后将灌胃管从开口器的小孔插入兔口中，再沿上腭壁顺食管方向送入胃内，插入动作要轻、慢，边插边密切关注动物的反应。	【职业素养】 严谨求实， 敬畏生命

续表

<table>
<tr><th>步骤</th><th>操作图示</th><th>文字说明</th></tr>
<tr><td rowspan="2">灌胃</td><td>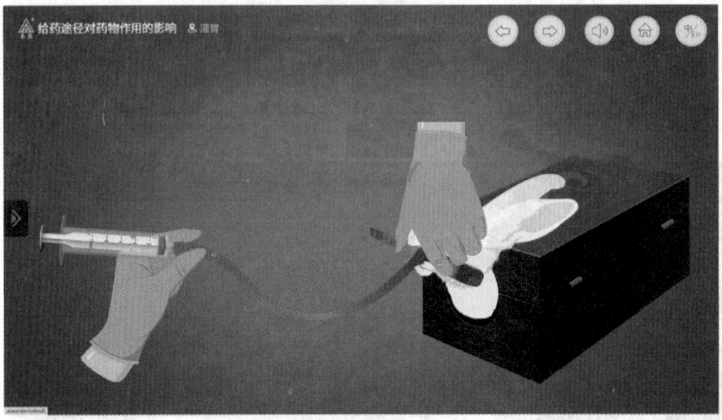
</td><td rowspan="2">【职业素养】
严谨求实，
敬畏生命</td></tr>
<tr><td>思考：灌完药物后，吸取 5 mL 温开水再进行灌胃的目的是什么？
注意点：灌胃时若很通畅，动物不挣扎，则说明已进入胃内。
操作：胃管插好后，用注射器吸取 5% 硫酸镁溶液 3 mL，将注射器连于灌胃管慢慢将药液推入，再吸取 5 mL 温开水慢慢推入，然后拔出胃管，取下开口器。</td></tr>
<tr><td>给药后，
观察
肌张力、
粪便、
呼吸、
活动情况</td><td>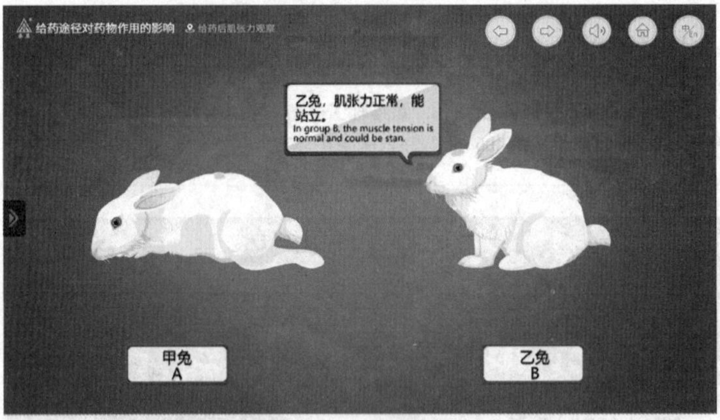

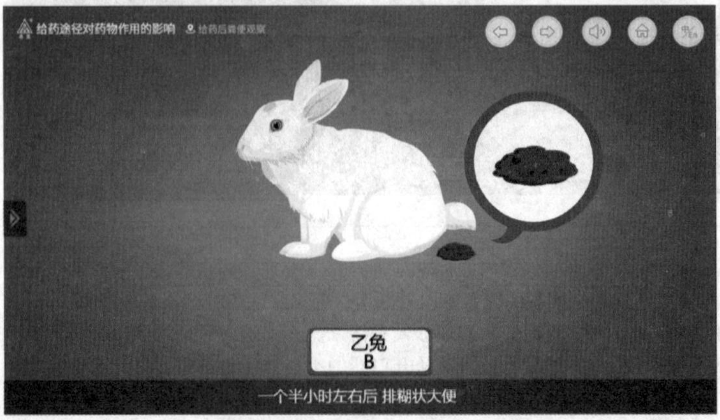
</td><td>【职业素养】
严谨求实，
耐心细致</td></tr>
</table>

续表

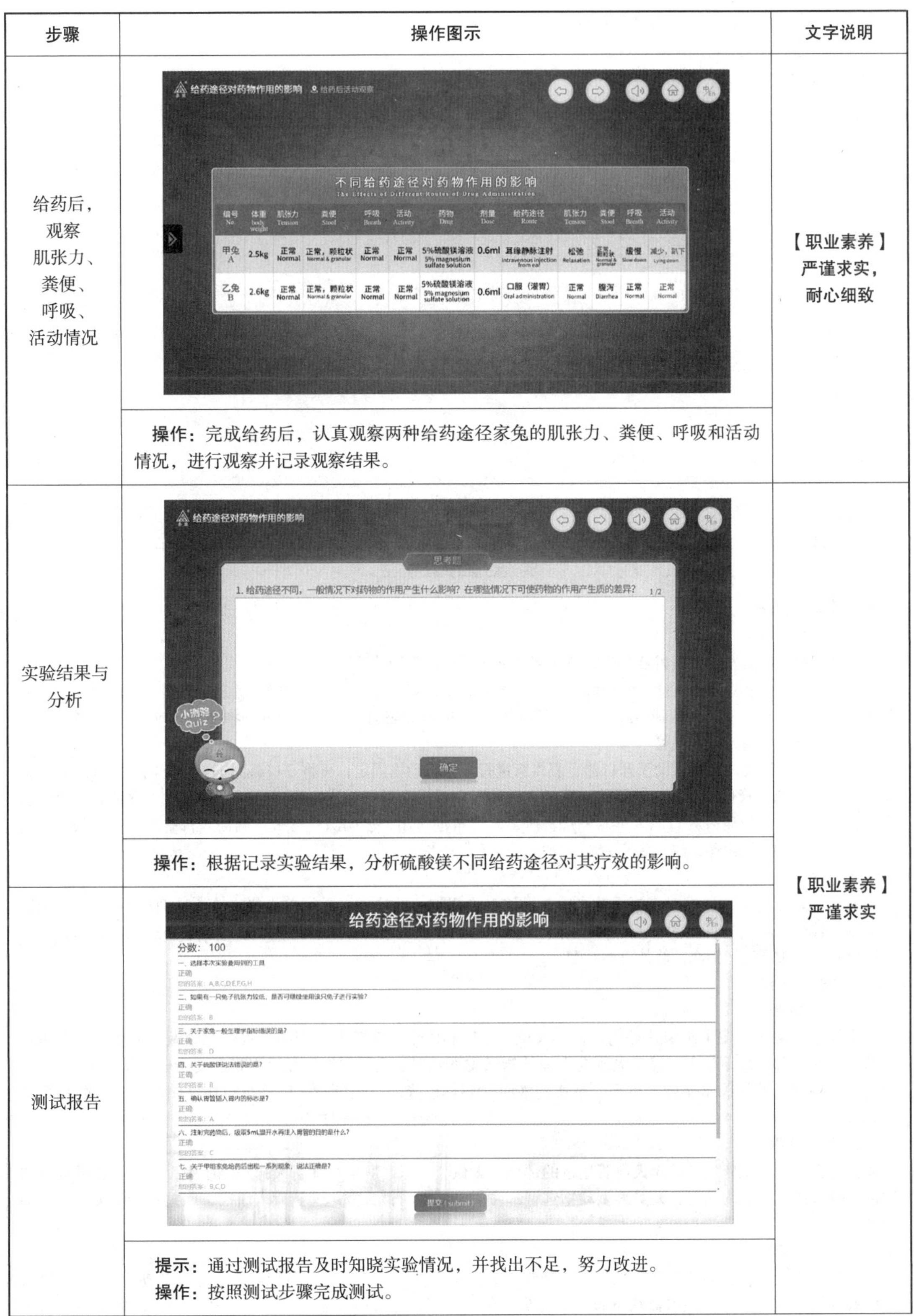

步骤	操作图示	文字说明
给药后，观察肌张力、粪便、呼吸、活动情况	（图示） **操作：**完成给药后，认真观察两种给药途径家兔的肌张力、粪便、呼吸和活动情况，进行观察并记录观察结果。	**【职业素养】** **严谨求实，耐心细致**
实验结果与分析	（图示） **操作：**根据记录实验结果，分析硫酸镁不同给药途径对其疗效的影响。	**【职业素养】** **严谨求实**
测试报告	（图示） **提示：**通过测试报告及时知晓实验情况，并找出不足，努力改进。 **操作：**按照测试步骤完成测试。	

续表

实验总结
通过实验你有哪些收获？请梳理写下来。 1. 理论 2. 技能 3. 素质
知识拓展
实验动物的给药方法 **一、经口给药法** （一）灌胃法 此法给药剂量准确，是借灌胃器将药物直接灌到动物胃内的常用给药法。 1. 鼠类　鼠类的灌胃器由特殊的灌胃针构成。左手固定鼠，右手持灌胃器，将灌胃针从鼠右口角插入口中，沿咽后壁慢慢插入食道，使其前端到达膈肌位置，灌胃针插入时应无阻力，如有阻力或动物挣扎则应退针或将针拔出，以免损伤、穿破食道或误入气管。 2. 兔、犬等　灌胃一般要借助于开口器、灌胃管进行。先将动物固定，再将开口器固定于上下门齿之间。然后将灌胃管（常用导尿管代替）从开口器的小孔插入动物口中，沿咽后壁而进入食道。插入后应检查灌胃管是否确实插入食道。可将灌胃管外开口放入盛水的烧杯中，若无气泡逸出，表明灌胃管被正确插入胃中，未误入气管。此时将注射器与灌胃管相连，注入药液。 （二）口服法 口服给药是把药物混入饲料或溶于饮水中让动物自由摄取。此法优点是简单方便，缺点是剂量不能保证准确，且动物个体间服药量差异较大。大动物在给予片剂、丸剂、胶囊剂时，可将药物用镊子或手指送到舌根部，迅速关闭口腔，将头部稍稍抬高，使其自然吞咽。 **二、注射给药法** （一）皮下注射 皮下注射一般选取皮下组织疏松的部位，大鼠、小鼠和豚鼠可在颈后肩胛间、腹部两侧做皮下注射；家兔可在背部或耳根部做皮下注射；猫、犬则在大腿外侧做皮下注射。皮下注射用左手拇指和食指轻轻提起动物皮肤，右手持注射器，使针头水平刺入皮下。推送药液时注射部位隆起。拔针时，以手指捏住针刺部位，可防止药液外漏。 （二）肌内注射 肌内注射一般选肌肉发达，无大血管通过的部位。大鼠、小鼠、豚鼠可注射大腿外侧肌肉；家兔可选腰椎旁的肌肉、臀部或股部肌内注射；犬等大型动物选臀部注射。注射时针头宜迅速斜刺入肌肉，回抽针栓如无回血，即可注射。 （三）腹腔注射 给大鼠、小鼠进行腹腔注射时，以左手固定动物，使腹部向上，为避免伤及内脏，应尽量使动物头处于低位，使内脏移向上腹，右手持注射器从下腹两侧向头方刺入皮下，针头稍向前，再将注射器沿 45° 斜向穿过腹肌进

续表

入腹腔，此时有落空感，回抽无回血或尿液，即可注入药液。家兔、犬等动物腹腔注射时，可由助手固定动物，使其腹部朝上，实验者即可进行操作。注射位置为家兔下腹部近腹白线左右两侧 1 cm 处，犬脐后腹白线两侧边 1 ～ 2 cm 处进行腹腔注射。 （四）静脉注射 1. 大鼠和小鼠　常采用尾静脉注射。注射时，先将动物固定在暴露尾部的固定器内，尾部用 45 ～ 50℃的温水浸润几分钟或用 75% 酒精棉球反复擦拭使血管扩张，并使表皮角质软化。以左手拇指和示指捏住鼠尾两侧，用中指从下面托起鼠，右手持注射器，使针头尽量采取与尾部平行的角度进针，从尾末端处刺入，注入药液，如无阻力，表示针头已进入静脉，注射后把尾部向注射侧弯曲，或拔针后随即以干棉球按住注射部位以止血。 2. 豚鼠　可采用前肢皮下头静脉、后肢小隐静脉注射或耳缘静脉注射。 3. 家兔　一般采用耳缘静脉注射。注射时先将家兔用固定盒固定，拔去注射部位的毛，用酒精棉球涂擦耳缘静脉，并用手指弹动或轻轻揉擦兔耳，使静脉充血，然后用左手食指和中指压住耳根端，拇指和小指夹住耳边缘部，以无名指放在耳下作垫，右手持注射器从静脉末端刺入血管，注入药液。注射后，用纱布或脱脂棉压迫止血。

（李旻、周莉）

实验项目六　传出神经系统药物对血压的影响

实验目标

素养目标	1. 具有严谨求实的态度和敬畏生命的职业素养。 2. 具有理论联系实际，用传出神经系统药物相关知识分析临床案例，发现并解决临床问题的能力。
知识目标	1. 掌握传出神经系统药物的药理作用。 2. 熟悉传出神经系统药物的临床应用及不良反应。 3. 了解传出神经系统药物的作用机制。
技能目标	1. 能完成家兔气管插管、颈总动脉分离等手术操作。 2. 能操作 BL-420 生物机能实验系统，正确连接仪器设备，确定实验参数。 3. 能测定哺乳动物动脉血压。

情境导入

女，62 岁，因“突然寒战高热，肺炎伴休克入院”。入院后，肌内注射青霉素及吸氧，静脉输入去甲肾上腺素，血压恢复正常。

请思考：本案例患者为何在使用去甲肾上腺素后血压会恢复正常？

理论基础

1. 血管的神经支配　支配血管的神经为植物性神经，绝大多数属于交感缩血管神经，兴奋时使血管平滑肌收缩，血管口径缩小，外周阻力增加；同时由于容量血管收缩，促进静脉回流，这些血管反应导致动脉血压升高。当交感缩血管神经的紧张性降低时，血管扩张、外周阻力减小，动脉血压下降（图 1）。

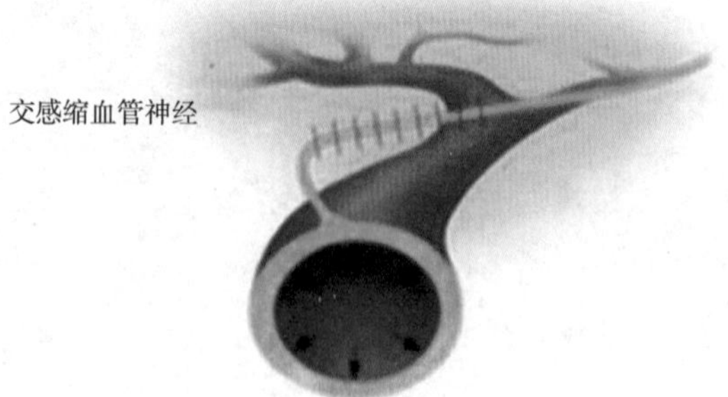

图1　血管的神经支配

2. 心脏的神经支配　心脏受交感神经和副交感神经支配。心交感神经使心跳加快、房室传导加速、收缩加强，从而使心排血量增加、动脉血压升高。支配心脏的副交感神经为心迷走神经，兴奋时使心率减慢、房室传导减慢、心室收缩力减弱，从而使心排血量减少、动脉血压下降（图 2）。

续表

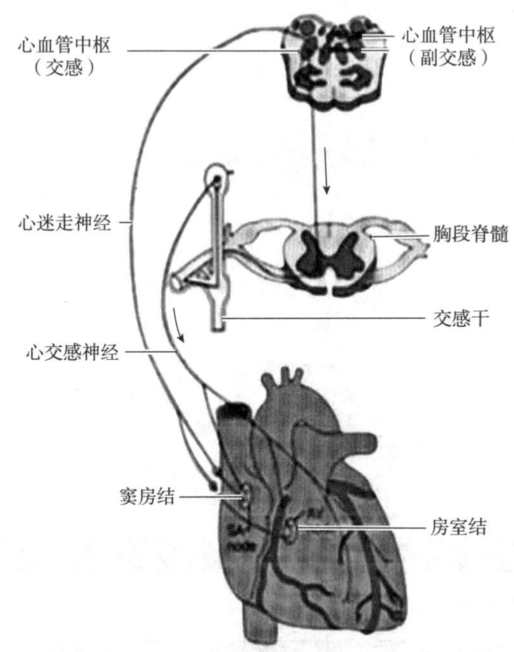

图2　心脏的神经支配

【通关检测】

1. 能翻转肾上腺素升压作用的药物是（　　）

A. 阿托品　　B. 新斯的明　　C. 酚妥拉明　　D. 普萘洛尔

2. 异丙肾上腺素的药理作用不包括（　　）

A. 扩张血管　　B. 促进代谢　　C. 兴奋心脏　　D. 收缩血管

3. 下列药理作用叙述错误的是（　　）

A. 肾上腺素兴奋 α 和 β 受体　　B. 异丙肾上腺素兴奋 β_1 和 β_2 受体

C. 普萘洛尔只阻断 β_1 受体　　D. 酚妥拉明阻断 α 受体

【通关检测答案】

实验器材

BL-420 生物机能实验系统、压力转换器、双凹夹、铁支架、照明灯、哺乳动物手术器械、动脉插管、动脉夹、气管插管、兔手术台、丝线、纱布、棉球、注射器、生理盐水、1.5% 戊巴比妥钠溶液、0.01% 乙酰胆碱、0.01% 去甲肾上腺素、0.01% 肾上腺素溶液。

实验内容

通过传出神经系统药物对血压影响的测定，一方面训练学生严谨的实验设计思维，另一方面学习传出神经系统药物的药理作用。

续表

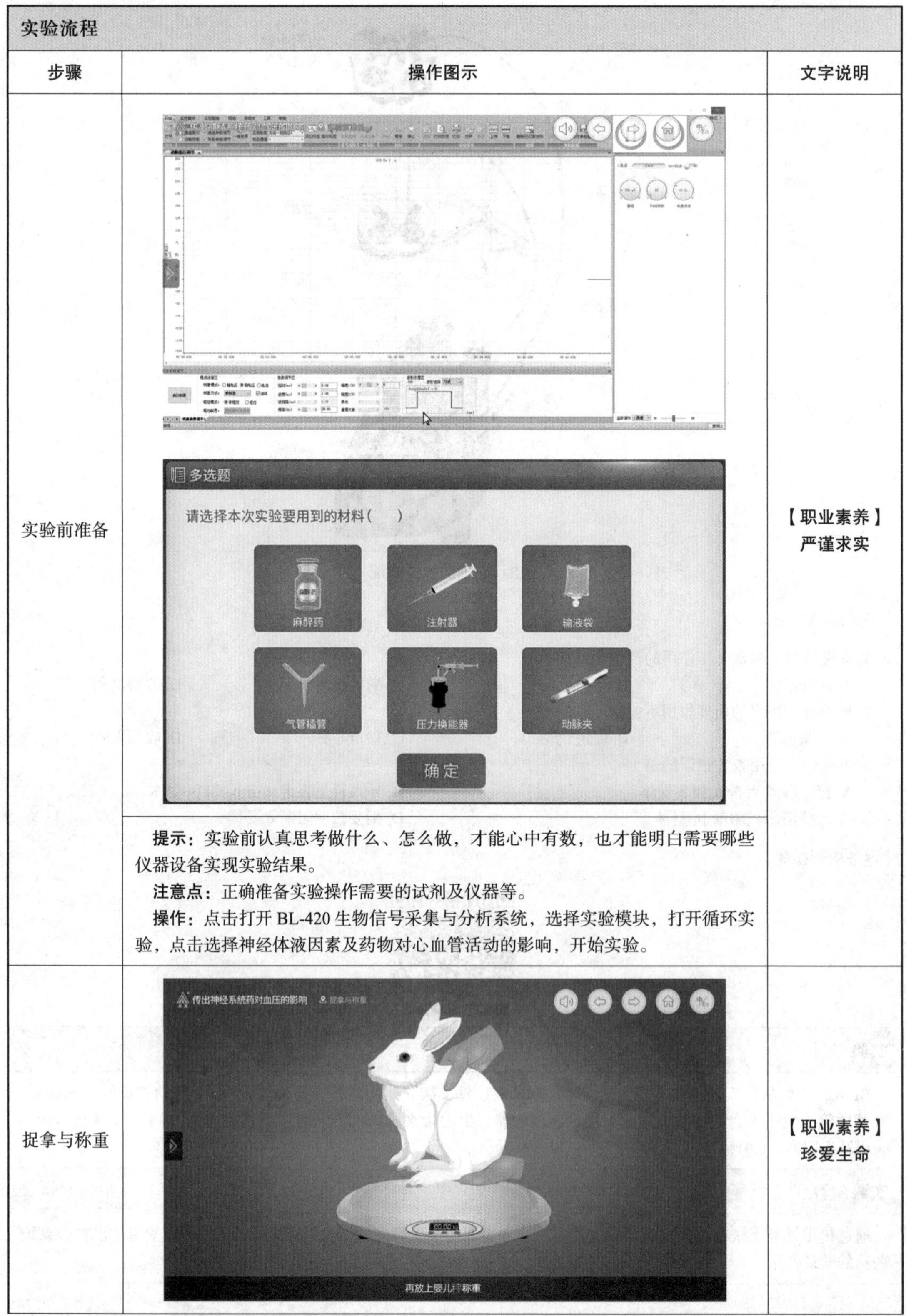

实验流程		
步骤	操作图示	文字说明
实验前准备	**提示：**实验前认真思考做什么、怎么做，才能心中有数，也才能明白需要哪些仪器设备实现实验结果。 **注意点：**正确准备实验操作需要的试剂及仪器等。 **操作：**点击打开 BL-420 生物信号采集与分析系统，选择实验模块，打开循环实验，点击选择神经体液因素及药物对心血管活动的影响，开始实验。	【职业素养】 严谨求实
捉拿与称重		【职业素养】 珍爱生命

续表

<table>
<tr><th>步骤</th><th>操作图示</th><th>文字说明</th></tr>
<tr><td>捉拿与称重</td><td>操作：一手抓兔颈部皮毛提起，另一手托其臀部，使兔呈坐位，重量放在臀部，将其放在电子秤上称重。</td><td>【职业素养】
珍爱生命</td></tr>
<tr><td rowspan="2">麻醉与固定</td><td>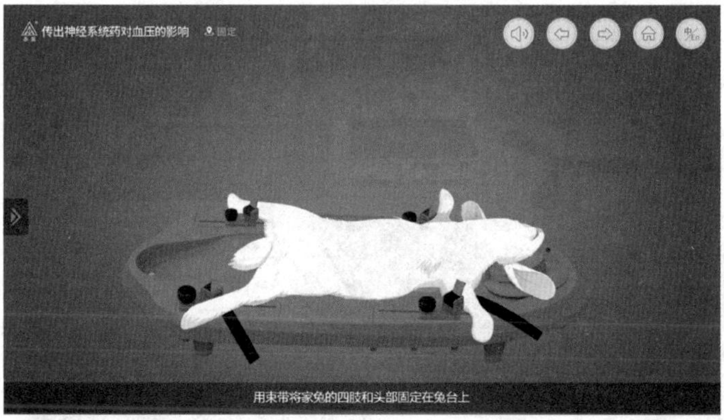
</td><td rowspan="6">【职业素养】
敬畏生命</td></tr>
<tr><td>注意点：确认麻醉深度的指标包括呼吸频率和深度、角膜反射、骨骼肌紧张度、对疼痛刺激的反应。
操作：拔去耳缘静脉处兔毛，暴露耳缘静脉，用酒精棉棒消毒下针处，抽取1.5% 戊巴比妥钠（1 mL/kg），回抽血液确认针头进入血管，麻醉药前 1/3 快速注入，使家兔迅速麻醉，剩余 2/3 缓慢注射，待家兔麻醉深度适宜后将其固定在兔台上。</td></tr>
<tr><td rowspan="2">建立静脉
输液通路</td><td>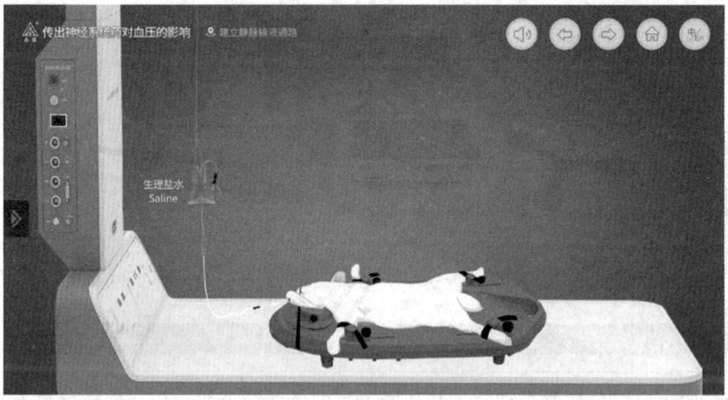
</td></tr>
<tr><td>操作：用酒精棉棒消毒下针处，插入静脉输液，注射生理盐水。</td></tr>
<tr><td>气管插管</td><td>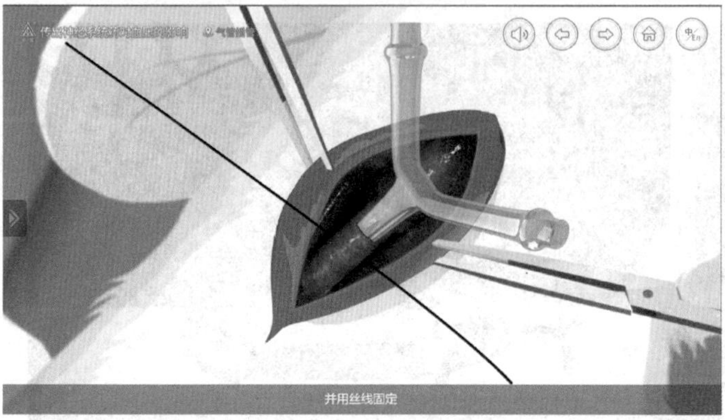
</td></tr>
</table>

续表

<table>
<tr><th>步骤</th><th>操作图示</th><th>文字说明</th></tr>
<tr><td>气管插管</td><td>操作：用剃毛器剃去颈部毛发，用手术刀划开颈部，再用手术剪扩大切口，用止血钳游离气管，在气管底下穿一丝线备用，用手术剪在气管剪一“T”字形切口，用棉球擦去血液，再插入气管插管，并用丝线固定。</td><td rowspan="6">【职业素养】
严谨求实，
耐心细致</td></tr>
<tr><td rowspan="2">分离减压、迷走神经</td><td>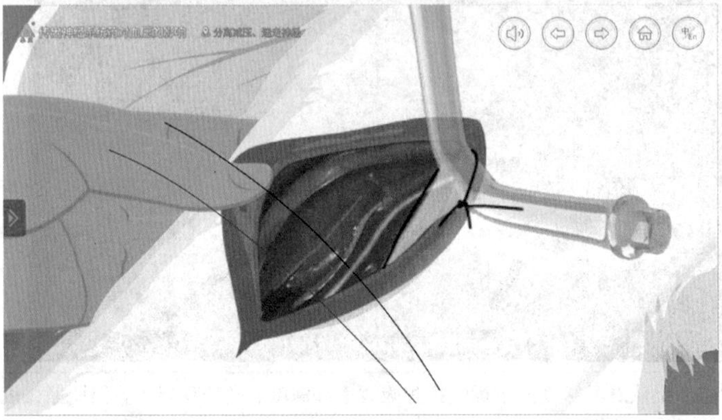</td></tr>
<tr><td>操作：用止血钳游离组织，暴露神经，用玻璃分针游离神经，最粗的为迷走神经，减压神经最细，中间为交感神经，迷走神经游离后穿过两条丝线备用。</td></tr>
<tr><td rowspan="2">分离颈总动脉</td><td>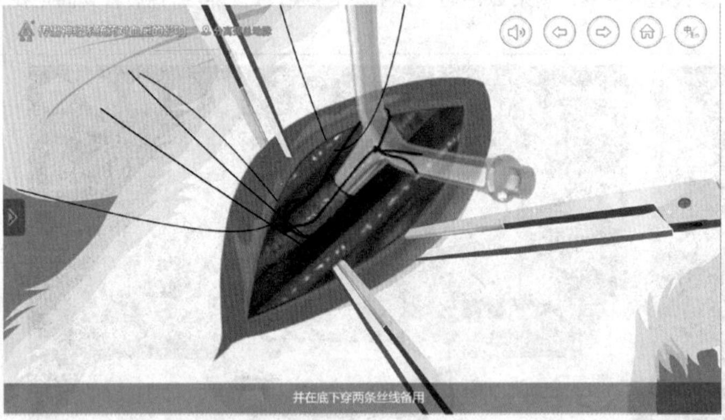
</td></tr>
<tr><td>操作：用止血钳分离颈总动脉，并在底下穿两条丝线备用；用止血钳分离另一侧颈总动脉，并在底下穿两条丝线备用。</td></tr>
<tr><td>左侧颈总动脉插管</td><td>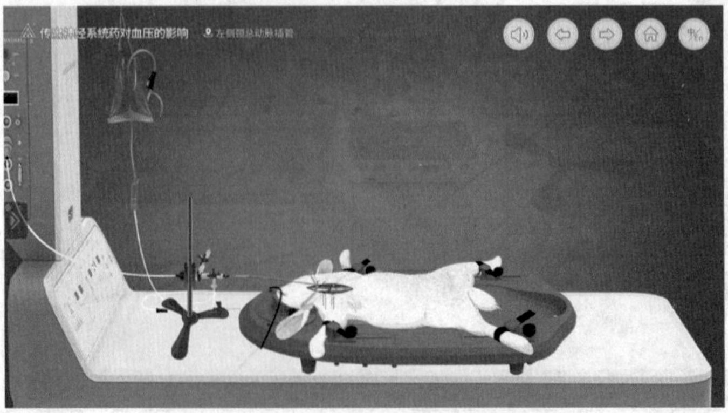
</td></tr>
</table>

续表

步骤	操作图示	文字说明
左侧颈总动脉插管	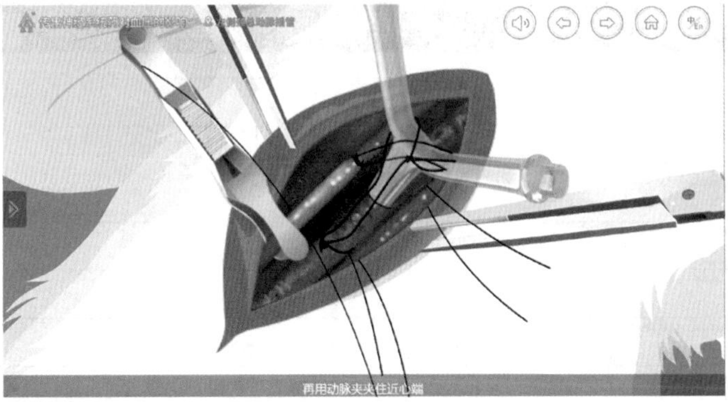 **操作：**压力转换器接上三通与针管，用肝素生理盐水排掉气泡，再将换能器固定在铁架台上并与仪器连接。用丝线结扎左侧颈总动脉远心端，再用动脉夹夹住近心端，用眼科剪在左侧颈总动脉剪一“V”形伤口，插入动脉插管，并用丝线固定，再放开动脉夹，确认仪器连接正常，开始观察波形。	**【职业素养】严谨求实，耐心细致**
记录实验波形	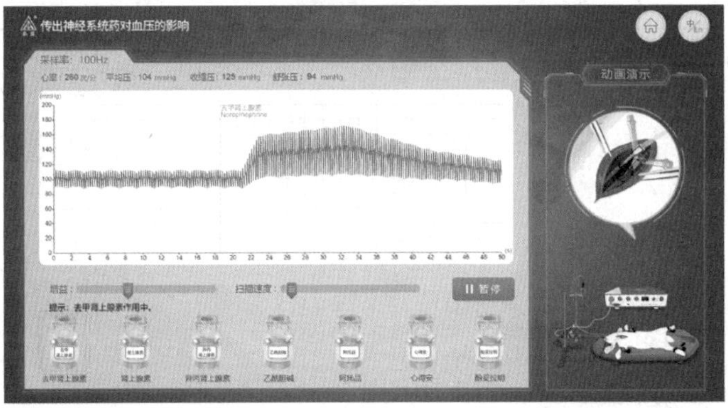 **操作：**分别注射不同药物（0.01% 乙酰胆碱、0.01% 去甲肾上腺素、0.01% 肾上腺素溶液），观察并记录实验波形。	**【职业素养】严谨求实**
实验结果与分析	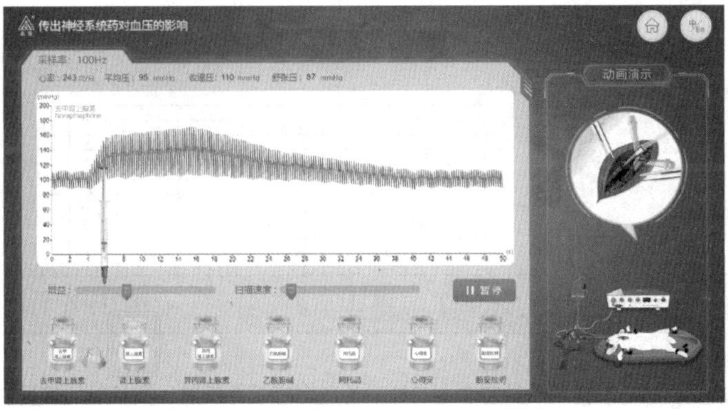 **操作：**根据记录实验结果，分析不同药物对血压的影响。	

续表

步骤	操作图示	文字说明
测试报告	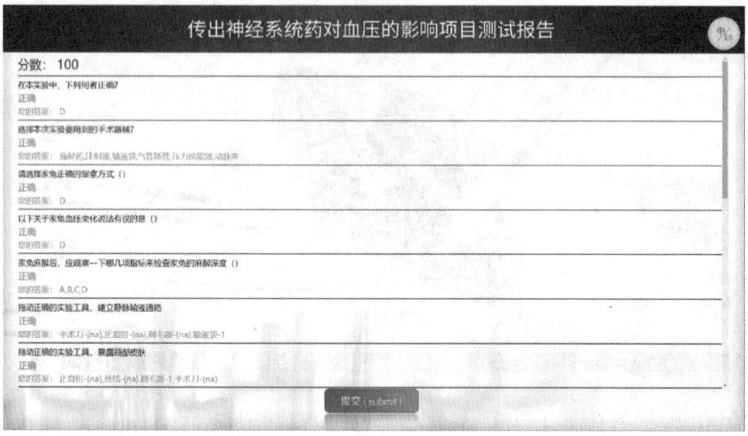 传出神经系统药对血压的影响项目测试报告 分数：100 在本实验中，下列何者正确? 正确 您的答案：D 选择本次实验要用到的手术器械? 正确 您的答案：麻醉药注射器,输液袋,气管插管,压力换能器,动脉夹 请选择家兔正确的捉拿方式（） 正确 您的答案：D 以下关于家兔血压变化说法有误的是（） 正确 您的答案：D 家兔麻醉后，应观察一下哪几项指标来检查家兔的麻醉深度（） 正确 您的答案：A,B,C,D 拖动正确的实验工具，建立静脉输液通路 正确 拖动正确的实验工具，暴露颈部皮肤 正确 提交（submit） **提示：**通过测试报告及时知晓实验情况，并找出不足，努力改进。 **操作：**按照测试步骤完成测试。	**【职业素养】** **严谨求实**

实验总结

通过实验你有哪些收获？请梳理写下来。

1. 理论

2. 技能

3. 素质

知识拓展

一、心血管活动的神经调节

神经反射性调节中最重要的是来自颈动脉窦和主动脉弓的压力感受性反射，该反射的感受器颈动脉窦和主动脉弓压力感受器感受血压的变化，将信息传入中枢，反射性地改变心脏的活动和外周血管的舒缩，从而影响心排血量和外周阻力，调节动脉血压。

续表

二、心血管活动的体液调节
调节心血管活动的体液因素中有肾上腺素和去甲肾上腺素。肾上腺素对 α 及 β 受体均能激活，当心肌的 β 受体被激活时，使心跳加快加强，兴奋传导加速，心排血量增加（即强心作用）。生理浓度的肾上腺素不仅可使以 α 受体占优势的皮肤血管和内脏血管收缩，还能使以 β 受体占优势的骨骼肌血管舒张，因此对总的外周阻力的影响不明显。去甲肾上腺素主要激活 α 受体和 β_1 受体，因而使外周大多数血管收缩，外周阻力明显增大，动脉血压明显升高（即升压作用），去甲肾上腺素可作用于心肌 β_1 受体而使心跳加快加强，但在整体内由于它使动脉血压明显升高，通过减压反射增强而引起心率减慢。

（李旻、刘莉）

实验项目七　有机磷酸酯类中毒及其解救

实验目标	
素养目标	1. 具有严谨求实的态度和珍爱生命的职业素养。 2. 具有理论联系实际，用典型症状和生化检查数据分析临床案例，发现并解决临床问题的能力。
知识目标	1. 掌握有机磷农药中毒的症状及其中毒原理。 2. 理解阿托品和碘解磷定的解毒作用特点和原理。 3. 明确联合用药的抢救意义。
技能目标	1. 掌握兔血样品的采集和兔耳缘静脉注射法。 2. 能观察并记录农药中毒解救前后的各指标。

情境导入

患者，女，昏迷1小时送医。患者1小时前因与家人不和，自服药水1小瓶，患者出现腹痛、恶心，并呕吐一次，吐出物有大蒜味，逐渐神志不清，大小便失禁，出汗多。

既往体健，无肝、肾、糖尿病史，无药物过敏史，月经史、个人史及家族史无特殊。

查体：T 36.5℃，HR 60次/分，R 30次/分，BP 110/80 mmHg，平卧位，神志不清，呼之不应，压眶上有反应，皮肤湿冷，肌肉颤动，巩膜不黄，瞳孔针尖样，对光反射弱，口腔流涎，两肺较多哮鸣音和散在湿啰音，心界不大，心律齐，无杂音，腹平软，肝脾未触及，下肢不肿。

临床初步诊断为急性有机磷农药中毒。静脉给予阿托品 20 mg，解磷定 1 g，每隔 20 分钟给药一次，待患者症状缓解后逐渐减少用量和延长给药间隔，13 天后患者痊愈出院。

请思考：有机磷酸酯类药物中毒的诊断依据是什么？有机磷酸酯类药物中毒如何解救？

理论基础

有机磷酸酯类是胆碱酯酶（AChE）的抑制剂，与AChE结合后，AChE活力受到抑制，失去水解乙酰胆碱（ACh）的能力，ACh在体内蓄积，引起一系列中毒症状。

轻度表现为兴奋平滑肌致大小便增多、腺体分泌增多、瞳孔缩小等；中度表现为骨骼肌兴奋可致肌震颤等症状；重度可表现为中枢兴奋转为昏迷甚至死亡症状。

有机磷酸酯类药物中毒抢救原则：①迅速清除毒物；②维持呼吸循环功能；③及早使用特效解救药：M受体阻断药或胆碱酯酶复活药。

阿托品为抗乙酰胆碱药物，能竞争性拮抗AChE或胆碱受体激动药对M胆碱受体的激动作用。阿托品与M胆碱受体结合后，其本身内在活性小，不产生激动作用，却能阻断AChE或胆碱酯能受体激动药与受体结合，迅速对抗体内毒蕈碱样作用，解除平滑肌痉挛，抑制腺体分泌，扩瞳等，因此成为救治有机磷中毒的经典药物。有机磷杀虫药中毒的治疗最理想是胆碱酯酶复活药与阿托品二药合用，不能相互取代。

碘解磷定为AChE复活药，与磷酰化AChE的磷酰基形成共价键，生成磷酰化AChE和氯解磷定的复合物，后者进一步裂解成磷酰化氯解磷定由尿排出，同时使AChE游离出来，恢复其活性。氯解磷定还能与体内游离的有机磷酸酯类直接结合，阻止游离有机磷酸酯类进一步与AChE结合，避免中毒继续发展。氯解磷定可迅速制止中毒所致的肌束颤动，对M样症状作用较弱；对中枢神经系统的中毒症状有一定改善作用，可使昏迷患者迅速苏醒，停止抽搐。

【通关检测】

1. 阿托品解救有机磷中毒的机制是（　　）

A. 解除呼吸肌麻痹　　B. 破坏磷酸酯类物质
C. 使被抑制的胆碱酯酶复活　　D. 制止肌肉纤维震颤及抽搐
E. 拮抗乙酰胆碱的毒蕈碱样作用

续表

2. 下列哪个药物属于胆碱酯酶复活药（　　）

A. 新斯的明　　B. 碘解磷定　　C. 阿托品　　D. 毒扁豆碱

3. 有机磷酯类中毒症状中，不属于 M 样症状的是（　　）

A. 瞳孔缩小　　B. 流涎流泪　　C. 腹痛腹泻　　D. 小便失禁

E. 肌肉震颤

【通关检测答案】

实验器材

注射器（1 mL、5 mL、30 mL）、5 号针头、婴儿称、瞳孔测量尺、滤纸、5% 敌百虫、2.5% 碘解磷定、0.25% 阿托品、生理盐水、家兔、兔盒、离心管、试管架、污染缸等。

实验内容

观察动物有机磷酸酯类中毒症状、注射解药前后的症状变化并比较两种药物的疗效差异，一方面训练学生严谨的实验设计思维，另一方面学习有机磷酸酯类中毒和解救药的原理，以及解救前后各项指标的测定方法。

实验流程

步骤	操作图示	文字说明
准备实验仪器和材料	有机磷酸酯类中毒和解救 实验仪器及材料 1ml、5ml、30ml 注射器各一支、5 号针头 3 个、婴儿秤 1 台、瞳孔测量尺一把、滤纸、5% 敌百虫、2.5% 碘解磷定（PAM）、0.25% 阿托品（Atropine）、生理盐水、兔盒、离心管、试管架、污物缸等。 1ml、5ml、30ml 注射器各一支　婴儿秤　5% 敌百虫　0.25% 阿托品　兔盒 目录　3 / 8　查看更多 >>> **提示：**实验前认真查看实验介绍，清楚做什么、怎么做，并主动思考这样做的目的。只有做好预习，熟悉实验内容，理解实验目的、实验步骤和注意事项，以及每个仪器的作用，才能顺利完成实验任务。 **注意点：**碘解磷定缩写 PAM；阿托品英文 Atropine。 **操作：**正确选择实验操作需要的仪器和材料：注射器（1 mL、5 mL、30 mL）、5 号针头、婴儿秤、瞳孔测量尺、滤纸、5% 敌百虫、2.5% 碘解磷定、0.25% 阿托品、生理盐水、家兔、兔盒、离心管、试管架、污染缸等。	**【职业素养】** **严谨求实**

续表

<table>
<tr><th>步骤</th><th>操作图示</th><th>文字说明</th></tr>
<tr><td rowspan="2">捉拿家兔</td><td>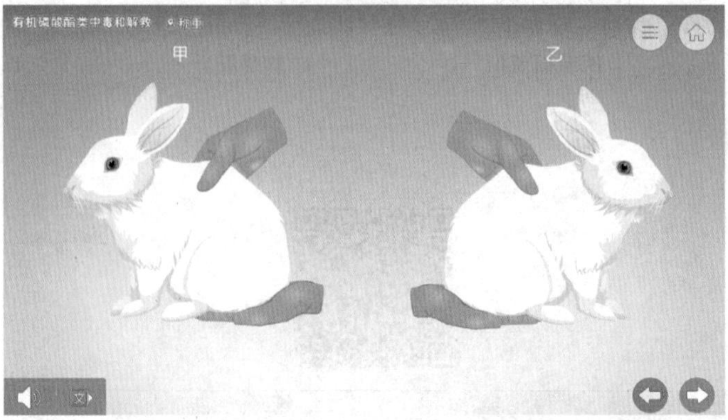
</td><td rowspan="4">【职业素养】
珍爱生命，
敬畏生命</td></tr>
<tr><td>提示：家兔的正确捉拿方式为：一手将颈部皮肤抓牢，另一手托住兔的臀部，使重量主要落在托臀部的手上，这样就避免了抓取过程中的动物损伤。
注意点：不能采用抓双耳或抓提腹部。</td></tr>
<tr><td rowspan="2">家兔称重</td><td>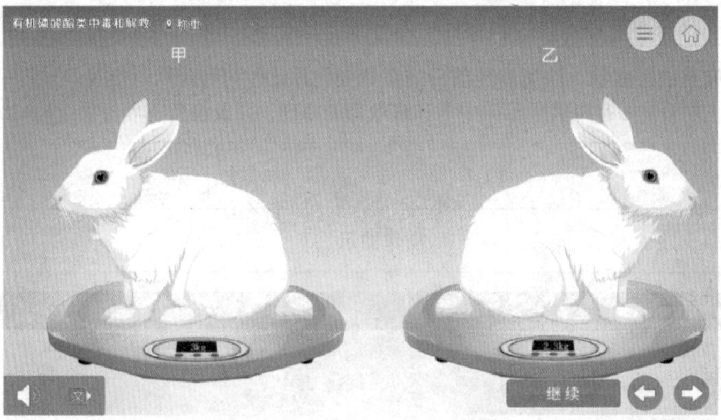
</td></tr>
<tr><td>提示：对待实验动物一定要有敬畏之心。家兔称重时，右手抓住兔颈部的毛皮提起，然后左手托其臀部或腹部，让其体重重量的大部分集中在左手上，将其放在电子秤进行称重。
注意点：称重前，电子秤刻度调为零。</td></tr>
<tr><td>观察用药前家兔的各项生理指标</td><td>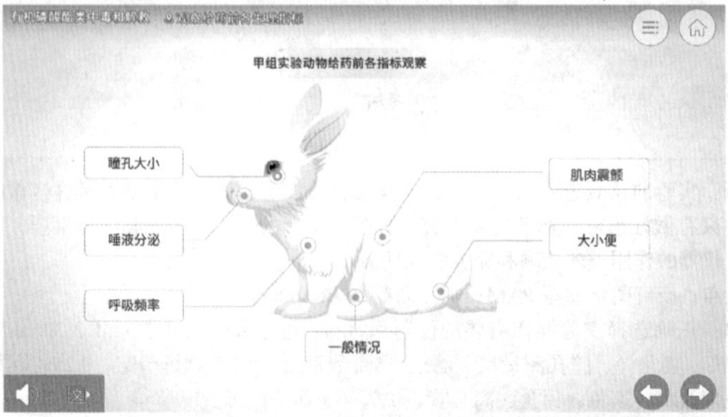
</td><td>【职业素养】
珍爱生命，
耐心细致</td></tr>
</table>

续表

<table>
<tr><th>步骤</th><th>操作图示</th><th>文字说明</th></tr>
<tr><td rowspan="2">观察用药前家兔的各项生理指标</td><td>
<table>
<tr><th colspan="7">实验动物生理指标记录表</th></tr>
<tr><th></th><th colspan="3">甲组</th><th colspan="3">乙组</th></tr>
<tr><th></th><th>用敌百虫前</th><th>用敌百虫后</th><th>用阿托品后</th><th>用敌百虫前</th><th>用敌百虫后</th><th>用解磷定后</th></tr>
<tr><td>活动情况</td><td>活动正常</td><td></td><td></td><td>活动正常</td><td></td><td></td></tr>
<tr><td>瞳孔大小</td><td>8 mm</td><td></td><td></td><td>8 mm</td><td></td><td></td></tr>
<tr><td>唾液分泌</td><td>不明显</td><td></td><td></td><td>不明显</td><td></td><td></td></tr>
<tr><td>大小便</td><td>无失禁</td><td></td><td></td><td>无失禁</td><td></td><td></td></tr>
<tr><td>呼吸频率</td><td>60 次 / 分</td><td></td><td></td><td>60 次 / 分</td><td></td><td></td></tr>
<tr><td>肌肉震颤</td><td>无</td><td></td><td></td><td>无</td><td></td><td></td></tr>
</table>
</td><td rowspan="2"></td></tr>
<tr><td>提示：对待实验动物一定要有敬畏之心。
注意点：准确记录实验前各项数据，注意各项指标的单位及表达方式。
操作：用瞳孔观察尺测量瞳孔大小，用滤纸擦拭嘴角，观察唾液分泌情况，观察家兔胸廓起伏情况，记录 1 分钟的呼吸次数，双手轻轻放在家兔后背上，感受家兔肌肉的震颤情况，观察家兔大小便情况，并将以上情况记录下来。</td></tr>
<tr><td>给药前对家兔进行采血</td><td>单选题
选择合适的工具收集 0.2mL 给药前血液（　）
A. 1 mL 肝素离心管
B. 5 mL 量筒
C. 5 mL 烧杯
D. 5 mL 离心管
确 定

单选题
选择合适的工具进行止血（　）
A. 止血钳+棉球
B. 镊子+棉球
C. 动脉夹+棉球
D. 持针钳+棉球
确 定</td><td>【职业素养】
珍爱生命，
耐心细致</td></tr>
</table>

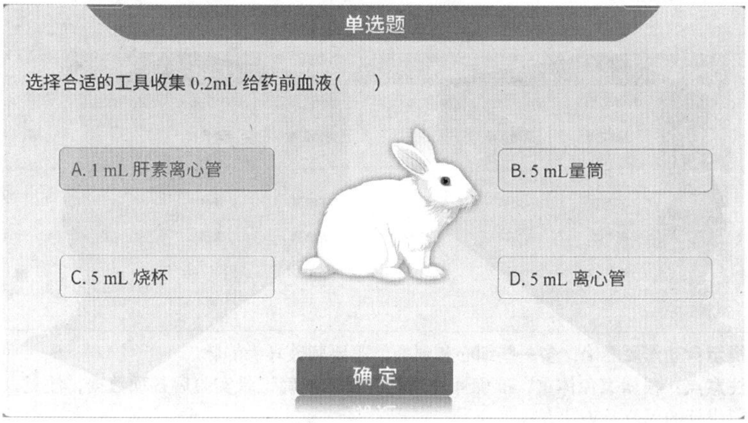

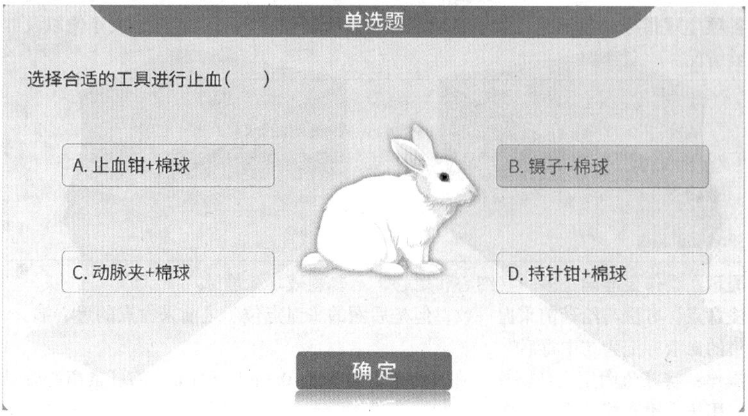

续表

<table>
<tr><th>步骤</th><th>操作图示</th><th>文字说明</th></tr>
<tr><td>给药前对家兔进行采血</td><td>提示：动作要准确，多一些细心和耐心，不要刺破耳缘静脉。
注意点：采血过程中应注意要消毒家兔耳缘静脉，以手指压住耳静脉根部，然后将采血针插入耳缘静脉，注意不要插入太深，以免伤及血管，耳缘静脉采血应从远心端开始，避免因为血管损伤影响下一次采血。采血后标记为“给药前”。
操作：将家兔固定在兔盒中，在耳缘静脉处取血 0.2 mL 于 1 mL 的肝素离心管中，用镊子和棉球进行止血。</td><td rowspan="2">【职业素养】
珍爱生命，
耐心细致</td></tr>
<tr><td>注射敌百虫并观察各项生理指标</td><td>实验动物生理指标记录表
<table>
<tr><th></th><th colspan="3">甲组</th><th colspan="3">乙组</th></tr>
<tr><th></th><th>用敌百虫前</th><th>用敌百虫后</th><th>用阿托品后</th><th>用敌百虫前</th><th>用敌百虫后</th><th>用解磷定后</th></tr>
<tr><td>活动情况</td><td>活动正常</td><td>活动异常</td><td></td><td>活动正常</td><td>活动异常</td><td></td></tr>
<tr><td>瞳孔大小</td><td>8 mm</td><td>2 mm</td><td></td><td>8 mm</td><td>2.5 mm</td><td></td></tr>
<tr><td>唾液分泌</td><td>不明显</td><td>增多</td><td></td><td>不明显</td><td>增多</td><td></td></tr>
<tr><td>大小便</td><td>无失禁</td><td>失禁</td><td></td><td>无失禁</td><td>失禁</td><td></td></tr>
<tr><td>呼吸频率</td><td>60 次 / 分</td><td>90 次 / 分</td><td></td><td>60 次 / 分</td><td>92 次 / 分</td><td></td></tr>
<tr><td>肌肉震颤</td><td>无</td><td>有</td><td></td><td>无</td><td>有</td><td></td></tr>
</table>
提示：动作要准确，多一些细心和耐心，不要刺破耳缘静脉。
注意点：根据家兔体重，准确计算用药剂量，准确记录实验后各项数据，注意各项指标的单位及表达方式。
操作：耳缘静脉注射 5% 敌百虫溶液 2 mL/kg，等待 10 分钟后，观察记录家兔的各项生理指标，包括瞳孔大小、唾液分泌、呼吸频率、肌肉震颤、大小便以及一般情况。</td></tr>
<tr><td>中毒后采血</td><td>实验结果对照
将收集的血液按组排布，采用羟胺三氯化铁法测量其胆碱酯酶活性。
<table>
<tr><th rowspan="2">步骤</th><th colspan="3">甲组</th><th colspan="3">乙组</th></tr>
<tr><th>中毒前</th><th>中毒后</th><th>解救后</th><th>中毒前</th><th>中毒后</th><th>解救后</th></tr>
<tr><td>胆碱酯酶活性（ku/L）</td><td>12.88</td><td>8.8</td><td></td><td>16.89</td><td>6.62</td><td></td></tr>
</table>
提示：动作要准确，多一些细心和耐心，不要刺破耳缘静脉。
注意点：方法与给药前采血一致，但是后面的采血点位于之前采血点的近心端。采集的血液标记为“中毒后”。
操作：将家兔固定在兔盒中，在耳缘静脉处取血 0.2 mL 于 1 mL 的肝素离心管中，用止血钳和棉球进行止血。</td><td>【职业素养】
耐心细致</td></tr>
</table>

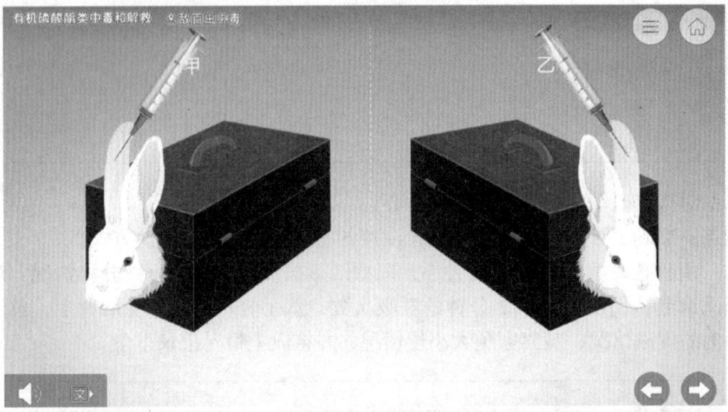

续表

<table>
<tr><th>步骤</th><th>操作图示</th><th>文字说明</th></tr>
<tr><td rowspan="2">给药解救并观察各项生理指标</td><td>
<table>
<tr><th colspan="7"> 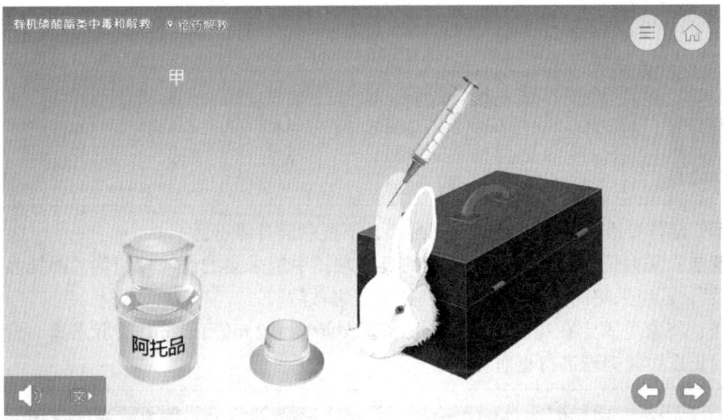 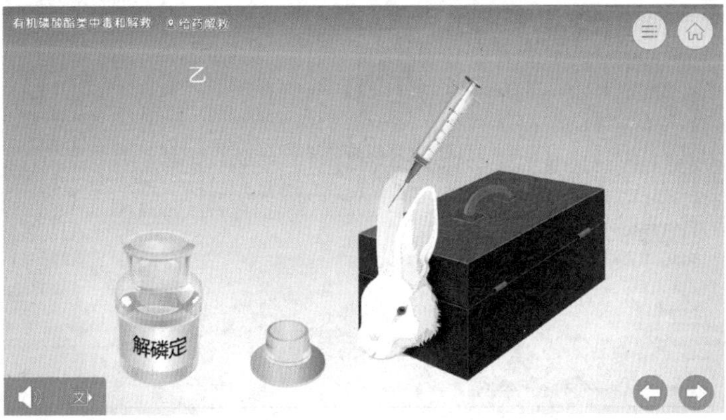实验动物生理指标记录表</th></tr>
<tr><th></th><th colspan="3">甲组</th><th colspan="3">乙组</th></tr>
<tr><th></th><th>用敌百虫前</th><th>用敌百虫后</th><th>用阿托品后</th><th>用敌百虫前</th><th>用敌百虫后</th><th>用解磷定后</th></tr>
<tr><td>活动情况</td><td>活动正常</td><td>活动异常</td><td>活动异常</td><td>活动正常</td><td>活动异常</td><td>活动正常</td></tr>
<tr><td>瞳孔大小</td><td>8 mm</td><td>2 mm</td><td>8 mm</td><td>8 mm</td><td>2.5 mm</td><td>8 mm</td></tr>
<tr><td>唾液分泌</td><td>不明显</td><td>增多</td><td>减少</td><td>不明显</td><td>增多</td><td>减少</td></tr>
<tr><td>大小便</td><td>无失禁</td><td>失禁</td><td>无失禁</td><td>无失禁</td><td>失禁</td><td>无失禁</td></tr>
<tr><td>呼吸频率</td><td>60 次 / 分</td><td>90 次 / 分</td><td>65 次 / 分</td><td>60 次 / 分</td><td>92 次 / 分</td><td>62 次 / 分</td></tr>
<tr><td>肌肉震颤</td><td>无</td><td>有</td><td>有</td><td>无</td><td>有</td><td>无</td></tr>
</table>
</td><td rowspan="2">【职业素养】
严谨求实，
耐心细致</td></tr>
<tr><td>提示：解救用药品阿托品和碘解磷定有什么区别？给药前后的生理指标变化的记录十分重要，一定要仔细认真。
注意点：根据家兔体重，准确计算用药剂量，准确记录给予解救药物后各项数据，注意各项指标的单位及表达方式。
操作：甲组耳缘静脉注射 2% 阿托品 1 mL/kg，乙组耳缘静脉注射 2.5% 碘解磷定 2 mL/kg，10 分钟后观察家兔各项生理指标，包括瞳孔大小、唾液分泌、呼吸频率、肌肉震颤、大小便以及一般情况。</td></tr>
</table>

续表

<table>
<tr><th>步骤</th><th>操作图示</th><th>文字说明</th></tr>
<tr><td rowspan="2">解救后采血</td><td>实验结果对照
将收集的血液按组排布，采用羟胺三氯化铁法测量其胆碱酯酶活性。
<table>
<tr><td rowspan="2">步骤</td><td colspan="3">甲组</td><td colspan="3">乙组</td></tr>
<tr><td>中毒前</td><td>中毒后</td><td>解救后</td><td>中毒前</td><td>中毒后</td><td>解救后</td></tr>
<tr><td>胆碱酯酶活性（ku/L）</td><td>12.88</td><td>8.8</td><td>7.82</td><td>16.89</td><td>6.62</td><td>13.4</td></tr>
</table></td><td rowspan="2"></td></tr>
<tr><td>提示：动作要准确，多一些细心和耐心，不要刺破耳缘静脉。
注意点：采血位置位于之前采血点的近心端，甲组采集的血液标记为“阿托品解救后”，乙组采集的血液标记为“碘解磷定解救后”。
操作：将家兔固定在兔盒中，在耳缘静脉处取血 0.2 mL 于 1 mL 的肝素离心管中，用止血钳和棉球进行止血。</td></tr>
<tr><td rowspan="2">测试报告</td><td>有机磷酸酯类中毒和解救
实验报告
100
分
报告详情
第1题：实验前一天，应对家兔做以下哪种处理（）
正确
您的答案：B
参考答案：B
解析：无</td><td rowspan="2">【职业素养】
严谨求实，
耐心细致</td></tr>
<tr><td>提示：通过测试报告及时知晓实验完成情况，找出不足，分析原因，努力改进。</td></tr>
<tr><td colspan="3">实验视频</td></tr>
<tr><td colspan="3">
有机磷酸酯类中毒及其解救</td></tr>
<tr><td colspan="3">实验总结</td></tr>
<tr><td colspan="3">通过实验你有哪些收获？请梳理写下来。
1. 理论</td></tr>
</table>

续表

2. 技能   3. 素质
知识拓展
有机磷农药中毒治疗护理新进展 1. 中毒的原因 （1）生产性中毒：主要是有机磷农药在生产过程中防护不严，农药通过皮肤和呼吸道吸收所致。 （2）使用性中毒：主要是施药人员喷洒、接触有机磷农药时所致。 （3）生活性中毒：主要是由于误服自服，误用或摄入被农药污染的水源和食物引起。 2. 临床表现 （1）毒蕈碱样症状：主要表现为平滑肌痉挛及腺体分泌亢进，瞳孔缩小视物模糊，光反应消失，面色苍白，多汗，流涎，恶心，呕吐，腹泻，支气管痉挛，胸闷，呼吸困难，肺水肿。 （2）烟碱样毒症状：表现为肌纤维颤动，常自小肌群开始，有眼睑、颜面、舌肌颤动，渐及全身。 （3）中枢神经系统症状：头痛、头晕、烦躁、嗜睡、神志恍惚、共济失调、抽搐、昏迷。 （4）其他：部分患者有中毒性心肌损害、心律失常、心力衰竭，局部可有接触性皮炎、皮肤出现红肿、水疱等。慢性中毒症状较轻，表现为头昏、乏力、记忆力下降、厌食、恶心等。有机磷农药中毒治疗后，个别患者可发生下肢瘫痪及周围神经炎。 3. 治疗新进展 （1）如果是由皮肤和呼吸道吸收所致，立即移离现场，脱去被污染的衣物，彻底清洗头发、皮肤等。除敌百虫外，其他均可用肥皂水或 2% 的碳酸氢钠溶液（敌百虫不能用碱性溶液清洗，否则会产生毒性更强的敌敌畏）。 （2）口服中毒时应立即洗胃而且要尽早、反复多次，如神志清醒可令患者饮用水，刺激咽部催吐，不合作者用碳酸氢钠或温水洗胃；对于轻、中度中毒者，洗胃液量控制在 10 000 ～ 30 000 mL，重度中毒者需要 30 000 ～ 40 000 mL 以上。要达到洗出的胃液无农药和蒜臭味为止。洗胃完后可注入 50% 硫酸镁或硫酸钠 40 ～ 50 mL 导泻。 （3）血液净化技术：血液灌流是抢救急性中毒及危重患者的重要手段，能迅速清除体内血液中的有机磷农药，使胆碱酯酶活性显著升高，同时减轻农药对脏器的损害，明显降低病死率。 （4）药物治疗的主要进展：胆碱酯酶复能剂和抗胆碱能药仍是抢救急性有机磷中毒（AOPP）的主要和关键性的治疗药物，是关系到抢救成败的关键因素之一。 4. 护理要点 （1）密切配合治疗，保证及时、准确静脉给药，并观察药物作用及反应。 （2）详细记录出入量，保证液体的供应，防止脱水及电解质紊乱。 （3）保持呼吸道通畅，因为有机磷中毒可引起支气管黏膜分泌物增多及充血、水肿，重者常伴有肺水肿、呼吸肌瘫痪或呼吸中枢抑制所致衰竭。 （4）病情观察：观察反复大剂量洗胃后有无消化道出血、呕血、便血。观察治疗过程中有无有机磷农药中毒反跳现象。对于中、重度中毒患者观察有无昏迷抽搐。 （5）对于自杀患者，应针对患者的具体情况做好心理护理，加强防护，以防再次自杀，和家属沟通、劝说、调解、消除矛盾，使患者增强生活的信心。

（刘莉、晏燕）

实验项目八　地西泮抗惊厥

实验目标

实验目标	
素养目标	1. 具有严谨求实的态度和珍爱生命的职业素养。 2. 具有理论联系实际，用典型症状和生化检查分析临床案例，发现并解决临床问题的能力。
知识目标	1. 掌握地西泮抗惊厥作用的实验原理。 2. 熟悉地西泮对尼可刹米引起惊厥作用的对抗作用。
技能目标	1. 能够正确抓取小鼠。 2. 能够正确进行小鼠腹腔注射。 3. 能够正确判定惊厥症状。 4. 能够准确地进行动物抗惊厥模型及抗惊厥药物的实验。

情境导入

患者，女，2岁，主诉因“间断咳嗽3天，发热一天伴抽搐2次”入院。期间精神尚可，无呕吐。

患儿入院前3天出现流涕、轻咳，家长自服“小儿感冒冲剂”，流涕消失，咳嗽略有加重，有痰，入院前2天加服“儿童咳液”好转不明显，入院前1天出现发热，最高体温39.1℃，口服“泰诺”体温下降不明显，并于入院前3小时抽搐1次，表现为双眼上吊、咬牙、颜面部口唇发绀、四肢发硬抖动、呼之不应，持续约2分钟缓解，缓解后入睡，醒来精神反应稍弱。为进一步诊治来我院。发病以来疲乏无力，进食少，无呕吐，睡眠好，二便正常。既往体健，无类似发作史，否认类似疾病家族史。智力体力发育同正常同龄儿童。

查体：T39℃，P130次/分，R30次/分，体重11 kg。神志清，皮肤无皮疹及出血点。咽部充血，扁桃体II度肿大。呼吸平稳，未见三凹征及鼻煽，双肺听诊未闻及杂音。心率130次/分，律齐，心音有力。腹部平软，未触及包块，肝脾未触及。四肢活动好，肌张力正常，脑膜刺激征（-）。血常规：WBC 9.5×10^9/L，N 0.30，L 0.70，Hb 120g/L，PLT 180×10^9/L，C-反应蛋白4mg/L。初步诊断：①上呼吸道感染；②热性惊厥（单纯型）。

治疗原则：①一般治疗及护理：监测生命体征及精神状态，给予清淡易消化饮食，多喝水，注意休息；②对症治疗：体温>38.5℃口服退热药物，维持水、电解质平衡；③预防再次惊厥发作：保持呼吸道通畅，给予地西泮0.3～0.5 mg/kg缓慢静脉推注或10%水合氯醛0.5 mL/kg保留灌肠。

理论基础

惊厥俗称抽筋、抽风、惊风或抽搐，是由于中枢神经系统的器质性或功能性异常导致的全身骨骼肌不自主单次或连续强烈收缩，以强直或阵挛等骨骼肌运动性发作为主要表现形式，常伴有意识障碍。这种表现主要是由于大脑神经元过度放电所致，是小儿常见的急症，尤其以婴幼儿多见（图1）。

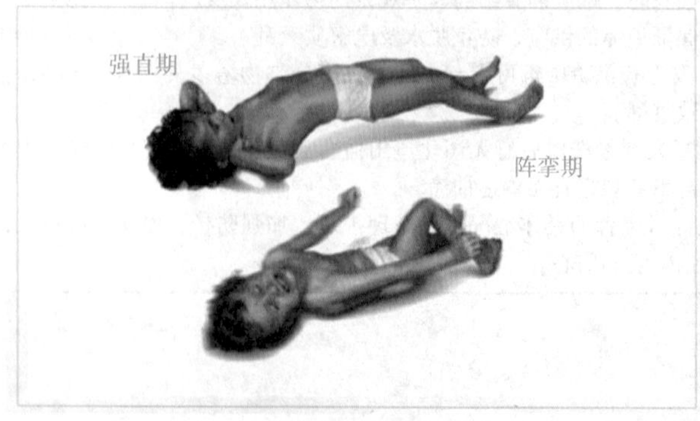

图1　小儿惊厥

续表

地西泮为长效苯二氮䓬类药物，被列为第二类精神药品管控。目前认为，苯二氮䓬类的中枢作用主要与加强中枢抑制性神经递质γ－氨基丁酸（GABA）功能有关，还可能与药物作用与不同部位的GABA受体密切相关。GABA受体是一个大分子复合体，为神经元膜上的配体－门控性Cl^-通道，GABA作用于GABA受体，使细胞膜对Cl^-通透性增加，Cl^-大量进入细胞膜内引起膜超极化，使神经元兴奋性降低。苯二氮䓬类与GABA受体的苯二氮䓬受体结合，可以促使GABA与GABA受体结合，增加Cl^-通道开放的频率而增加Cl^-内流，产生中枢抑制效应（图2）。

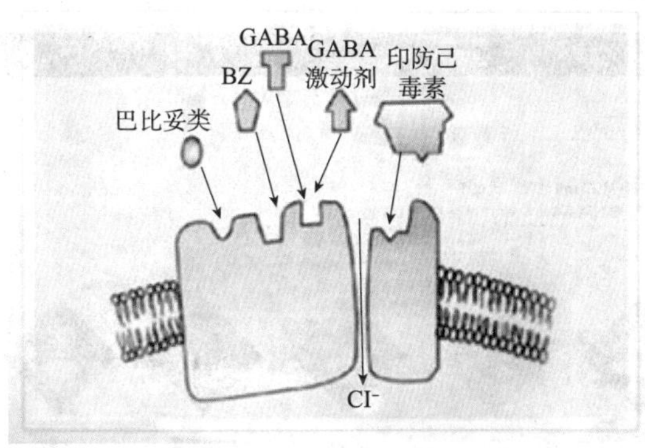

图2　作用机制

地西泮临床上用于治疗：①焦虑症及各种功能性神经症；②失眠，尤对焦虑性失眠疗效极佳；③癫痫：可与其他抗癫痫药合用，治疗癫痫大发作或小发作，控制癫痫持续状态时应静脉注射；④各种原因引起的惊厥，如子痫、破伤风、小儿高烧惊厥等；⑤脑血管意外或脊髓损伤性中枢性肌强直或腰肌劳损、内镜检查等所致肌肉痉挛；⑥其他：偏头痛、肌紧张性头痛、呃逆、炎症引起的反射性肌肉痉挛、惊恐症、酒精戒断综合征，还可治疗家族性、老年性和特发性震颤，可用于麻醉前给药。

【通关检测】

1. 地西泮的抗惊厥作用机制是（　　）
   A. 选择性抑制脑干网状结构上行激活系统　　B. 阻断脑干网状结构上行激活系统
   C. 直接抑制脊髓多突触反射　　D. 增强中枢γ－氨基丁酸能神经功能
   E. 抑制前列腺素PG合成酶，使PG合成减少
2. 地西泮在（　　）下发挥抗惊厥的作用
   A. 小剂量　　B. 中等剂量　　C. 较大剂量
   D. 大剂量　　E. 超大剂量

【通关检测答案】

实验器材

电子秤、鼠笼、1 mL注射器、大烧杯、0.25%地西泮溶液、5%尼可刹米溶液、生理盐水。

续表

<table>
<tr><th colspan="3">实验内容</th></tr>
<tr><td colspan="3">将小鼠分为实验组和对照组进行抗惊厥实验，观察地西泮对尼可刹米的抗惊厥作用，一方面训练学生严谨的实验设计思维，另一方面学习地西泮对尼可刹米引起的惊厥作用原理和观察小鼠惊厥时的表现。</td></tr>
<tr><th colspan="3">实验流程</th></tr>
<tr><th>步骤</th><th>操作图示</th><th>文字说明</th></tr>
<tr><td rowspan="2">准备实验器械和药品</td><td>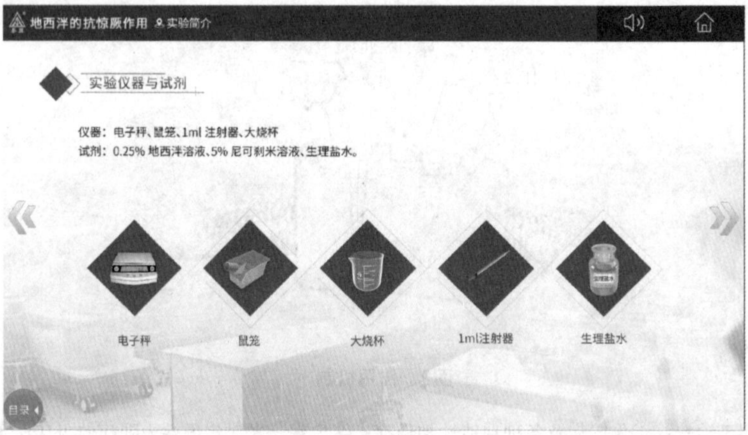
</td><td rowspan="2">【职业素养】
严谨求实</td></tr>
<tr><td>提示：实验前认真查看实验介绍，清楚做什么、怎么做，并主动思考这样做的目的。
注意点：选用药物浓度合适，选用注射器体积合适。
操作：正确选择实验操作需要的器械和药品：电子秤、鼠笼、1 mL 注射器、大烧杯、0.25% 地西泮溶液、5% 尼可刹米溶液、生理盐水。</td></tr>
<tr><td rowspan="2">实验准备</td><td>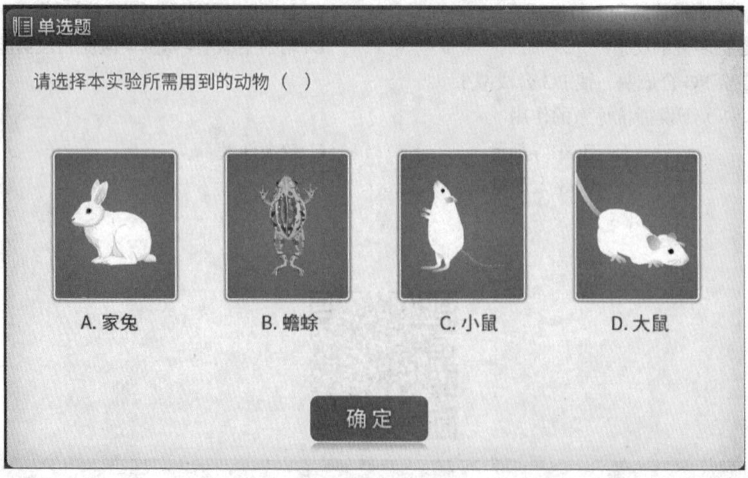
</td><td rowspan="2">【职业素养】
珍爱生命，
敬畏生命</td></tr>
<tr><td>提示：地西泮抗惊厥实验选用的实验动物为小鼠。</td></tr>
</table>

续表

步骤	操作图示	文字说明
标记小鼠并进行称重	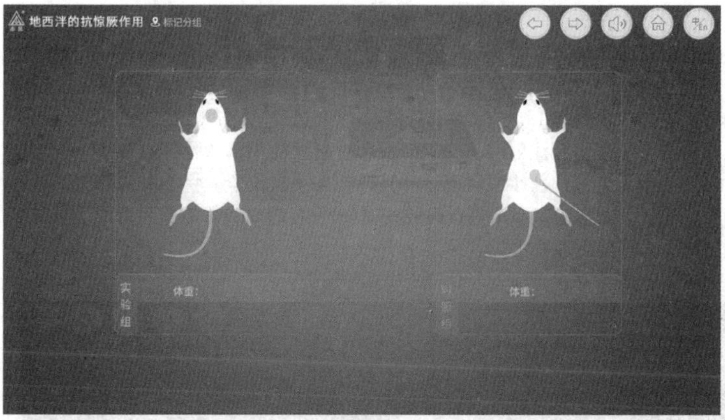 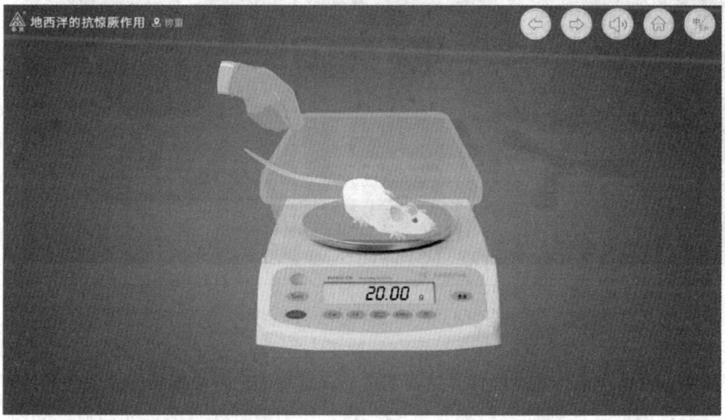 **提示：**对待实验动物一定要有敬畏之心。 **注意点：**称重前，电子秤刻度调为零。 **操作：**用 3% ～ 5% 的苦味酸进行标记，区分甲鼠和乙鼠；用手抓住小鼠的尾巴提起，放进电子秤上的盒子中进行称重。称重后，准确记录甲鼠与乙鼠的体重。	**【职业素养】珍爱生命，敬畏生命**
对实验组小鼠注射地西泮溶液	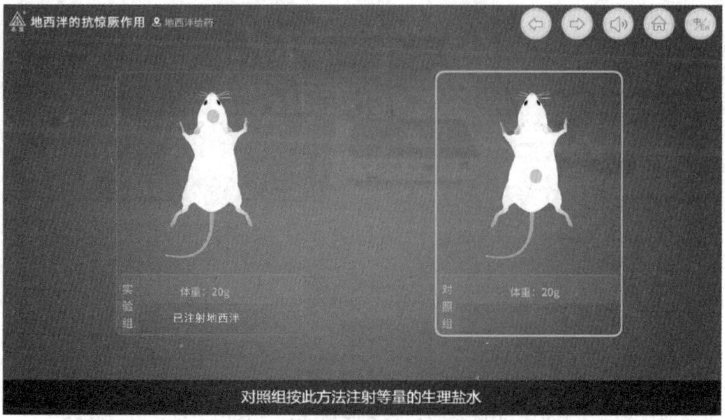	**【职业素养】珍爱生命，耐心细致**

续表

步骤	操作图示	文字说明
对实验组小鼠注射地西泮溶液	**提示**：对待实验动物一定要有敬畏之心。 **注意点**：根据小鼠体重准确计算给药剂量；注意准确选择小鼠腹腔注射的部位；进行腹腔注射时，注射针头与腹腔呈 45° 角，注射后轻拉针头，无回血或肠内容物。 **操作**：进行小鼠腹腔注射时，左手拇指和食指捏住小鼠颈背部的皮肤，拿起小鼠，最后左手无名指捏住小鼠尾巴，并且调整好小鼠位置，将小鼠头部向下倾斜进行腹腔注射。对实验组小鼠进行腹腔注射 0.2 mL 的 0.25% 地西泮溶液，对照组按此方法注入等量生理盐水。	
对实验组及对照组小鼠注射尼可刹米溶液	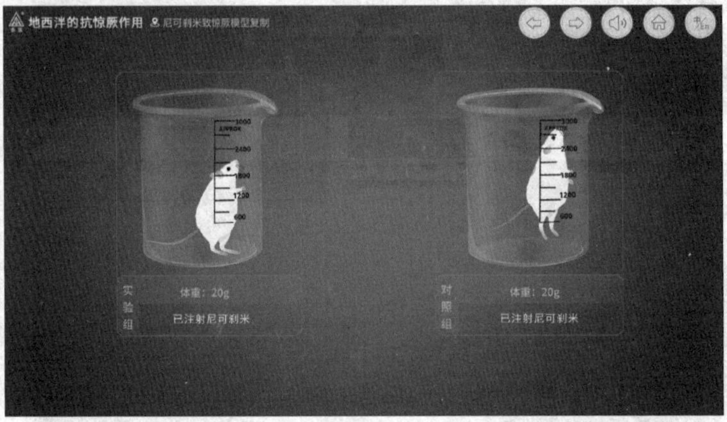	【职业素养】珍爱生命，耐心细致
	提示：动作要准确，多一些细心和耐心。后肢伸直期可作为本次实验抗惊厥的观察指标。 **注意点**：根据小鼠体重准确计算给药剂量；注意准确选择小鼠腹腔注射的部位；进行腹腔注射时，注射针头与腹腔呈 45° 角，注射后轻拉针头，无回血或肠内容物。 **操作**：十分钟后，向对照组和实验组小鼠分别注射 0.2 mL 的 5% 尼可刹米溶液，注射后将两只小鼠分别放入大烧杯中进行观察。	
测试报告	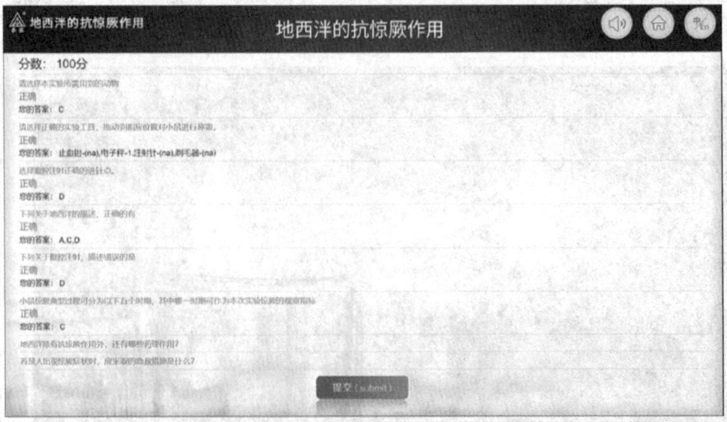	【职业素养】耐心细致，严谨认真
	提示：通过观察小鼠活动情况及时知晓实验情况，并找出不足，努力改进。	

续表

实验总结
通过实验你有哪些收获？请梳理写下来。 1. 理论 2. 技能 3. 素质
知识拓展
药物史话丨医药史三大经典药物之三——地西泮 漫长的人类文明史也是一部人类不断与疾病抗争的历史，在这其中，既有经久不衰的经典，也有留下惨痛教训的黑暗，它们共同推动了医药史的不断前行。 安定，学名地西泮，20 世纪 50 年代末，由现代药理学奠基人之一的瑞典化学家 Leo Sternbach 博士研发，开创了苯二氮䓬类镇静催眠药的黄金时期，也成为首个销售额超过 10 亿美元的“重磅炸弹”药物。它的出现，既是现代药物研发不断发展的必然，在其研发过程中，又充满了偶然。 早在 20 世纪初，化学家费歇尔便合成出了第一个具有镇静催眠作用的巴比妥类药物，巴比妥类药物引领了镇静催眠药的市场，然而，该类药物具有严重的成瘾性，大剂量使用时可抑制呼吸中枢而造成死亡。 1954 年罗氏做出了一项决定，要研发出一类药效比现有的镇静剂好且结构新颖的镇静药，Leo Sternbach 博士从其曾经研究过的苯并庚噁二嗪类化合物开始进行结构修饰，合成了一系列的结构改造类似物。但是在第一批卤代烷和仲胺合成的 40 种新化合物中，始终没有发现镇静、抗惊厥的生物活性。 在进一步结构改造中，他们又合成了一系列喹啉类氧化物，该类衍生物结构上的新颖且易得，这极大地引起了他们的兴趣，但是药理学实验却令人遗憾。 由于几年内在该领域均未取得重大进展，罗氏上层决定暂时把重心放在抗生素的研发上，所以公司上层解散了 Leo Sternbach 博士团队。在清扫实验台时，研究员 Earl Reeder 注意到一个命名为 Ro-50690 的化合物，该化合物早在 1955 年就已经合成出来了，但是并没有提交给药理部进行活性研究，于是 Leo Sternbach 博士抱着试试看的心态，把它送给了药理部。但没有多久，药理部反馈一系列令人振奋的信息：这一化合物有镇静、抗焦虑、松弛肌肉的作用，比市场上的安宁、巴比妥等效果都要好，于是罗氏公司决定以意外失误而获得的 Ro-50690 为先导化合物做进一步的深入研究。 经过复杂的研究，他们终于确证了这一类具有苯并七元二氮杂环的新颖化合物。由于衍生物的活性高且副作用小，临床试验进展非常顺利，并很快生产上市，命名为氯氮䓬，又叫利眠宁。临床试验表明，它有类似巴比妥的抗惊厥作用，但催眠作用较弱。1959 年，2 000 名内科医师用它治疗了 2 万名患者，效果显著。

（刘莉、徐国标）

实验项目九　镇痛药的镇痛作用－热板法

实验目标

素养目标	1. 具有严谨求实的态度和珍爱生命的职业素养。 2. 具有理论联系实际，用典型症状和生化检查数据分析临床案例，发现并解决临床问题的能力。
知识目标	1. 掌握镇痛药的热板实验方法。 2. 掌握哌替啶的镇痛作用。 3. 熟悉哌替啶的镇痛机制。
技能目标	1. 能够准确使用 HPA-100 冷热板仪。 2. 能够准确地进行小鼠腹腔注射法。 3. 能够正确判定实验动物达到痛阈的症状。

情境导入

患者，女，20 岁，主诉因"间歇性头颈部疼痛 8 个月余，加重 1 天"，入院后肌注哌替啶 50 mg 以止痛，3 分钟后家属诉患者面色青紫，呼吸困难，到病床前发现患者呼吸心搏骤停，立即予持续的心肺脑复苏术，行 CPCR 术后，现患者处于深昏迷状态，无自主呼吸，由呼吸机辅助呼吸，多巴胺持续大量泵入，但血压较低，而尿量 9 000 mL。心电图示：窦律过速，电轴正常。ECT 示：频发房早。床头胸片示：右肺内异常改变。该患者对哌替啶高度过敏，造成了严重的不良反应。

在临床上镇痛药物尽量做到个体化，用药剂量根据实际需要，在确保止痛的前提下，药物剂量由小到大，达到止痛为止。

理论基础

热板法即利用一定强度的温度刺激动物躯体的某一部位以产生疼痛反应。根据电生理研究结果，热刺激强度应使皮肤温度升高至 45 ～ 55℃，低于此范围不会产生明显痛反应，高于 55℃则有可能引起灼伤。将小鼠置于预先加热到 55℃的金属板上，以热刺激开始至出现反应（小鼠足部可产生疼痛反应，出现舔后爪或跳跃反应）的时间（即潜伏期）为测痛指标，并以此评价药物的镇痛作用。

测定原理：本实验以开始对小鼠热刺激至小鼠出现舔足的时间作为小鼠的痛反应潜伏期为痛阈值。比较实验组与对照组痛阈值的差异，给药后痛反应时间延长 1 倍以上者，视为有镇痛作用。

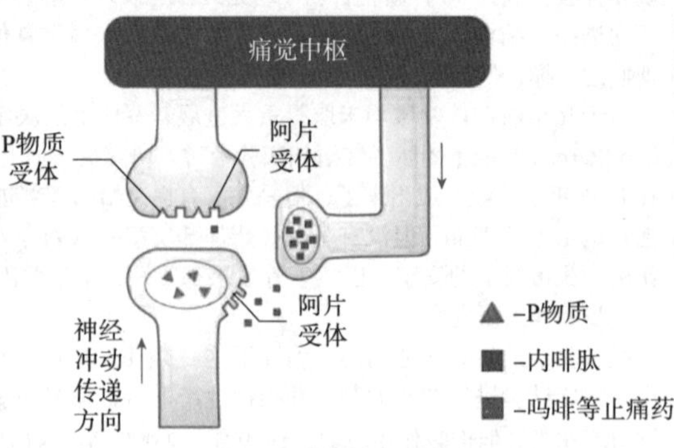

图1　哌替啶作用机制

哌替啶，即盐酸哌替啶，又名杜冷丁，临床上常被用作镇痛剂，属于国家管理的特殊麻醉药品。主要激动 μ 型阿片受体（图 1），药理作用与吗啡相似，但镇痛、麻醉作用较小，仅相当于吗啡的 1/10 ～ 1/8，作用时间维持 2 ～ 4 小时。其主要作用于中枢神经系统，对心血管及平滑肌也有一定影响。毒副作用相应较小，恶心、呕吐、便秘等症状也相应较轻，一般不会出现呼吸困难及过量使用的问题。

适应证：①各种剧痛，如创伤、烧伤、烫伤、术后疼痛等；②心源性哮喘；③麻醉前给药；④内脏剧烈绞痛（胆绞痛、肾绞痛需与阿托品合用）；⑤与氯丙嗪、异丙嗪等合用进行人工冬眠。

不良反应：①可见头晕、头痛、出汗、口干、恶心、呕吐等；②过量可致瞳孔散大、惊厥、心动过速、幻觉、血压下降、呼吸抑制、昏迷等；③皮下注射局部有刺激性；④静脉注射后可出现外周血管扩张、血压下降。

续表

禁忌证：①禁用于脑外伤颅内高压、慢性阻塞性肺疾病、支气管哮喘源性心脏病、排尿困难、严重肝功能减退的患者；②有轻微的阿托品样作用，给药后可致心率加快，故室上性心动过速患者不宜使用；③慎用于妊娠期妇女、哺乳期妇女和儿童；④婴幼儿慎用。1 岁以内小儿一般不应静脉注射本品或行人工冬眠。

【通关检测】

1. 不属于哌替啶适应证的是（　　）
   A. 术后镇痛　B. 人工冬眠　C. 支气管哮喘　D. 心源性哮喘
2. 心源性哮喘宜用（　　）
   A. 肾上腺素　B. 去甲肾上腺素　C. 哌替啶　D. 多巴胺
3. 哌替啶不能单独治疗胆绞痛的原因是（　　）
   A. 对胆道平滑肌无作用　B. 引起胆道括约肌的痉挛　C. 易成瘾　D. 抑制呼吸
   E. 镇痛强度不如吗啡

【通关检测答案】

实验器材

HPA-100 冷热板仪、1 mL 注射器、0.4% 哌替啶、生理盐水、鼠笼、3% ～ 5% 苦味酸、品红等。

实验内容

将符合条件的 12 只小鼠分为实验组和对照组进行实验，观察哌替啶的镇痛作用，一方面训练学生严谨的实验设计思维，另一方面学习哌替啶的镇痛作用原理和观察小鼠达到痛阈的表现。

实验流程

步骤	操作图示	文字说明
准备实验器械和药品	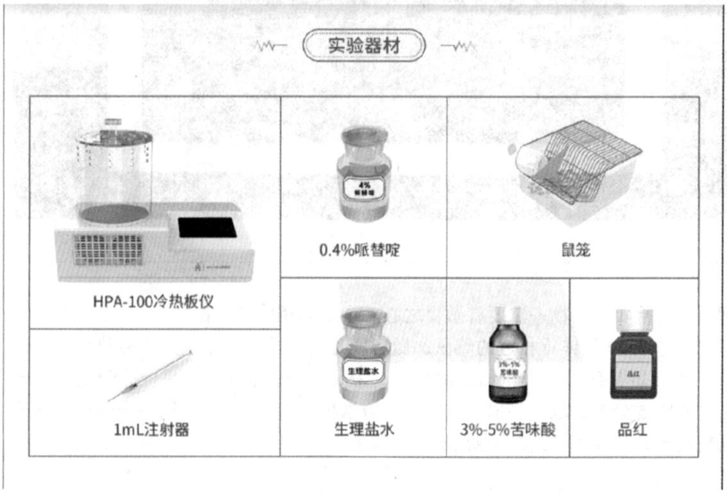 实验器材 HPA-100冷热板仪 0.4%哌替啶 鼠笼 1mL注射器 生理盐水 3%-5%苦味酸 品红	【职业素养】 严谨求实

续表

步骤	操作图示	文字说明
准备实验器械和药品	**提示**：实验前认真查看实验介绍，清楚做什么、怎么做，并主动思考这样做的目的。 **注意点**：选用的实验药物为 0.4% 的哌替啶；HPA-100 冷热板仪屏幕显示预热完成后即可使用。 **操作**：正确选择实验操作需要的器械和药品：HPA-100 冷热板仪、1 mL 注射器、0.4% 哌替啶、生理盐水、鼠笼、3% ～ 5% 苦味酸、品红等。在实验开始前提前打开 HPA-100 冷热板仪，设置预热温度为 55℃预热。	**【职业素养】严谨求实**
痛阈筛选实验	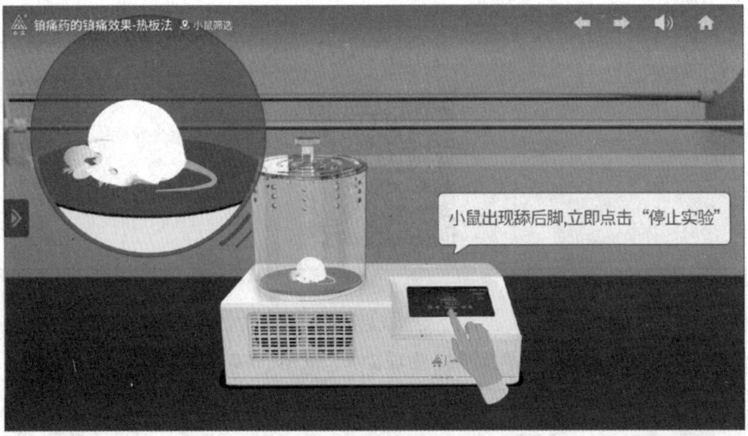 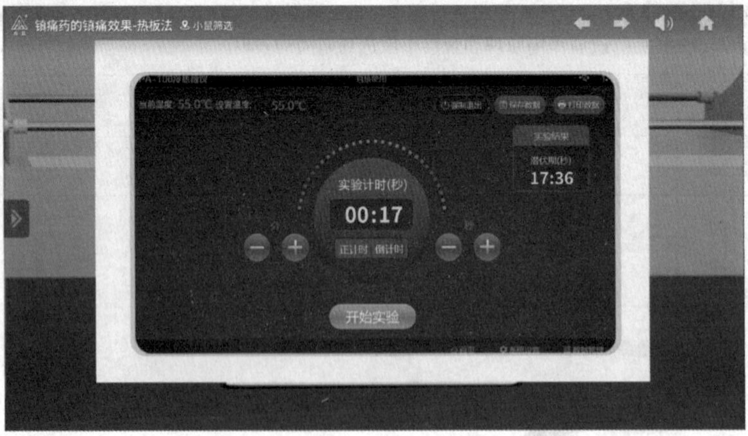 **提示**：对待实验动物一定要有敬畏之心。本实验用的是雌鼠。 **操作**：选取 20 只体重相近的雌鼠，做痛阈筛选实验，将小鼠放入冷热板仪，开始第一次测定其痛阈，小鼠出现舔后脚，立即点击“停止实验”。需测定 2 次痛阈，且间隔 5 分钟，取平均值。按照以上方法依次测定 20 只小鼠的痛阈值，筛选痛阈值在 5 ～ 30 s 的 12 只小鼠用于后续实验。	**【职业素养】珍爱生命，敬畏生命**

续表

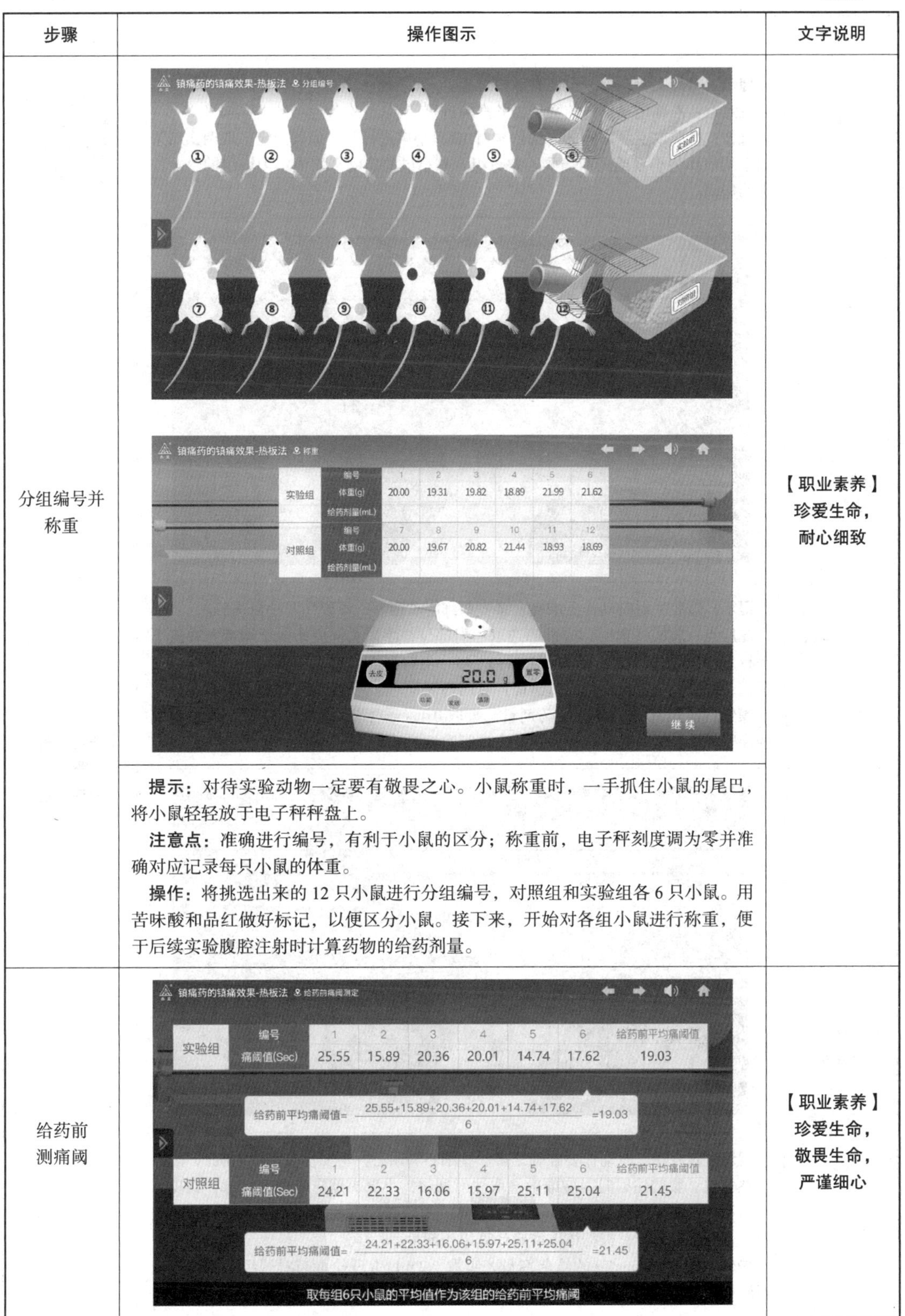

步骤	操作图示	文字说明
分组编号并称重	（图示） **提示：**对待实验动物一定要有敬畏之心。小鼠称重时，一手抓住小鼠的尾巴，将小鼠轻轻放于电子秤秤盘上。 **注意点：**准确进行编号，有利于小鼠的区分；称重前，电子秤刻度调为零并准确对应记录每只小鼠的体重。 **操作：**将挑选出来的 12 只小鼠进行分组编号，对照组和实验组各 6 只小鼠。用苦味酸和品红做好标记，以便区分小鼠。接下来，开始对各组小鼠进行称重，便于后续实验腹腔注射时计算药物的给药剂量。	【职业素养】 珍爱生命， 耐心细致
给药前测痛阈	（图示）	【职业素养】 珍爱生命， 敬畏生命， 严谨细心

续表

步骤	操作图示	文字说明
给药前 测痛阈	**提示**：对待实验动物一定要有敬畏之心。 **注意点**：准确记录给药前数据，并准确进行计算。 **操作**：按照以上测痛阈的方法依次对 12 只小鼠进行两次痛阈测定。取两次结果的平均值作为小鼠给药前痛阈。取每组 6 只小鼠的痛阈平均值作为该组的给药前平均痛阈。	**【职业素养】 珍爱生命， 敬畏生命， 严谨细心**
腹腔注射 哌替啶	**提示**：腹腔注射时动作要准确，多一些细心和耐心，不要伤及小鼠内脏。 **注意点**：腹腔注射时，应准确选取注射部位，小鼠头部应略低于尾部，在皮下平行腹中线推进针头 3 ～ 5 mm，再以 45° 角向腹腔内刺入，腹腔注射时，应避免伤及肝脏及膀胱；根据体重准确计算用药剂量。 **操作**：按照 40 mg/kg 的给药剂量，吸取 0.4% 哌替啶与实验组 1 号小鼠进行腹腔注射，实验组其他小鼠也按照此方法腹腔注射 0.4% 哌替啶。	**【职业素养】 珍爱生命， 严谨细心**
腹腔注射生 理盐水	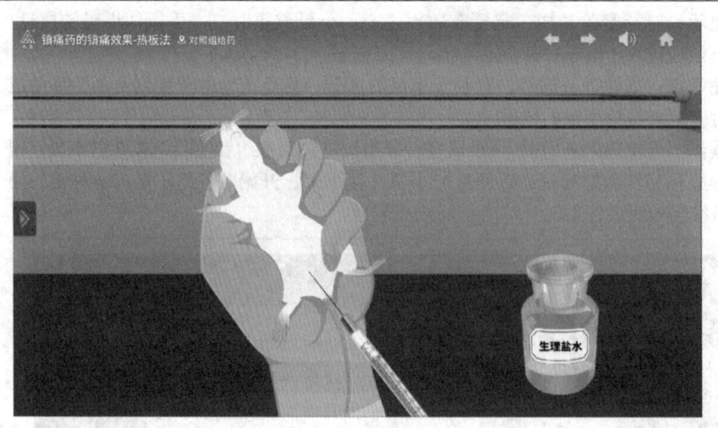 **提示**：腹腔注射时动作要准确，多一些细心和耐心，不要伤及小鼠内脏。 **注意点**：腹腔注射时，应准确选取注射部位，小鼠头部应略低于尾部，在皮下平行腹中线推进针头 3 ～ 5 mm，再以 45° 角向腹腔内刺入，腹腔注射时，应避免伤及肝脏及膀胱；根据体重准确计算用药剂量。 **操作**：按照 40 mg/kg 的给药剂量，吸取 0.2 mL 生理盐水与对照组 7 号小鼠进行腹腔注射，对照组其他小鼠也按照此方法腹腔注射 0.2 mL 生理盐水。	

续表

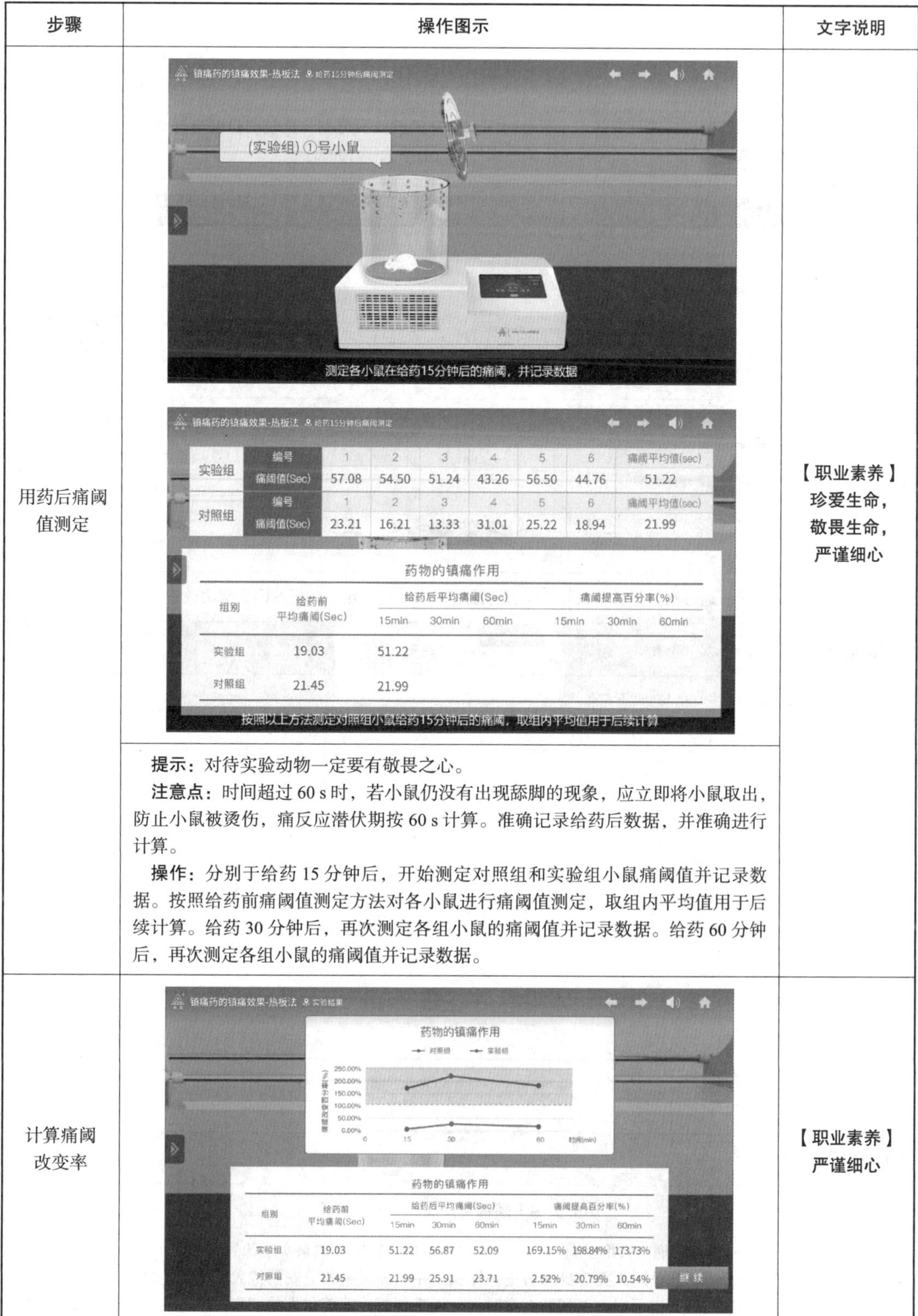

步骤	操作图示	文字说明
用药后痛阈值测定	（操作截图） **提示：**对待实验动物一定要有敬畏之心。 **注意点：**时间超过 60 s 时，若小鼠仍没有出现舔脚的现象，应立即将小鼠取出，防止小鼠被烫伤，痛反应潜伏期按 60 s 计算。准确记录给药后数据，并准确进行计算。 **操作：**分别于给药 15 分钟后，开始测定对照组和实验组小鼠痛阈值并记录数据。按照给药前痛阈值测定方法对各小鼠进行痛阈值测定，取组内平均值用于后续计算。给药 30 分钟后，再次测定各组小鼠的痛阈值并记录数据。给药 60 分钟后，再次测定各组小鼠的痛阈值并记录数据。	【职业素养】 珍爱生命， 敬畏生命， 严谨细心
计算痛阈改变率	（操作截图）	【职业素养】 严谨细心

续表

步骤	操作图示	文字说明
计算痛阈改变率	**提示：**实验组痛阈提高百分率大于 100%，痛反应时间延长 1 倍以上，说明哌替啶具有镇痛效果。 **操作：**按照公式计算各组小鼠各时间点的痛阈改变百分率。比较实验组与对照组小鼠潜伏期的差异，实验组小鼠痛阈提高百分率大于 100%。	【职业素养】 严谨细心
测试报告	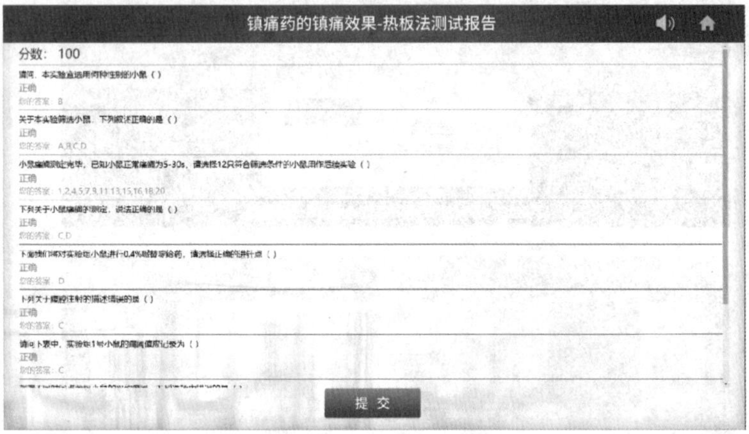 镇痛药的镇痛效果-热板法测试报告 分数：100 提 交	
	提示：通过测试报告及时知晓实验完成情况，找出不足，分析原因，努力改进。	

实验总结

通过实验你有哪些收获？请梳理写下来。

1. 理论

2. 技能

3. 素质

知识拓展

历史长廊丨阿片类镇痛药物发展历程

阿片又名鸦片，旧时俗称洋烟、大烟、鸦片烟，是罂粟科植物罂粟未成熟果实浆汁的干燥物。

人类同罂粟接触的历史，几乎同人类自身的历史一样长。在已经灭绝的尼安德特人的生活遗迹上，就出现了罂粟的痕迹。人类栽种罂粟的历史可以追溯到新石器时代。五千年前，苏美尔人的楔形文字称罂粟为“快乐植物”。

续表

荷马史诗中，罂粟被称为“忘忧草”，可见其功效。亚述人发现只要将没有成熟的果实轻轻切开，白色的乳汁就会从切口处涌出，在乳汁干燥之后，就成了效力强劲的黑色阿片。在人类历史上，许多植物比如大麻、古柯树、曼陀罗、仙人掌，甚至毒蘑菇都为人类消除恐惧、减少痛苦带来过功效。那时的人类不懂这种神秘的力量在透支体力，未来的日子会难以收拾。 1806 年，德国化学家泽尔蒂纳第一次从阿片中分离出了一种物质。他用分离得到的这种物质在狗和自己身上进行实验，结果狗吃下去后很快昏昏睡去，而他本人吞下这些粉末后也久睡不醒。于是他用希腊神话中的梦神吗啡斯（Morpheus）的名字来命名这种物质为“吗啡”。 吗啡是人类发现的第一个生物碱，在鸦片中的含量约为 10%。吗啡是阿片受体激动剂，其衍生物盐酸吗啡是临床上常用的麻醉性镇痛药，有极强的镇痛作用。 1874 年，英国化学家怀特用吗啡和乙酰合成了二醋吗啡。当时在狗身上试验，立即出现了虚脱、恐惧和困乏等症状。德国拜耳公司的化学家霍夫曼发现这种化合物比吗啡的镇痛作用强 4 ～ 8 倍，之后人们发现它不仅止痛效果好，且迷幻和欣快感更强，同时兼有非凡的提神作用，这种新药被正式定名为海洛因。起初人们把海洛因当成戒断阿片及吗啡毒瘾的药物，海洛因甚至还曾经被用作儿童止咳药。但是人们很快就发现海洛因比吗啡的水溶性更大，吸收亦更快，且其脂溶性也较大，易通过血脑屏障进入中枢发挥作用，而它本身的成瘾性更强烈。海洛因的合成，不仅没有成为药品造福人类，反而成了危害人类的“白色瘟疫”。这也成为拜耳公司历史上有名的笑话。 化学家、药物学家们一直致力于找寻一种既能有良好镇痛效果，又没有成瘾性的镇痛药物。于是，开启了一百年来人工合成阿片类药物之路。 人们对阿片类药物成瘾的深深恐惧有其历史原因，但长期的临床实践证明，以止痛治疗为目的，阿片类药物在常规剂量规范化使用情况下，疼痛患者出现成瘾的现象并不多见。关于阿片类药物使用的误区不仅存在于患者中，也同样存在于从事医疗工作的临床和科研工作人员中，阿片类药物的正确使用应包括两个方面，一是要杜绝药物的滥用，二是要指导有适应证的人群正确使用，为了减轻患者由于各种疾病引起的疼痛，医务工作者应遵循正规的疼痛治疗指南，充分发挥阿片类药物在治疗疼痛中的作用，并采取积极的防范措施，最大限度地减少或者避免此类药物的不良反应。

（刘莉、徐国标）

实验项目十　吗啡对呼吸的抑制和解救

<table>
<tr><td colspan="2">实验目标</td></tr>
<tr><td>素养目标</td><td>1. 具有严谨求实的态度和珍爱生命的职业素养。
2. 具有理论联系实际，用典型症状和生化检查数据分析临床案例，发现并解决临床问题的能力。</td></tr>
<tr><td>知识目标</td><td>1. 掌握吗啡对呼吸的影响。
2. 熟悉尼可刹米和纳洛酮解救呼吸抑制的原理。</td></tr>
<tr><td>技能目标</td><td>1. 能够正确进行鼻插管。
2. 能够熟练使用呼吸换能器和 BL-420 生物机能实验系统。
3. 能够准确观察呼吸波形。</td></tr>
</table>

情境导入

患者，男，55 岁，因原发性肺癌合并骨转移癌痛加重，给予吗啡缓释片 30 mg 口服，口服后 2 h 出现胸闷、呼吸困难、呼吸深慢 4 ～ 5 次 / 分，口唇轻度发绀，瞳孔缩小 2 mm，即给予对症治疗，2 h 后呼吸逐渐恢复为 10 ～ 16 次 / 分，4 h 后发绀好转，瞳孔恢复正常，生命体征稳定。

分析：吗啡能使延髓呼吸中枢对二氧化碳的敏感性下降，并能抑制脑桥的呼吸调整中枢，使呼吸频率减慢，产生中枢性呼吸抑制。该患者在使用吗啡后出现了呼吸抑制的症状，根据时间相关性，可判断为吗啡引起的呼吸抑制。遇到此种情况，给药后应定时观察患者意识状况、呼吸、瞳孔大小及血氧饱和度，若患者出现嗜睡、不易唤醒或瞳孔缩小即给予氧气吸入，暂停给药，必要时给予纳洛酮，症状缓解后减少吗啡量可继续使用。

请思考：从这个案例可以看到典型的临床表现可以帮助诊断疾病，其中呼吸波形对疾病的判断尤为重要，如何缓解吗啡引起的呼吸抑制情况？

理论基础

吗啡为阿片受体激动剂，在鸦片中的含量为 4% ～ 21%，平均为 10% 左右。

吗啡具有对中枢神经系统强烈的麻醉、镇痛作用。吗啡的镇痛范围广泛，几乎适用于各种严重疼痛包括晚期癌变的剧痛，一次给药镇痛时间可达 4 ～ 5 小时，并且镇痛时能保持意识及其他感觉不受影响。此外还有明显的镇静作用，能消除疼痛所引起的焦虑、紧张、恐惧等情绪反应，显著提高患者对疼痛的耐受力。吗啡的镇痛作用部位是第三脑室周围、第三脑室尾端至第四脑室头端的神经结构及导水管周围灰质。吗啡能抑制大脑呼吸中枢和咳嗽中枢的活动，使呼吸减慢并产生镇咳作用。急性中毒会导致呼吸中枢麻痹、呼吸停止至死亡。

吸食吗啡对神经中枢的副作用表现为嗜睡和性格的改变，引起某种程度的惬意和欣快感；在大脑皮质方面，可造成人注意力、思维和记忆性能的衰退，长期大剂量地使用吗啡，会引起精神失常的症状，出现谵妄和幻觉；在呼吸系统方面，大剂量的吗啡会导致呼吸停止而死亡。吗啡的极易成瘾性使得长期吸食者无论从身体上还是心理上都会对吗啡产生严重的依赖性，造成严重的毒物癖，从而使吗啡成瘾者不断增加剂量以收到相同效果。

【通关检测】

1. 吗啡镇痛机制是（　　）

A. 阻断脑室、导水管周围灰质的阿片受体　　B. 激动脑室、导水管周围灰质的阿片受体

C. 阻断大脑边缘系统的阿片受体　　D. 激动中脑盖前核的阿片受体

2. 吗啡禁用于（　　）

A. 分娩镇痛　　B. 胃肠绞痛　　C. 晚期癌痛　　D. 心肌梗死剧痛

续表

3. 吗啡对中枢神经系统的作用是（　　）

A. 镇痛、镇静、催眠、呼吸抑制、镇吐

B. 镇痛、镇静、镇咳、缩瞳、致吐

C. 镇痛、镇静、镇咳、呼吸兴奋

D. 镇痛、镇静、镇吐、呼吸抑制

【通关检测答案】

实验器材

液体石蜡、1% 吗啡溶液、5% 尼可刹米溶液、0.04% 纳洛酮溶液、婴儿秤、兔盒、呼吸流量换能器、鼻插管、注射器、BL-420 生物机能实验系统。

实验内容

选两只家兔进行吗啡对呼吸的抑制和尼可刹米、纳洛酮解救实验，利用换能器和 BL-420 生物机能实验系统观察家兔的呼吸波形。观察吗啡对呼吸抑制的影响，一方面训练学生严谨的实验设计思维，另一方面学习吗啡的呼吸抑制和尼可刹米、纳洛酮解救的作用原理。

实验流程

步骤	操作图示	文字说明
准备实验器械和药品	实验器材 液体石蜡、1% 吗啡溶液，5% 尼可刹米溶液、0.04% 纳洛酮溶液、婴儿秤、兔盒、呼吸流量换能器，鼻插管，注射器，BL-420 生物信号采集系统 实验器材 **提示：**实验前认真查看实验介绍，清楚做什么、怎么做，并主动思考这样做的目的。 **注意点：**选用的实验药物为 5% 尼可刹米溶液、0.04% 纳洛酮溶液。 **操作：**正确选择实验操作需要的器材：液体石蜡、1% 吗啡溶液，5% 尼可刹米溶液、0.04% 纳洛酮溶液、婴儿秤、兔盒、呼吸流量换能器、鼻插管、注射器、BL-420 生物机能实验系统。	**【职业素养】** **严谨求实**

续表

步骤	操作图示	文字说明
家兔称重	**提示**：对待实验动物一定要有敬畏之心。本实验用的是家兔。 **注意点**：家兔的正确捉拿方式为一手将颈部皮肤连同耳朵抓牢，另一手托住兔的臀部，使重量主要落在托臀部的手上，同时在抓取时，不能采用抓双耳或抓提腹部，避免对动物造成损伤。 **操作**：右手抓住兔颈部的毛皮提起，然后左手托其臀部或腹部，让其体重重量的大部分集中在左手上，将其放在电子秤进行称重。	**【职业素养】** **珍爱生命，** **敬畏生命**
固定家兔	**提示**：对待实验动物一定要有敬畏之心。 **操作**：打开兔盒，右手抓住兔颈部的毛皮提起，然后左手托其尾部，将其放入兔盒内，露出头部。	**【职业素养】** **珍爱生命，** **耐心细致**

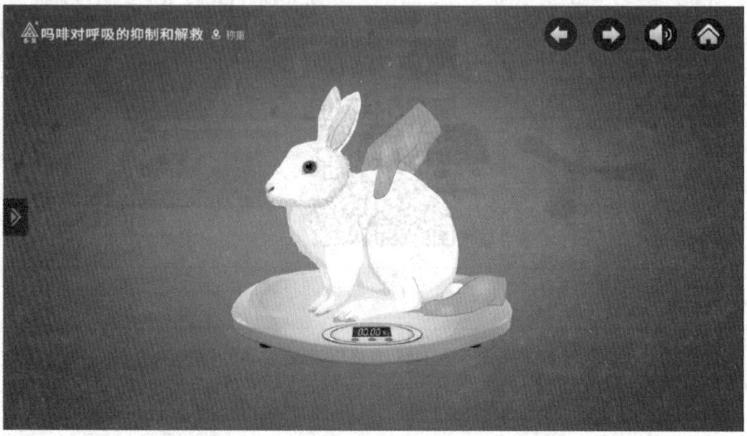

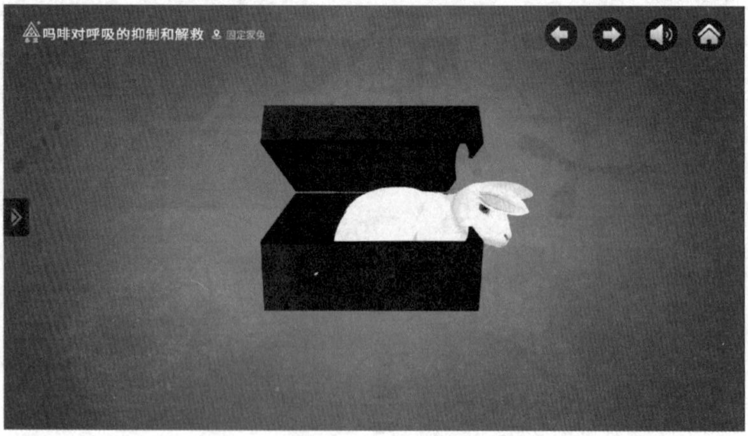

续表

步骤	操作图示	文字说明
石蜡润滑鼻插管	**提示：**对待实验动物一定要有敬畏之心。 **注意点：**液体石蜡主要起到的是润滑的作用。 **操作：**用棉签蘸取液体石蜡，然后将棉签插入家兔鼻腔当中润滑腔道，待插管。	**【职业素养】 珍爱生命， 敬畏生命， 严谨细心**
鼻插管	**提示：**鼻插管时动作要准确，多一些细心和耐心，不要伤及动物。 **操作：**涂抹了石蜡的一端的鼻插管沿着鼻道方向插入鼻孔。	**【职业素养】 珍爱生命， 严谨细心**
连接呼吸换能器		

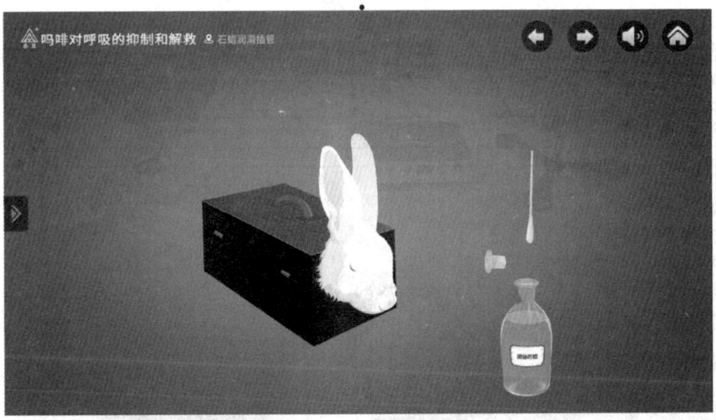

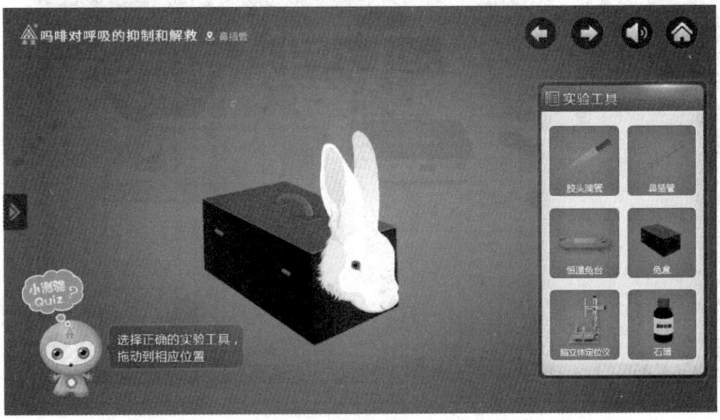

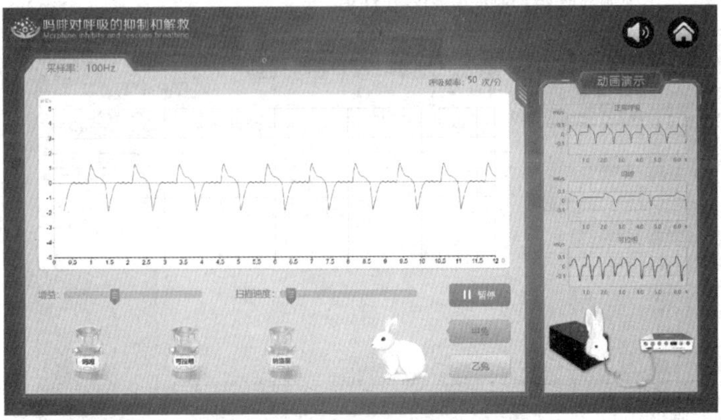

续表

步骤	操作图示	文字说明
连接呼吸换能器	**提示**：连接呼吸换能器时操作要准确，多一些细心和耐心。 **注意点**：准确连接呼吸换能器。 **操作**：鼻插管另一端与呼吸换能器连接，换能器与 BL-420 生物机能实验系统连接。观察家兔正常的呼吸波形。	【职业素养】 珍爱生命， 严谨细心
甲组注射盐酸吗啡	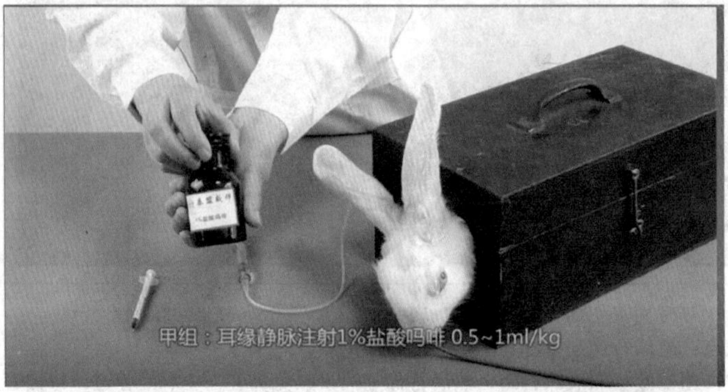 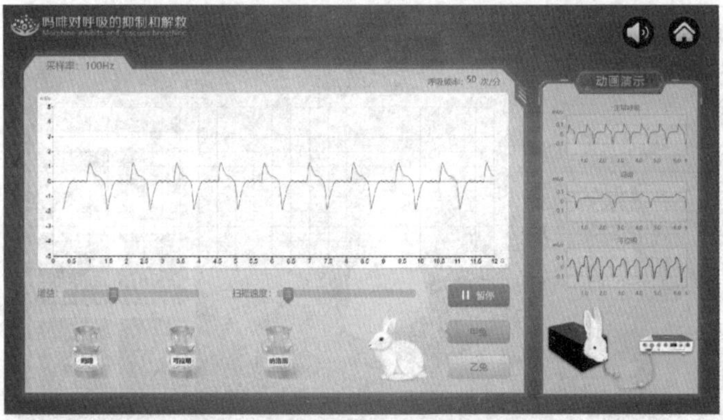	【职业素养】 珍爱生命， 敬畏生命， 严谨细心
	提示：对待实验动物一定要有敬畏之心。 **注意点**：注射过程缓慢推注。 **操作**：对甲兔进行耳缘静脉注射 1% 盐酸吗啡 0.5 ～ 1 mL/kg，边注射边观察呼吸波形，当出现明显呼吸抑制时立刻停止注射。	
甲组注射尼可刹米	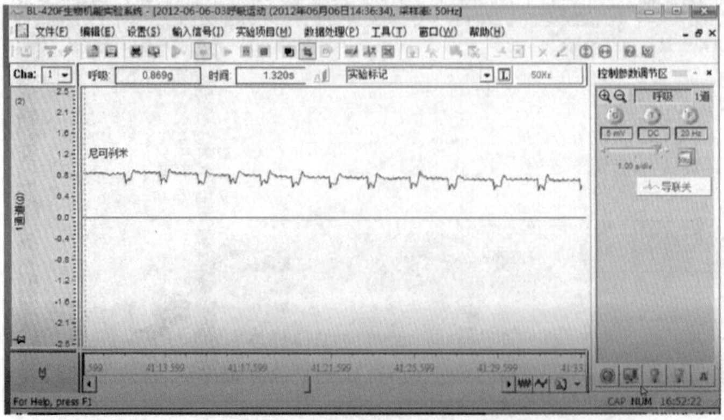	

续表

<table>
<tr><th>步骤</th><th>操作图示</th><th>文字说明</th></tr>
<tr><td>甲组注射尼可刹米</td><td>提示：对待实验动物一定要有敬畏之心。
注意点：推注速度适中，过快或过慢推注都会造成动物惊厥或死亡。
操作：出现呼吸抑制后，立刻耳缘静脉注射 5% 尼可刹米溶液，0.5 mL/kg。缓慢推注，同时观察动物呼吸频率、呼吸幅度等，出现呼吸兴奋时立即停止注射。</td><td rowspan="5">【职业素养】
珍爱生命，
敬畏生命，
严谨细心</td></tr>
<tr><td rowspan="2">乙组注射盐酸吗啡</td><td>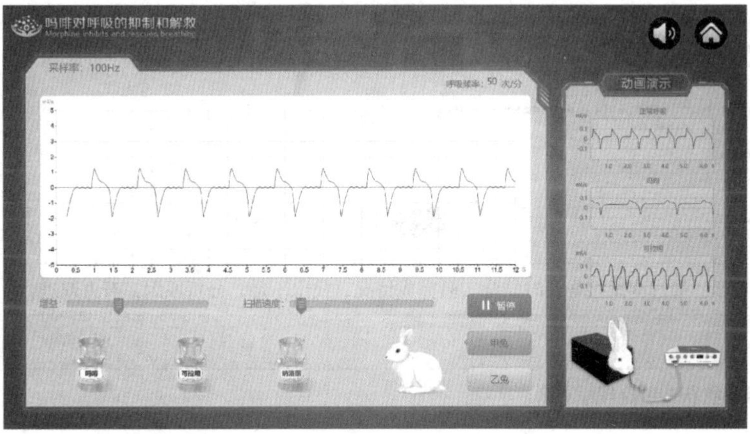
</td></tr>
<tr><td>提示：对待实验动物一定要有敬畏之心。
注意点：注射过程缓慢推注。
操作：对乙兔进行耳缘静脉注射 1% 盐酸吗啡 0.5 ～ 1 mL/kg，边注射边观察呼吸波形，当出现明显呼吸抑制时立刻停止注射。</td></tr>
<tr><td rowspan="2">乙组注射尼可刹米</td><td>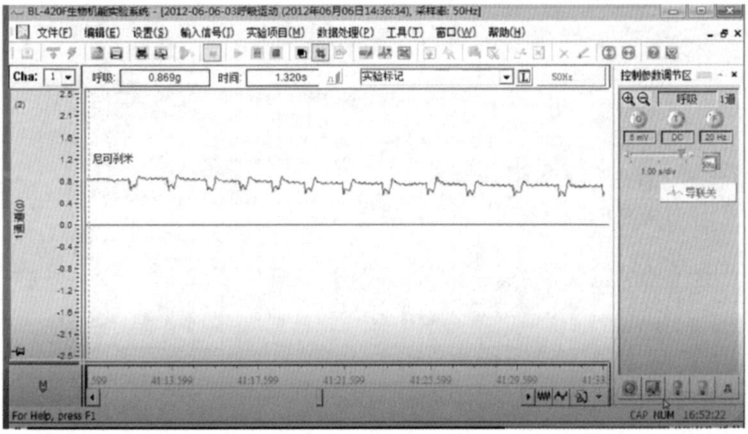
</td></tr>
<tr><td>提示：对待实验动物一定要有敬畏之心。
注意点：推注速度适中，过快或过慢推注都会造成动物惊厥或死亡。
操作：出现呼吸抑制后，立刻耳缘静脉注射 0.04% 的尼可刹米溶液 0.1 mL/kg。缓慢推注，同时观察动物呼吸频率，呼吸幅度等，出现呼吸兴奋时立即停止注射。</td></tr>
</table>

续表

步骤	操作图示	文字说明
测试报告	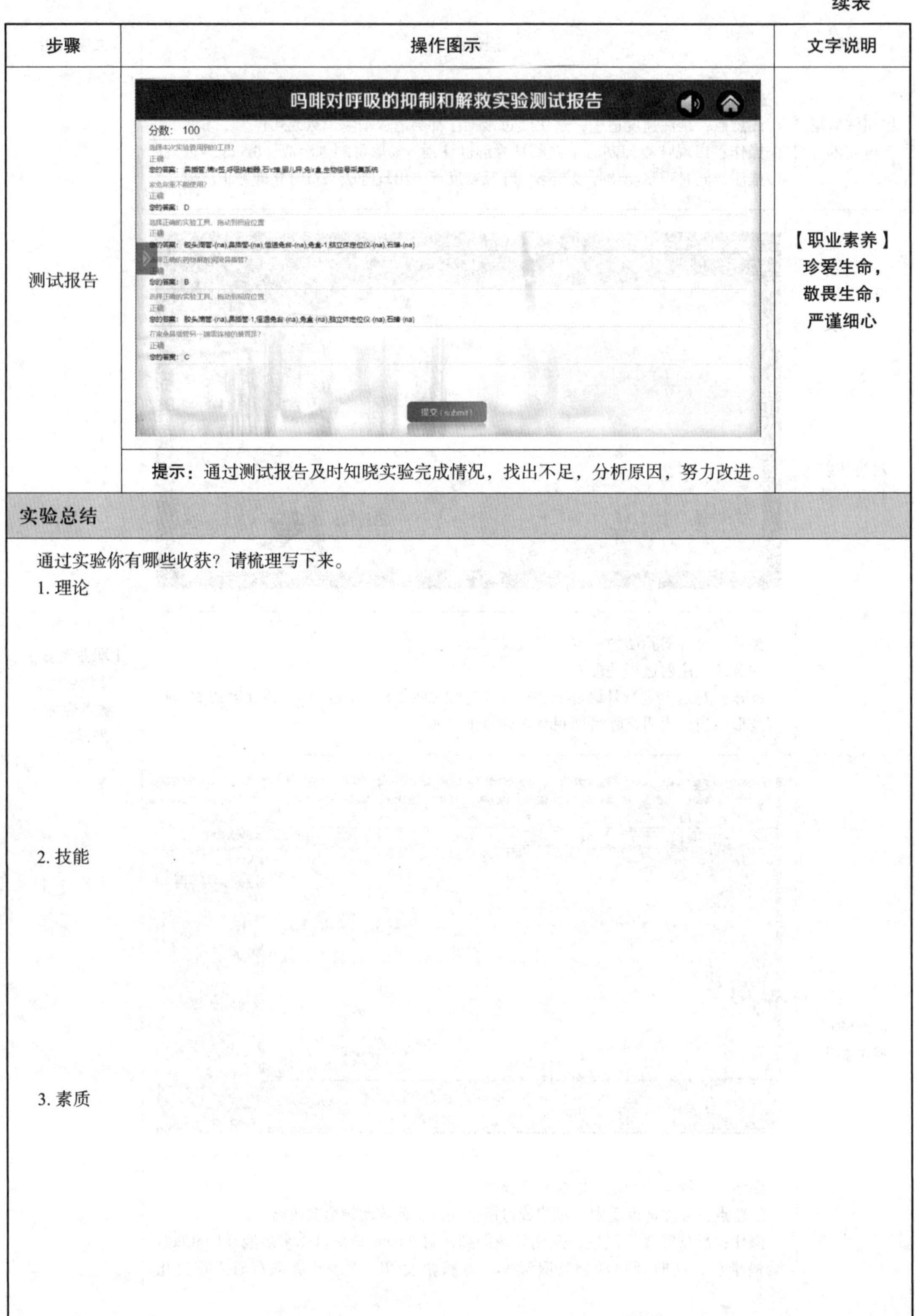 **提示：**通过测试报告及时知晓实验完成情况，找出不足，分析原因，努力改进。	**【职业素养】珍爱生命，敬畏生命，严谨细心**

实验总结

通过实验你有哪些收获？请梳理写下来。

1. 理论

2. 技能

3. 素质

续表

知识拓展
呼吸衰竭的分类及标准 **一、呼吸衰竭按动脉血气分为两种类型** Ⅰ型呼吸衰竭。氧分压小于 60 mmHg，二氧化碳分压正常或降低，主要见于换气功能障碍。 Ⅱ型呼吸衰竭。氧分压小于 60 mmHg，二氧化碳分压大于 50 mmHg，主要见于肺泡通气不足。 **二、呼吸衰竭按照病程可以分为急性和慢性** 急性呼吸衰竭是指通气和换气功能严重损害，并在短时间内发生呼吸衰竭。 慢性呼吸衰竭是指一些慢性的疾病导致呼吸功能损害逐渐的加重，经过了较长时间后发展为呼吸衰竭。 **三、呼吸衰竭按照病理生理分为泵衰竭和肺衰竭** 泵衰竭是指各种原因导致的呼吸肌功能的障碍引起的呼吸衰竭。 肺衰竭是指气道和肺脏的疾病导致的呼吸衰竭。

（刘莉、徐国标）

实验项目十一　强心苷对离体蟾蜍心的影响

实验目标

素养目标	1. 具有严谨求实的态度和珍爱生命的职业素养。 2. 具有理论联系实际，用典型症状和生化检查数据分析临床案例，发现并解决临床问题的能力。
知识目标	1. 掌握强心苷类药物的强心作用。 2. 掌握强心苷中毒的临床表现。 3. 了解强心苷中毒的解救措施。
技能目标	1. 能够准确地进行蟾蜍的开胸并暴露心脏。 2. 能够准确地观察心肌动作电位波形。

情境导入

患者，女，30 岁，因心悸、气短、浮肿、尿少等症状入院。诊断为心瓣膜病伴充血性心功能不全，住院后口服氢氯噻嗪 50 mg，一日 2 次；地高辛 0.25 mg，每 8 小时 1 次，当总量达到 2.25 mg 时，心悸、气短好转，脉搏减慢至 70 次 / 分，尿量增多，浮肿开始消退，食欲增加。之后，给予地高辛 0.25 mg，每日 1 次口服；氢氯噻嗪 25 mg，每日 2 次口服。在维持量第 4 日后逐渐出现食欲减退，恶心、头痛、失眠；第 7 日脉搏不规则，心律不齐，有期前收缩；心电图示室性早搏，二联律，诊断为地高辛中毒。

从这个案例可以看出强心苷类药物正确使用可以治疗心功能不全，一旦过量则会引起中毒。

理论基础

作为蟾蜍心起搏点的静脉窦能按一定节律自动产生兴奋。因此，只要将离体的蟾蜍心保持在适宜的环境中，在一定时间内仍能产生节律性兴奋和收缩活动。

心脏正常的节律性活动需要一个适宜的理化环境，离体心脏也是如此。离体心脏脱离了机体的神经支配和全身体液因素的直接影响，可以通过改变灌流液的某些成分，观察其对心脏活动的作用。

强心苷是一类选择性作用于心脏的药物，它能抑制心肌细胞膜上的 Na^{+}、K^{+}、ATP 酶，调控离子通道，使邻近心肌膜处的细胞内 Na^{+}暂时增多，通过 Na^{+}、Ca^{2+}交换机制促进钙内流，导致细胞内 Ca^{2+}增加，从而使心肌收缩力增强，表现为正性肌力和负性频率的作用。而在低钙环境中，心脏心肌收缩力和去极化过程均受到影响。本实验即利用低钙环境造成心功能不全，从而观察强心苷类药物对离体蟾蜍心的作用。

去甲肾上腺素是一种血管收缩药和正性肌力药。药物作用后心排血量可以增高，也可以降低，其结果取决于血管阻力大小、左心功能的好坏和各种反射的强弱，如颈动脉压力感受器的反射。去甲肾上腺素经常会造成肾血管和肠系膜血管收缩。严重低血压和周围血管低阻力是其应用的适应证，其应用的相对适应证是低血容量。注意该药可以造成心肌需氧量增加，所以对于缺血性心脏病患者应谨慎应用。去甲肾上腺素渗漏可以造成缺血性坏死和浅表组织的脱落。

α 受体能与交感神经节后纤维释放的递质、去甲肾上腺素和肾上腺素等结合，使血管平滑肌、子宫平滑肌、扩瞳孔肌等兴奋，使其收缩；也能使小肠平滑肌抑制，使其舒张。心肌细胞存在 α 受体，α 受体兴奋可引起心肌收缩力加强，但作用较弱。

续表

【通关检测】

1. 洋地黄毒苷溶解性的特点是（　　）
   A 易溶于水　　B. 易溶于石油醚　　C. 易溶于二氯甲烷　　D. 易溶于三氯甲烷
2. 关于强心苷，下列哪项错误（　　）
   A. 有正性肌力作用　　B. 有正性心肌传导功能　　C. 有负性频率作用　　D. 安全范围小
3. 强心苷对哪种原因导致的慢性心功能不全疗效较好（　　）
   A. 甲状腺功能亢进　　B. 维生素 B_1 缺乏　　C. 肺源性心脏病　　D. 心力衰竭伴房颤

【通关检测答案】

实验器材

蟾蜍板、探针、蟾蜍心插管、蟾蜍心夹、张力换能器、计算机、双凹夹、长柄木夹、铁支架、滴管、丝线、滑轮、任氏液、低钙任氏液（所含 $CaCl_2$ 量为一般任氏液的 1/4，其他成分不变）、5% 洋地黄溶液（0. 1% 毒毛花苷液）、1% 氯化钙溶液。

实验内容

将实验蟾蜍进行固定，开胸取心，进行蟾蜍心插管与张力换能器连接，使用 BL-420 生物信号采集与分析系统记录正常心肌收缩曲线，用低钙任氏液更换插管内的任氏液，当心肌收缩明显减弱时，向蟾蜍心插管内滴加 5% 洋地黄溶液（0. 1% 毒毛花苷液），观察心肌收缩是否加强。一方面训练学生严谨的实验设计思维，另一方面学习低钙任氏液减弱心肌收缩力和使用强心苷后增强心肌收缩力作用原理。

实验流程

步骤	操作图示	文字说明
准备实验器材和药品	实验准备 选择本次实验要用到的实验器材（　） 玻璃分针　眼科剪　手术剪　蟾蜍心插管　金属探针　棉线 蟾蜍定钉　蟾蜍板　铁架台　张力传感器　神经屏蔽盒　生物信号采集系统 确定	【职业素养】 严谨求实

续表

步骤	操作图示	文字说明
准备实验器材和药品	**提示**：实验前认真查看实验介绍，清楚做什么、怎么做，并主动思考这样做的目的。 **操作**：正确选择实验操作需要的器材和药品：蟾蜍板、探针、蟾蜍心插管、蟾蜍心夹、张力换能器、计算机、双凹夹、长柄木夹、铁支架、滴管、丝线、滑轮、任氏液、低钙任氏液、5% 洋地黄溶液、1% 氯化钙溶液。	【职业素养】严谨求实
捉拿蟾蜍	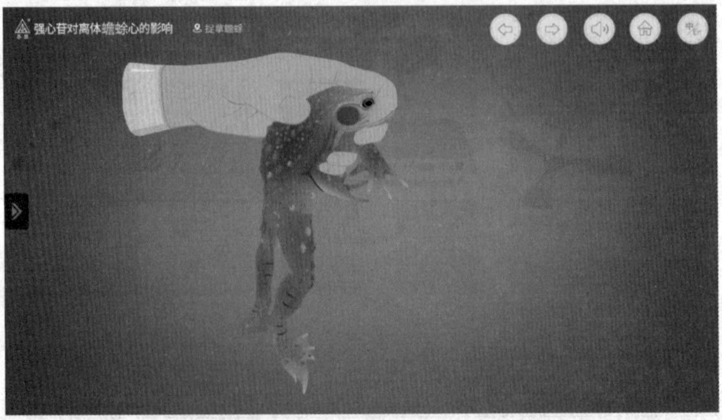	【职业素养】珍爱生命、敬畏生命

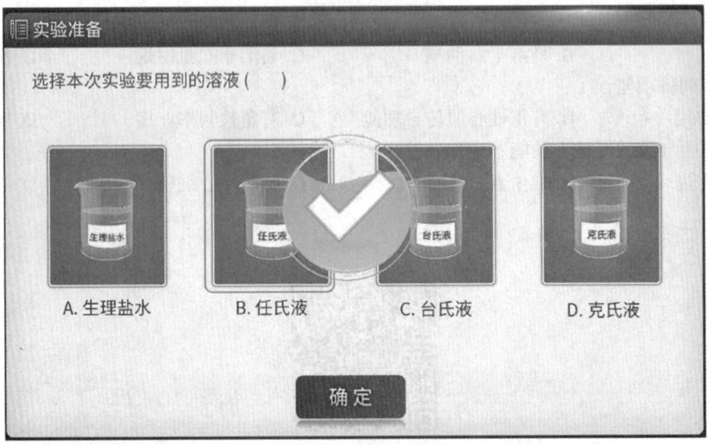

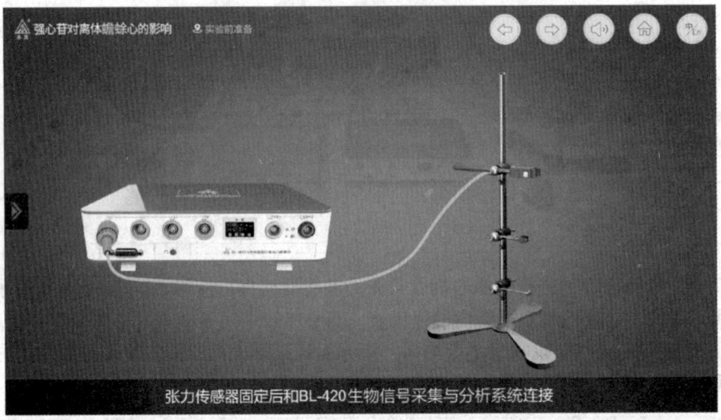

续表

步骤	操作图示	文字说明
捉拿蟾蜍	**提示：**正确的捉拿方式可以更好地暴露枕骨大孔，便于下一步操作。戴防护眼镜可以防止蟾蜍毒液误入眼睛。大家想想还有什么办法呢？ **注意点：**蟾蜍毒液对人体有害，请采取正确的捉拿方式并做好防护。 **操作：**左手持蛙，使蛙背朝上，用拇指按压背部，食指下压头部前端，并以中指、无名指和小指压住其左腹和后肢。右手进行脑、脊髓破坏等操作。抓取时，禁止挤压两侧耳部的腺体，以免毒液射入眼中。	
破坏脑和脊髓	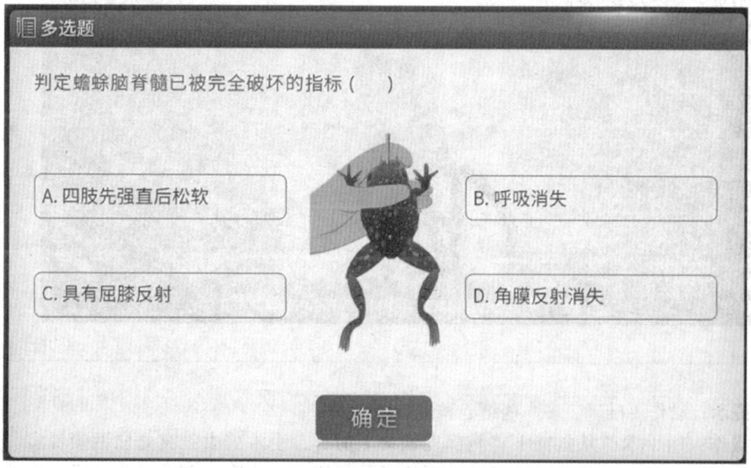 多选题 判定蟾蜍脑脊髓已被完全破坏的指标（　　） A. 四肢先强直后松软 B. 呼吸消失 C. 具有屈膝反射 D. 角膜反射消失 确定 **提示：**对待实验动物一定要有敬畏之心。操作时准确定位枕骨大穴，使用金属探针动作快而准。 **注意点：**脊休克指的是脊髓突然横断失去与高位中枢的联系，断面以下脊髓暂时丧失反射活动能力进入无反应状态，也称为脊髓休克。此处完全破坏脊髓，不是脊休克。 **操作：**左手握蟾蜍，用食指按压其头部使其尽量前俯，右手用金属探针自枕骨大穴垂直插入 1 ~ 2 mm，向前刺入颅腔，左右搅动，毁坏其脑组织；再将探针回撤向后刺入脊椎管，反复插毁其脊髓。如果蟾蜍四肢松软，呼吸消失，说明其脑和脊髓被破坏，可以进行下步实验，否则继续重复上述操作。	**【职业素养】** **珍爱生命、** **敬畏生命**
固定蟾蜍	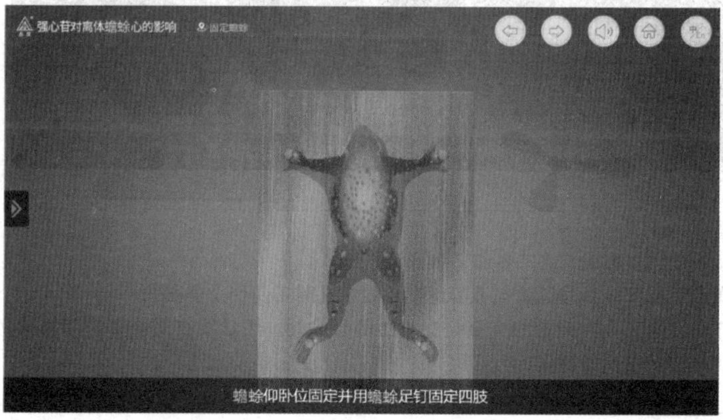 蟾蜍仰卧位固定并用蟾蜍足钉固定四肢	**【职业素养】** **珍爱生命，** **耐心细致**

续表

步骤	操作图示	文字说明
固定蟾蜍	**提示**：对待实验动物一定要有敬畏之心。 **操作**：将蟾蜍进行仰卧位固定，并用蟾蜍足钉固定四肢。	【职业素养】 珍爱生命， 耐心细致
开胸暴露心脏	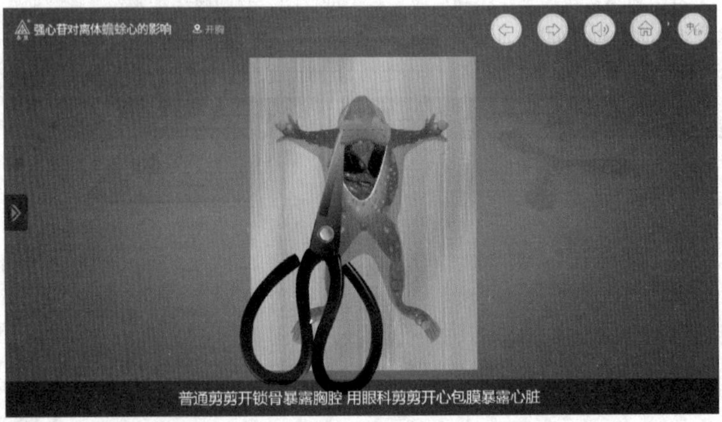 **提示**：动作要准确，多一些细心和耐心。 **操作**：用手术剪从剑突下将胸部皮肤向上剪开，手术剪由剑突处向两锁骨肩峰端呈三角形剪开胸壁。普通剪剪开锁骨暴露胸腔，用眼科剪剪开心包膜暴露心脏。	
游离心脏	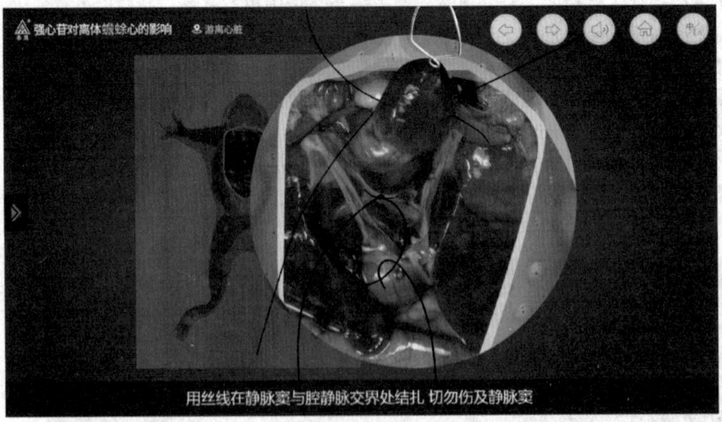 **提示**：动作要准确，多一些细心和耐心。 **注意点**：用丝线在静脉窦与腔静脉交界处结扎时切勿伤及静脉窦。 **操作**：在舒张期将蟾蜍心夹夹持在心脏的心尖处。用丝线在静脉窦与腔静脉交界处结扎切勿伤及静脉窦。	【职业素养】 珍爱生命， 敬畏生命， 耐心细致

续表

<table>
<tr><th>步骤</th><th>操作图示</th><th>文字说明</th></tr>
<tr><td rowspan="2">蟾蜍心插管</td><td>蟾蜍心插管由V形切口向心方向插入动脉圆锥 在心室收缩期时插入心室</td><td rowspan="4">【职业素养】
珍爱生命，
敬畏生命，
耐心细致</td></tr>
<tr><td>提示：动作要准确，多一些细心和耐心。
注意点：使用眼科剪剪切口。
操作：做蟾蜍心插管时，用眼科剪在左主动脉上剪一“V”形切口，蟾蜍心插管由“V”形切口向心方向插入动脉圆锥，在心室收缩期时插入心室。</td></tr>
<tr><td rowspan="2">取下心脏并清洗</td><td>任氏液反复冲洗心室内的淤血 直至灌流液变为无色为止</td></tr>
<tr><td>提示：蟾蜍心分离是实验的关键步骤之一，一定要仔细认真。
注意点：不能用生理盐水清洗心脏，因为生理盐水的离子成分与蟾蜍心所需离子成分差异较大。蟾蜍心插管内液面过高将引起心室前负荷超过最适前负荷，过低会引起前负荷过小。当心室插管成功时，插管内液面随心脏收缩上下起伏。离体蟾蜍心制备好后，蟾蜍心插管内液面上下波动不明显的原因可能是插管尖端内有血凝块阻塞，插管尖端不在心室腔内或插管进入心室腔太深，尖端抵住心室壁。任氏液是一种比较接近两栖动物内环境的液体，可以用来延长蟾蜍心脏在体外跳动时间、保持两栖类其他离体组织器官生理活性等。其配制是在生理盐水中加入氯化钾及氯化钙，因为其比生理盐水成分完全，可代替生理盐水使用，以调节体液、电解质及酸碱平衡，乳酸钠林格则适用于酸中毒或有酸中毒倾向的脱水病例，所以手术室经常使用。
操作：用眼科剪剪断主动脉左右分支将心脏连同静脉窦一起剪下，任氏液反复冲洗心室内的淤血直至灌流液变为无色为止。</td></tr>
</table>

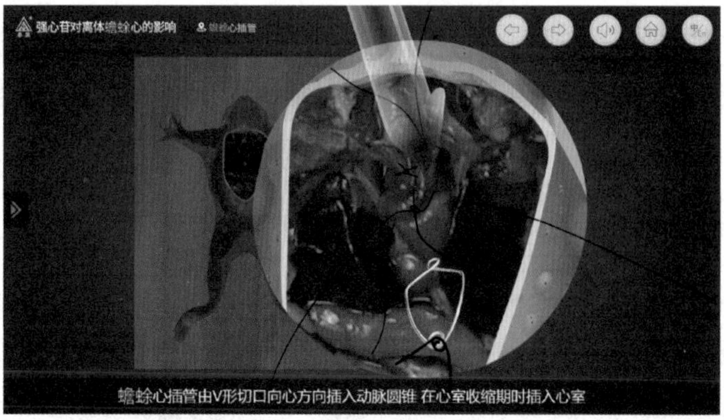

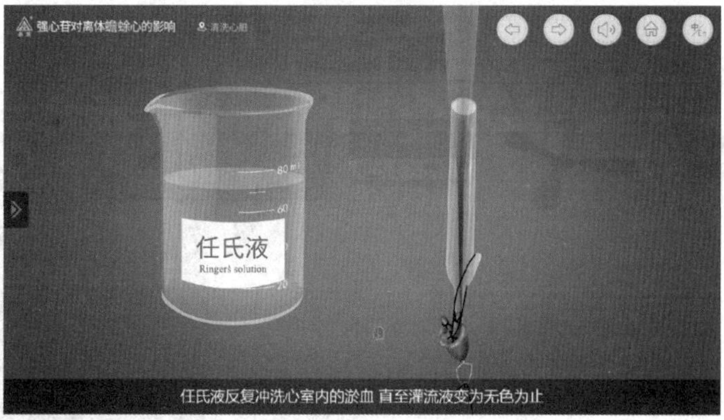

续表

<table>
<tr><th>步骤</th><th>操作图示</th><th>文字说明</th></tr>
<tr><td rowspan="2">标本与实验仪器连接</td><td>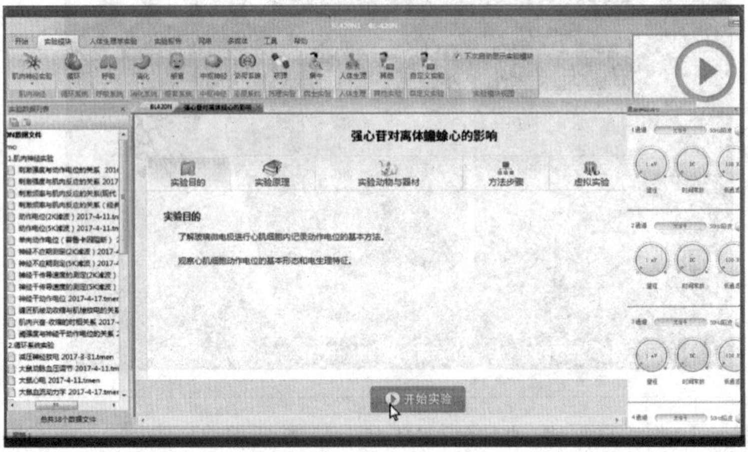</td><td rowspan="4">【职业素养】
耐心细致</td></tr>
<tr><td>提示：心中一定清楚要做什么才能准确连接实验仪器。实验前一定做好充分的预习准备工作。
操作：将离体蟾蜍心固定在铁架上丝线经滑轮与张力换能器连接。</td></tr>
<tr><td rowspan="2">测定心肌动作电位</td><td>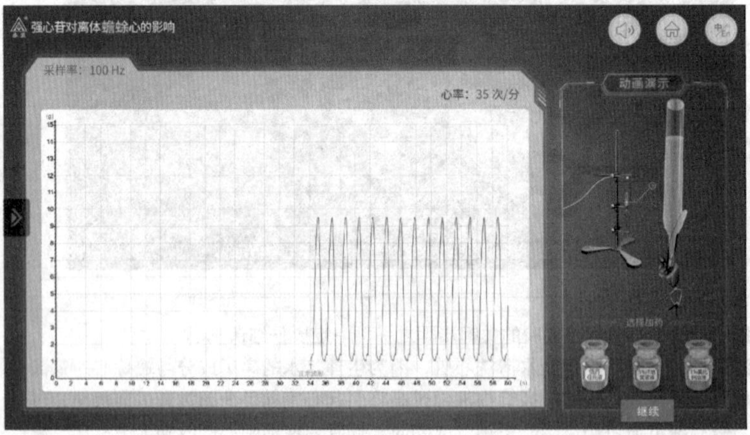</td></tr>
<tr><td>提示：准确观察心肌收缩曲线的变化。
操作：点击打开 BL-420 生物信号采集与分析系统，点击选择强心苷对离体蟾蜍心的影响，开始实验。记录正常心肌收缩曲线，用低钙任氏液更换插管内的任氏液，当心肌收缩明显减弱时，向蟾蜍心插管内滴加 5% 洋地黄溶液（0.1% 毒毛花苷液），观察心肌收缩是否加强。</td></tr>
</table>

续表

步骤	操作图示	文字说明
测试报告	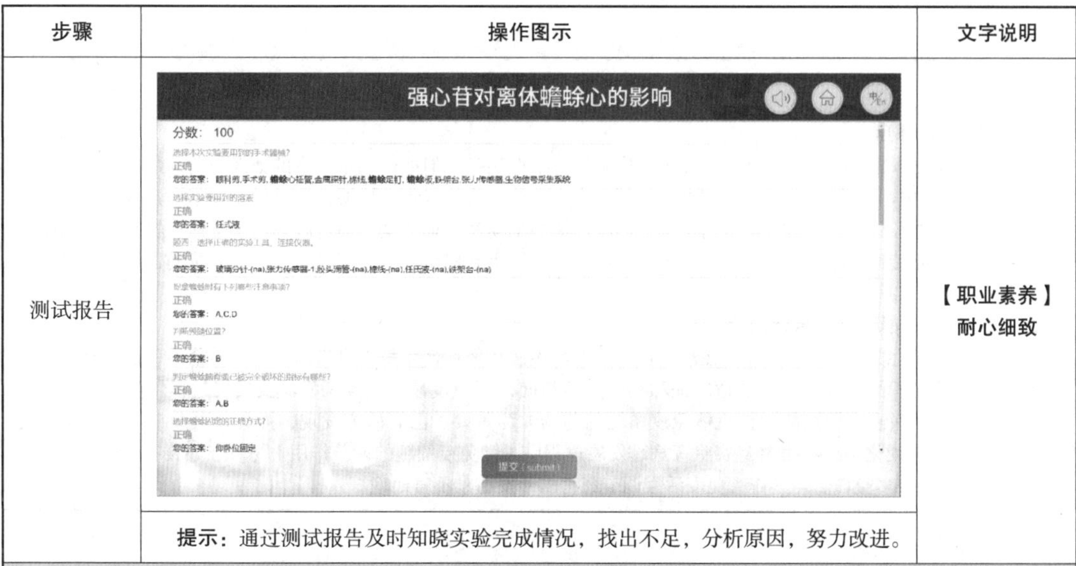	【职业素养】 耐心细致
	提示：通过测试报告及时知晓实验完成情况，找出不足，分析原因，努力改进。	

实验视频

强心苷对离体蟾蜍心的影响

实验总结

通过实验你有哪些收获？请梳理写下来。

1. 理论

2. 技能

3. 素质

续表

知识拓展
强心苷类化合物的老药新用 **一、抗病毒的作用** 虽然强心苷类药物目前尚未获批进入临床治疗病毒感染性疾病，但如今越来越多的证据表明，强心苷类药物具有广泛抗病毒的作用。强心苷对多种病毒，如新冠病毒、单纯疱疹病毒、埃博拉病毒以及登革病毒等，存在抑制作用。强心苷类药物抗病毒的主要机制是扰乱病毒周期的早期和晚期活动，通过破坏离子平衡、触发宿主细胞自噬或各种信号级联等途径，从而阻断病毒生存周期。该作用机制提示强心苷可能具有广谱的抗病毒活性，也提示其具备较大临床抗病毒的新药开发潜力。 **二、自身免疫和炎症相关疾病治疗** 强心苷也具有免疫系统调节活性，在治疗自身免疫性疾病和炎症性疾病中具有潜在应用价值。目前，临床上尚未许可强心苷用于治疗该类疾病的适应证和临床用药指南，但免疫性疾病发病机制及发展过程均具有复杂且多变的特点，因此探索多靶点的调控机体免疫系统的药物尤为重要。已有研究发现，强心苷可参与类风湿关节炎（RA）、动脉粥样硬化（AS）和神经炎症等病理发展过程中关键免疫细胞的调节作用。尽管强心苷在上述疾病的临床应用中仍存在许多空白，但其作为免疫活性调节药物的开发前景不言而喻。

（刘莉、晏燕）

实验项目十二　地塞米松对实验性大鼠脚趾肿胀的抗炎作用

实验目标

素养目标	1. 具有严谨求实的态度和珍爱生命的职业素养。 2. 具有理论联系实际，用典型症状和生化检查分析临床案例，发现并解决临床问题的能力。
知识目标	1. 掌握地塞米松对抗渗出性炎症的作用。 2. 了解地塞米松抗炎机制。
技能目标	1. 能够熟练操作 PV-200 足趾容积测量仪。 2. 能够建立大鼠足趾肿胀法的实验性炎症模型。 3. 能够进行抗炎实验。

情境导入

患者，男，23 岁。入院前数天右足踇趾跌伤感染化脓，在未麻醉下用酒精烧灼的小刀自行切开引流。入院前两天即感畏寒发烧，局部疼痛加剧，当天被室友发现高烧卧床，神志不清，急诊入院。查体：T 39.5℃，P 130次/分，R 40 次 / 分，BP 80/50 mmHg，急性病容，神志模糊，心跳快，心律齐，双肺有湿啰音，腹软，肝脾未扪及。全身皮肤有多处瘀斑，散在各处，右小腿下部发红肿胀，有压痛。实验室检查：血常规：RBC 3.5×10^{12}/L，白细胞（WBC）25.0×10^{9}/L，分类计数：嗜中性粒细胞 0.75，单核细胞 0.02，淋巴细胞 0.23。入院后即使用大量激素、抗生素，输血二次，局部切开引流。入院后 12 小时血压下降，处于休克状态，病情持续恶化，经多方抢救无效，病员于入院后第三日死亡。

请思考：大量使用激素的意义何在?

理论基础

蛋清为异种蛋白，注入大鼠足趾内可引起局部急性炎症，使局部组织肿胀。测定用药前后足趾肿胀程度、容积差值的改变，从而观察药物的抗炎作用。足趾容积测量仪主要工作原理为将待测物体放入盛有溶液的量杯中，通过测量量杯中液面上升情况，再转换为体积来计算出待测物体体积。

本实验以成年健康大鼠为实验对象，实验组注射生理盐水、实验组注射 0.5% 地塞米松溶液，30 分钟后向大鼠后肢注入一定剂量的蛋清，分别测定致炎前后大鼠足趾肿胀程度、容积差值的改变，来观察地塞米松的抗炎作用。具体计算方式：

肿胀度 = 致炎后容积 – 致炎前容积

地塞米松是糖皮质类激素，具有抗炎、抗过敏作用。主要作为危重疾病的急救用药和各类炎症的治疗。该激素可抑制炎症细胞，包括巨噬细胞和白细胞在炎症部位的集聚，并抑制吞噬作用、溶酶体酶的释放以及炎症化学中介物的合成和释放。其中糖皮质激素具有抗炎、抗毒、抗免疫、抗休克作用（图 1），增加红细胞、血小板，减少淋巴细胞。糖皮质激素对各种因素，如感染性、物理性、化学性、免疫性及无菌性所致的炎症及炎症的各不同阶段均有强大的抑制作用。首先对急性炎症，糖皮质激素可抑制毛细血管扩张，抑制充血、渗出、水肿、白细胞浸润和吞噬反应，从而缓解红、肿、热、痛。其次对慢性炎症可抑制毛细血管和成纤维细胞增生，避免、延缓或减轻肉芽组织生成，防止粘连及瘢痕形成，减轻炎症后遗症。

续表

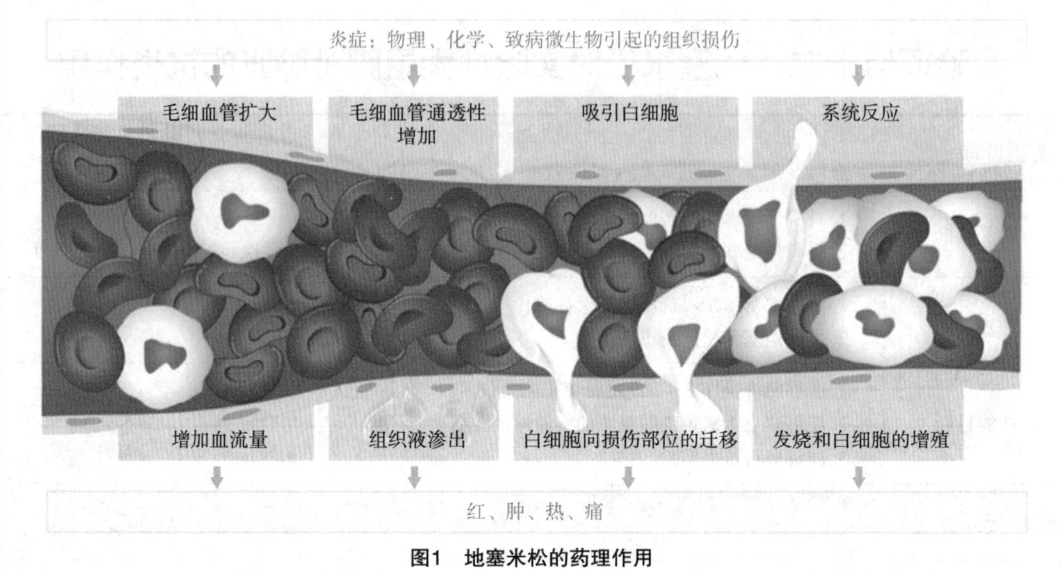

图1　地塞米松的药理作用

【通关检测】

1. 水钠潴留作用最弱的糖皮质激素是（　　）
   A. 泼尼松　B. 泼尼松龙　C. 甲泼尼龙　D. 地塞米松
2. 糖皮质激素不具有以下哪种药理作用（　　）
   A. 提高机体对细菌外毒素的耐受力　B. 快速强大的抗炎作用
   C. 抑制细胞免疫和体液免疫　D. 提高机体对细菌内毒素的耐受力
3. 关于糖皮质激素抗炎作用的正确叙述是（　　）
   A. 对抗各种原因，如物理、生物等引起的炎症　B. 能提高机体预防能力
   C. 促进创口愈合　D. 直接杀灭病原体

【通关检测答案】

实验器材

PV-200 足趾容积测量仪、鼠笼、电子秤、1 mL 注射器、0.5% 地塞米松磷酸钠溶液、0.9% 氯化钠注射液。

实验内容

通过 PV-200 足趾容积测量仪测量两组未给药前大鼠足趾的容积，再给实验组注射地塞米松，对照组注射生理盐水，30 分钟后，再用致炎剂引起大鼠足趾肿胀，并测量其容积，然后每隔 30 分钟测量一次大鼠足趾容积，观察大鼠足趾肿胀后消肿的过程。一方面训练学生严谨的实验设计思维，另一方面学习地塞米松抗炎作用原理。

续表

<table>
<tr><th colspan="3">实验流程</th></tr>
<tr><th>步骤</th><th>操作图示</th><th>文字说明</th></tr>
<tr><td>准备实验
器械和药品</td><td>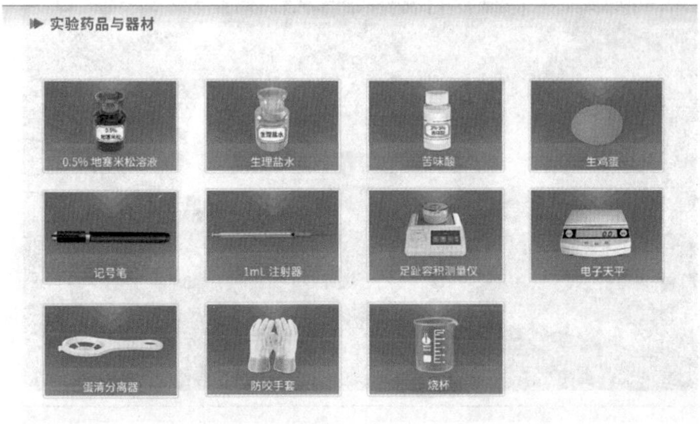
</td><td rowspan="3">【职业素养】
严谨求实</td></tr>
<tr><td rowspan="2">准备实验
器械和药品</td><td>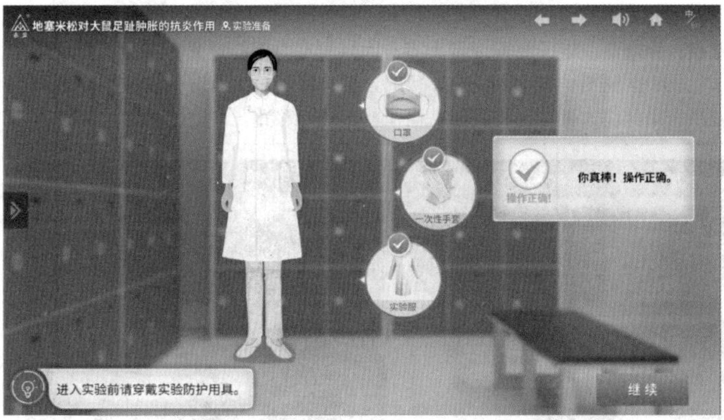
</td></tr>
<tr><td>提示：实验前认真查看实验介绍，清楚做什么、怎么做，并主动思考这样做的目的。
注意点：抗炎实验中动物性别应选择雄性，可避免雌激素的抗炎作用影响实验结果。
操作：正确选择实验操作需要的药品和器械：PV-200 足趾容积测量仪、鼠笼、电子秤、1 mL 注射器、0.5% 地塞米松磷酸钠溶液、0.9% 氯化钠注射液。</td></tr>
<tr><td>标记大鼠
并进行称重</td><td>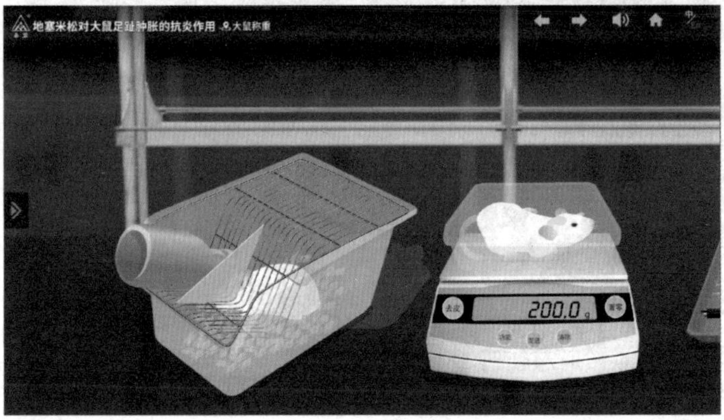
</td><td>【职业素养】
珍爱生命，
敬畏生命</td></tr>
</table>

续表

<table>
<tr><th>步骤</th><th>操作图示</th><th>文字说明</th></tr>
<tr><td rowspan="2">标记大鼠
并进行称重</td><td>提示：地塞米松抗炎作用实验选用的实验动物为大鼠。</td><td></td></tr>
<tr><td>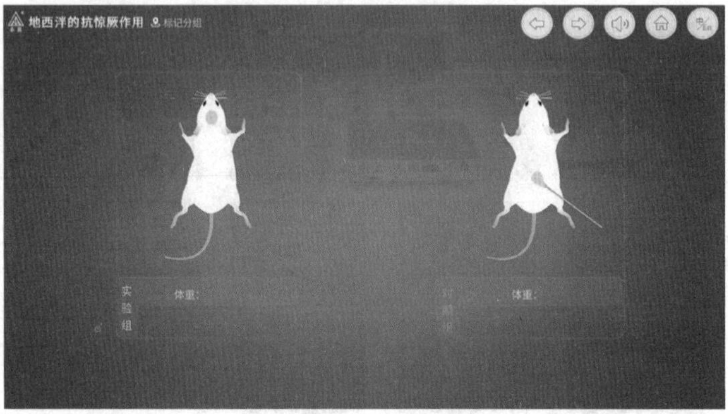
</td><td rowspan="2">【职业素养】
珍爱生命，
敬畏生命</td></tr>
<tr><td>标记大鼠
并进行称重</td><td>提示：对待实验动物一定要有敬畏之心。选择合适的试剂对大鼠进行标记分组（3% ～ 5% 苦味酸）。
注意点：称重前，电子秤刻度调为零；大鼠捉拿时不能过紧，避免其窒息死亡。
操作：用 3% ～ 5% 的苦味酸进行标记分组；将两只大鼠分为实验组、对照组，紧接着用右手抓住大鼠尾巴将其放在电子秤上进行称重。</td></tr>
<tr><td>测量大鼠正
常足趾容积</td><td>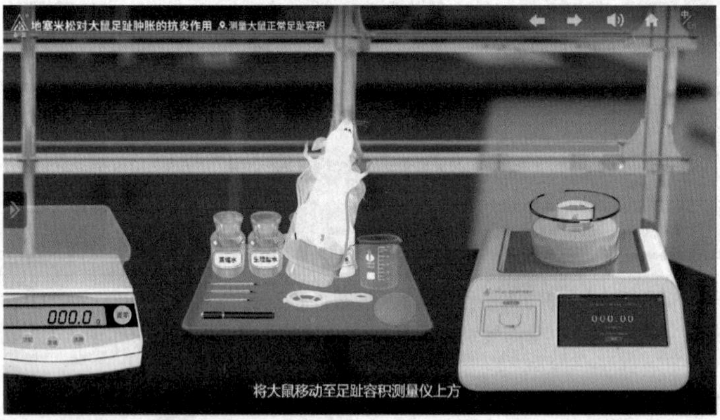

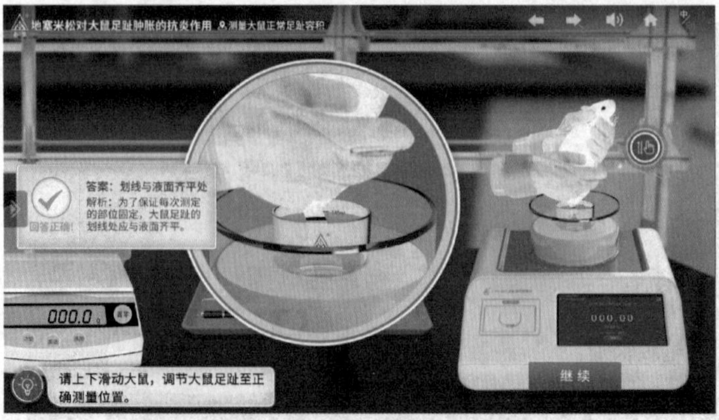
</td><td>【职业素养】
珍爱生命，
耐心细致</td></tr>
</table>

续表

步骤	操作图示	文字说明
测量大鼠正常足趾容积	**提示：**对待实验动物一定要有敬畏之心。 **注意点：**测定大鼠足趾体积时，选定统一测量位置（大鼠足外踝关节突起处）；注意测量时勿将鼠足插入液面过深，避免测量杯中的水溢出，影响准确性。 **操作：**将大鼠移到足趾容积测量仪上方，调节大鼠足趾至正确测量位置，准确读出测定数值并记录。	
腹腔注射给药	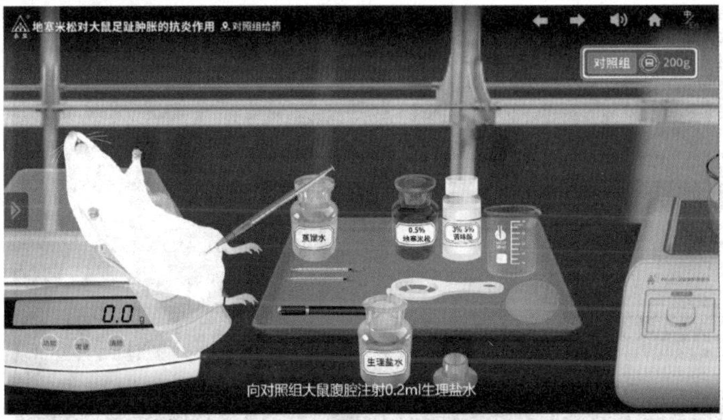 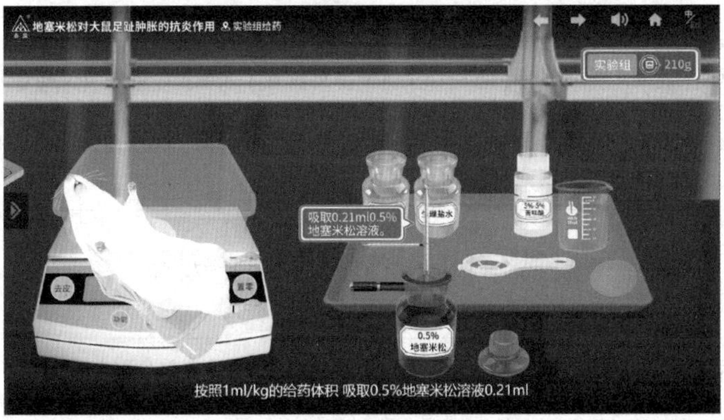 **提示：**动作要准确，多一些细心和耐心，记录药物及药量。 **注意点：**根据大鼠体重准确计算给药剂量；注意准确选择大鼠腹腔注射的部位；进行腹腔注射时，注射针头与腹腔呈45°角，注射后轻拉针头，无回血或肠内容物。 **操作：**对实验组进行腹腔注射 0.5% 地塞米松硫酸钠，注射剂量为 0.5 mL/kg，对对照组进行腹腔注射生理盐水，注射剂量为 0.5 mL/kg。	**【职业素养】 珍爱生命， 耐心细致**
致炎	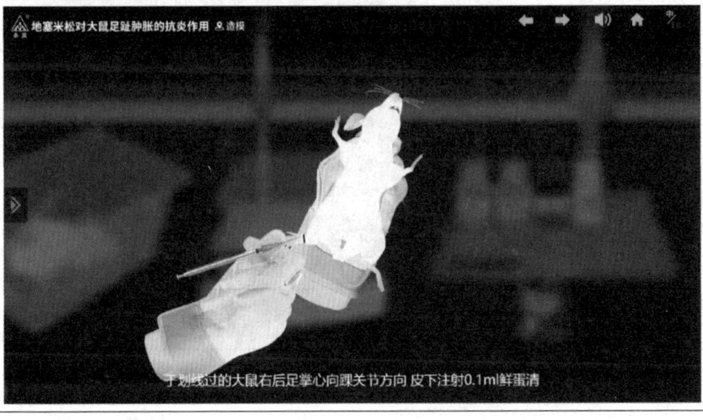	

续表

步骤	操作图示	文字说明
致炎	**提示**：动作要准确，多一些细心和耐心。 **注意点**：鸡蛋清需现配现用。 **操作**：30 分钟后致炎，每只鼠右后肢皮下注射 10% 蛋清溶液 0.1 mL/ 只（足掌远端进针至踝关节附近）。	
测量给药后足趾容积	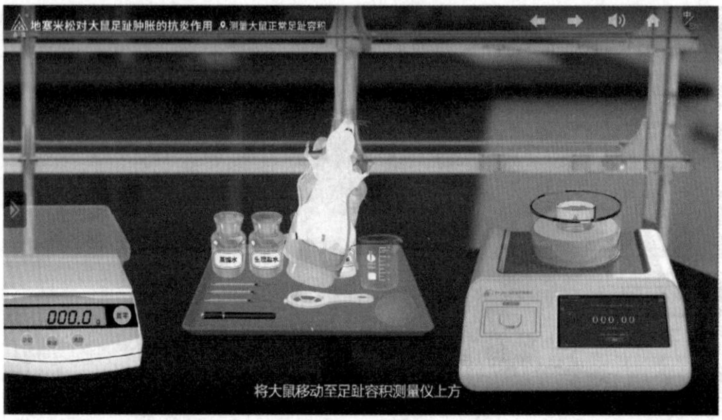 地塞米松对大鼠足趾肿胀的抗炎作用　测量大鼠正常足趾容积 将大鼠移动至足趾容积测量仪上方 **提示**：对待实验动物一定要有敬畏之心。 **注意点**：测定大鼠足趾体积时，选定统一测量位置（大鼠足外踝关节突起处）；注意测量时勿将鼠足插入液面过深，避免测量杯中的水溢出，影响准确性。 **操作**：PV-200 足趾容积测量仪在致炎后 30 分钟、60 分钟、90 分钟时，分别测量甲乙两大鼠的足趾容积，并记录。	【职业素养】 珍爱生命， 耐心细致
肿胀度，肿胀率的计算	计算公式　肿胀度=致炎后容积-致炎前容积 **提示**：踝关节肿胀率 =［（致炎后容积 – 致炎前容积）/ 致炎前容积］× 100% **注意**：根据记录的数据，按照公式分别计算肿胀度和肿胀率。	【职业素养】 严谨认真
测试报告	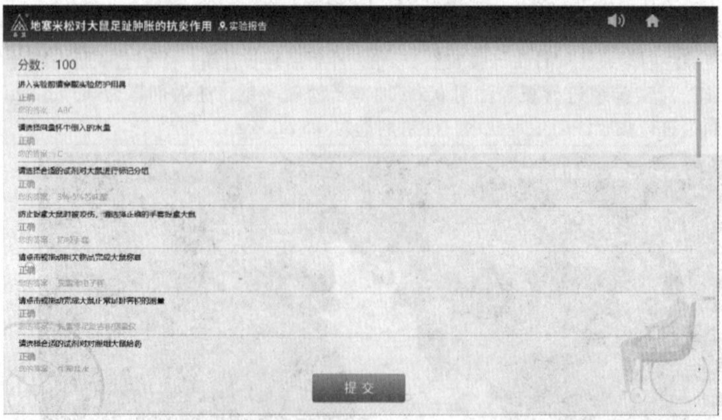 地塞米松对大鼠足趾肿胀的抗炎作用　实验报告 分数：100 提交 **提示**：通过大鼠踝关节容积数据知晓实验情况，并找出不足，努力改进。	【职业素养】 耐心细致， 严谨认真

续表

实验总结
通过实验你有哪些收获？请梳理写下来。 1. 理论   2. 技能   3. 素质

知识拓展
地塞米松临床七大应用 地塞米松作为长效肾上腺糖皮质激素药物，具有较强的抗炎、抗过敏、抗休克和抑制下丘脑－垂体－肾上腺轴的作用，以及较轻的水钠潴留副作用，临床应用广泛。 1. 高热不退 高热不退可致脱水、心肌梗死、心衰、意识障碍等一系列并发症，在临床上属于危重症范畴。对于高热不退的患者，在病因治疗的同时，应酌情应用糖皮质激素以迅速降温退热。 2. 妇科腹腔镜术后恶心呕吐 术后恶心呕吐是外科手术术后常见的并发症，发生率占 20% ～ 30%。而妇科腹腔镜手术由于人工气腹，胃内压升高，更易致恶心呕吐，有临床报道其发生率高达 70% ～ 80%。妇科临床应用地塞米松可预防患者术后的恶心呕吐，减轻术后疼痛及缩短住院时间。 3. 鼻咽癌放疗反应 放射治疗是鼻咽癌的主要治疗方法之一，治疗中容易导致放射性口腔炎，临床多见口腔黏膜损伤所致的黏膜水肿、红斑、溃疡，甚则导致进食困难，影响治疗效果。地塞米松一方面可减轻炎症早期的渗出、毛细血管扩张、细胞吞噬反应，改善局部红、肿、痛等症，另一方面可抑制炎症后期肉芽组织形成，从而减少瘢痕等后遗症。 4. 化疗致恶心呕吐 化疗是治疗恶性肿瘤重要的手段之一，而恶心、呕吐是化疗最常见的不良反应。目前认为，呕吐多与抗肿瘤药物刺激消化道黏膜上的嗜铬细胞释放 5-HT_3、继而激活 5-HT_3 受体有关。临床发现地塞米松与 5-HT_3 受体抑制剂联合使用，能增强抑制恶心呕吐的作用。 5. 皮质醇增多症 皮质醇增多症是由于促肾上腺皮质激素分泌过多导致肾上腺皮质增生或者肾上腺皮质腺瘤，引起糖皮质激素过多所致。临床表现为向心性肥胖、满月脸、水牛背、毛发增多、血糖升高、血压升高，血皮质醇分泌增多，失去昼夜分泌节律。

续表

6. 胎肺不熟

对于胎肺未成熟，却不得不终止妊娠者，促进胎肺成熟具有重要意义。内源性糖皮质激素是胎肺成熟的重要刺激因子，可刺激肺表面活性物质的产生。临床常选用地塞米松注射液 6 mg 肌注，q12h，共 4 次。

7. 羊水栓塞

羊水栓塞指羊水突然进入母体血循环引起急性肺栓塞、过敏性休克、DIC、肾衰竭等一系列病变的严重分娩并发症。有研究表明其主要是过敏反应，因此建议称之为“妊娠过敏反应综合征”。

在抢救过程中，糖皮质激素常作为首选药物之一。分娩前后只要怀疑羊水栓塞，在改善缺氧的同时，立即给予大剂量激素以抗过敏、解痉、稳定溶酶体、保护细胞。常用地塞米松 20 mg+25% GS 20 mL 静脉推注，接着再加地塞米松 20 mg+5% ～ 10% GS 500 mL 静脉滴注，同时争分夺秒进行其他的抢救措施。

（刘莉、晏燕）